Petra van Nierop

Diagnostiek in de bekkenfysiotherapie

Petra van Nierop

Diagnostiek in de bekkenfysiotherapie

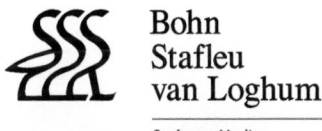
Bohn
Stafleu
van Loghum
Springer Media

Houten 2014

ISBN 978-90-368-0282-6

© 2014 Bohn Stafleu van Loghum, onderdeel van Springer Media BV
Alle rechten voorbehouden. Niets uit deze uitgave mag worden verveelvoudigd, opgeslagen in een geautomatiseerd gegevensbestand, of openbaar gemaakt, in enige vorm of op enige wijze, hetzij elektronisch, mechanisch, door fotokopieën of opnamen, hetzij op enige andere manier, zonder voorafgaande schriftelijke toestemming van de uitgever.

Voor zover het maken van kopieën uit deze uitgave is toegestaan op grond van artikel 16b Auteurswet j° het Besluit van 20 juni 1974, Stb. 351, zoals gewijzigd bij het Besluit van 23 augustus 1985, Stb. 471 en artikel 17 Auteurswet, dient men de daarvoor wettelijk verschuldigde vergoedingen te voldoen aan de Stichting Reprorecht (Postbus 3060, 2130 KB Hoofddorp). Voor het overnemen van (een) gedeelte(n) uit deze uitgave in bloemlezingen, readers en andere compilatiewerken (artikel 16 Auteurswet) dient men zich tot de uitgever te wenden.

Samensteller(s) en uitgever zijn zich volledig bewust van hun taak een betrouwbare uitgave te verzorgen. Niettemin kunnen zij geen aansprakelijkheid aanvaarden voor drukfouten en andere onjuistheden die eventueel in deze uitgave voorkomen.

NUR 894
Ontwerp omslag: Studio Bassa, Culemborg
Automatische opmaak: Crest Premedia Solutions (P) Ltd., Pune, India

Bohn Stafleu van Loghum
Het Spoor 2
Postbus 246
3990 GA Houten

www.bsl.nl

Opgedragen aan Janneke Rodenburg

Voorwoord

» Een pionier is iemand die als een van de eersten een bepaald gebied betreedt, zodat hij daar zijn weg moet vinden zonder gebruik te kunnen maken van de ervaring van anderen.

Kenmerkend voor het werk van een pionier zijn de ontberingen die men ondergaat en de grote inspanning die men zich moet getroosten omdat allerlei voorzieningen nog ontbreken. Het werk van een pionier gaat vaak gepaard met vele mislukkingen en tegenslagen, omdat de pionier nog niet kan beschikken over methodes die zich in de praktijk bewezen hebben.

Het werk van een pionier is wel erg belangrijk, omdat anderen er op kunnen voortbouwen. «

Dit citaat uit de Nederlandse versie van Wikipedia is o zo toepasselijk voor zowel het boek als de schrijver. Het boek dat voor u ligt is uniek. Het is een dik maar overzichtelijk boek waarin de complexiteit van de diagnostiek van de bekkenfysiotherapeut is gerubriceerd en zodanig is beschreven, dat het een werkzaam document is voor de (beginnende) bekkenfysiotherapeut, maar ook informatief is voor collegae en verwijzers.

Bekkenfysiotherapie is een jong vak dat dankzij de pioniersmentaliteit van de Nederlandse bekkenfysiotherapeut snel is gegroeid. Het *evidence based* werken was aanvankelijk secundair aan het ontwikkelen van een niet bestaand specialisme binnen de fysiotherapie. Een eerste doel was om de bekkenbodem bestaansrecht en bekendheid te geven bij behandelaars en patiënten. De Nederlandse bekkenfysiotherapeut is in de loop der jaren geconfronteerd met vele patiënten met complexe aandoeningen waarbij de bekkenbodem een cruciale rol bleek te spelen. En juist dat pioniersbloed van de Nederlandse bekkenfysiotherapeut heeft de wetenschap kunnen voeden met onderzoeksvragen die (door de goede internationale contacten) zijn ingezet in onderzoek. Het vak is daardoor, evenals de inhoud van het onderwijs, steeds in beweging. Mede door deze internationale uitwisseling op wetenschappelijke congressen kwam de Nederlandse bekkenfysiotherapeut meer en meer in contact met de wetenschappelijke invalshoek van de veelal universitair geschoolde collegae. Maar ook omgekeerd stond en staat men open voor de klinische vaardigheden van de Nederlanders. Het bewustzijn van het belang van *evidence based practice* breidt zich gelukkig nog steeds uit. Inmiddels wordt de opleiding tot bekkenfysiotherapeut alleen nog aangeboden op masterniveau en heeft een aantal bekkenfysiotherapeuten kunnen promoveren of een Master of Science behaald.

Dit boek is uniek. Het heeft veel inspanning gekost van velen, maar de grootste pionier is de auteur zelf. Wij kennen Petra van Nierop, die lang geleden de opleiding bekkenfysiotherapie ging volgen, als een leergierige student, die zich al snel ontwikkelde tot een gepassioneerde therapeut. Petra is inmiddels een bekkenfysiotherapeut met veel ervaring, ook in het onderwijs. Als haar vroegere docenten kunnen wij dan ook alleen maar trots zijn op haar prestatie.

Zij heeft het initiatief genomen om alle kennis uit het werkveld, gecombineerd met wat bekend is uit de wetenschap te verbinden en te beschrijven met als resultaat dit prachtige, indrukwekkende werk. Een goed behandelplan is pas zinvol als het gebaseerd is op goede diagnostiek. Dit boek zal voor iedereen een leidraad zijn in de dagelijkse praktijk, maar kan ook een ondersteuning zijn om zelf de wetenschappelijke ontwikkelingen te blijven volgen.

Wij wensen u veel leerzame en verrijkende momenten toe bij het lezen en gebruiken van dit prachtige boek waarin het diagnostisch proces van de Nederlandse bekkenfysiotherapeut *state of the art* staat beschreven.

Fetske H.A. Hogen Esch, MSPT, directeur en bekkenfysiotherapeut Pelvic Pain Clinic Enkhuizen, coördinator onderwijs en innovatie Master Bekkenfysiotherapie SOMT.

Dr. Marijke C.Ph. Slieker-ten Hove, bekkenfysiotherapeut en wetenschapper Erasmus MC Rotterdam, directeur ProFundum Instituut en ProFundum-Educatie te Dordrecht.

Verantwoording

Bekkenfysiotherapie heeft zich, net als de fysiotherapie, aanvankelijk vooral ontwikkeld als behandeloptie, hetgeen ook duidelijk zichtbaar is in de naam: bekkenfysio*therapie*. De verwijzer bepaalde vroeger de inhoud van de behandeling die de fysiotherapeut moest geven. Dit is al jarenlang niet meer het geval: de fysiotherapeut is competent en zelfstandig in verrichten van onderzoek, opstellen van een fysiotherapeutische diagnose en behandelplan en het uitvoeren hiervan.

Adequate bekkenfysiotherapeutische behandeling vraagt om een optimale bekkenfysiotherapeutische diagnostiek. Door uitgebreid de klachten te inventariseren, meten en onderzoeken is het mogelijk om een complete bekkenfysiotherapeutische diagnose en daaropvolgend een gericht behandelplan op te stellen, maatwerk dus. Door een optimale bekkenfysiotherapeutische diagnostiek kan de bekkenfysiotherapeut een duidelijk beeld geven van wat de patiënt en verwijzer van de behandeling mogen verwachten.

De specifieke diagnostische mogelijkheden door de bekkenfysiotherapeut zijn in de afgelopen jaren steeds verder uitgebreid. In deze diagnostiek onderscheidt de bekkenfysiotherapeut zich van andere disciplines die zich met bekken- en bekkenbodemproblematiek bezighouden. Het lijkt dus logisch om niet alleen te spreken over bekkenfysiotherapie, maar ook het begrip bekkenfysio*diagnostiek* te introduceren en de inhoud en status ervan voor de Nederlandse situatie te beschrijven. Het woord 'bekkenfysiodiagnostiek' is tijdens de rondgang Klinimetrie van de NVFB (2009) ontstaan en was de inspiratie voor de ontwikkeling van het plan om een boek over diagnostiek te schrijven.

Wetenschappelijk onderzoek richt zich veel meer op de *behandeling* van bekken- en bekkenbodemgerelateerde klachten; de *diagnostiek* bij klachten van het bekken- en bekkenbodemgebied berust meer op theoretische overwegingen gecombineerd met langdurige praktijkervaring dan op de resultaten van wetenschappelijk onderzoek. *Consensus based practice*, waarbij de mening van diverse experts is benut, zal gebruikt worden om de bestaande bekkenfysiotherapeutische diagnostiek te beschrijven. Deze beschrijvingen kunnen worden gebruikt als ondersteuning voor de dagelijkse praktijkvoering, maar ook als uitgangspunten voor de ontwikkeling van wetenschappelijk onderzoek.

Om de praktijkcomponent binnen de diagnostiek te kunnen laten zien, en niet alleen het theoretisch kader, worden voorbeelden gebruikt. Deze voorbeelden pretenderen niet een volledige opsomming te zijn, maar ze illustreren wel de breedte van het vak.

Bekkenfysiotherapeuten hebben niet allemaal dezelfde werkwijze; elke therapeut heeft zijn eigen kleur en kijk. In dit boek is getracht om een breed beeld te laten zien van de manier van diagnosticeren die bekkenfysiotherapeuten in Nederland hanteren, *practice based*, waarbij gebruik is gemaakt van *evidence* indien deze voorhanden is.

Het bekkenfysiotherapeutische onderzoek bevat veel verschillende elementen. In de afgelopen jaren zijn ervaren collega's binnen hun werksetting bezig geweest met ervaring opbouwen in diverse delen van dit onderzoek: de 'experts'. In dit boek zijn hun kennis en hun ervaringen verwerkt, zodat een breed gedragen beeld binnen de diagnostiek in Nederland is ontstaan.

Het doel van dit boek is de actuele praktijk van de diagnostiek van de bekkenfysiotherapeut in Nederland te beschrijven voor iedereen die hier meer kennis over en inzicht in wil verkrijgen. Op deze manier zullen de diagnostische mogelijkheden van de bekkenfysiotherapeut voor de bekkenfysiotherapeut in opleiding, voor studenten fysiotherapie (die kennis willen maken met dit vak) en voor andere disciplines waarmee wordt samengewerkt, inzichtelijk worden gemaakt.

De auteur nodigt iedereen die een zinvolle opmerking of aanvulling heeft uit om contact op te nemen, zodat deze in een mogelijk volgende druk kan worden verwerkt.

De *wetenschap* zorgt voor onderbouwing van het beroep. *Boeken* zijn een bron van vakkennis. In de *praktijk* ontwikkelt men de vaardigheden. Maar door *ervaring* leert men het vak.

Handleiding

Dit boek is primair geschreven voor de bekkenfysiotherapeut in opleiding. De kennis van de gediplomeerde fysiotherapeut is hierbij als uitgangsniveau genomen. Dit boek bevat specifieke bekkenfysiotherapeutische informatie en illustraties die aanvullend zijn op deze kennis.

Het praktijkgedeelte (deel II) is zo opgebouwd, dat de lezer zelf kan bepalen hoe specifiek zij/hij kennis wil nemen van deze informatie. De inleiding voor meer algemene informatie, de uitvoering onderzoek voor gedetailleerde informatie en de interpretatie en onderbouwing voor begrip en achtergrondinformatie.

Aangezien het overgrote deel van de bekkenfysiotherapeuten vrouw is, is er in dit boek voor gekozen naar de bekkenfysiotherapeut te verwijzen met 'zij'; voor de patiënt is in principe voor 'hij' gekozen, tenzij het duidelijk een vrouwelijke patiënt betreft.

Indien de patiënt zonder verwijzing naar de bekkenfysiotherapeut is gekomen (via directe toegankelijkheid fysiotherapie), zou de term 'cliënt' kunnen worden gehanteerd. In dit boek is echter overal het woord 'patiënt' gebruikt.

Binnen de bekkenfysiotherapie worden diverse afkortingen gebruikt. Termen die vaak worden afgekort, worden aan het begin van elk deel eerst een keer voluit geschreven met daarbij tussen haakjes de afkorting. Vervolgens wordt in de tekst in de regel de afkorting gehanteerd. Aan het eind van het boek is een afkortingenlijst opgenomen, die tijdens het lezen geraadpleegd kan worden.

Tijdens het bekkenfysiotherapeutisch traject lopen diagnostiek en therapie geleidelijk in elkaar over. De auteur heeft zich dan ook gepermitteerd om wat praktische (behandel)-tips in het boek op te nemen die veelal tijdens het onderzoek worden gegeven.

Bij de totstandkoming van dit boek is samengewerkt met diverse experts, van wie de naam vermeld staat bij dat deel waaraan zij hun bijdrage hebben geleverd. Hier en daar worden deze experts geciteerd. Deze citaten zijn grafisch onderscheiden.

Petra van Nierop
februari 2013

Inhoud

I Deel I Inleiding

1 Algemeen 3
1.1 Inleiding diagnostiek 4
1.2 Ontwikkeling diagnostiek bekkenfysiotherapie met betrekking
tot inwendig handelen 8
1.3 Juridische kader van het inwendig handelen binnen de bekkenfysiotherapie 9
1.4 Voorwaarden inwendig handelen 14
1.5 Bekkenfysiotherapie anno 20NU 15
Onderbouwing 17

2 Theorie 19
2.1 Functionele anatomie 20
2.2 Terminologie en protocollen 38
2.3 Bekkenfysiotherapeutische indicaties 42
2.4 Prevalentie 43
2.5 Risicofactoren 45
Onderbouwing 46
Aanvullende informatie 48

II Deel II Onderzoek en diagnose

3 Verwijzing en aanmelding 51
Onderbouwing 52

4 Screening 53
4.1 Begrippen 55
4.2 Patiënteninstructie 55
4.3 Uitvoering 55
4.4 Verslaglegging 56
4.5 Interpretatie 57
Onderbouwing 57

5 Anamnese 59
5.1 Anamnese algemeen 62
5.2 Anamnese specifiek 64
5.3 Voorlopige conclusie, hypothese 91
Onderbouwing 91

6 Meetinstrumenten 93
Onderbouwing 98

7 Lichamelijk onderzoek 101
7.1 Bewustzijn 103
7.2 Inspectie 110

7.3	Functieonderzoek bekkenregio	111
7.4	Functieonderzoek bekkenbodemspieren (uitwendig)	127
7.5	Functieonderzoek bekkenbodemspieren (vaginaal)	132
7.6	Functieonderzoek bekkenbodemspieren (anaal)	142
7.7	Pelvic Organ Prolapse Quantification (POP-Q)	153
7.8	Myofasciale triggerpoints	161
	Onderbouwing	170
	Aanvullende informatie	172
8	**Aanvullend onderzoek**	**175**
8.1	Elektromyografie	176
8.2	Rectale ballon	189
8.3	Vaginale ballon	193
8.4	Aanvullende onderzoeksmethoden	195
8.5	Vergelijking onderzoeksmethoden	209
	Onderbouwing	212
	Aanvullende informatie	213
9	**Verslaglegging en diagnostiek**	**215**
	Onderbouwing	216
10	**Diagnose en indicatiestelling**	**217**
10.1	Klinisch redeneren	218
10.2	Bekkenfysiotherapeutische diagnose	223
10.3	Bekkenfysiotherapeutisch behandelplan	226
10.4	Bekkenfysiotherapeutisch proces in relatie tot diagnostiek	229
10.5	Bekkenfysiotherapeutische evaluatie in relatie tot diagnostiek	231
	Onderbouwing	232

III   Deel III Specifieke informatie

11	**Consult bekkenfysiotherapie**	**235**
11.1	Algemeen	236
11.2	Eenmalig bekkenfysiotherapeutisch onderzoek	238
11.3	Consult bekkenfysiotherapie binnen een bekkenbodemcentrum	238
11.4	Intercollegiaal consult door de bekkenfysiotherapeut	239
11.5	Consult bekkenfysiotherapie (postpartum)	240
11.6	Competenties van de bekkenfysiotherapeut bij een consult	241
	Onderbouwing	241
	Aanvullende informatie	242
12	**Doelgroepen**	**243**
12.1	Diagnostiek bij vrouwen peripartum	244
12.2	Diagnostiek bij vrouwen rond de menopauze	256
12.3	Diagnostiek bij mannen	259
12.4	Diagnostiek bij adolescenten	265
12.5	Diagnostiek bij ouderen	270
12.6	Diagnostiek bij seksuele problematiek	278

12.7	Diagnostiek perioperatief	292
	Onderbouwing	296
	Aanvullende informatie	300
13	**Samenwerking**	**303**
13.1	Vormen van samenwerking en bekkenfysiotherapeutische diagnostiek	304
13.2	Samenwerking in een multidisciplinaire setting	304
13.3	Samenwerking met de arts (huisarts of medisch specialist)	307
13.4	Samenwerking met de verloskundige	308
13.5	Samenwerking met een andere paramedicus	308
13.6	Samenwerking met de algemeen of specialistisch fysiotherapeut	309
13.7	Samenwerking met algemeen fysiotherapeut met aandachtsgebied bekken en bekkenbodem of bekkenoefentherapeut	310
	Aanvullende informatie	311
14	**Nederland – internationaal**	**313**
14.1	Ontwikkeling, naamvoering en positie bekkenfysiotherapie	314
14.2	Visie Nederlandse bekkenfysiotherapie	315
14.3	Opleiding bekkenfysiotherapie	315
14.4	Patiëntenpopulatie	315
14.5	Werksetting	316
14.6	Bereikbaarheid	316
14.7	Werkwijze	316
14.8	Internationale uitwisseling	317
14.9	Ontwikkeling bekkenfysiotherapie internationaal	317
	Onderbouwing	318
	Aanvullende informatie	318
15	**Aanbevelingen**	**319**

Bijlagen

Bijlage A Afkortingenlijst 323

Bijlage B Bekkenfysiotherapeutische screening: rode vlaggen 327

Bijlage C Bekkenfysiotherapeutische screening: gele vlaggen 331

Bijlage D Rode vlaggen tijdens de zwangerschap 333

Bijlage E Rode vlaggen na de bevalling 335

Bijlage F Screeningsvragen voor andere disciplines 337

Bijlage G Hygiënisch handelen 339

Bijlage H ICF en bekkenfysiotherapie 343

Bijlage I RPS-formulier casus 347

Bijlage J Behandeldoelen binnen de bekkenfysiotherapie 349

Bijlage K Bekkenbodemspierfunctieonderzoek 357

Dankwoord 363

Over de auteur 367

Register 369

Deel I Inleiding

In deel I wordt het theoretische kader neergezet dat noodzakelijk is als ondergrond voor de bekkenfysiotherapeutische diagnostiek.

Allereerst wordt in ▸ H. 1 een uitgebreide beschrijving gegeven van het beroep bekkenfysiotherapeut, de setting en indicaties, omdat steeds weer blijkt dat de inhoud van dit vak voor velen (zowel patiënten als andere disciplines) onbekend is. Daarbij wordt specifieke aandacht gegeven aan het inwendig handelen, de juridische aspecten hierbij en de voorwaarden waaraan moet worden voldaan.

Visualiseren is binnen de bekkenfysiotherapie van groot belang, niet alleen in relatie tot de patiënt, maar zeker ook voor de bekkenfysiotherapeut zelf of de student bekkenfysiotherapie. De specifieke anatomie waarmee de bekkenfysiotherapeut te maken krijgt, komt in de opleiding tot algemeen fysiotherapeut niet aan de orde. Daarom geeft ▸ H. 2 een beschrijving van de functionele anatomie van de bekkenregio inclusief het bekkenbodemgebied.

Vervolgens is er aandacht voor de bekkenfysiotherapeutische terminologie. Uit de beschrijving van de indicaties wordt duidelijk over welke breedte het vakgebied van de bekkenfysiotherapeut zich uitstrekt. De prevalentiecijfers laten zien hoe frequent de diverse disfuncties voorkomen. En het inzicht in de risicofactoren geeft de bekkenfysiotherapeut de kans zich ook op preventie te richten.

Hoofdstuk 1   Algemeen – 3

Hoofdstuk 2   Theorie – 19

Algemeen

1.1 Inleiding diagnostiek – 4

1.2 Ontwikkeling diagnostiek bekkenfysiotherapie met betrekking tot inwendig handelen – 8

1.3 Juridische kader van het inwendig handelen binnen de bekkenfysiotherapie – 9

1.4 Voorwaarden inwendig handelen – 14

1.5 Bekkenfysiotherapie anno 20NU – 15

Onderbouwing – 17

Om het bekkenfysiotherapeutische handelen te kunnen plaatsen wordt in dit hoofdstuk een beroepsomschrijving gegeven van bekkenfysiotherapie en wordt het werkterrein van de bekkenfysiotherapeut aan de hand van een overzicht van indicaties toegelicht. De ontwikkeling van het inwendig handelen, een belangrijk en specifiek deel van de bekkenfysiotherapeutische diagnostiek, wordt beschreven, alsmede het juridische kader en de voorwaarden waarbinnen dit inwendig handelen kan plaatsvinden. Vervolgens wordt een beeld geschetst van de bekkenfysiotherapie anno 20NU.

1.1 Inleiding diagnostiek

Het beroepscompetentieprofiel (BCP)[1] van de bekkenfysiotherapeut hanteert als omschrijving van het vak:

» De bekkenfysiotherapeut onderzoekt en behandelt patiënten met urologische, gynaecologische/obstetrische, gastro-enterologische, seksuologische klachten, pijnklachten en klachten van het houdings- en bewegingsapparaat van lage rug, bekken en heupen.
De bekkenfysiotherapie richt zich op onderzoek en behandeling van vrouwen, mannen en kinderen met urologische, gynaecologische/obstetrische, gastro-enterologische, seksuologische en orthopedische klachten vanuit een totale en geïntegreerde visie op klachten in het buik- en bekkengebied. Tot het buik- en bekkengebied behoren naast het lumbopelvisch bewegingssysteem ook de organen in het kleine bekken en de inwendige en uitwendige geslachtsorganen.
Kenmerkend voor de bekkenfysiotherapeut is de geïntegreerde aanpak van klachten in buik- en bekkengebied[1]. «

In deze beroepsomschrijving staat dat de bekkenfysiotherapeut onderzoekt én behandelt. De term bekkenfysio*therapeut* vestigt echter meer aandacht op de therapeutische dan op de diagnostische kant van het vak. Van oorsprong is de fysiotherapeut dan ook een uitvoerende paramedicus, die behandelt op voorschrift van de diagnosticerende medicus. Zo heeft de bekkenfysiotherapie zich ook ontwikkeld: aanvankelijk vooral ter behandeling van bekken- en bekkenbodemgerelateerde problematiek, op verwijzing van een huisarts, medisch specialist of verloskundige.

Tegenwoordig heeft de bekkenfysiotherapeut ook een eigen deskundigheid en verantwoordelijkheid. Ook kan een patiënt (sinds 2006) zonder verwijzing van een medicus direct contact opnemen met een bekkenfysiotherapeut (directe toegankelijkheid fysiotherapie, DTF).

De specifieke diagnostische mogelijkheden van de bekkenfysiotherapeut zijn in de afgelopen jaren steeds verder uitgebreid en leveren specifieke diagnostische gegevens op. In deze diagnostiek onderscheidt de bekkenfysiotherapeut zich van de andere disciplines die zich met bekken- en bekkenbodemproblematiek bezighouden en voegt hieraan essentiële diagnostische elementen toe die specifiek tot de competenties van de bekkenfysiotherapeut behoren.

Een geregistreerde bekkenfysiotherapeut is een fysiotherapeut die zich in een driejarige post-hbo-opleiding heeft gespecialiseerd in de bekkenfysiotherapie en vervolgens is opgenomen in het KNGF-register bekkenfysiotherapie[2]; dit register kent zowel werk- als scholingseisen. De competenties van de geregistreerde bekkenfysiotherapeut zijn transparant beschreven in het BCP.

Naast de bekkenfysiotherapeut houden ook de fysiotherapeut en oefentherapeut[2] zich, na aanvullende scholing, bezig met patiënten met bekken- en bekkenbodemdisfuncties. Inwendig

---

1   BCP 2009 (een nieuw beroepsprofiel bekkenfysiotherapie zal in 2014 beschikbaar zijn).
2   De voormalige cesar- en mensendiecktherapeuten.

1.1 · Inleiding diagnostiek

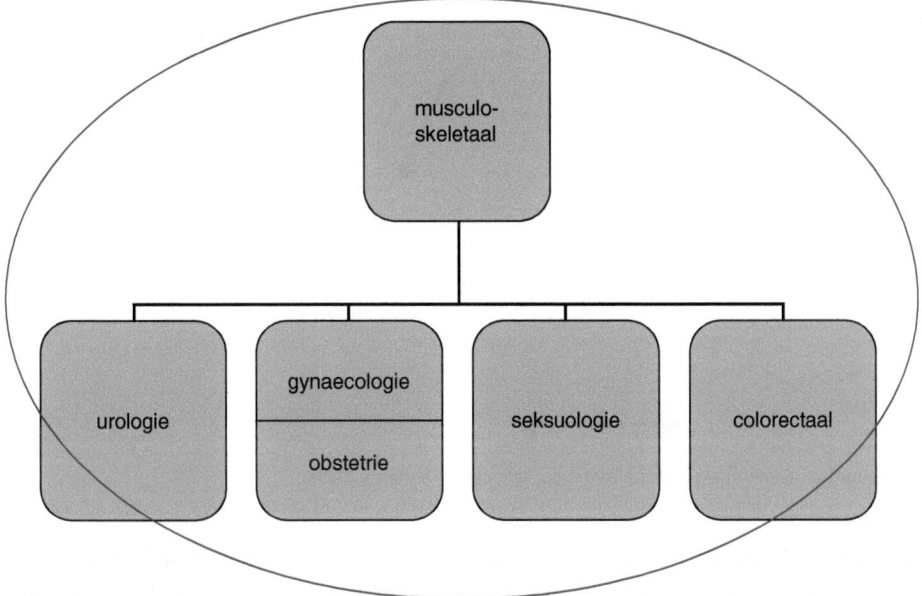

Figuur 1.1 Domeinen binnen de bekkenfysiotherapie.

handelen (onderzoek en behandeling) wordt echter alleen door geregistreerde bekkenfysiotherapeuten toegepast. Op de meerwaarde van de diagnostiek door de bekkenfysiotherapeut binnen een multidisciplinaire samenwerking wordt in ▶ H. 13 nader ingegaan.

Door het uitgebreid inventariseren, meten en onderzoeken van bekken- en bekkenbodemgerelateerde disfuncties aan de hand van de hulpvraag van de patiënt kan de bekkenfysiotherapeut een optimale diagnose stellen. Vervolgens is het mogelijk om bij de behandeling maatwerk te leveren op basis van een complete bekkenfysiotherapeutische diagnose en een gericht opgesteld behandelplan. Door een optimale bekkenfysiotherapeutische diagnostiek kan de bekkenfysiotherapeut ook een duidelijk beeld geven van wat de patiënt en verwijzer van de behandeling kunnen verwachten met betrekking tot de gediagnosticeerde disfuncties. Op deze manier wordt er niet vanuit een hypothese gewerkt, maar vanuit een bekkenfysiotherapeutische werkdiagnose. Er kan op basis van de diagnostische informatie een prognose worden gemaakt van het te verwachten resultaat en de termijn die nodig is om dat te bereiken. Het effect van de behandeling wordt niet alleen gemeten aan veranderingen van symptomen, maar ook op basis van een evaluatie van de diagnostische uitkomsten. Adequate bekkenfysiotherapeutische behandeling vraagt om een optimale bekkenfysiotherapeutische diagnostiek.

Uit het BCP is te lezen dat de bekkenfysiotherapeut zich bezighoudt met de domeinen (figuur 1.1):
- urologie,
- gynaecologie,
- obstetrie,
- seksuologie,
- gastro-enterologie,
- musculoskeletaal (bekkenregio).

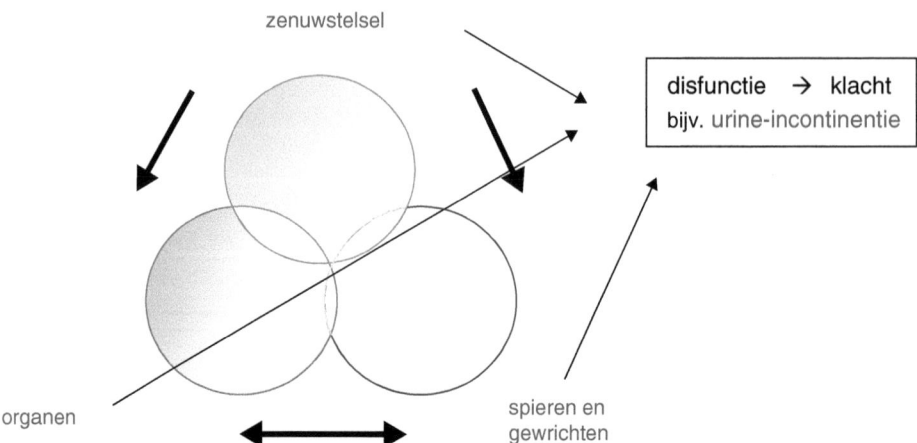

Figuur 1.2 Samenhang in de bekkenregio (Janneke Rodenburg, 2009).

Het bekkengebied en de bekkenbodemmusculatuur functioneren in relatie tot deze domeinen. Het beoordelen van de samenhang in het functioneren van deze verschillende deelgebieden behoort tot de competenties van de bekkenfysiotherapeut.

» Uit het beroepsfunctieprofiel (2003) blijkt dat de bekkenfysiotherapie verschillende groepen/zorgvragers als haar doelgroepen beschouwt, namelijk alle patiënten met bekkengerelateerde zorgvragen die een specialistisch antwoord behoeven. Daarbij wordt onderscheid gemaakt tussen: mannen, vrouwen, ouderen en kinderen[1]. «

De indicaties die door de bekkenfysiotherapeut worden behandeld, komen verderop in dit boek (▶ par. 2.3) uitgebreid aan de orde.

De diagnostiek bij mannen en vrouwen (en dus ook ouderen) is het aandachtsgebied van de bekkenfysiotherapeut. Het behandelen van kinderen vraagt verdere scholing tot een bekkenfysiotherapeut die kinderen behandelt, of een kinderfysiotherapeut die bekkenbodemproblematiek behandelt, of een samenwerking tussen beiden. De bekkenfysiotherapeutische diagnostiek bij kinderen zal niet in dit boek worden beschreven.

Binnen de bekkenfysiotherapie zal er steeds gekeken worden naar de interactie tussen het musculoskeletale en viscerale functioneren van de patiënt (◘ figuur 1.2).

Het musculoskeletale gebied (bekkenregio) omvat:
- lumbale wervelkolom,
- bekkengordel (waaronder bekkenbodemmusculatuur),
- heupen,
- buik (buikmusculatuur en diafragma).

Binnen het viscerale gebied wordt gekeken naar het functioneren van:
- blaas,
- baarmoeder,
- prostaat,
- darmen.

Van invloed hierop zijn met name de neurogene componenten:
- mictie- en defecatiecentra,
- aansturing vanuit de cortex (bewustwording en emoties).

De invloed van de verschillende systemen op elkaar zal steeds worden bekeken, omdat stoornissen in de samenhang tot klachten kunnen leiden. Urineverlies bijvoorbeeld kan zowel door musculoskeletale (een disfunctie van de bekkenbodemspieren), viscerale (een overactieve blaas) als neurogene factoren (urineverlies bij MS) veroorzaakt worden (◘ figuur 1.2).

Kenmerkend voor het beroep van bekkenfysiotherapeut is de holistische benadering[1]. Ook door de psychische en sociale impact, ofwel de *quality of life* (QoL), van disfuncties in het bekken- en bekkenbodemgebied, wordt de patiënt vanuit de totale problematiek beoordeeld en benaderd. In de diagnostische fase zal aan het inventariseren van de impact op de QoL specifiek aandacht worden besteed (tijdens de anamnese of door het invullen van vragenlijsten, zoals de *Protection Amount Frequency Adjustment Body Image*, PRAFAB). Het verbeteren van de QoL is een belangrijk effect van bekkenfysiotherapeutische behandeling (vergroting van zelfvertrouwen van de patiënt, bijvoorbeeld bij urineverlies tijdens sporten, het gevoel weer greep te krijgen op de klachten bij dyspareunie, doorbreken van sociaal isolement bij patiënten met fecale incontinentie).

Ook het BCP bekkenfysiotherapie geeft met betrekking tot de diagnostiek aandacht aan de holistische benadering van de patiënt met bekken- en bekkenbodemdisfuncties[1].

» De bekkenfysiotherapeut maakt op basis van haar specifieke deskundigheid op het gebied van bekkengerelateerde aandoeningen een analyse en een onderzoekshypothese die zij toetst door middel van gerichte anamnestische vragen en diagnostische verrichtingen. Daarbij is zij gericht op het opvangen van verbale en non-verbale signalen, zoals het stokken van de ademhaling of dissociëren van de patiënt. De oorzaak van bekkenproblematiek kan zijn oorsprong hebben in een omvangrijk gebied. Zo zijn psychosomatische oorzaken, alsook lichamelijk functioneren, belangrijke aandachtspunten bij het onderzoek.

De attitude van de fysiotherapeut is steeds afgestemd op de kwetsbaarheid van de patiënt. Iedere handeling wordt voorafgegaan door een vraag voor goedkeuring aan de patiënt. «

Binnen de richtlijn Stress urine-incontinentie (SUI) van het Koninklijk Nederlands Genootschap voor Fysiotherapie[4] wordt het diagnostisch proces van de fysiotherapeut als volgt omschreven.

Diagnostisch proces

» Het doel van het fysiotherapeutisch, diagnostisch proces is een indruk te verkrijgen van de aard, de ernst en de mate van beïnvloedbaarheid van het gezondheidsprobleem. Tijdens het diagnostisch proces worden de gezondheidsproblemen beschreven in termen van stoornissen in anatomische eigenschappen en functies, beperkingen in activiteiten en problemen met participatie en worden relevante persoonsgebonden factoren en externe factoren in kaart gebracht.

Het vastleggen van het probleem op deze manier geeft de mogelijkheid veranderingen in de tijd aan te tonen en geeft de mogelijkheid om de gegevens als evaluatie-instrument te gebruiken, teneinde het effect van het fysiotherapeutisch zorgverleningsproces te meten.

De termen 'stoornis', 'beperking in activiteiten' en 'participatieproblemen' geven echter geen informatie over de aard van de onderliggende aandoening en/of het ziekteproces dat voor SUI verantwoordelijk is en de mogelijke beïnvloedbaarheid hiervan.

Door middel van het fysiotherapeutisch diagnostisch proces moet de (bekken)fysiotherapeut daarom ook gegevens verzamelen die het mogelijk maken om uitspraken te doen over de aard en beïnvloedbaarheid van de factoren die voor het ontstaan van de SUI verantwoordelijk zijn.

Daarvoor is een analyse nodig van de ontstaanswijze en een inventarisatie van de etiologische factoren en de mate van beïnvloedbaarheid van de SUI op basis van prognostische factoren. De benodigde gegevens ten behoeve daarvan worden verkregen uit de anamnese, de zelfrapportage door de patiënt, vragenlijsten, mictiedagboekjes en het lichamelijk onderzoek dat de (bekken)fysiotherapeut zal verrichten. Het wordt aanbevolen om bij de gegevensverzameling gebruik te maken van gestandaardiseerde vragenlijsten, zoals de PRAFAB-vragenlijst.

Op basis van de hulpvraag van de patiënt en de gegevens die zijn verzameld tijdens de (aanvullende) anamnese en het (aanvullend) fysiotherapeutisch onderzoek formuleert de (bekken)fysiotherapeut in de analysefase de fysiotherapeutische diagnose. Op basis daarvan bepaalt de (bekken)fysiotherapeut of er een indicatie is voor fysiotherapeutische behandeling en of de patiënt volgens de richtlijn kan worden behandeld.

Het behandelplan stelt de (bekken)fysiotherapeut op in overleg met de patiënt. Op basis van inzicht in de aard, de ernst en de mate van beïnvloedbaarheid van het gezondheidsprobleem kunnen de prognose en de doelstellingen van fysiotherapie bij een individuele patiënt worden geformuleerd in termen van het reduceren van stoornis(sen), beperking(en) in activiteiten en participatieproblemen, ofwel het verbeteren van functies, activiteiten en participatie. **«**

1.2 Ontwikkeling diagnostiek bekkenfysiotherapie met betrekking tot inwendig handelen

Inwendig handelen[5]
Voorbeelden van bijzondere handelingen in het bekkenbodemgebied:
— Palpatie (manuele controle) van het bekken, de bekkenbodem en de organen van het kleine bekken via de vagina of via het anale kanaal.
— Het inbrengen van een probe, of elektrode, of ballonkatheter of elk ander medisch hulpmiddel in de vagina, in het anale kanaal of rectum.

Voorbeelden van bijzondere handelingen in het onderste wervelkolomgebied:
— Palpatie, mobilisatie en tractie van het os coccygeus via het anale kanaal.
— Dwarse fricties via het anale kanaal.
— Palpatie of fricties van de sacro-iliacale ligamenten via het anale kanaal.

Voorbeeld van andere bijzondere handelingen:
— Controle van de schaamstreek en/of het liesgebied.

Het gebruik van inwendig handelen bij onderzoek en behandeling van patiënten door bekkenfysiotherapeuten heeft zich ontwikkeld sinds de jaren negentig. Aanvankelijk gebeurde dit vooral in ziekenhuizen in nauwe samenwerking tussen gynaecologen en fysiotherapeuten met aandachtsgebied bekkenbodem.

In eerste instantie was inwendig handelen door bekkenfysiotherapeuten vooral gericht op de behandeling van bekkenbodemklachten met behulp van apparatuur, zoals elektromyografie (EMG) of functionele elektrostimulatie (FES), later ook met behulp van de rectale ballon (RB). Vervolgens kwam er meer aandacht voor palpatie van de bekkenbodem, met name om gerichtere oefeninstructies te kunnen geven (oefentherapie met digitale controle en feedback).

Vaak leerde de bekkenfysiotherapeut het palperen van de bekkenbodemspieren van de gynaecoloog met wie zij samenwerkte. Het inwendige onderzoek ten behoeve van de diagnostiek vond meestal nog plaats door de gynaecoloog; de bekkenfysiotherapeut gebruikte het met name als ondersteuning tijdens de behandeling.

In de afgelopen jaren zijn, naarmate de kennis over de bekkenbodem verder toeneemt en de diagnostische middelen zich uitbreiden, de inzichten in het functioneren van het bekkenbodemgebied steeds meer verdiept. Steeds vaker wordt de diagnostiek primair door bekkenfysiotherapeuten uitgevoerd. Bekkenfysiotherapeuten praktiseren inmiddels ook in eerstelijnsfysiotherapiepraktijken, zodat dit onderzoek ook buiten de ziekenhuizen plaatsvindt.

Er wordt steeds meer gebruikgemaakt van het consult, waarbij de verwijzer specifiek aan de bekkenfysiotherapeut vraagt om een beoordeling van het functioneren van de bekkenbodemmusculatuur (▶ H. 11). Dit vindt vooral plaats in nauwe samenwerking tussen urologie, gynaecologie, proctologie en bekkenfysiotherapie (▶ H. 13).

Het toepassen van inwendig onderzoek en behandeling door bekkenfysiotherapeuten stuitte aanvankelijk op weerstand, zowel bij de artsen als binnen de beroepsgroep fysiotherapie. De 'pioniers' binnen het vak en de opleiding bekkenfysiotherapie hebben intensief overleg gehad en frequent toelichting moeten geven over het nut en de meerwaarde van het inwendig handelen door de bekkenfysiotherapeut. Zij hebben zich moeten verdedigen tegen de kritiek dat een fysiotherapeut toch niks te zoeken had in lichaamsholten.

Een streng hygiënisch protocol is opgesteld in samenwerking met de ziekenhuishygiënisten[6] om ook op dit gebied zorgvuldig en verantwoordelijk te handelen.

1.3 Juridische kader van het inwendig handelen binnen de bekkenfysiotherapie

In samenwerking met Vera Agterberg.

Ook juridisch heeft het inwendig handelen de nodige problemen in zijn ontwikkeling gekend. In het verleden werd inwendig handelen gezien als een 'verbijzonderde handeling', waarbij de bekkenfysiotherapeut via een 'verlengde arm' toestemming kreeg om inwendig te handelen, als zij daarvoor geautoriseerd was door een arts.

Voor de Wet BIG (Wet op de beroepen in de individuele gezondheidszorg) zijn echter de inwendige handelingen uit de bekkenfysiotherapie geen voorbehouden handelingen. Toch zijn het geen handelingen die elke fysiotherapeut zo kan uitvoeren. Deze handelingen benoemt het Koninklijk Nederlands Genootschap voor Fysiotherapie (KNGF) als bijzondere handelingen:

>> Bijzondere handelingen zijn handelingen, die in de wet niet als voorbehouden handelingen worden genoemd, maar door hun specifieke aard wel hoge eisen stellen aan zorgvuldige toepassing. Het zijn handelingen die risicovol kunnen zijn en/of die als meer belastend kunnen worden ervaren door de patiënt dan de algemeen fysiotherapeutische handelingen[5]. «

In de brochure *Zorgvuldig handelen bij voorbehouden en bijzondere handelingen* van het KNGF wordt een kader beschreven voor risicovolle handelingen.

Kaders voor risicovolle handelingen
1. Verstrek de patiënt relevante informatie.
2. Leg de toestemming schriftelijk vast.
3. Toets bijzondere handelingen.
4. a) Volg de geldende afspraken gemaakt in de (verbijzonderde) beroepsgroep.
   b) Houd uw bekwaamheid en deskundigheid op peil.
5. Weeg de belasting voor de patiënt.
6. Leg een dossier aan en maak een behandelplan.

1. Verstrek de patiënt relevante informatie
Wanneer u een patiënt behandelt, informeert u hem of haar vooraf grondig over de voorgestelde behandeling, het beoogde effect en eventuele alternatieven. Op basis van volledige informatie kan de patiënt u zo verantwoord toestemming geven voor de behandeling.

2. Leg de toestemming schriftelijk vast
Aan de hand van de informatie die u de patiënt gegeven heeft over de bijzondere én de reguliere behandelmethode, verleent de patiënt u toestemming om over te gaan tot behandelen. We adviseren u de verkregen toestemming in het behandeldossier te noteren.

3. Toets bijzondere handelingen
Door het specifieke karakter van de bijzondere handelingen is het belangrijk dat u regelmatig met collega's deze handelingen bespreekt en ook toetst. Samen met uw collega's beoordeelt u dan de werkzaamheid, effectiviteit en doelmatigheid van de handelingen. Gestructureerd intercollegiaal overleg vormt een uitstekende gelegenheid om uw collega's te treffen en de bijzondere handelingen te toetsen.

4a. Volg de geldende afspraken gemaakt in de (verbijzonderde) beroepsgroep
Alle fysiotherapeuten die bekwaam zijn bijzondere handelingen uit te voeren, dienen zich te houden aan de regels en eventuele richtlijnen die de betreffende beroepsvereniging heeft opgesteld in relatie tot de bijzondere handelingen. Een voorbeeld van een specifieke afspraak in de beroepsgroep ten aanzien van handelingen in het bekkenbodemgebied treft u aan in de bijlage.

4b. Houd uw bekwaamheid en deskundigheid op peil
Om uw bekwaamheid en deskundigheid op peil te houden, wordt u geacht regelmatig deel te nemen aan bijscholingscursussen.

5. Weeg de belasting voor de patiënt
Er zijn patiënten die bijzondere handelingen ervaren als belastend. Sommige bijzondere handelingen dragen ook een extra risico met zich mee. U moet zich ervan verzekerd hebben dat er geen minder belastend alternatief voorhanden is.

6. Leg een dossier aan en maak een behandelplan
Om uw handelen te kunnen verantwoorden bent u op grond van de Wet op de geneeskundige behandelingsovereenkomst (WGBO) en de KNGF Richtlijnen verplicht om een dossier in te richten met betrekking tot de behandeling van de patiënt. In het dossier dient u op te nemen:
- bij DTF: het screeningsverslag,
- de medische diagnose of (verwijsdiagnose),
- de fysiotherapeutische diagnose,
- het behandelplan.

1.3 · Juridische kader van het inwendig handelen binnen de bekkenfysiotherapie

Ook wordt een overzicht geleverd van de deskundigheidseisen die aan de bekkenfysiotherapeut worden gesteld.

Deskundigheidseisen geregistreerd bekkenfysiotherapeut
- de bekkenfysiotherapeut is in staat tot voorlichting en behandeling in geval van bekken(bodem)- en blaasproblematiek.
- de bekkenfysiotherapeut is in staat te helpen bij het leren herkennen en trainen van de bekken(bodem)spieren en de spiergroepen waarmee de bekkenbodem in het dagelijks functioneren samenwerkt.
- de bekkenfysiotherapeut is geschoold in het uitvoeren van een inwendig onderzoek van de bekkenbodemspieren om een relevante fysiotherapeutische diagnostiek uit te voeren en optimale feedback aan de patiënt te kunnen geven over diens functie (contractie, uithoudingsvermogen, relaxatie en coördinatie) van de bekkenbodemspieren.
- de bekkenfysiotherapeut is in staat gebruik te maken van apparatuur voor elektrostimulatie en biofeedback of van hulpmiddelen zoals vaginale kegeltjes of de rectale trainingsballon. Deze middelen worden met name gebruikt om spiergroepen of functies, die voor de patiënt onbekend zijn, te leren herkennen en functioneel adequaat te gebruiken.
- de bekkenfysiotherapeut is in staat de, in samenhang met de klacht, verminderde fitheid (conditie) te optimaliseren en ADL-adviezen te geven.
- de bekkenfysiotherapeut is in staat te adviseren en te helpen bij het herwinnen of hervinden van de controle over vulling en leging/evacuatie van blaas (bijvoorbeeld blaastraining) (bij mixed urine-incontinentie) en rectum.
- de bekkenfysiotherapeut is in staat indien nodig advies over ondersteunende hulpmiddelen zoals een bekkenband te geven.
- de bekkenfysiotherapeut is in staat bekkenbodem-gezondheidszorg te kunnen uitvoeren op het gebied van preventie, voorlichting, coaching, begeleiding en behandeling bij onderstaande klachten:
    - ongewild verlies van urine en/of ontlasting;
    - niet te onderdrukken aandrang om te plassen en/of te ontlasten, veel te vaak plassen;
    - moeizaam kwijt kunnen van ontlasting;
    - gevolgen van verzakkingen van blaas, baarmoeder of darmen;
    - pijnklachten in de onderbuik, rond de anus of de geslachtsdelen;
    - seksuele problematiek, gerelateerd aan functiestoornissen van de bekkenbodem;
    - voor en na operaties in de onderbuik (gynaecologische, urologische en colorectale operaties);
    - bekkenpijn en lagerugklachten in de periode rond zwangerschap en bevalling;
    - bij gezonde zwangeren is de begeleiding met name gericht op preventie van bekkenpijn en bekkenbodemdisfuncties;
    - bekkenpijn en lagerugklachten door andere oorzaken dan zwangerschap of bevalling.

Specifieke kennis en vaardigheden
Omdat er sprake kan zijn van een samenhang tussen slecht functioneren van bekkenbodem en pijnklachten in het gebied van bekken en lage rug, is specifieke kennis van diagnostiek van beide van groot belang.

Hetzelfde geldt voor de samenhang tussen orgaanfunctiestoornissen (blaas-, rectum- en seksuele functiestoornissen) en functiestoornissen van de bekkenbodem en de daarmee samenwerkende spiersystemen. Door zijn of haar uitgebreide kennis en vaardigheden, is de bekkenfysiotherapeut in staat een specifiek oordeel te geven over de problemen van de patiënt en de klachten te diagnosticeren en te behandelen.

- de bekkenfysiotherapeut is deskundig in het inrichten van een adequate werkruimte. Daarbij houdt zij/hij zich aan de voorgeschreven richtlijnen en houdt zij/hij rekening met de privacy van cliënten.
- de bekkenfysiotherapeut heeft kennis en inzicht hoe de werkruimte op orde te houden door zelf zorg te dragen voor onderhoudswerkzaamheden, reparaties, de hygiënische afvoer van afval en schoonmaakwerkzaamheden, ofwel door deze werkzaamheden te delegeren.
- de bekkenfysiotherapeut is in staat om in de hulpverlening samen te werken (interactie) met de cliënt, diens partner en/of ouder(s)/verzorger(s) en/of wettelijke vertegenwoordiger(s), verwijzer(s) en collega-fysiotherapeuten en andere (para)medische beroepsbeoefenaars (multidisciplinaire benaderingswijze).
- de bekkenfysiotherapeut is zich bewust van het emotionele-seksuele spanningsveld tussen hulpverlener en cliënt, bewaakt de grenzen van het emotionele-seksuele spanningsveld en respecteert de cliënt in deze. Gelet op deze intimiteit en op de fysieke en psychische beladenheid van het buik-bekkengebied, wordt van de bekkenfysiotherapeut een attitude van extra inzicht, aandacht en zorg verwacht.
- de bekkenfysiotherapeut werkt binnen de wettelijke kaders van de Wet op de geneeskundige behandelingsovereenkomst (WGBO). De bekkenfysiotherapeut handelt overeenkomstig de adviezen voor zorgvuldig handelen bij bijzondere en voorbehouden handelingen (KNGF) en de richtlijnen voor hygiënisch werken in het bekkenbodemgebied (NVFB).

Het KNGF adviseert fysiotherapeuten inwendige handelingen in het bekkengebied gericht op bekkenfysiotherapie over te laten aan geregistreerde bekkenfysiotherapeuten.

Fysiotherapeuten die deze handelingen willen uitvoeren, moeten kunnen aantonen dat ze daartoe bevoegd en bekwaam zijn. Door hun bijzondere karakter stellen deze handelingen bovendien extra eisen aan attitude, informatie aan de patiënt en *informed consent*. *Informed consent* wil zeggen dat de patiënt op basis van volledige en begrijpelijke informatie een weloverwogen keus heeft gemaakt om al dan niet in te stemmen met de voorgestelde handeling of interventie.

In de omschrijving van de Wet BIG vonden het KNGF en de Nederlandse Vereniging voor Fysiotherapie bij Bekkenproblematiek en Pré- en Postpartum Gezondheidszorg (NVFB), dat niet voldoende bescherming geboden werd aan de uitvoerende fysiotherapeuten en de patiënten die de inwendige handelingen ondergaan.

Om die bescherming wel te bieden heeft het KNGF een advies gegeven over wie inwendig mag handelen. Het KNGF adviseert fysiotherapeuten:

》 inwendige handelingen in het bekkengebied gericht op bekkenfysiotherapie over te laten aan geregistreerde bekkenfysiotherapeuten, omdat zij dankzij een aanvullende opleiding onder meer gespecialiseerd zijn in inwendig onderzoek en inwendige behandeling gericht op bekkenfysiotherapie. 《

Omdat er sprake is van een bijzondere handeling waarvoor geen bevoegdheidsregeling in de Wet BIG staat, is de verlengde-armconstructie niet van toepassing. Het kader voor het inwendig handelen is geschapen door het standpunt van het KNGF, waarin aangegeven wordt het inwendig handelen aan de geregistreerde bekkenfysiotherapeut over te laten. Verder geldt altijd dat de bekkenfysiotherapeut bevoegd en bekwaam dient te zijn.

Voor studenten bekkenfysiotherapie geldt dat zij in een stagesituatie inwendige handelingen mogen verrichten met toestemming van de patiënt (*informed consent*), en onder supervisie van een bevoegde en bekwame, geregistreerde bekkenfysiotherapeut.

Het is van belang dat de algemeen fysiotherapeut, die dus niet als bekkenfysiotherapeut geregistreerd staat, bij elke aanmelding van een patiënt met bekken- en bekkenbodemgerelateerde klachten, zich afvraagt of en in hoeverre zij deskundig is en in staat is om de juiste en adequate zorg te verlenen, met andere woorden bevoegd en bekwaam is. Hierbij dient de algemeen fysiotherapeut zich te spiegelen aan de deskundigheidseisen van de bekkenfysiotherapeut zoals die in het BCP zijn beschreven.

Bij de diagnostiek en behandeling van bekken- en bekkenbodemgerelateerde klachten komt de bekkenfysiotherapeut in aanraking met persoonlijke en vertrouwelijke informatie van de patiënt (bijvoorbeeld bij de vraag naar negatieve seksuele ervaringen). Omdat de bekkenfysiotherapeut de patiënt een aantal malen ziet en een veilige en vertrouwelijke sfeer creëert, kan deze informatie in deze setting soms pas voor het eerst naar buiten komen (soms zonder dat de verwijzende arts hiervan op de hoogte is). De bekkenfysiotherapeut moet dus op de hoogte zijn van het juridische kader voor vertrouwelijke informatie.

De informatievoorziening aan de patiënt is omschreven in de WGBO (Wet op de geneeskundige behandelingsovereenkomst).

Plichten van hulpverleners
Een hulpverlener heeft de plicht de patiënt te informeren over:
- zijn/haar huidige gezondheidstoestand en de vooruitzichten;
- de aard en het doel van het onderzoek en de behandeling;
- de te verwachten gevolgen en de risico's van het onderzoek en de behandeling voor zijn/haar gezondheid;
- andere methoden van onderzoek of behandeling die in aanmerking komen.

Informatieverstrekking door hulpverlener
De hulpverlener geeft de informatie over het onderzoek en de behandeling:
- aan de patiënt zelf, als hij 16 jaar of ouder is;
- aan de patiënt en de ouders/verzorgers, als de patiënt tussen de 12 en 16 jaar is;
- aan de (wettelijke) vertegenwoordiger (ouder, familie, gemachtigde, mentor) bij wilsonbekwaamheid (als iemand op grond van zijn leeftijd of verstandelijke vermogens niet zelf in staat is beslissingen te nemen).

Rechten en plichten van patiënten
De patiënt heeft onder andere het recht:
- op duidelijke informatie over zijn/haar gezondheidstoestand;
- om op basis van de informatie die hij/zij heeft gekregen van de hulpverlener te beslissen of hij/zij toestemming geeft voor onderzoek of behandeling;
- op een *second opinion* (tweede mening) van een andere deskundige dan de behandelend arts;
- op inzage in zijn/haar medisch dossier.

> De patiënt heeft ook een aantal plichten. Hij/zij moet onder andere:
> - de hulpverlener duidelijk en volledig informeren, zodat hij/zij op een verantwoorde wijze kan onderzoeken en behandelen;
> - zoveel mogelijk meewerken aan onderzoek en behandeling door de adviezen en voorschriften op te volgen die de hulpverlener hem/haar geeft.

1.4 Voorwaarden inwendig handelen

Met betrekking tot het inwendig handelen van de bekkenfysiotherapeut zijn deze documenten richtinggevend:
- Brochure Zorgvuldig handelen bij voorbehouden en bijzondere handelingen (KNGF, juli 2007)[5].
- Richtlijn voor het hygiënisch werken in het bekkenbodemgebied (NVFB, derde druk, 2005)[6].

De voorwaarden waaraan moet worden voldaan bij het inwendig onderzoeken door een bekkenfysiotherapeut zijn:
- *Toestemming van de patiënt.* De patiënt geeft nadat hij mondelinge of schriftelijke informatie heeft ontvangen, formeel toestemming voor het inwendig onderzoek en dit wordt door de bekkenfysiotherapeut in de status vastgelegd.
- *Toestemming van de verwijzer.* De verwijzer vermeldt op de verwijzing dat er bekkenfysiotherapie wordt gegeven, zodat inwendig handelen kan worden toegepast. Indien de verwijzer inwendig handelen niet wenselijk acht, wordt dit op de verwijzing vermeld (kan bijvoorbeeld voorkomen bij een verwijzing door de seksuoloog bij een patiënte met ernstige negatieve ervaringen). Als de bekkenfysiotherapeut twijfelt over inwendig handelen, zal er contact op worden genomen met de verwijzer. Dit is ook van toepassing bij de patiënt die zich aanmeldt zonder verwijzing.
- *Veilige omgeving.* Het creëren van een veilige setting tijdens het bekkenfysiotherapeutische onderzoek is van belang voor een realistische uitkomst (relaxatie is ook een spierfunctie). Veiligheid gaat over verschillende aspecten, maar heeft zeker te maken met de persoonlijke beleving van veiligheid door de patiënt. Belangrijk hiervoor zijn:
    - goede en voldoende informatie over de inhoud van het onderzoek voorafgaand en tijdens de uitvoering ervan;
    - de mening van de patiënt over het nut van het onderzoek;
    - vertrouwen in de (deskundigheid van de) bekkenfysiotherapeut;
    - bedenktijd voor de patiënt om te bepalen of hij dit onderzoek wil ondergaan;
    - toestemming vragen aan de patiënt voor het onderzoek;
    - goede afspraken tussen bekkenfysiotherapeut en patiënt (aangeven als iets vervelend voelt of pijn doet, vragen stellen, grenzen bewaken, patiënt mag elk moment het onderzoek stoppen indien nodig);
    - signaleren door de bekkenfysiotherapeut of de (lichaams)taal van de patiënt overeenstemt met zijn beleving en dit benoemen;
    - afsluitbare en geblindeerde ruimte bij instemming van de patiënt;
    - ontspannen uitgangshouding voor de patiënt;
    - goede informatie en communicatie tussen bekkenfysiotherapeut en patiënt tijdens het onderzoek (o.a. oogcontact houden);

- na afloop van het onderzoek vragen hoe de patiënt het heeft ervaren en dit opnieuw vragen bij het begin van de volgende sessie;
- optimale hygiënische maatregelen toepassen.
- *Hygiënisch handelen* (zie ▶ bijlage G). Aan de hand van de Richtlijn voor het hygiënisch werken in het bekkenbodemgebied[6] dient elke praktijk een praktijkprotocol hygiënisch handelen op te stellen en beschikbaar te hebben. Hierin is ook informatie opgenomen over het gebruik van persoonsgebonden probes, onderhoud van ruimte en apparatuur en dergelijke.
- *Goede uitleg aan de patiënt.* De patiënt krijgt voorafgaand aan het onderzoek zowel mondeling als schriftelijk informatie over de inhoud en het doel van het onderzoek. De bekkenfysiotherapeut verifieert of deze informatie door de patiënt begrepen is (bij alle patiënten, dus niet alleen bij anderstaligen of bij patiënten met cognitieve beperkingen).
- *Goede communicatie met de patiënt.* Communicatie tussen patiënt en therapeut is een belangrijk onderdeel van een goed verlopend onderzoek. Als dit niet direct tussen patiënt en therapeut gerealiseerd kan worden, zal ondersteuning nodig zijn (tolk/vertaler, doventolk, ouder, partner, kind) om dit te bereiken.

1.5 Bekkenfysiotherapie anno 20NU

Bekkenfysiotherapie is een specialisatie binnen de fysiotherapie en ontstaan uit de pre- en postpartumgezondheidszorg (PPG), die in de jaren zestig van de twintigste eeuw sterk is opgekomen. Vanaf het einde van de jaren tachtig is het aandachtsgebied binnen de PPG uitgebreid met de inzichten vanuit het jonge vak bekkenfysiotherapie. Sinds 2005 is er een register bekkenfysiotherapie, waarin diegenen zijn opgenomen, die voldoen aan het beroepscompetentieprofiel van de Nederlandse Vereniging voor Fysiotherapie bij Bekkenproblematiek en Pré- en Postpartum Gezondheidszorg (NVFB)[3].

- **De positie van de bekkenfysiotherapie anno 20NU**

Bekkenfysiotherapie heeft zich een duidelijke plek verworven binnen de begeleiding van vrouwen pre- en postpartum (KNGF-richtlijn Zwangerschapsgerelateerde bekkenpijn[7]). Bekkenbodemoefeningen is een begrip voor vrouwen die zwangerschapsgymnastiek (zoals ZwangerFit®) hebben gedaan.

》 NVFB-ZwangerFit® is een actieve vorm van zwangerschapsbegeleiding, waarin de nadruk ligt op fit zijn en blijven, met specifieke aandacht voor preventie en verminderen van bekken(bodem)-klachten zoals urineverlies of bekkenpijn. Vrouwen kunnen al vroeg in de zwangerschap deelnemen (vanaf 16 weken tot zolang het gaat). Post partum kunnen pas bevallen vrouwen weer deelnemen vanaf 4-6 weken tot (indien gewenst) 9 maanden na de bevalling, nadruk ligt hierbij op herstel van fitheid en spierkracht, en preventie of verminderen van bekkenbodemdisfuncties (stress-urine-incontinentie, milde verzakkingsklachten) en herstel van een goede stabiliteit en coordinatie rond lage rug en bekken. NVFB-ZwangerFit® is een product van de Nederlandse Vereniging voor Fysiotherapie bij Bekkenproblematiek en Pré- en Postpartum Gezondheidszorg (NVFB). Een docent/trainer NVFB-ZwangerFit® kan zowel een bekkenfysiotherapeut als fysiotherapeut zijn, mits aanvullend geschoold tot geaccrediteerd NVFB-ZwangerFit® docent/trainer[8]. **《**

Bij de behandeling van patiënten met urine-incontinentie (KNGF-richtlijn Stress (urine-)incontinentie[4] en de Multidisciplinaire richtlijn voor vrouwen met urine-incontinentie[9]) is bekkenfysiotherapie inmiddels een begrip. Ook binnen de behandeling van prolapsklachten en perioperatieve begeleiding wordt in wetenschappelijk onderzoek de waarde van bekkenfysiotherapie aangetoond. Er zijn echter nog diverse andere klachten (pijnklachten, oncologische klachten, fecale incontinentie bij ouderen, obstipatie) waar winst te behalen is door het vergroten van de kennis over bekkenfysiotherapie en de mogelijkheden tot inzet van bekkenfysiotherapeuten bij het onderzoek en de behandeling van deze bekken- en bekkenbodemgerelateerde klachten.

Dat bekkenfysiotherapeuten ook inwendig onderzoeken en behandelen is veel verwijzers inmiddels bekend (met name urologen, gynaecologen, seksuologen, huisartsen en verloskundigen). Deze ontwikkeling zien we ook via de DTF in de bekkenfysiotherapeutische praktijken door de mondige en beter geïnformeerde patiënt (bijvoorbeeld jonge vrouwen postpartum): deze trekken tijdig aan de bel en wachten niet totdat klachten zich manifesteren, maar willen veel eerder (preventief) duidelijkheid hebben over het functioneren van hun bekkenbodemspieren. Het inwendig onderzoek is bij deze groep inmiddels (bijna) vanzelfsprekend geworden. De bekkenfysiotherapeut hoeft minder dan vroeger weerstand te overwinnen om het inwendig handelen een plek te geven binnen haar onderzoek en behandeling.

Dit kan echter ook een risico met zich meebrengen. Om een juiste beoordeling van het functioneren van de bekkenbodem mogelijk te maken is nog steeds een veilige setting nodig, waarbij de patiënt het onderzoek kan 'toelaten'. Het bekkenbodemgebied blijft immers een regio waarop emotie en intimiteit duidelijk impact hebben.

De bekkenfysiotherapeut zal zich steeds bewust zijn van deze aspecten en via verbale en non-verbale informatie inschatten of de patiënt aan het onderzoek toe is. Vervolgens zal aan de patiënt tijd worden gegeven om te beslissen of hij dit onderzoek kan/wil ondergaan. Persoonlijke grenzen en de bewaking ervan spelen hierbij een rol.

Juist nu het inwendig onderzoek veel meer als vanzelfsprekend wordt gezien, zowel door de bekkenfysiotherapeut als door de patiënt, zal hierbij steeds weer moeten worden stilgestaan.

De bekkenfysiotherapeut is voldoende opgeleid en getraind om deze inschatting te kunnen maken. Hiervoor is voldoende persoonlijke ontwikkeling van de bekkenfysiotherapeut nodig. De specifieke vaardigheden moeten voldoende beheerst worden en de attitude en emotionele stabiliteit zullen voldoende ontwikkeld moeten zijn om dit vak op een verantwoorde manier uit te oefenen, zowel voor de patiënt als beroepsbeoefenaar.

» Emotionele stabiliteit wordt gedefinieerd als in staat zijn om op professionele wijze om te gaan met emoties van de patiënt en met de eigen emoties. Zij bewaakt hierbij haar persoonlijke grenzen. Zij gaat professioneel om met de intimiteit van de patiënt en houdt op professionele wijze afstand. Zij maakt hierbij gebruik van de beroepsethiek van de fysiotherapeut[1]. «

- **Werksetting**

Bekkenfysiotherapeuten zijn in Nederland werkzaam in de volgende settings:
- bekkenfysiotherapiepraktijk (solist of meermanspraktijk);
- fysiotherapiepraktijk (wel of niet samen met andere specialismen);
- gezondheidscentrum (samen met andere disciplines);
- ziekenhuis (op afdeling, poli, academisch);
- bekkenbodempoli of -centrum (samenwerkingsverband gericht op bekken- en bekkenbodemdisfuncties met andere disciplines, zoals seksuoloog, continentieverpleegkundige, psycholoog);

Onderbouwing

- particuliere kliniek, gespecialiseerde instelling;
- revalidatiecentrum, verpleeghuis, verzorgingshuis;
- zwangerschapsdocent.

De werksetting waarin de bekkenfysiotherapeut het vak uitoefent, kan consequenties hebben voor de diagnostiek (zie ▶ H. 13).

De bekkenfysiotherapeut kan ook werkzaam zijn op andere gebieden, zoals bij de (na)scholing, de beroepsvereniging (NVFB), als adviseur bij een organisatie (bijvoorbeeld SBP) en binnen wetenschappelijk onderzoek.

In elke werksetting is het van belang, dat de bekkenfysiotherapeut een netwerk van disciplines om zich heen heeft of creëert. Omdat zij te maken heeft met disfuncties binnen verschillende domeinen, komt multidisciplinaire samenwerking veel voor. In een extramurale setting zal hier extra aandacht van en inzet door de bekkenfysiotherapeut voor nodig zijn.

Preventie

Preventie krijgt steeds meer aandacht in de gezondheidszorg. Op het werkterrein van de bekkenfysiotherapeut zijn hierin veel mogelijkheden. Inmiddels worden steeds meer risicofactoren in kaart gebracht (zie ▶ par. 2.5), waardoor er niet alleen onderbouwing komt voor preventief handelen, maar er ook richting aan wordt gegeven.

Voorlichting geven aan betreffende doelgroepen (plas- en poeples op basisscholen), op een gezonde manier leren omgaan met het bekken- en bekkenbodemgebied (NVFB-ZwangerFit®), preoperatieve instructie bij prostaatoperaties en de bekkenbodem integreren in het dagelijkse bewegen of sporten (Pelvirobics) zijn voorbeelden.

Onderbouwing

1. Van Engelenburg-van Lonkhuyzen M, Hogen Esch F, Westerik-Verschuuren L, Coppoolse R. Beroepscompetentieprofiel bekkenfysiotherapeut, derde editie, april 2009.
2. ▶ http://www.defysiotherapeut.com/
3. ▶ http://nvfb.fysionet.nl
4. KNGF. Richtlijn Stress (urine-)incontinentie, derde editie, 2011.
5. KNGF. Brochure Zorgvuldig Handelen bij voorbehouden en bijzondere handelingen, derde editie, juli 2007.
6. KNGF. Richtlijn voor het hygiënisch werken in het bekkenbodemgebied, derde editie, 2005.
7. KNGF. Richtlijn Zwangerschapsgerelateerde bekkenpijn, derde editie, 2009.
8. Hentzepeter-Van Ravensberg HD. ZwangerFit. Houten: Bohn Stafleu van Loghum, 2008.
9. CBO/LEVV. Multidisciplinaire richtlijn Stress urine-incontinentie bij vrouwen, 2011.

Theorie

2.1	**Functionele anatomie – 20**	
2.1.1	Bekkengordel – 21	
2.1.2	Buikmusculatuur – 24	
2.1.3	Bekkenbodemmusculatuur – 25	
2.1.4	Bekkenorganen en genitaliën – 33	
2.1.5	Implicaties voor het bekkenfysiotherapeutisch onderzoek – 38	

2.2 **Terminologie en protocollen – 38**
2.2.1 Terminologie – 38
2.2.2 Protocollen – 41

2.3 **Bekkenfysiotherapeutische indicaties – 42**

2.4 **Prevalentie – 43**

2.5 **Risicofactoren – 45**

Onderbouwing – 46

Aanvullende informatie – 48

In dit hoofdstuk wordt het theoretisch kader geschetst als basis voor de volgende hoofdstukken, waarin het bekkenfysiotherapeutische onderzoek praktisch wordt beschreven. Allereerst wordt een overzicht gegeven van de functionele anatomie die relevant is voor de bekkenfysiotherapeut. Vervolgens komen de bekkenfysiotherapeutische indicaties uitgebreid aan bod. Steeds meer informatie is beschikbaar over de risicofactoren met betrekking tot bekken- en bekkenbodemproblematiek. En ten slotte komen de prevalentiecijfers van de diverse disfuncties aan de orde.

2.1 Functionele anatomie

» Fysiotherapie is een discipline die gebaseerd is op fysiologie (net zoals psychotherapie gebaseerd is op psychologie). De diagnostiek zal zich dus veelal richten op de fysiologie en niet zozeer op de anatomie[1]. «

Het bekkenfysiotherapeutisch onderzoek is gericht op het in kaart brengen van het functioneren (bekken- en bekkenbodem*functie*onderzoek), waarbij er tevens aandacht is voor de anatomie. Kennis van de anatomie is noodzakelijk voor het verkrijgen van inzicht door de bekkenfysiotherapeut en is zeker van belang voor het palpatie-onderzoek.

Disfuncties binnen het indicatiegebied van de bekkenfysiotherapeut kunnen zowel veroorzaakt worden door stoornissen in de anatomie als in het functioneren (fysiologie) of een combinatie van beide. Anatomische disfuncties (bijvoorbeeld een cystocele of anale sfincterruptuur) zijn niet het directe aangrijpingspunt van de bekkenfysiotherapeut om te beïnvloeden; dit ligt op het terrein van de medisch specialist, die bijvoorbeeld met operatief ingrijpen correcties in de anatomie kan aanbrengen. Het is echter aannemelijk dat de bekkenfysiotherapeut wel secundair en op preventieniveau invloed kan uitoefenen[2] (bijvoorbeeld door een goed defecatiegedrag de toename van de vorming van hemorroïden, prolaps, sfincterdefecten voorkomen) of het herstel van anatomische disfuncties kan bevorderen (bijvoorbeeld bekkenbodemmassage bij een dyspareunie op basis van een episiotomie postpartum).

Op disfuncties in het functioneren (bijvoorbeeld incontinentie op basis van een verstoorde hoestreflex of obstipatie door paradoxaal persgedrag bij defecatie) kan de bekkenfysiotherapeut wel invloed uitoefenen.

Veel disfuncties in het bekkenbodemgebied hebben zowel een anatomische als een functionele component, zodat diagnostiek en behandeling door de medisch specialist en bekkenfysiotherapeut niet een kwestie is van kiezen (of-of), maar er juist samenwerking kan zijn (en-en).

De musculoskeletale aandachtsgebieden waarmee de bekkenfysiotherapeut in bekken- en bekkenbodemregio te maken heeft, zijn:
- lumbale wervelkolom (LWK),
- bekkengordel (inclusief os coccygis),
- heupen,
- buikmusculatuur (inclusief diafragma),
- bekkenbodemmusculatuur.

Tot het buik- en bekkengebied behoren naast de bekkenregio ook de organen in het kleine bekken en de inwendige en uitwendige geslachtsorganen. De bekkenfysiotherapeut richt dus ook de aandacht op de bekkenorganen en genitaliën in hun samenhang met het functioneren van de bekkenregio. In dit boek zal het woord '*bekkenregio*' worden gebruikt als we dit gehele aandachtsgebied willen benoemen.

2.1 · Functionele anatomie

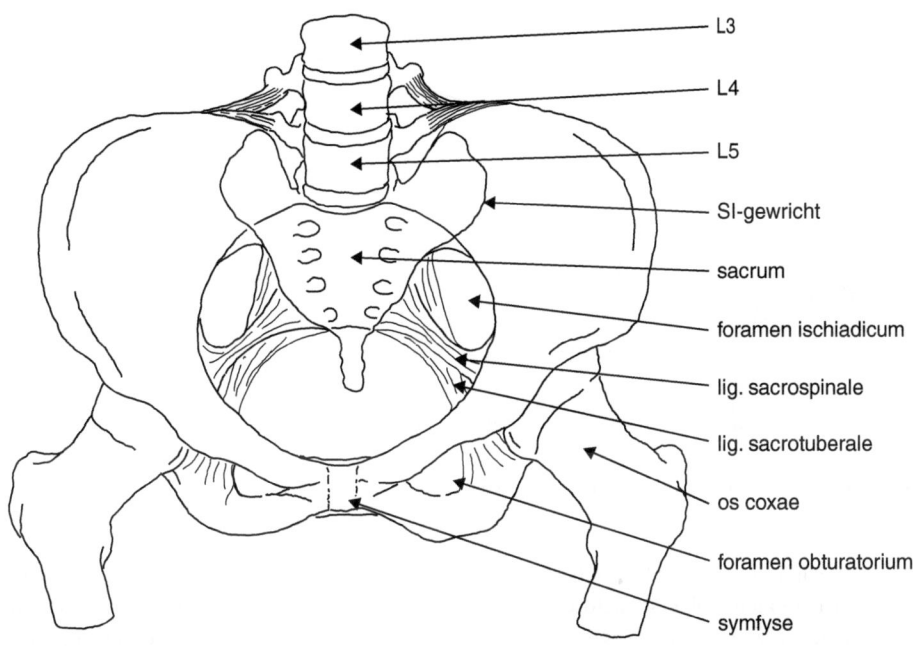

◘ **Figuur 2.1** Het bekken en de ligamenten (ventraal aanzicht). (Tekening M. van de Wint.)

Anatomie en fysiologie van de LWK en heupgewrichten behoren tot de basiskennis van de fysiotherapeut. Op de bekkengordel, buik- en bekkenbodemspieren (bekkenregio) zal nader worden ingegaan. Ook de bekkenorganen en genitaliën zullen nader worden belicht.

2.1.1 Bekkengordel

De bekkengordel bestaat uit de twee bekkenhelften (os coxae), het os sacrum en het os coccygis. De os coxae zijn opgebouwd uit het os ilium, os ischium en os pubis, die in de puberteit samengroeien tot een geheel. In beide bekkenhelften bevindt zich een acetabulum (◘ figuur 2.1).

Het os sacrum heeft craniaal een verbinding met de lumbale wervelkolom en caudaal met het os coccygis (junctura sacrococcygea) (◘ figuur 2.2).

De mobiliteit van de sacrococcygeale overgang kan een verschillend karakter hebben, maar wordt niet beïnvloed door leeftijd, sekse, pariteit, traumata en coccygodynie[3]. Het os coccygis kan naar flexie en extensie bewegen (door de m. levator ani en externe anale sfincter), hetgeen van belang is tijdens de defecatie en partus. De beweeglijkheid van het os coccygis wordt beïnvloed door de bekkenbodemspieren[4].

Aan de ventrale zijde komen de os pubis samen in één gewricht: de symphysis pubica. Dit is geen synoviaal gewricht, maar een stevige verbinding, met een discus interpubicus en stevig, vezelig bindweefsel. Dit gewricht kent een horizontale en verticale component van bewegen, maar vertoont weinig mobiliteit. Bij vrouwen is de beweeglijkheid ervan groter dan bij mannen[5]. Aan het eind van de zwangerschap en bij de partus wordt de beweeglijkheid groter om de doorgang door het benige bekken te verruimen[6].

Aan de dorsale zijde vormen de ossa iliea een synoviaal gewricht met het sacrum aan beide zijden: de sacro-iliacale gewrichten (SI-gewrichten). De vorm van de gewrichtsvlakken levert een bijdrage aan de passieve stabiliteit van de SI-gewrichten. De gewrichten worden vooral dor-

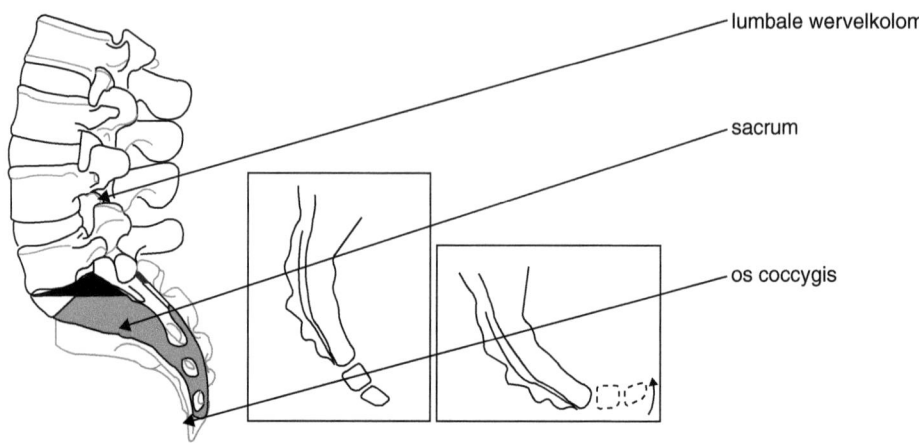

 Figuur 2.2 Zijaanzicht LWK, sacrum en os coccygis.

saal verstevigd door sterke ligamenten. De bewegingen die in deze gewrichten mogelijk zijn, zijn uitermate klein. Diverse factoren zijn van invloed op de mobiliteit van deze gewrichten, zoals de hormonale veranderingen (tijdens menstruatie en zwangerschap[7]) en de veroudering. De mobiliteit van deze gewrichten vertoont geen verschil tussen mannen en vrouwen[8]. De vorm van deze gewrichten is verschillend per individu, kan ook links-rechts verschillend zijn, en is bij mannen en vrouwen wel anders: bij vrouwen zijn de gewrichtsvlakken vlakker dan bij mannen. Het vrouwelijke bekken heeft een grotere diameter en een rondere vorm dan het mannelijke bekken.

Oriëntatiepunten die van belang zijn bij palpatie van het bekken tijdens het bekkenfysiotherapeutisch onderzoek zijn:
- symphysis pubica,
- spina iliaca anterior superior (SIAS),
- spina iliaca posterior superior (SIPS),
- crista iliaca,
- tuber ischiadicum,
- spina ischiadica,
- os coccygis.

De ligamenten van het bekken die getest worden tijdens het bekkenfysiotherapeutisch onderzoek, zijn (figuur 2.3):
- lig. iliolumbale,
- lig. sacroiliacale longum (dorsale),
- lig. sacrospinale,
- lig. sacrotuberale,
- lig. interossi,
- facia thoracolumbalis.

Belangrijke doortreedplaatsen voor bloedvaten, zenuwen en spieren zijn:
- foramen obturatorium (arteria, vena en nervus obturatorius) (figuur 2.1),
- foramen ischiadicum, dat door het lig. sacrospinale wordt verdeeld in een foramen ischiadicum majus en foramen ischiadicum minus (figuur 2.3).

2.1 · Functionele anatomie

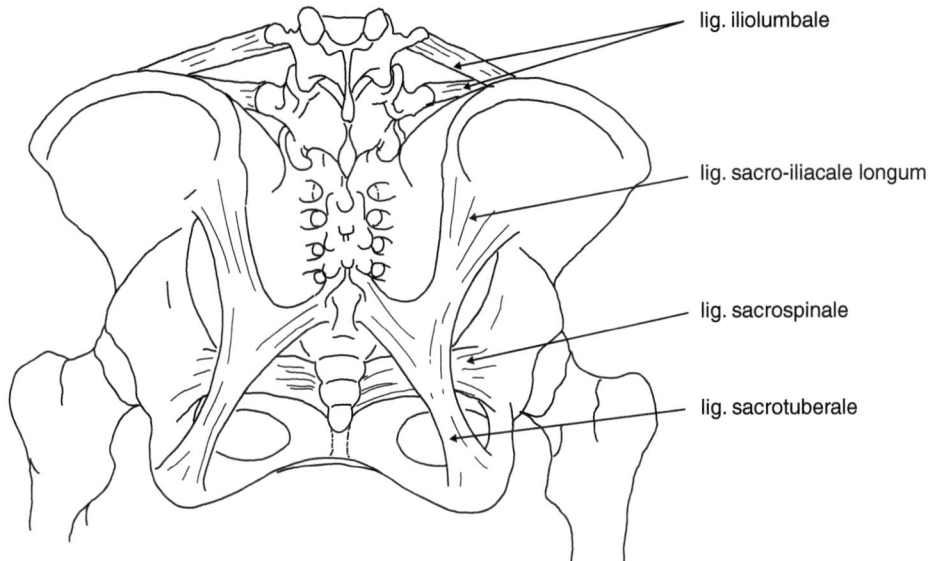

Figuur 2.3 Het bekken en de ligamenten (achteraanzicht). (Tekening M. van de Wint.)

Door het foramen ischiadicum majus, dat de verbinding vormt tussen het bekken en het gluteale gebied, verlopen:
- m. piriformis,
- a., v. en n. glutei superior en inferior,
- n. ischiadicus,
- n. cutaneus femoris posterior.

Door het foramen ischiadicum minus verlopen:
- m. obturatorius internus,
- a. en v. pudenda interna,
- n. pudendus.

De spieren in het bekkengebied die binnen het bekkenfysiotherapeutische onderzoek van belang zijn omdat zij bijdragen aan de mobiliteit en stabiliteit van het bekken, zijn:
- m. iliopsoas,
- m. rectus abdominus,
- m. obliquus abdominus externus,
- m. obliquus abdominus internus,
- m. transversus abdominus,
- mm. multifidi,
- m. gluteus maximus,
- m. gluteus medius,
- diepe heupspiercomplex (m. obturatorius externus, m. obturatorius internus, mm. gemelli),
- m. piriformis,
- mm. adductores.

Ook de bekkenbodemspieren, die verderop in deze paragraaf uitgebreid worden besproken, leveren een belangrijke bijdrage aan de mobiliteit en stabiliteit van het bekken[9,10,11].

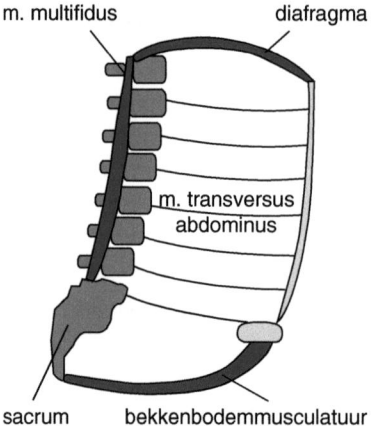

Figuur 2.4 Samenhang musculatuur in buikholte.

Het bekken is een dynamische schakel tussen de romp en wervelkolom enerzijds en de onderste extremiteiten anderzijds. Het bekken draagt het gewicht van het bovenlijf en beschermt de organen in de bekkenholte. Het speelt een belangrijke rol in houding, beweging en voorplanting.

Het bekkengebied, de bekkenbodemspieren en de bekkenorganen vormen samen een functionele eenheid en kunnen elkaar beïnvloeden. Wanneer iemand een disfunctie heeft in het bekken en een veranderd houdings- en bewegingsgedrag, kan dit ook leiden tot een disfunctie in de bekkenbodem en andersom[9].

Disfuncties in de organen hebben hun impact op het gedrag van de bekkenbodemspieren. Denk aan de overactieve blaas die vaak samengaat met overactieve bekkenbodemspieren.

Maar ook het diafragma speelt hier een rol: als de patiënte het diafragma chronisch fixeert en daarmee de buikdruk verhoogt, kan dit leiden tot prolapsklachten en kan dit een herstelbelemmerende factor vormen[11,12,13].

Bij het bekkenfysiotherapeutisch onderzoek zullen daarom alle elementen beoordeeld dienen te worden (figuur 2.4).

2.1.2 Buikmusculatuur

Het (bekken)fysiotherapeutisch onderzoek van het buikgebied zal de musculoskeletale component (spiercorset, houding en ademhaling) in kaart brengen.

Het buikspiercorset bevat:
- m. rectus abdominis (RA),
- m. obliquus externus (OE),
- m. obliquus internus (OI),
- m. transversus abdominis (TA).

De bekkenfysiotherapeut besteedt specifiek aandacht aan de diastase van de m. rectus abdominis bij vrouwen peripartum (figuur 2.5).

De peesbladen van de drie buikspieren vormen boven de navel een schede rondom m. rectus abdominis; onder de navel lopen alle buikspieren voor de m. rectus abdominis langs.

2.1 · Functionele anatomie

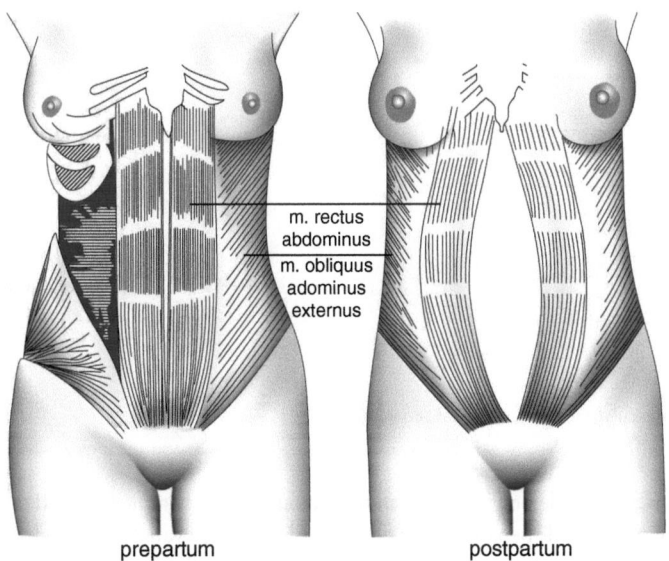

Figuur 2.5 Diastase van de m. rectus abdominis bij vrouw peripartum.

Daarnaast is het diafragma een belangrijke spiergroep voor de bekkenfysiotherapeut. Het diafragma en de bekkenbodemspieren, als bovenste en onderste begrenzing van de buikholte, spelen een rol bij de *core stability* en zijn van invloed op de circulatie en buikdruk (belangrijke factor bij prolapsklachten en incontinentie) (figuur 2.4)[12,13,14,15].

2.1.3 Bekkenbodemmusculatuur

Het onderzoeken en behandelen van bekkenbodemgerelateerde klachten behoort niet tot het beroepscompetentieprofiel van de algemene fysiotherapeut. De anatomie en fysiologie van de bekkenbodemspieren worden dan ook binnen de basisopleiding fysiotherapie niet of nauwelijks aangereikt. Voor de bekkenfysiotherapeut is deze kennis onmisbaar om zich een goed beeld te kunnen vormen van deze musculatuur met zijn complexe bouw en driedimensionale bewegingstraject. Dit anatomische inzicht helpt de bekkenfysiotherapeut om zich tijdens het inwendig onderzoek van de bekkenbodemspieren goed te kunnen oriënteren.

Het heeft tot in de vorige eeuw geduurd voordat het bekkenbodemspierencomplex als belangrijk onderdeel in het functioneren van het bekkenbodemgebied is ontdekt en erkend. In veel anatomische platen uit de vorige eeuw worden de bekkenbodemspieren niet eens weergegeven.

» There is no considerable muscle in the body whose form and function is more difficult to understand than those of the levator ani, and about which such nebulous impressions prevail[16]. «

Door nieuwe beeldvormende diagnostische technieken (echografie, MRI) hebben we meer kennis en inzicht gekregen in de anatomie en fysiologie van de bekkenbodemspieren. Omdat het bekkenbodemspierfunctieonderzoek gericht is op het functioneren van de bekkenbodemspieren, gaat de aandacht van de bekkenfysiotherapeut vooral uit naar de *functionele anatomie*.

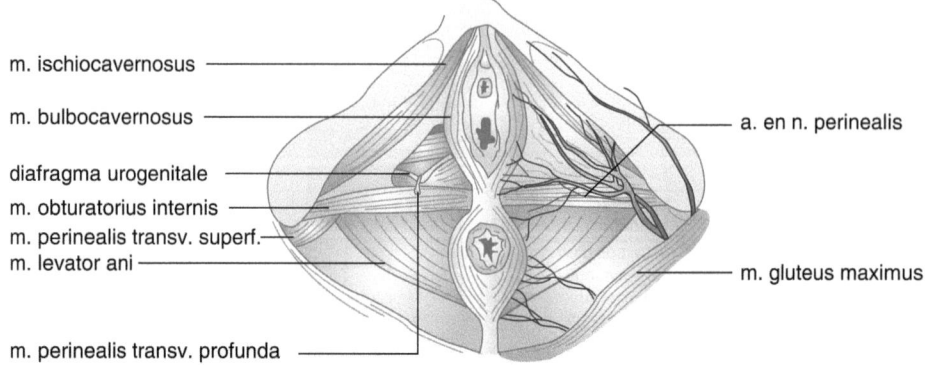

Figuur 2.6 Bekkenbodemmusculatuur vrouw (caudaal aanzicht).

Er is tot nu toe geen consensus in de beschrijving van de anatomie en de naamgeving van de verschillende structuren (bijvoorbeeld de benaming van de verschillende delen van de levator ani). De anatomische platen van DeLancey zijn voor de indeling in dit boek als leidraad gebruikt[17].

De bekkenbodem is een complexe, samengestelde structuur, opgebouwd uit diverse lagen, die de benige bekkenuitgang afsluit. De meest craniale laag is het peritoneum van de bekkenorganen en de meest caudale laag is de huid van de vulva, het scrotum en het perineum. De middelste laag van de bekkenbodem bestaat voornamelijk uit spierweefsel, de bekkenbodemspieren. *De bekkenbodemspieren zijn dus een onderdeel van de bekkenbodem.*

De bekkenorganen blaas, baarmoeder, prostaat en endeldarm liggen craniaal van de bekkenbodemspieren. De urethra, het rectum en de vagina passeren de bekkenbodemspieren en hebben derhalve invloed op het urologische, gynaecologisch/obstetrische en gastro-enterologische domein.

De bekkenbodemspieren zijn functioneel te verdelen in:
1. urogenitaal diafragma (urethraal),
2. oppervlakkige bekkenbodemspieren (genitaal),
3. diepe bekkenbodemspieren (genitaal),
4. anaal sfinctercomplex (anaal).

Ook wordt wel een indeling gemaakt in oppervlakkige (2 en 4), middelste (1) en diepe (3) laag.

Het urogenitale diafragma bestaat uit:
- de urethrale sfincter, die zowel uit dwarsgestreept als glad spierweefsel bestaat en de sluitdruk van de urethra verzorgt;
- m. transversus perinei profundus, die een steun- en sluitfunctie heeft met betrekking tot het middelste deel van de urethra en vagina.

De oppervlakkige bekkenbodemspieren (figuur 2.6 en figuur 2.7) zijn opgebouwd uit:
- m. bulbocavernosus,
- m. ischiocavernosus,
- m. transversus perinei superficialis.

2.1 • Functionele anatomie

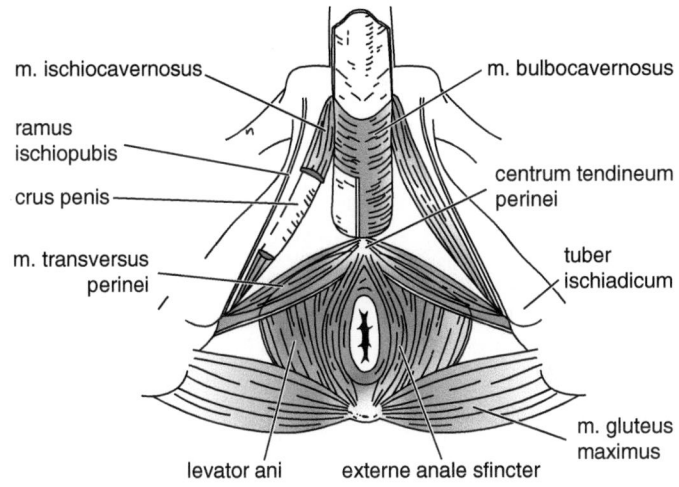

◘ **Figuur 2.7** Bekkenbodemmusculatuur man (caudaal aanzicht), nagetekende versie.

Bij de man hebben deze spieren een rol bij de ejaculatie, zwelling van de penis, ondersteunen en sluiten. Bij de vrouw zorgen zij voor het samentrekken van de vagina, zwelling van de clitoris, ondersteunen en sluiten.

De m. cremaster behoort niet tot de bekkenbodemspieren, maar loopt vanaf het lig. inguinale (vezels hebben een relatie tot de m. obliquus internus en soms m. transversus abdominus) en insereert aan de fascie die de testis omringt, aan het os pubis en de fascie om de m. rectus abdominus. Hij trekt de testis naar de inguinale ring tijdens een krachtige contractie van de bekkenbodemmusculatuur.

De diepe bekkenbodemspieren (◘ figuur 2.8 en ◘ figuur 2.9) bestaan uit vier delen:
- m. iliococcygeus (IC): relatief vlak, horizontaal, die het 'gat' van de ene bekkenwand naar de andere overbrugt;
- m. pubococcygeus (PC, ook pubovisceralis genoemd, omdat deze niet aanhecht aan het os coccygeus): vanaf os pubis naar wanden van bekkenorganen en *perineal body* (puboperinealis (PPM) + pubovaginalis (PVM) + puboanalis (PAM));
- m. puborectalis (PRM): maakt een lus om en achter het rectum craniaal van de externe anale sfincter (EAS);
- m. (ischio)coccygeus (ICM).

IC, PC en PRM worden samen de levator ani genoemd, door anderen wordt deze benaming gebruikt voor IC en PRM en blijven de PC en ICM aparte delen.

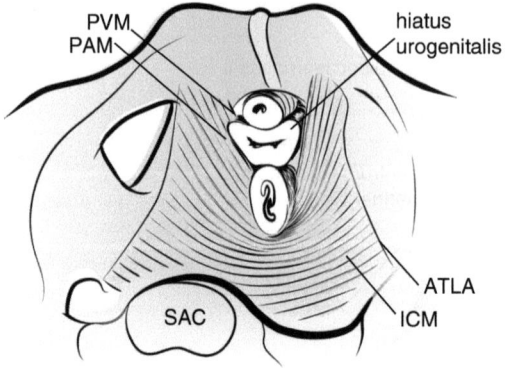

Figuur 2.8 Bekkenbodemmusculatuur vrouw (craniaal aanzicht) [17].
Met toestemming © DeLancey.
ATLA = arcus tendineus levator ani
ICM = m. iliococcygeus
SAC = sacrum
PAM = m. puboanalis = PC
PVM = m. pubovaginalis = PC

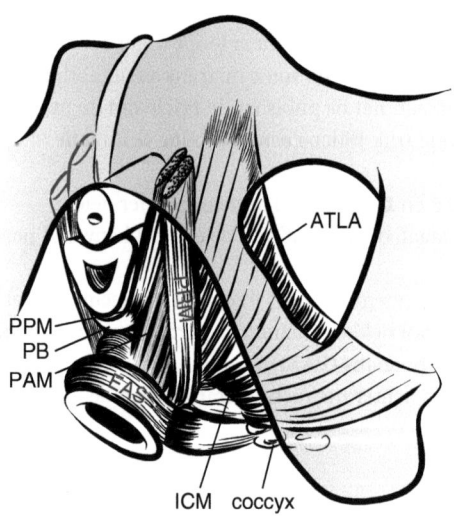

Figuur 2.9 Bekkenbodemmusculatuur vrouw (caudaal/lateraal aanzicht) [17].
Met toestemming © DeLancey
ATLA = arcus tendineus levator ani
ICM = m. iliococcygeus
PAM = m. puboanalis = PC
PB = perineal body
PPM = m. puboperinealis = PC
PRM = m. puborectalis
EAS = externe anale sfincter
Coccyx = os coccygis

2.1 · Functionele anatomie

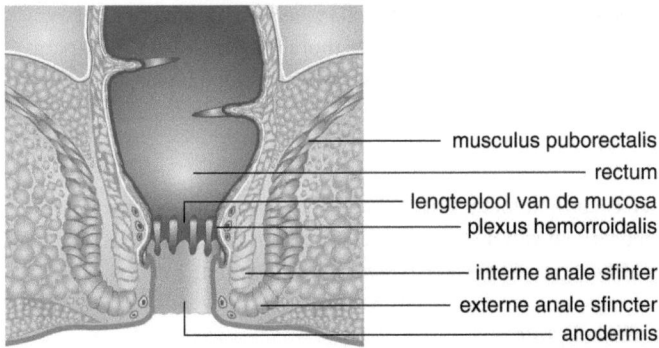

Figuur 2.10 Dwarsdoorsnede anale kanaal.

Het anale sfinctercomplex bestaat uit twee spierlagen (figuur 2.10):
- interne anale sfincter (IAS),
- externe anale sfincter (EAS).

De IAS verzorgt 60-80% van de anale sluitdruk in rust. De EAS draagt hier ook aan bij door zijn constante spierrusttonus (20-30%) en verzorgt de bewuste anale continentie, samen met de PR; zij verhogen hiermee de sfincterdruk in het anale kanaal tijdens willekeurige contractie. Tussen de IAS en EAS loopt het longitudinale gladde spierweefsel van het rectum.

De externe anale sfincter kan in drie delen worden onderscheiden:
- onderhuids,
- oppervlakkig,
- diep, met een nauwe relatie tot de m. puborectalis.

Andere functioneel belangrijke factoren in het bekken(bodem)gebied zijn:
1. Bindweefselstructuren:
   - perineale membraan (onderdeel van het urogenitale diafragma), spant de anterieure helft van de bekkenuitgang op, doorgang voor urethra en vagina (oppervlakkige en diepe facia levator ani);
   - arcus tendineus fascia pelvis (van os pubis tot spina ischiadica);
   - perineal body of centrum tendineum perinei (PB, vagina – rectum), de samenkomst van de beide zijden van de perineale membraan en de insertieplaats van de bekkenbodemspieren; de PB voorkomt het descenderen van het rectum in dit gebied;
   - endopelvine fascia, collageen- en elastineweefsel dat de organen steunt (ligamenten).
2. Innervatie
   De bekkenbodemmusculatuur wordt geïnnerveerd door sympatische, parasympatische en somatische zenuwen. Er bestaat in het bekkenbodemgebied een unieke coördinatie tussen het somatische en autonome zenuwstelsel. Alle delen van de levator ani, de externe urethrale sfincter, de externe anale sfincter en de oppervlakkige bekkenbodemspieren worden somatisch geïnnerveerd. De zenuwvezels komen uit S2-S4 en zijn verweven in de sacrale plexus, die met korte, directe takken de levator ani vanaf craniaal innerveert. Uit de sacrale plexus ontstaat ook de n. pudendus, die de overige spieren innerveert. Er zijn ook publicaties over de innervatie van de m. puborectalis door de n. levator ani[18].

Het autonome zenuwsysteem innerveert de gladde spiervezels van de sfincters. De sympatische preganglionaire vezels komen uit de onderste thoracale ganglions van de paravertebrale grensstreng. De parasympathische zenuwvezels komen uit S2-S4.
3. Synoviale bekleding (mucosa).
4. Vascularisatie[19].

Deze structuren (1 tot en met 4) kunnen niet via het bekkenfysiotherapeutisch onderzoek worden beoordeeld. Over de rekbaarheid van de bindweefselstructuren wordt middels de POP-Q (Pelvic Organ Prolapse Quantification, zie ▶ par. 7.7) een beeld verkregen.

- **Functie bekkenbodemmusculatuur**

Functioneel moet de bekkenbodem kunnen:
— *sluiten*: in verband met de continentie voor urine en feces;
— *openen*: bij mictie, defecatie, coïtus, partus;
— *ondersteunen*: blaas, baarmoeder, prostaat, darmen, zowel in rust als bij bewegen.

De bekkenbodemspieren functioneren normaal als ze bewust en onbewust op het juiste moment kunnen aanspannen en ontspannen[19].

De normale rustactiviteit van de bekkenbodemspieren houdt de urethra en anus gesloten. Urogenitaal doordat de m. levator ani de vagina, urethra en het rectum samendrukt tegen het os pubis en de bekkenorganen ondersteunt in een craniale richting.

Anaal wordt dezelfde continue activiteit verzorgd door de externe anale sfincter[17]. Maximale willekeurige contractie van de bekkenbodemspieren zorgt voor grotere compressie van de (mid)urethra, (distale deel) vagina en rectum tegen het os pubis en ten opzichte van de buikdruk.

Tevens is er wederzijdse beïnvloeding tussen bekkenbodemspieren en:
— ademhaling[12],
— circulatie,
— houding[12,20],
— seksualiteit,
— stabiliteit van het bekken.

De bekkenbodemspieren bestaan voor 80% uit spiervezels die gericht zijn op duurkracht en voor 20% uit spiervezels die zijn gericht op snelkracht. De bekkenbodemspieren lijken dus vooral op duuractiviteit gericht te zijn. Steeds meer toont wetenschappelijk onderzoek aan dat voor het goed functioneren van de bekkenbodemspieren niet de kracht, maar de beweging (coördinatie) van belang is[21,22,23]. En dat het gedrag van de bekkenbodemspieren niet automatisch goed verloopt als de spierfunctie goed is. Er zal dus ook aandacht worden gegeven aan het functionele gedrag van de bekkenbodemmusculatuur tijdens het onderzoek.

In het volgende overzicht worden factoren aangegeven die een rol spelen bij de bekkenbodemgerelateerde functies (sluiten, openen en ondersteunen) en die van belang zijn voor het inzicht van de bekkenfysiotherapeut. Dit overzicht pretendeert niet volledig te zijn.

- **Sluiten**

Factoren die bij de *continentie voor urine* van belang zijn:
— de urethrale sluitdruk is hoger dan de blaasdruk:
  a) in rust: door de rustactiviteit van de urethrale spieren;
  b) bij drukverhoging: door toename van de sluitdruk van de urethra en urethrovesicale halssupport;

2.1 · Functionele anatomie

- een intact urogenitaal sfinctercomplex (dwarsgestreept en glad spierweefsel), zowel in functie als in gedrag;
- de submucosa (vergelijking met het leertje van de kraan: als het leertje (de bekleding van de urethra) niet meer goed is, krijg je de kraan zelfs met grote kracht (bekkenbodemspieren) niet waterdicht);
- urethrale en vesicale support (endopelviene fascia van de ventrale vaginawand, fasciale verbindingen met de arcus tendineus fascia pelvis, en het mediale deel van de levator ani);
- voldoende blaascapaciteit en compliance (denk aan overloopblaas);
- intacte neurogene aansturing en registratie vanuit hersenstam en hogere hersencentra (sensibiliteit en reflexen);
- cognitie (de mogelijkheid om de mictiereflex af te remmen door de mictiecentra);
- de fysieke mogelijkheid om (tijdig) het toilet te bereiken en kleding(sluitingen) te bedienen.

Fecale continentie is een multifactorieel begrip waarbij factoren die hierbij een rol spelen zijn:
- de consistentie en het volume van de feces;
- de rekbaarheid (distentie) van het rectum;
- de anorectale sensatie (het voelen van aandrang) en reflexen;
- een intact anaal sfinctercomplex (IAS en EAS) en m. puborectalis;
- cognitie (de mogelijkheid om de defecatiereflex af te remmen op hersenniveau);
- de fysieke mogelijkheid om (tijdig) naar het toilet te gaan en kleding(sluitingen) te bedienen.

■ **Openen**

Factoren voor een goed verlopende *mictie* zijn:
- een intacte mictiereflex;
- een intacte sensibiliteit van de blaas (vulling, aandrang) en gewaarwording;
- de mogelijkheid om vanuit de hersenen de inhibitie van de mictiereflex op te heffen en juist te faciliteren (o.a. veiligheid);
- de relaxatie van de bekkenbodemspieren (in voldoende mate en duur);
- de contractie van de m. detrusor;
- de zwaartekracht (zittend of staand plassen is gemakkelijker dan liggend plassen);
- de juiste mictiehouding (geen knik tussen blaas en urethra).

Factoren voor een adequate *defecatie* zijn:
- een intacte defecatiereflex;
- een intacte sensibiliteit van het rectum en gewaarwording;
- de mogelijkheid om vanuit de hersenen de inhibitie van de defecatiereflex op te heffen en juist te faciliteren (o.a. veiligheid);
- de peristaltiek (darmactiviteit);
- juiste defecatiehouding (verstrijken anorectale hoek);
- ontspanning anale sfinctercomplex;
- een juiste perstechniek (descent vanuit het diafragma met excentrische contractie van de buikspieren en een relaxatie van de m. puborectalis, terwijl de rest van de levator ani isometrisch contraheert).

Factoren die bij het *baren* van belang zijn:
- baarmoedercontracties (ontsluitings- en persweeën);
- ontsluiting van de baarmoedermond (volledige ontsluiting (VO));
- ossale ruimte (o.a. stand os coccygis) in relatie tot de omvang/moulage van het babyhoofdje;

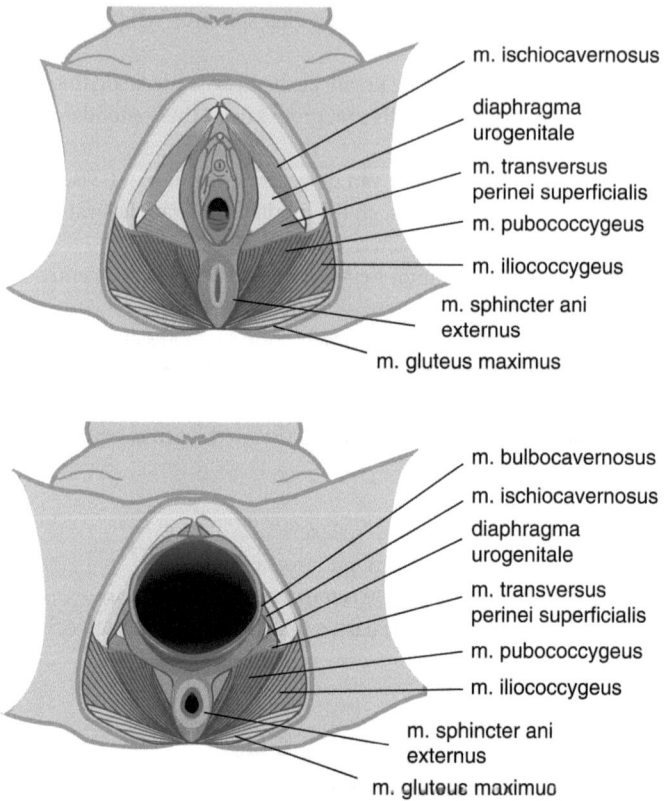

Figuur 2.11 Bekkenbodemmusculatuur en partus.

- ligging van het kind (stuit-, dwars-, kruin-, aangezichtsligging enz.);
- ontspanning van de bekkenbodemspieren;
- rekbaarheid van de bekkenbodemspieren en het bindweefsel in het vaginale gebied (figuur 2.11);
- adequate perstechniek (verhoging buikdruk met ontspannen bekkenbodemspieren).

De factoren die een rol spelen tijdens seksuele activiteiten worden in ▶ par. 12.6 toegelicht.

- **Ondersteunen**

Factoren voor een goede *ondersteuning van de organen*:
- goede ligging/positie van de organen;
- diameter hiatus genitalis (niet verwijd);
- voldoende mobiliteit/rekbaarheid van het bindweefsel;
- vaginaal supportsysteem (endopelviene fascia, arcus tendineus fascia pelvis);
- ondersteuning vanuit de bekkenbodemspieren (levator ani);
- goede regulatie van de buikdruk;
- adequate reactie op extra gewicht (BMI, fysieke arbeid).

De functie van de endopelviene fascia is vooral het stabiliseren van de positie van de organen, terwijl de bekkenbodemspieren de ondersteuning verzorgen (vergelijkbaar met een schip dat

2.1 · Functionele anatomie

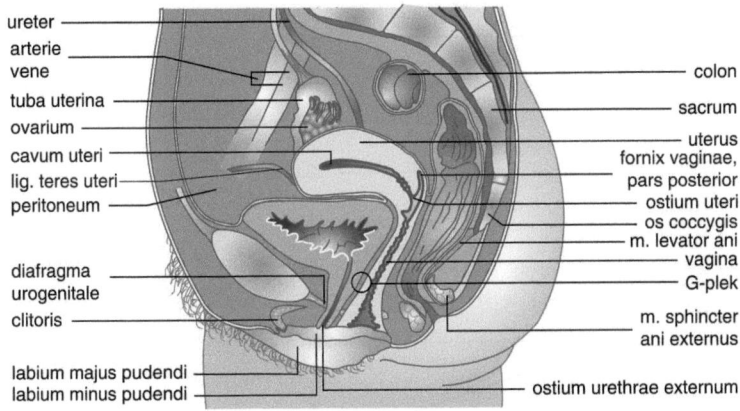

◘ Figuur 2.12 Bekkenorganen en genitaliën (vrouw).

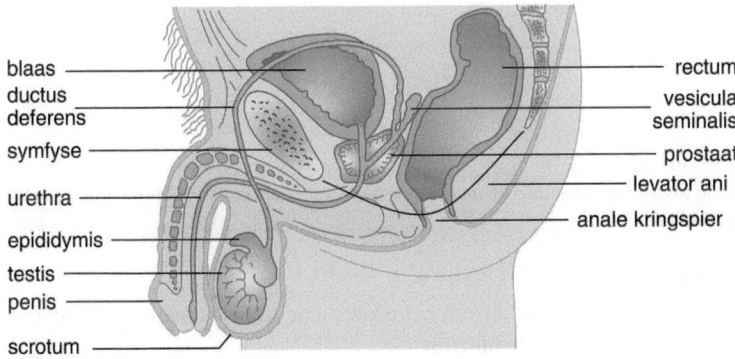

◘ Figuur 2.13 Bekkenorganen en genitaliën (man).

aan de touwen in een dok ligt, waarbij het water de ondersteuning verzorgt en de touwen het schip stabiliseren)[1].

Het functioneren van de bekkenbodemmusculatuur kan worden beïnvloed door:
- weefselschade (bijv. avulsie levatoren, endopelviene fascia, n. pudendus);
- veroudering (bijv. afnemende spiermassa en spierkracht, afname type-II-vezels, dus minder snelle reactie);
- verminderde stabiliteit in lage rug en bekken (bijv. compensatie: verhoging intra-abdominale druk door persen of bekkenbodemcontractie);
- emoties (bijv. negatieve (seksuele) ervaringen, angst, stress).

2.1.4 Bekkenorganen en genitaliën

De aandacht van de bekkenfysiotherapeut is mede gericht op het functioneren van de viscerale component in het buikgebied in relatie tot de bekkenbodemspieren (◘ figuur 2.12 en ◘ figuur 2.13): urogenitale systeem, genitaliën en gastro-intestinale systeem.

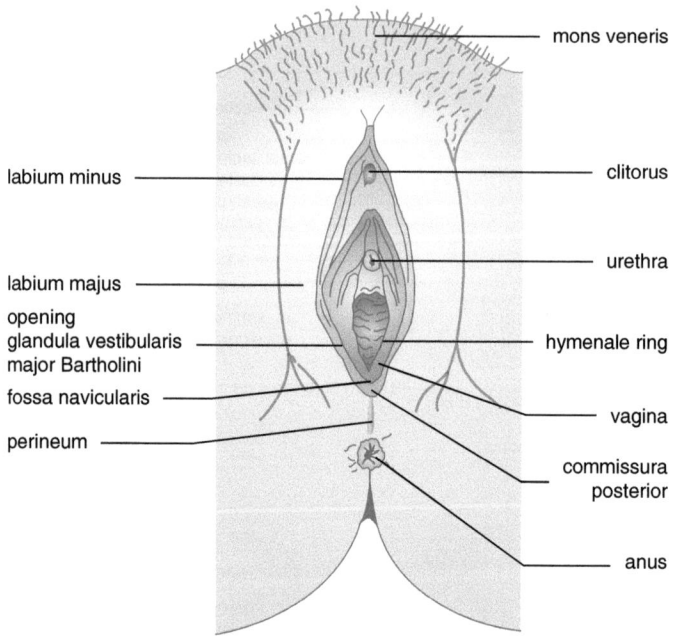

◘ **Figuur 2.14** Uitwendige genitaliën vrouw.
Lijn van Hart = de overgang tussen het inwendige en uitwendige deel van de labia minor; binnen de lijn van Hart bevindt zich het vestibulum.

- **Urogenitale systeem**

Kennis van de anatomie en het functioneren van het urogenitale stelsel is relevant bij het onderzoek van bekkenfysiotherapeutische disfuncties.

Het urogenitale systeem is bij de mens opgebouwd uit:
- nieren,
- beide ureters (urineleiders),
- vesica urinaria (urineblaas),
- urethra (plasbuis),
- meatus urethra (opening urethra),
- de neurogene en vasculaire ondersteuning van deze elementen.

De bekkenfysiotherapeut vormt zich tijdens het onderzoek een beeld van het functioneren van het urogenitale systeem in relatie tot de bekkenbodemspieren met behulp van de anamnese, het mictiedagboek, vragenlijsten en lichamelijk onderzoek.

- **Genitaliën**

Kennis van de anatomie en het functioneren van de geslachtsorganen is relevant bij het onderzoek van gynaecologische, dermatologische en seksueel gebonden bekkenfysiotherapeutische disfuncties.

De vrouwelijke geslachtsorganen (◘ figuur 2.12 en ◘ figuur 2.14) kunnen worden ingedeeld in:
1. uitwendige genitaliën (vulva):
    - labia majores,
    - labia minores,
    - clitoris,

2.1 · Functionele anatomie

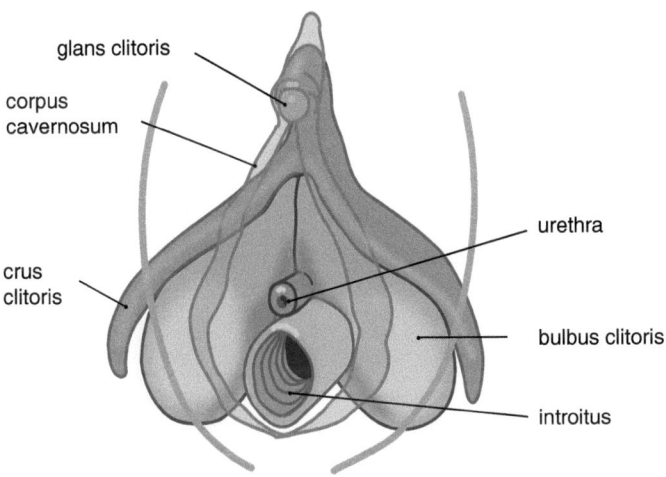

Figuur 2.15 Anatomie clitoris.

- vestibulum vaginae,
- hymen (maagdenvlies);
2. inwendige genitaliën:
   - ovaria (eierstokken),
   - tubae (eileiders),
   - uterus (baarmoeder),
   - vagina.

De clitoris (figuur 2.15) heeft veel overeenkomst met de opbouw van de penis, maar ligt grotendeels inwendig. De grootte is ca. 10 cm, waarvan 2 cm zichtbaar is:
- glans clitoris,
- crus clitoris,
- preputium (voorhuid),
- frenulum (verbinding tussen glans en preputium),
- corpus cavernosum (zwellichaam).

De mannelijke geslachtsorganen (figuur 2.13 en 2.16) kunnen worden verdeeld in:
1. uitwendige genitaliën:
   - penis,
   - scrotum;
2. inwendige genitaliën:
   - testes,
   - epididymes (bijballen),
   - funiculus spermaticus (zaadleider),
   - ductus deferens (zaadstreng),
   - vesiculae seminales (zaadblaasjes),
   - prostaat.

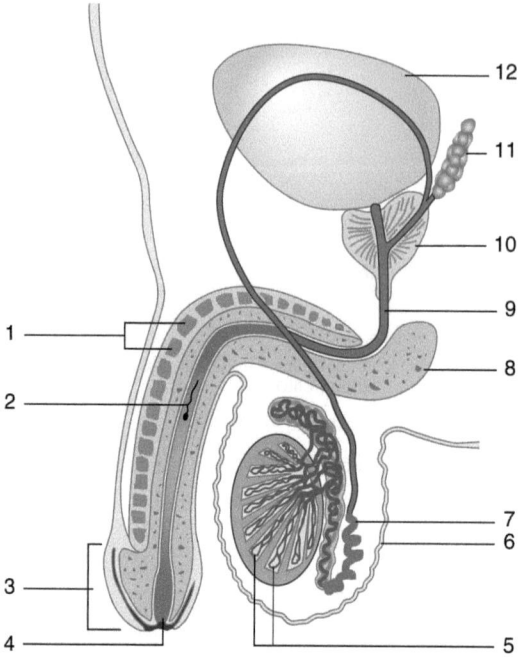

Figuur 2.16 Genitaliën man (uitwendig en inwendig).
1 = corpus cavernosum
2 = urethra
3 = glans penis
4 = meatus urethra
5 = testis
6 = scrotum
7 = ductus deferens
8 = corpus spongiosum
9 = urethra
10 = prostaat
11 = vesicula seminalis
12 = blaas

De penis (figuur 2.16) is opgebouwd uit:
- glans penis (eikel),
- corpus penis (schacht),
- preputium (voorhuid),
- frenulum (verbinding tussen eikel en voorhuid),
- zwellichamen (3×),
- corpora cavernosa (2×),
- corpus spongiosum, omgeeft de urethra en verloopt van het urogenitale diafragma tot aan de glans penis.

De bekkenfysiotherapeut vormt zich tijdens het onderzoek een beeld van het functioneren van de geslachtsorganen in relatie tot de bekkenbodemspieren met behulp van de anamnese, het mictiedagboek, vragenlijsten en lichamelijk onderzoek (uitwendige genitalia). Tevens wordt er een indruk verkregen van de ligging van de bekkenorganen in relatie tot het functioneren van de bekkenbodemspieren met behulp van palpatie en de POP-Q (inwendige genitalia).

2.1 · Functionele anatomie

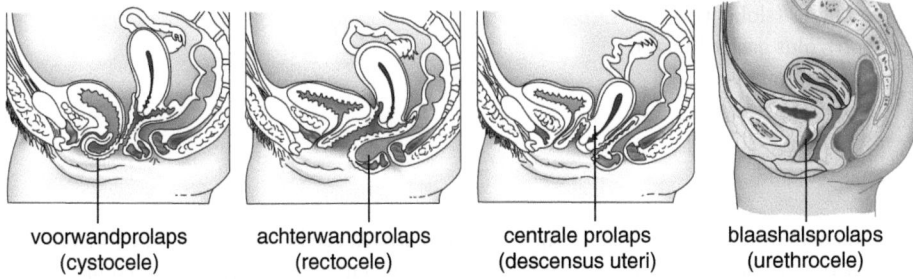

Figuur 2.17 Prolaps vanuit verschillende organen.

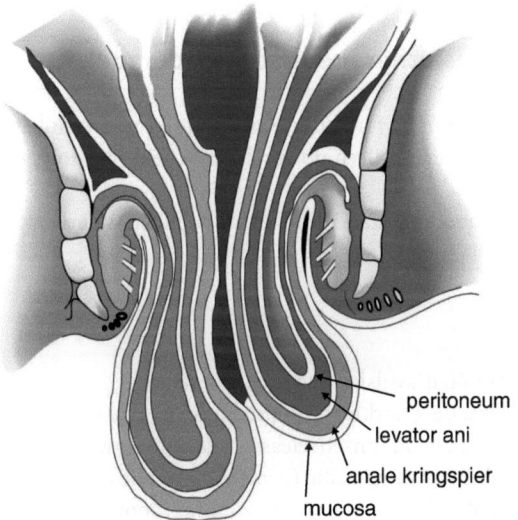

Figuur 2.18 Rectumprolaps.

> Een prolaps kan vanuit verschillende organen ontstaan (figuur 2.17 en figuur 2.18):
> - urethrocele = verzakking van de plasbuis;
> - cystocele = verzakking van de blaas;
> - descensus uteri/prolaps = verzakking van de baarmoeder;
> - enterocele = verzakking van de dunne darm in het foramen Douglasi;
> - rectocele = verzakking van het rectum via de vagina;
> - rectumprolaps = verzakking van het rectum uit de anus;
> - intussuceptie = instulping van de dikke darm in zichzelf, zonder uitstulping van de anus naar buiten.

▪ Gastro-intestinale systeem

Kennis van de anatomie en het functioneren van het darmstelsel is relevant bij de diagnostiek van gastro-enterologische bekkenfysiotherapeutische disfuncties. Het rectum, het anale kanaal en de bekkenbodemmusculatuur vormen een functionele eenheid.

Het maag-darmstelsel (spijsverteringskanaal) is bij mannen en vrouwen opgebouwd uit:
- mond en kaakgebied,

- oesofagus (slokdarm),
- ventriculus gaster (maag),
- ilium (dunne darm),
- colon (dikke darm),
- rectum (endeldarm),
- anus.

De bekkenfysiotherapeut vormt zich tijdens het onderzoek een beeld van het functioneren van het gastro-enterologische systeem in relatie tot de bekkenbodemspieren, met behulp van de anamnese, het mictie/defecatiedagboek, vragenlijsten, lichamelijk onderzoek (anus), elektromyografiemeting en rectaleballononderzoek.

2.1.5 Implicaties voor het bekkenfysiotherapeutische onderzoek

Vanuit het inzicht van de bekkenfysiotherapeut in de functionele anatomie en spierfysiologie van bekken en bekkenbodemgebied zal in het diagnostisch proces door de bekkenfysiotherapeut aandacht worden besteed aan:
- Bekkenregio: lichaamsbesef/bewustzijn, houding, stand, mobiliteit, stabiliteit, spierlengte, spierkracht, relaxatie, coördinatie, ademhaling.
- Bekkenbodemspieren:
  - bewustzijn;
  - spierfunctie:
    - *in rust*: rustwaarde/activiteit, continuïteit/avulsies, spanningstoestand;
    - *in beweging*: snelkracht/snelle contractie, duurkracht/duurcontractie, contractieduur, uithoudingsvermogen, reactiesnelheid (onset/release), relaxatie, onwillekeurige contractie (hoesten), onwillekeurige relaxatie (persen) en wat de *coördinatie* betreft: urethrale lift, levatorenlift, hiatussluiting, anussluiting, anorectale hoek, asymmetrie, timing, samenwerking van bekken, buik en bekkenbodemspieren en ademhaling.

Er wordt tevens een globale indruk verkregen van de bekkenorganen (disfuncties in positie/ligging, mobiliteit, sensibiliteit) en genitaliën (disfuncties in anatomie en dermatologie).

Daarnaast zal er in zowel het bekken als het bekkenbodemgebied (bij pijngerelateerde indicaties) aandacht worden gegeven aan de beoordeling van *pijn* (inclusief myofasciale triggerpoints).

In de volgende hoofdstukken wordt de volledige diagnostiek in de bekkenfysiotherapie beschreven. Bij de individuele patiënt zal vanuit de ervaring van de onderzoekende bekkenfysiotherapeut een keuze worden gemaakt welke tests bij die patiënt met deze klachten op dat moment relevant zijn.

2.2 Terminologie en protocollen

2.2.1 Terminologie

In overleg met Nol Bernards.

In 2005 heeft de Pelvic Floor Clinical Asessment Group van de International Continence Society (ICS) het rapport *Standardization of terminology of pelvic floor muscle function and dys-*

function uitgebracht[24]. Vervolgens is er in 2009 een gezamenlijk rapport verschenen van ICS en IUGA (International Urogynecological Association) met betrekking tot de *female pelvic floor dysfunction*[25]. In deze rapporten staan Engelstalige begrippen omschreven die een relatie hebben tot de bekkenbodem(dis)functie.

In de Angelsaksische literatuur wordt een strikt onderscheid gemaakt in *symptoms* en *signs*.

Met *symptom* wordt bedoeld: *any subjective evidence of disease or of a patient's condition, i.e. such evidence as perceived by the patiënt*. Een symptoom is dus een door de patiënt waargenomen, gevoelde, subjectief ervaren element van de gezondheidstoestand waarvan iemand last kan hebben, vaak de klachten.

Voor *signs* geldt: *Signs are observed by the examiner, including simple means, in order to verify symptoms and quantify them. It should be remembered that not all signs have associated symptoms*. Signs zijn de objectief waarneembare elementen van de gezondheidstoestand, de objectief waarneembare ziekteverschijnselen, de fenomenen in de lichamelijke dimensie, de stoornissen als de lichamelijke manifestatie van de gezondheidstoestand, vaak niet bewust waargenomen door de patiënt. In combinatie met symptomen wordt vaak de term 'verschijnselen' gebruikt. Los wordt het dan als 'lichamelijk verschijnsel' vertaald.

Tot nu toe bestaat er geen eenduidige vertaling van deze Engelstalige begrippen in het Nederlands, er is (nog) geen consensus hierover. Voor de terminologie die in dit boek wordt gehanteerd, is zoveel mogelijk getracht aan te sluiten bij de Engelse begrippen door een vertaling te gebruiken, maar is ook gekeken naar de meest gebruikte terminologie in de Nederlandstalige literatuur.

- **Signs**

NL: lichamelijke verschijnselen.
— NL: bewuste contractie: afwezig, zwak, normaal of sterk.
  Voluntary contraction of the pelvic floor muscles means that the patient is able to contract the pelvic floor muscles on demand. A contraction is felt as a tightening, lifting, and squeezing action under the examining finger. A voluntary contraction can be absent, weak, normal, or strong.
— NL: bewuste relaxatie (na contractie): afwezig, gedeeltelijk of volledig.
  Voluntary relaxation means that the patient is able to relax the pelvic floor muscles on demand, after a contraction has been performed. Relaxation is felt as a termination of the contraction. The pelvic floor muscles should return at least to their resting state. A voluntary relaxation can be absent, partial, or complete.
— NL: onbewuste contractie (voorafgaand aan buikdrukverhoging): afwezig of aanwezig.
  Involuntary contraction is the contraction that takes place preceding an abdominal pressure rise, such as due to a cough, to prevent incontinence. An involuntary contraction can be absent or present.
— NL: onbewuste relaxatie: afwezig of aanwezig.
  Involuntary relaxation is the relaxation that takes place when the patient is asked to strain as if defecating. An involuntary relaxation can be absent or present.
— NL: niet-contraherende bekkenbodem, geen contractie voelbaar.
  Non-contracting pelvic floor means that during palpation, there is no palpable voluntary or involuntary contraction of the pelvic floor muscles.
— NL: niet-relaxerende bekkenbodem, geen relaxatie voelbaar.
  Non-relaxing pelvic floor means that during palpation, there is no palpable voluntary or involuntary relaxation of the pelvic floor muscles.
— NL: niet-contraherende, niet-relaxerende bekkenbodem.

Non-contracting, non-relaxing pelvic floor means that during palpation, there is neither a palpable contraction nor a palpable relaxation of the pelvic floor muscles.

De Pelvic Floor Clinical Assessment Group van de ICS kiest ervoor om bij de beoordeling van de bekkenbodemmusculatuur uitsluitend de termen 'contractie' en 'relaxatie' te gebruiken, en te beschrijven of het hierbij gaat om een bewuste dan wel een onbewuste aanspanning en ontspanning.

▪ Conditions

Conditions are defined by the presence of characteristic symptoms associated with specific signs. Based on symptoms and signs the following conditions can be determined.

Een toestand die wordt gedefinieerd door kenmerkende symptomen die zijn geassocieerd met specifieke verschijnselen.NL: status, conditie, gezondheidstoestand.

- NL: normale bekkenbodemmusculatuur.
  Er is zowel bewuste als onbewuste contractie en relaxatie; de bewuste contractie is normaal of sterk en de bewuste relaxatie is compleet.
  Normal pelvic floor muscles. A situation in which the pelvic floor muscles can voluntarily and involuntary contract and relax. Voluntary contraction will be normal or strong and voluntary relaxation complete. Involuntary contraction and relaxation are both present.
- NL: overactieve bekkenbodemmusculatuur.
  Overactive pelvic floor muscles. A situation in which the pelvic floor muscles do not relax, or may even contract when relaxation is functionally needed for example during micturition or defecation. This condition is based on symptoms such as voiding problems, obstructed defecation, or dyspareunia and on signs like the absence of voluntary pelvic floor muscle relaxation.
- NL: onderactieve bekkenbodemmusculatuur.
  Underactive pelvic floor muscles. A situation in which the pelvic floor muscles cannot voluntarily contract when this is appropriate. This condition is based on symptoms such as urinary incontinence, anal incontinence, or pelvic organ prolapse, and on signs like no voluntary or involuntary contraction of the pelvic floor muscles.
- NL: niet-functionerende bekkenbodemmusculatuur.
  Non-functioning pelvic floor muscles. A situation in which there is no pelvic floor muscle action palpable. This condition can be based on any pelvic floor symptom and on the sign of a non-contracting, non-relaxing pelvic floor.

Naast de bovenbeschreven terminologie worden in dit boek voorstellen gedaan om begrippen die gebruikt worden bij de diverse delen van het onderzoek door de bekkenfysiotherapeut, nader te omschrijven. Als voorbeeld hiervan het begrip 'contractie'.

De omschrijving volgens het ICS als een *'tightening, lifting, and squeezing action'* zou vertaald kunnen worden als: een (om)sluitende en liftende actie. Als we echter naar de verschillende delen van de bekkenbodemspier kijken, zal een contractie van de m. puborectalis een andere beweging opleveren, dan de contractie van de anale sfincter. Dat betekent dat we aan de bovenstaande omschrijvingen van begrippen nog niet voldoende aanwijzing hebben voor de concrete praktijksituatie. Om die reden is ervoor gekozen om de gebruikte begrippen per onderzoek nauwkeuriger te omschrijven.

Het aandachtsgebied van de bekkenfysiotherapeut betreft bekken, buik, bekkenbodem en bekkenorganen. In dit boek zal het woord *bekkenregio* worden gebruikt als we dit gehele aandachtsgebied willen benoemen.

2.2.2 Protocollen

Een protocol is het geheel van vastgelegde regels en afspraken op een bepaald gebied (een stappenplan). Binnen de bekkenfysiotherapie wordt dit begrip zowel gebruikt met betrekking tot onderdelen van het diagnostisch proces (onderzoeksprotocol, bijvoorbeeld voor palpatie of een elektromyografiemeting), als ten aanzien van indicaties, waarbij de stappen worden beschreven van zowel diagnostiek als behandeling bij de betreffende indicatie (behandelprotocol).

- **Onderzoeksprotocol**

Op dit moment is er geen consensus binnen de bekkenfysiotherapie ten aanzien van protocollen voor diagnostiek (palpatie, elektromyografie[23], rectale ballon): er is geen uniformiteit, geen 'gouden standaard'.

In dit boek is ervoor gekozen om de in de Nederlandse bekkenfysiotherapeutische praktijk meest gebruikte onderzoeksprotocollen (*practice based*) op te nemen.

- **Behandelprotocol**

Door de samenhang van de verschillende domeinen en de impact van de bekkenbodemspieren op de diverse domeinen, zal de bekkenfysiotherapeut zich door onderzoek een breed beeld proberen te vormen van het functioneren van het bekken- en bekkenbodemgebied. Het bekkenfysiotherapeutisch onderzoek is in zijn algemeenheid dus *niet* indicatiespecifiek.

Vragenlijsten zullen wel indicatiespecifiek worden gehanteerd en ook aanvullend onderzoek (zoals de rectale ballon of mictie-evaluatie) zal niet bij alle indicaties worden gebruikt.

Er is geen directe relatie tussen de verwijsdiagnose waar de patiënt mee komt en de bekkenfysiotherapeutische diagnose (een patiënt met urineverlies kan te maken hebben met een onder- of overactieve bekkenbodem, die wel/niet in relatie staat tot een disfunctie in het bekken). De verwijsdiagnose leidt dus niet automatisch tot een bekkenfysiotherapeutische diagnose en ook niet automatisch tot een bekkenfysiotherapeutisch behandelplan. De verwijsdiagnose zegt ook niet alles over de klacht (of hulpvraag) van de patiënt. Om de bekkenfysiotherapeutische diagnose en het patiëntspecifieke behandelplan te kunnen bepalen is bekkenfysiotherapeutisch onderzoek noodzakelijk.

> **Bekkenfysiotherapeutisch traject van verwijzing naar behandeling**
> medische diagnose → bekkenfysiotherapeutisch onderzoek → bekkenfysiotherapeutische diagnose → bekkenfysiotherapeutisch behandelplan → bekkenfysiotherapeutische behandeling

Het diagnostisch proces van de bekkenfysiotherapeut bestrijkt vaak meer sessies (1 tot 3), zodat onderzoek en behandeling elkaar overlappen. Het is derhalve niet eenvoudig om op het moment dat de patiënt voor het eerst bij de bekkenfysiotherapeut is (en de diagnostiek dus start en de verslaglegging begint) een specifiek protocol te beschrijven, dat zowel de diagnostiek als behandeling betreft. Een behandelprotocol kan wel worden omschreven, indien de bekkenfysiotherapeutische diagnose is bepaald.

Daarnaast kunnen protocollen ook werksettinggebonden zijn: in een bekkenbodempoli kan de werkwijze er anders uitzien dan in een particuliere praktijk.

Op dit moment is er geen consensus binnen de bekkenfysiotherapie ten aanzien van de te gebruiken onderzoeks- en behandelprotocollen.

2.3 Bekkenfysiotherapeutische indicaties

De bekkenfysiotherapeut houdt zich bezig met verschillende domeinen (▶ figuur 1.1).

Sinds de invoering van specifieke diagnosecodes voor bekkenfysiotherapie in 2011 is er een *diagnosecodekaart*, een uitgebreide en overzichtelijke lijst van bekkenfysiotherapeutische indicaties, opgesteld door de Nederlandse Vereniging voor Fysiotherapie bij Bekkenproblematiek en Pré- en Postpartum Gezondheidszorg (NVFB).

De volgende opsomming geeft een beeld welke indicaties door de bekkenfysiotherapeut kunnen worden behandeld, al dan niet in samenwerking met andere disciplines:

- *Urologie*: urine-incontinentie (stress, urge, gemengde), recidiverende urineweginfecties, urineretentie, dysfunctional voiding, frequency, urgency, urineweginfecties, overactieve blaas, onderactieve blaas, prostatodynie, prostaattumoren, interstitiële cystitis.
- *Gynaecologie*: prolapsklachten, cysto-, recto-, enterocele, descensus uteri, vaginale flatus, vaginale jeuk.
- *Obstetrie*: postpartum littekenweefsel (episiotomie), varices (genitaal of in de onderste extremiteiten), (sub)totaalruptuur, sectio, n. pudendus lesie, levatoravulsies.
- *Seksuologie*: dyspareunie, vaginistische klachten, vulvaire klachten, stoornissen in of pijn bij de erectie, orgasme, ejaculatie.
- *Gastro-enterologie*: fecale incontinentie, obstipatie, evacuatieproblematiek, irritable bowel syndrome, fistels, fissura ani, proctalgia fugax/levator ani-syndroom, flatusincontinentie, soiling, fecale urgency/frequency, pruritis ani, M. Crohn.
- *Pijn*: chronic pelvic pain syndrome, coccygodynie, blaaspijnsyndroom, lichen sclerosis, sclerodermie, perineale of perianale pijn, liesklachten, buik-, bil-, schaambeenklachten.
- *Bekkenregio*: lagerugpijn met bekkenbodemdisfuncties, bekkenpijn, zwangerschapsgerelateerde bekkenpijn pre- en postpartum, fracturen in het bekken.
- Klachten bij *neurologische ziektebeelden* zoals multiple sclerose, M. Parkinson, CVA.
- Klachten rondom *operaties* op het gebied van: urologie (TURP, TVT, MiniArc), gynaecologie (VW- en AW-plastiek, prolapsoperatie), seksuologie (hersteloperatie hymen, labiacorrecties), gastro-enterologie (fistels, hemorroïden, darmcarcinomen, LAR), musculoskeletaal (bekkenfracturen, hernia-operaties).
- Klachten bij *oncologie* in het bekken- en bekkenbodemgebied, zoals prostaatcarcinoom, neoblaas, Wertheim-Okabayashi.
- Klachten veroorzaakt door *trauma's*, fracturen, wekedelenschade, verbranding, malformatie.

Omdat de bekkenbodemspieren zich met meer domeinen bezighouden, kan het zijn dat er, naast de disfunctie op het domein waarmee de patiënt zich presenteert, ook disfuncties op andere domeinen aanwezig zijn (denk bijvoorbeeld aan obstipatie bij iemand met prolapsklachten). De bekkenfysiotherapeut kijkt met een brede diagnostische blik, zodat disfuncties binnen een ander relevant domein bij de bekkenfysiotherapeutische diagnose en behandeling worden betrokken.

Contra-indicaties voor bekkenfysiotherapie volgen uit de screeningslijsten (*rode en gele vlaggen*), die worden gebruikt wanneer een patiënt zonder verwijzing van een arts de bekkenfysiotherapeut bezoekt (zie ▶ H. 4). Bij twijfel wordt door de bekkenfysiotherapeut contact opgenomen met de huisarts van de patiënt of behandelend specialist.

De bekkenfysiotherapeut begeleidt tevens de gezonde zwangere peripartum, zowel groepsgewijs (ZwangerFit®) als individueel. Dit is ook in de naamstelling van de beroepsvereniging terug te vinden: de Nederlandse Vereniging voor Fysiotherapie bij Bekkenproblematiek en Pré- en Postpartum Gezondheidszorg (NVFB).

Het onderzoek door de bekkenfysiotherapeut is gericht op het in kaart brengen van de aard, ernst en mate van het gezondheidsprobleem. Tevens worden die factoren beoordeeld, die van invloed kunnen zijn op de prognose of die een risico kunnen vormen voor het ontstaan van andere disfuncties (preventie).

2.4 Prevalentie

Over de prevalentie van bekken- en bekkenbodemgerelateerde klachten komen de afgelopen jaren door internationale studies steeds meer concrete gegevens beschikbaar. De diverse onderzoeken laten echter flinke variaties zien tussen de prevalentiecijfers. Die verschillen zijn te verklaren vanuit de onderzoekspopulatie en onderzoekscriteria, die zijn gehanteerd (bijv. betekent 'urineverlies' elke druppel urineverlies of meer dan drie keer per week graad II?).

In Nederland worden binnen de bekkenfysiotherapie tot nu toe op landelijk niveau geen data verzameld over de diverse disfuncties die door de bekkenfysiotherapeut worden behandeld. Hiervoor wordt door de NVFB inmiddels wel een basis gelegd. Het gebruik van diagnosecodes specifiek voor de bekkenfysiotherapie (sinds 2011) zal dit mede mogelijk gaan maken.

Aandacht voor de toename van prevalentie van bekkenbodemdisfuncties kan samenhangen met verschillende factoren:
- De patiënten laten zich vaker met een hulpvraag zien binnen de gezondheidszorg, omdat er minder taboe is ten aanzien van het bekkenbodemgebied met zijn intieme functies: plassen, ontlasten, vrijen en baren.
- Patiënten komen waarschijnlijk ook eerder met een hulpvraag omdat zij disfuncties op het gebied van gezondheid (tijdens sporten, ouderen die nog een actief leven leiden) minder accepteren.
- Door de vergrijzing komen meer patiënten met bekkenbodemdisfuncties in aanraking.
- De toenemende kosten van de gezondheidszorg vragen om een kritische blik, dus onder andere ook op het gebruik van opvangmateriaal voor incontinentie.

In deze paragraaf is een greep gedaan uit onderzoek binnen de Nederlandse situatie. Voor de mannenproblematiek is gebruikgemaakt van de Belgische literatuur. Internationale prevalentiecijfers zijn volop te vinden in de literatuur die bij elk hoofdstuk is aangegeven.

Bekkenbodemproblematiek is een van de grote gezondheidsproblemen binnen de bevolking. In Nederland heeft circa 1 miljoen mensen in meer of mindere mate last van bekkenbodemklachten. Ongeveer 10-15% van de volwassen bevolking ervaart meer of minder ernstige, dagelijks optredende klachten die gevolg zijn van functieverlies van de bekkenbodem[27].

Bekkenbodemdisfuncties komen voor bij 15-30% vrouwen van alle leeftijden en hebben impact op hun functioneren thuis, op het werk en tijdens sporten in sociaal, psychologisch, fysiek en seksueel opzicht[28,29]. Slechts 28% zoekt echter hulp bij deze klachten[30].

In een populatie patiënten van een bekkenbodemcentrum (mannen en vrouwen, gemiddelde leeftijd 47 jaar) worden aan de hand van de *Pelvic Floor Inventories Leiden* (PelFIs) de volgende klachten gerapporteerd[30]:

- 94,1% mictieklachten,
- 82,7% defecatieklachten,
- 64,7% seksuele disfuncties.

Urine-incontinentie komt naar schatting bij 5% van de Nederlandse bevolking voor; bij vrouwen wordt een percentage van 10-40% aangehouden[31].

Overactieve blaasklachten komen voor bij 10,3% van de vrouwen in een algemene populatie[32].

Urine-incontinentie na een prostaatoperatie komt bij mannen voor[32]:
- 90% direct na de operatie,
- 42-97% na 1 maand,
- 2-52% na 1 jaar.

Prolapsproblematiek komt veel voor bij vrouwen die een vaginale partus hebben meegemaakt.
In de leeftijdsgroep vrouwen van 45-85 jaar heeft een prolaps:
- 36,5% graad I,
- 33% graad II,
- 5% graad III,
- 0,5% graad IV[32].

Prolapsklachten (symptomatische prolaps) heeft echter:
- 6,9% graad I,
- 15,8% graad II,
- 43,3% graad III,
- 100% graad IV[32].

De prevalentie van vaginale flatus wordt aangegeven als 20%, waarbij 5,7% er klachten van ondervindt[32].

Met betrekking tot obstetrisch letsel zijn de volgende cijfers bekend:
Major levator ani-defecten worden bij 40% van de vrouwen gevonden[33]. Een obstetrisch anaal sfincterletsel (OASIS) komt bij 2% van de bevallingen voor; na herstel van het sfincterletsel heeft nog 60-80% defecten en 50% anorectale klachten[35]. Recentere cijfers laten een hoger percentage zien: 22%[34].

Complicaties die kunnen optreden na een *mesh-operatie* zijn[35]:
- exposure (10-17%),
- krimp, in het eerste jaar (10%),
- pijnklachten, dyspareunie, bij mictie of defecatie of spontaan (1%),
- heroperatie (30%).

De prevalentie van fecale incontinentie wordt in de totale Nederlandse populatie geschat op 0,5%[36]. Peripartum worden hogere percentages aangegeven: 6 weken postpartum heeft 10-27% van de vrouwen incontinentie voor feces en 18-25% voor flatus[37]. Dyspareunie komt voor bij 5,75% van de vrouwen in combinatie met lubricatiestoornissen 15%[38].

Zwangerschapsgerelateerde bekkenpijn laat de volgende prevalentie zien[39]:
- tijdens de 9 maanden zwangerschap: 85%[8],
- 6 maanden postpartum: 38%,
- 12 maanden postpartum: 33%,

- 18 maanden postpartum: 33%,
- 6 jaar postpartum: 20%.

2.5 Risicofactoren

De risicofactoren in relatie tot het optreden van disfuncties in het bekken- en bekkenbodemgebied worden door wetenschappelijk onderzoek steeds meer in kaart gebracht. Door de risicofactoren bij de patiënt in de diagnostiek te betrekken, wordt het ook steeds beter mogelijk om op preventief niveau binnen de bekkenfysiotherapie werkzaam te zijn. Met behulp van diagnostiek kunnen disfuncties zichtbaar worden die op dat moment nog asymptomatisch zijn (bijv. anaal sfincterletsel drie maanden postpartum bij een subtotaalruptuur). Door tijdige behandeling van deze disfuncties kan het optreden van symptomen in de toekomst (bijv. rond de menopauze) mogelijk voorkomen worden.

Op korte termijn betekent dit een investering, zowel in tijd en energie van de patiënt, als vanuit kostentechnisch standpunt in de gezondheidszorg. Op lange termijn zou dit kunnen renderen (ook vanuit financieel oogpunt gezien). Wetenschappelijk onderzoek om dit aan te tonen vraagt een lange adem. De hoge prevalentiecijfers van bekkenbodemdisfuncties onder de huidige groep ouderen, die geen postpartumeducatie hebben genoten, zou ook hieraan gerelateerd kunnen zijn.

Preventie van bekkenbodemdisfuncties zou al veel eerder dan rond de zwangerschap kunnen plaatsvinden, waarbij de aandacht met name gericht is op bewustwording. Hierbij valt te denken aan een 'plas- en poeples' op de basisschool. Ook seksuele voorlichting op de middelbare school, waarbij ook de rol van de bekkenbodemspieren aandacht krijgt, kan bijdragen aan het ontwikkelen van het bewustzijn van de bekkenbodemspieren bij pubers en adolescenten. Aandacht besteden aan de bekkenbodemspieren door instructeurs op de sportschool (bijv. tijdens een bodybalance, bodypump of BBB (buik-billen-benenles) of tijdens het 'meer bewegen voor ouderen' kan ook bijdragen aan een toenemend bekkenbodembesef bij mannen en vrouwen.

De volgende opsomming van de risicofactoren voor bekkenbodemdisfuncties betreft zowel risicofactoren die een rol spelen bij het ontstaan van bekkenbodemdisfuncties, als risicofactoren die een factor kunnen zijn bij het in stand houden van disfuncties[40,41].

De bekkenbodemdisfuncties waar het meeste onderzoek naar is gedaan, zijn: stress-urine-incontinentie (SUI), prolapsklachten (POP) en fecale incontinentie (FI), maar er is ook gekeken naar risicofactoren bij zwangerschapsgerelateerde bekkenpijn (ZGBP) en seksuele disfuncties (SD).

Risicofactoren worden ingedeeld naar factoren rondom de bevalling, musculoskeletaal gerelateerde en persoonsgebonden factoren.
(? = geen hard wetenschappelijk bewijs voorhanden, wel aanwijzingen.)

- **Risicofactoren peripartum**
- Geboortegewicht > 4000 g (SUI?, POP, FI, ZGBP?)
- Uitdrijvingsfase > 1 uur (SUI?, POP, FI, ZGBP?)
- Kunstverlossing (SUI, POP, FI, ZGBP) (tang/vacuüm, fundusexpressie)
- (Sub) totaalruptuur, epi (SUI, POP, FI)
- Multipariteit (SUI, POP, FI?, ZGBP)
- Primipariteit (SUI, POP?, FI)
- Maternale leeftijd (SUI, POP, FI, ZGBP?)

- **Risicofactoren musculoskeletaal domein**
  - Historie van lagerugklachten/bekkenpijn (SUI, POP, FI?, ZGBP)
  - Historie van bekkenbodemklachten (SUI, POP, FI, ZGBP)
  - Trauma bekkenbodemmusculatuur (FI) (motor, paal, gewelddadige penetratie vaginaal/anaal)
  - Operatieve ingreep in lage rug, buik en bekkenbodemgebied (bijv. hernia, anusdilatatie, uterusextirpatie)
  - Familiehistorie van klachten (POP, UI en FI, ZGBP?)

- **Persoonsgebonden risicofactoren**
  - Fysiek zware belasting (SUI, POP, FI, ZGBP)
  - Obstipatie/chronisch persen (SUI, POP, FI, ZGBP?)
  - Obesitas (BMI > 30) (SUI, POP, FI, ZGBP)
  - COPD (SUI, POP, FI, ZGBP)
  - Roken (SUI, POP, FI, ZGBP)
  - Negatieve ervaringen (seksueel, emotioneel trauma, angststoornis)
  - Medicatie
  - Hormonale veranderingen (SUI, POP, FI, ZGBP?) (postmenopauzaal)

Het in kaart brengen van risicofactoren van andere bekken- en bekkenbodemgerelateerde klachten middels wetenschappelijk onderzoek zal meer inzicht geven in de preventieve mogelijkheden van de bekkenfysiotherapie.

Onderbouwing

1. Helders P. Physical therapy has proven itself as a scientific discipline. FysioPraxis Special WCPT 2011 June: 14–15.
2. Hagen S, Stark D. Conservative prevention and management of pelvic organ prolapse in women. Cochrane Database Syst Rev. 2011 Dec 7;(12).
3. Grassi R, Lombardi G, Reginelli A, Capasso F, Romano F, Floriani I, Colacurci N. Coccygeal movement: assessment with dynamic MRI. Eur J Radiol. 2007 Mar;61(3):473–9.
4. Pool-Goudzwaard A, Dijke GH van, Gurp M van, Mulder P, Snijders C, Stoeckart R. Contribution of pelvic floor muscles to stiffness of the pelvic ring. Clin Biomech (Bristol, Avon). 2004 Jul;19(6):564–71.
5. Walheim G, Olerud S, Ribbe T. Mobility of the pubic symphysis. Measurements by an electromechanical method. Acta Orthop Scand. 1984 Apr;55(2):203–8.
6. Walheim GG, Olerud S, Ribbe T. Motion of the pubic symphysis in pelvic instability. Scand J Rehabil Med 1984;16:163–9.
7. Mens JM, Pool-Goudzwaard A, Stam HJ. Mobility of the pelvic joints in pregnancy-related lumbopelvic pain: a systematic review. Obstet Gynecol Surv. 2009 Mar;64(3):200–8.
8. Mens J. Bekkeninstabiliteit Diagnostiek en therapie. Houten: Bohn Stafleu van Loghum, 2007.
9. Vleeming A, Pool-Goudzwaard AL, Hammudoghlu D, Stoeckart R, Snijders CJ, Mens JM. The function of the long dorsal sacroiliac ligament: its implication for understanding low back pain. Spine (Phila Pa 1976). 1996 Mar 1;21(5):556–62.
10. Pel JJ, Spoor CW, Pool-Goudzwaard AL, Hoek van Dijke GA, Snijders CJ. Biomechanical analysis of reducing sacroiliac joint shear load by optimization of pelvic muscle and ligament forces. Ann Biomed Eng. 2008 Mar;36(3):415–24.
11. Pool-Goudzwaard AL, Slieker-ten Hove MC, Vierhout ME, Mulder PH, Pool JJ, Snijders CJ, Stoeckart R. Relations between pregnancy-related low back pain, pelvic floor activity and pelvic floor dysfunction. Int Urogynecol J Pelvic Floor Dysfunct. 2005 Nov-Dec;16(6):468–74.
12. Hodges PW, Sapsford R, Pengel LH. Postural and respiratory functions of the pelvic floor muscles. Neurourol Urodyn. 2007;26(3):362–71.

Onderbouwing

13. Junginger B, Baessler K, Sapsford R, Hodges PW. Effect of abdominal and pelvic floor tasks on muscle activity, abdominal pressure and bladder neck. Int Urogynecol J. 2010 Jan;21(1):69–77.
14. Madill SJ, McLean L. Quantification of abdominal and pelvic floor muscle synergies in response to voluntary pelvic floor muscle contractions. J Electromyogr Kinesiol. 2008 Dec;18(6):955–64.
15. Madill SJ, McLean L. Relationship between abdominal and pelvic floor muscle activation and intravaginal pressure during pelvic floor muscle contractions in healthy continent women. Neurourol Urodyn. 2006;25(7):722–30.
16. Dickinson RL. Studies of the levator ani muscle. Am J Obstet. 1889; 9:898–917.
17. Ashton-Miller JA, Howard D, DeLancey JOL. The Functional Anatomy of the Female Pelvic Floor and Stress Continence Control System. Scand J Urol Nephrol Suppl. Author manuscript; available in PMC 2005 August 26. Published in final edited form as: Scand J Urol Nephrol Suppl. 2001;(207):1–125.
18. Wallner C, Maas CP, Dabhoiwala NF, Lamers WH, DeRuiter MC. Evidence for the innervation of the puborectalis muscle by the levator ani nerve. Neurogastroenterol Motil. 2006 Dec;18(12):1121–2.
19. Rodenburg J. Bekkenbodem spierfunctie meting (afstudeeropdracht Erasmus Opleiding Bekkenfysiotherapie, cohort 2004).
20. Capson AC, Nashed J, Mclean L. The role of lumbopelvic posture in pelvic floor muscle activation in continent women. J Electromyogr Kinesiol. 2011 Feb;21(1):166–77. doi: 10.1016/j.jelekin.2010.07.017.
21. Slieker-ten Hove MC, Pool-Goudzwaard AL, Eijkemans MJ, Steegers-Theunissen RP, Burger CW, Vierhout ME. Pelvic floor muscle function in a general female population in relation with age and parity and the relation between voluntary and involuntary contractions of the pelvic floor musculature. Int Urogynecol J Pelvic Floor Dysfunct. 2009 Dec;20(12):1497–504.
22. Morin M, Bourbonnais D, Gravel D, Dumoulin C, Lemieux MC. Pelvic floor muscle function in continent and stress urinary incontinent women using dynamometric measurements. Neurourol Urodyn. 2004;23(7):668–74.
23. Sherburn M, Murphy CA, Carroll S, Allen TJ, Galea MP. Investigation of transabdominal real-time ultrasound to visualise the muscles of the pelvic floor. Aust J Physiother. 2005;51(3):167–70.
24. Messelink B, Benson T, Berghmans B, Bø K, Corcos J, Fowler C, Laycock J, Lim PH, Lunsen R van, Lycklama à Nijeholt GA, Pemberton J, Watier A, Kerrebroeck P van. Standardization of terminology of pelvic floor muscle function and dysfunction: report from the pelvic floor clinical assessment group of the International Continence Society. Neurourol Urodyn. 2005;24(4):374–80.
25. Haylen BT, Ridder D de, Freeman RM, Swift SE, Berghmans B, Lee J, Monga A, Petri E, Rizk DE, Sand PK, Schaer GN; International Urogynecological Association; International Continence Society. An International Urogynecological Association (IUGA)/International Continence Society (ICS) joint report on the terminology for female pelvic floor dysfunction. Neurourol Urodyn. 2010;29(1):4–20. doi: 10.1002/nau.20798.
26. Diagnosecodekaart Bekkenfysiotherapie (▶ www.nvfb.fysionet.nl).
27. Stichting Bekkenbodem Patiënten (SBP) ▶ http://www.bekkenbodem.net (september 2012).
28. Berghmans BC, Bie RA de, Brandt P van den. Conservative treatment of stress incontinence and bladder overactivity in women: an overview of incontinence research. Nederlands Tijdschrift voor Fysiotherapie 113, 28-32, 2007.
29. NVOG Richtlijn Urine incontinentie (NVOG).
30. Voorham-van der Zalm PJ. Towards evidence based practice in pelvic floor physiotherapy, Proefschrift 2008.
31. KNGF. Richtlijn Stress (urine-)incontinentie, 2011. ▶ http://www.fysionet-evidencebased.nl/index.php/richtlijnen.
32. Slieker-ten Hove M. Pelvic floor function and dysfunction in a general female population, Proefschrift 2009.
33. Steensma AB, Konstantinovic ML, Burger CW, Ridder D de, Timmerman D, Deprest J. Prevalence of major levator abnormalities in symptomatic patiënten with an underactive pelvic floor contraction. Int Urogynecol J. 2010 Jul;21(7):861–7. doi: 10.1007/s00192-010-1111-7.
34. Everhard E. Presentatie SOMT, State of the Art, 2012.
35. Milani A.L. Optimizing outcomes of vaginal prolapse surgery with and without mesh, Proefschrift, 2012.
36. Bols E. Pelvic Physiotherapy in Faecal incontinence. Proefschrift 2011.
37. Bruijne-Dobben AC de. Fecal incontinence: tests & therapy, Proefschrift 2006.
38. Rutgers Nisso, 2007, ▶ http://www.rutgerswpf.nl/
39. Richtlijn ZwangerschapsGerelateerde Bekkenpijn, 2009 ▶ http://www.fysionet-evidencebased.nl/index.php/richtlijnen
40. Hentzepeter-van Ravensberg HD. ZwangerFit, Bohn Stafleu van Loghum, 2008.
41. Hentzepeter-van Ravensberg HD. BekkenbodemFit, Bohn Stafleu van Loghum, 2010.

Aanvullende informatie

- Bruijne-Dobben AC de. Fecal incontinence: tests & therapy, Proefschrift 2006.
- Glazer HI, Laine CD. Pelvic floor muscle biofeedback in the treatment of urinary incontinence: a literature review. Appl Psychophysiol Biofeedback. 2006 Sep;31(3):187–201.
- Kuo-Cheng L, Mooney B, DeLancey JOL, Ashton-Miller JA. Levator Ani Muscle Stretch Induced by Simulated Vaginal Birth Published in final edited form as: Obstet Gynecol. 2004 Jan;103(1):31–40.
- Noguti AS, Jarmy-Di Bella ZI, de Oliveira E, Castro RA, Lima GR, Baracat EC, Sartori MG, Girão MJ. Ultrasonographic and doppler velocimetric evaluation of the levator ani muscle according to the hormonal status. Eur J Obstet Gynecol Reprod Biol. 2008 Dec;141(2):183–5.

Deel II Onderzoek en diagnose

Deel II is helemaal gewijd aan de bespreking van de bekkenfysiotherapeutische diagnostiek, waarbij alle fasen hiervan worden doorlopen.

Als eerste de verwijzing en aanmelding (▶ H. 3), waarin de administratieve gegevens worden beschreven en de gegevens die een verwijzing bekkenfysiotherapie moet bevatten. Dan volgt de fase van screening (▶ H. 4), die wordt uitgevoerd om te bepalen of er een indicatie fysiotherapie is bij een patiënt die zonder verwijzing bij de fysiotherapeut komt. Deze fase kent specifieke aandachtspunten bij bekkenfysiotherapeutische indicaties, die in dit hoofdstuk zullen worden toegelicht.

De bekkenfysiotherapeutische anamnese (▶ H. 5) is zeer uitgebreid en geeft aandacht aan de verschillende domeinen. In dit hoofdstuk wordt ook aandacht besteed aan de interpretatie door de bekkenfysiotherapeut van de informatie die de patiënt geeft tijdens de anamnese. Binnen de bekkenfysiotherapie worden specifieke meetinstrumenten gehanteerd, waarvan in ▶ H. 6 een overzicht wordt gegeven. Ook wordt aandacht besteed aan het gebruik van meetinstrumenten door de bekkenfysiotherapeut.

Het bekkenfysiotherapeutische, lichamelijk onderzoek (▶ H. 7) bestaat uit verschillende fasen: bewustzijn, inspectie, functieonderzoek bekkenregio, functieonderzoek bekkenbodemmusculatuur, POP-Q en triggerpoints. Deze fasen worden in afzonderlijke paragrafen zowel theoretisch toegelicht als praktisch beschreven. Elke beschrijving van een deel van het onderzoek begint met een algemene inleiding en omschrijft vervolgens begrippen die binnen dat deel van het onderzoek relevant zijn. De praktijk van het onderzoek wordt in twee delen behandeld: de patiënteninstructie en de uitvoering van het onderzoek. Daarna volgt de interpretatie van de onderzoeksgegevens.

Bij de beschrijving van het aanvullend onderzoek (▶ H. 8) worden de onderzoeksmethoden besproken die bekkenfysiotherapeuten kunnen gebruiken als aanvulling op het lichamelijk onderzoek. Hierin worden zowel de onderzoekstechnieken beschreven die regulier door de bekkenfysiotherapeut worden gehanteerd (EMG en ballon), als ook technieken die niet standaard in de bekkenfysiotherapeutische diagnostiek zijn opgenomen (echografie, drukmeting, mictie-evaluatie). Aan het eind van ▶ H. 8 wordt de diagnostische informatie die de diverse onderzoeksmethoden kunnen opleveren, naast elkaar gezet. Vervolgens komt de verslaglegging van het bekkenfysiotherapeutisch onderzoek aan de orde (► H. 9). Deel II wordt afgesloten met de bekkenfysiotherapeutische diagnose (► H. 10).

Hoofdstuk 3   Verwijzing en aanmelding – 51

Hoofdstuk 4   Screening – 53

Hoofdstuk 5   Anamnese – 59

Hoofdstuk 6   Meetinstrumenten – 93

Hoofdstuk 7   Lichamelijk onderzoek – 101

Hoofdstuk 8   Aanvullend onderzoek – 175

Hoofdstuk 9   Verslaglegging en diagnostiek – 215

Hoofdstuk 10 Diagnose en indicatiestelling – 217

Verwijzing en aanmelding

Een patiënt kan naar een bekkenfysiotherapeut worden verwezen door een huisarts, medisch specialist of verloskundige. Hoewel de verloskundige de juridische bevoegdheid heeft om door te verwijzen naar de bekkenfysiotherapeut, vraagt de verzekeraar (soms) alsnog een verwijzing van een (huis)arts.

Sinds 2006 kent de fysiotherapie directe toegankelijkheid fysiotherapie (DTF), zodat de patiënt (in deze situatie ook wel cliënt genoemd) ook zonder verwijzing van een medicus direct contact kan opnemen met een fysiotherapeut. Dit geldt ook voor de bekkenfysiotherapeut. Bij DTF zal de bekkenfysiotherapeut eerst een screening bij de patiënt uitvoeren (▶ H. 4). In sommige situaties wordt (in verband met declaratie via de basisverzekering) door de verzekeraar ook nu een verwijzing verplicht gesteld.

Een specifieke vorm van verwijzing is het consult bekkenfysiotherapie (▶ H. 11). Een consultvraag heeft als doel een bekkenfysiotherapeutische diagnose te stellen. De consultvrager beslist vervolgens of er tot behandeling wordt overgegaan.

Volgens de richtlijn Fysiotherapeutische Verslaglegging (2011) van het Koninklijk Nederlands Genootschap voor Fysiotherapie (KNGF)[1] worden bij aanmelding, zowel via DTF als via een verwijzing, de administratieve gegevens vastgelegd van patiënt, zorgverzekeraar, behandelend fysiotherapeut en huisarts. Indien de patiënt via een verwijzing bij een bekkenfysiotherapeut komt, worden de gegevens van de verwijzer toegevoegd.

Een verwijzing bekkenfysiotherapie kan de volgende medische verwijsgegevens bevatten:
- de reden van verwijzing;
- relevante informatie met betrekking tot de medische voorgeschiedenis en eventueel aanvullend onderzoek;
- gebruik van medicijnen;
  andere aandoeningen;
- eventueel relevante psychosociale factoren (gele vlaggen);
- verwijzing met betrekking tot bekkenfysiotherapie.

De verwijzer kan aanvullende informatie op de verwijzing vermelden. Bijvoorbeeld indien de verwijzer inwendig handelen door de bekkenfysiotherapeut niet wenselijk acht. Het kan ook voorkomen dat de verwijzer bepaalde interventies adviseert op de verwijzing die door de bekkenfysiotherapeut in onderzoek of behandeling dienen te worden gebruikt. Indien deze interventies niet overeenkomen met de visie of mogelijkheden van de bekkenfysiotherapeut, zal zij hierover contact opnemen met de verwijzer.

De administratieve en verwijsgegevens worden door de bekkenfysiotherapeut vastgelegd in het (elektronisch) patiëntendossier.

Onderbouwing

1. KNGF. Richtlijn Fysiotherapeutische Verslaglegging, 2011.

Screening

4.1 Begrippen – 55

4.2 Patiënteninstructie – 55

4.3 Uitvoering – 55

4.4 Verslaglegging – 56

4.5 Interpretatie – 57

Onderbouwing – 57

Indien de patiënt rechtstreeks, dus zonder verwijzing van een arts (DTF), contact opneemt met een fysiotherapeut wordt een screening uitgevoerd.

» Screening is een proces dat de fysiotherapeut leidt tot de beslissing of verder fysiotherapeutisch onderzoek geïndiceerd is. Bij screening wordt door middel van gerichte vragen, tests of andere diagnostische verrichtingen binnen een beperkte tijd vastgesteld of er al dan niet sprake is van een binnen het competentiegebied van de individuele fysiotherapeut vallend patroon van tekens en/of symptomen[1]. «

Ook patiënten met bekken- en bekkenbodemgerelateerde problematiek kunnen dus zonder verwijzing een afspraak maken bij de fysiotherapeut of bekkenfysiotherapeut.

De screening voor klachten met betrekking tot het bewegingsapparaat, waaronder problemen in het bekken en de lage rug, is bekend voor de fysiotherapeut. Problematiek in de bekkenbodemregio kent een specifieke screening, omdat klachten van het bekkenbodemgebied niet alleen gebonden zijn aan het bewegingsapparaat, maar ook het (dis)functioneren van de organen kunnen betreffen.

Het Beroepscompetentieprofiel bekkenfysiotherapeut (BCP/BP)[2] vraagt bijzondere aandacht voor de attitude en signalering van de bekkenfysiotherapeut tijdens de screening:

» De bekkenfysiotherapeut stelt in een korte tijdspanne de aan de regio van de aandoening gerelateerde intieme problematiek aan de orde, zonder het vertrouwen en respect voor de patient te schaden. Gezien de aard van de problematiek is de fysiotherapeut alert op psychosomatische signalen, zoals (onderdrukte) emoties. De bekkenfysiotherapeut herkent de signalen op basis van beperkte informatie. De fysiotherapeut stelt tijdens het screeningsproces life-events, emotionele en psychische staat van de patiënt aan de orde. «

Specifieke informatie voor de bekkenfysiotherapeut met betrekking tot DTF bij patiënten met urine-incontinentie komt uit de Landelijke Eerstelijns Samenwerkings Afspraken Incontinentie voor Urine (LESA)[3]:

» Bij klachten van urine-incontinentie adviseert de fysiotherapeut de patiënt eerst de huisarts te consulteren. Nadat deze eventuele onderliggende pathologie heeft uitgesloten, kan het fysiotherapeutisch onderzoek van start gaan. «

De recente KNGF-richtlijn Stress urine-incontinentie[4] heeft echter deze passage opgenomen:

» De werkgroep is van mening dat het niet nodig is contact op te nemen met de huisarts indien er sprake is van zuivere stress urine-incontinentie (SUI) zonder aanwijzingen voor rode vlaggen, en dat kan worden gestart met het fysiotherapeutisch diagnostisch proces. «

Op lokaal niveau kunnen hierover werkafspraken worden gemaakt. Momenteel komt circa 40% van de eerstelijnspatiënten zonder verwijzing van een arts bij de fysiotherapeut[5]. Hoe groot dit percentage is voor de bekkenfysiotherapeut is niet bekend.

Vrouwen tijdens de zwangerschap en na de bevalling maken wel al gebruik van DTF; zij hebben immers op de cursussen zwangerschapsbegeleiding kennisgemaakt met de bekkenbodemspieren en zijn op de hoogte van de mogelijke stoornissen (in bekken en bekkenbodemgebied) die na een bevalling kunnen optreden. Door deze informatie zullen zij, indien er klachten postpartum aanwezig zijn, ook eerder rechtstreeks de weg naar de bekkenfysiotherapeut vinden.

Naarmate het bekkenbodembewustzijn in de samenleving zal toenemen (door informatie in de sportschool, yoga, dvd's met oefeningen, advertenties en artikelen in tijdschriften, op websites e.d.) zal de rechtstreekse weg naar de bekkenfysiotherapeut in de toekomst wellicht steeds makkelijker gevonden worden.

4.1 Begrippen

Het doel van de screening is te beoordelen of de patiënt met zijn hulpvraag bij de bekkenfysiotherapeut op de juiste plaats is, anders gezegd: of de bekkenfysiotherapeut de competenties heeft om deze patiënt optimaal te onderzoeken en te behandelen.

4.2 Patiënteninstructie

De patiënt die voor het eerst bij een bekkenfysiotherapeut komt, is veelal niet op de hoogte van de procedure die gevolgd moet worden als hij zonder verwijzing van een arts bij een bekkenfysiotherapeut komt. Een korte toelichting op het doel van de screening geeft duidelijkheid en zorgt ervoor dat de procedure soepeler verloopt.

> **Uitleg aan de patiënt (screening)**
> Als u zonder verwijzing van een arts bij een bekkenfysiotherapeut komt, moet eerst beoordeeld worden of de klachten, waarmee u komt, behoren tot het domein van de bekkenfysiotherapeut. Als dat zo is, dan kan er verder worden gegaan met het bekkenfysiotherapeutisch onderzoek en krijgt de huisarts een melding dat u onder behandeling bent gekomen voor deze klachten. Als de klachten niet tot het domein van de bekkenfysiotherapeut behoren, wordt u doorverwezen naar uw huisarts, die, indien u daarmee instemt, een verslag ontvangt waarin de bevindingen van de screening staan vermeld.

4.3 Uitvoering

Het screeningsproces bestaat uit vier fasen.

- **1 Aanmelding**

De bekkenfysiotherapeut vraagt de (medische) gegevens uit, zoals medicatiegebruik, andere pathologie of eerdere operaties. Indien er onvoldoende gegevens worden verstrekt door de patiënt, of indien de gegevens onvoldoende duidelijk zijn, is het de verantwoordelijkheid van de bekkenfysiotherapeut om (met toestemming van de patiënt) contact op te nemen met de huisarts of specialist, met het verzoek aanvullende informatie te verstrekken.

- **2 Inventarisatie van de hulpvraag**

De patiënt wordt gevraagd om (in het kort) aan te geven:
- wat de klacht is waar hij mee komt;
- hoe het beloop van de klacht is geweest;
- wat het doel is dat de patiënt wil bereiken met de behandeling.

- **3 Inventarisatie rode en gele vlaggen**

Vervolgens wordt de lijst met rode vlaggen (somatische aspecten) met betrekking tot de diverse bekkenfysiotherapeutische domeinen doorgenomen met de patiënt (▶ bijlage B).

Bij aanwijzingen dat er in het psychisch functioneren van de patiënt problematiek aanwezig is die van invloed zou kunnen zijn op het bekkenfysiotherapeutisch proces, kan de lijst met gele vlaggen gebruikt worden (▶ bijlage C).

Indien de patiënte zwanger is of net bevallen is, wordt een aparte screeningslijst voor rode vlaggen gehanteerd (▶ bijlage D en E).

Bij chronische klachten kunnen er naast de somatische (rode vlaggen) en psychosociale (gele vlaggen) nog andere aspecten een rol spelen:
- arbeidsgerelateerde aspecten (blauwe vlaggen),
- maatschappelijke aspecten (zwarte vlaggen),
- specifieke psychologische/psychiatrische aspecten, zoals somatiseren, hypochondrie, depressieve stoornis, angststoornis, posttraumatische stressstoornis (PTSS), persoonlijkheidsstoornissen of pijnstoornis (oranje vlaggen).

Deze aspecten liggen echter niet op het domein van de bekkenfysiotherapeut, maar zullen indien relevant in samenwerking met andere disciplines in kaart moeten worden gebracht in de diagnostische fase om een goed beeld te kunnen opstellen met betrekking tot de mogelijkheden tot behandeling door de bekkenfysiotherapeut en prognose ten aanzien van het resultaat.

Uit de antwoorden op de vragen van de screeningslijst beslist de bekkenfysiotherapeut of er al dan niet sprake is van patroonherkenning ('pluis' of 'niet-pluis').

- **4 Informeren en adviseren over de bevindingen**

Aan het eind van het screeningsproces wordt de patiënt altijd geïnformeerd over de bevindingen van de bekkenfysiotherapeut.

Er zijn hierbij de volgende opties. Het klachtenpatroon:
- wordt herkend door de bekkenfysiotherapeut (*'pluis'*);
- wordt niet herkend door de bekkenfysiotherapeut (*onbekend*);
- wijkt af van het verwachte patroon (*'niet-pluis'*);
- wordt herkend door de bekkenfysiotherapeut (*'pluis'*), maar past niet binnen haar competenties.

4.4 Verslaglegging

De gegevens van de screening worden gedurende het screeningsproces vastgelegd in het (elektronisch) patiëntendossier (EPD). Uit die gegevens wordt vervolgens een conclusie getrokken (▶ par. 4.5), die ook wordt vastgelegd. Het screeningsverslag wordt verstuurd naar de huisarts, indien de patiënt hiervoor toestemming geeft, of meegegeven met de patiënt, zodat deze het zelf aan de huisarts kan overhandigen[5].

Daarna kan het bekkenfysiotherapeutische onderzoek worden vervolgd.

Onderbouwing

4.5 Interpretatie

Aan het eind van het screeningsproces zijn er de volgende opties:
- Het klachtenpatroon wordt herkend door de bekkenfysiotherapeut (*'pluis'*), dat betekent dat er patroonherkenning is en dat het klachtenpatroon past binnen haar competenties:
  - de patiënt wordt geïnformeerd over het klachtenpatroon en het bekkenfysiotherapeutische onderzoek kan worden vervolgd;
  - de huisarts krijgt een kort verslag van de bekkenfysiotherapeut over haar bevindingen, waarin zij vermeldt dat de patiënt onder behandeling is genomen.
- Het klachtenpatroon wordt niet herkend door de bekkenfysiotherapeut (*onbekend*):
  - de patiënt wordt hierover geïnformeerd; er wordt geen verder bekkenfysiotherapeutisch onderzoek gedaan. De patiënt krijgt het advies om contact op te nemen met de huisarts;
  - de huisarts krijgt een verslag met de bevindingen en toelichting van de bekkenfysiotherapeut, met een gerichte vraag om aanvullende informatie (mogelijk wordt de patient vervolgens alsnog door de huisarts naar de bekkenfysiotherapeut verwezen).
- Het klachtenpatroon wijkt af van het verwachte patroon, er is een afwijkend beloop of er zijn een of meer alarmsignalen aanwezig (*'niet-pluis'*):
  - de patiënt wordt hierover geïnformeerd; er wordt geen verder bekkenfysiotherapeutisch onderzoek gedaan. De patiënt krijgt het advies om contact op te nemen met de huisarts;
  - de huisarts krijgt een verslag met de bevindingen en toelichting van de bekkenfysiotherapeut, met gerichte informatie over alarmsignalen.
- Het klachtenpatroon wordt herkend door de bekkenfysiotherapeut (*'pluis'*) = patroonherkenning, maar past niet binnen haar competenties:
  - de patiënt wordt geïnformeerd over het klachtenpatroon en krijgt het advies contact met een andere hulpverlener te zoeken;
  - de huisarts krijgt een kort verslag van de bekkenfysiotherapeut over haar bevindingen, waarin zij adviseert om de patiënt door te verwijzen naar een andere hulpverlener.

Onderbouwing

1. KNGF. Zorgverleningsproces bij Directe Toegankelijkheid Fysiotherapie. Amersfoort: Koninklijk Nederlands Genootschap voor Fysiotherapie, 2005. ▶ http://fysionet.nl
2. NVFB. Beroepscompetentieprofiel Bekkenfysiotherapeut, 2009. ▶ http://nvfb.fysionet.nl
3. NVFB. Landelijke Eerstelijns Samenwerkings Afspraken Incontinentie voor Urine, 2007. ▶ http://nvfb.fysionet.nl
4. KNGF. Richtlijn Stress (urine-)incontinentie, 2011. ▶ http://nvfb.fysionet.nl
5. KNGF. Richtlijn Fysiotherapeutische Verslaglegging, 2011. ▶ http://fysionet.nl

Anamnese

5.1	**Anamnese algemeen – 62**	
5.2	**Anamnese specifiek – 64**	
5.2.1	Domeinen bekkenfysiotherapie – 64	
5.2.2	Domein urologie – 65	
5.2.3	Domein gynaecologie – 75	
5.2.4	Domein obstetrie – 77	
5.2.5	Domein seksuologie – 79	
5.2.6	Domein gastro-enterologie – 82	
5.2.7	Domein musculoskeletaal (bekkenregio) – 89	
5.2.8	Neurologie bekkenregio – 90	
5.2.9	Quality of life / kwaliteit van leven – 91	
5.3	**Voorlopige conclusie, hypothese – 91**	
	Onderbouwing – 91	

De anamnese is de fase in het diagnostisch proces waarin informatie wordt verzameld over de patiënt en zijn klacht door mondeling of schriftelijk vragen te stellen. Dit gesprek kan plaatsvinden tussen bekkenfysiotherapeut en patiënt (auto-anamnese) of tussen bekkenfysiotherapeut en familielid, partner, vriend of vriendin, begeleider (hetero-anamnese).

» Middels de anamnese wordt informatie verzameld over de klachten van de patiënt, waarbij een beeld kan worden verkregen over de historie, aard, ernst en mate van beïnvloedbaarheid van de klacht en prognostisch belemmerende factoren[1]. «

Alle anatomische, fysiologische en functionele factoren die een rol kunnen spelen bij de hulpvraag van de patiënt worden tijdens de bekkenfysiotherapeutische anamnese in kaart gebracht, waarbij er ook aandacht is voor de samenhang tussen de verschillende domeinen (urologie, gynaecologie, obstetrie, seksuologie, gastro-enterologie en musculoskeletaal). Hierdoor is de blik van de bekkenfysiotherapeut tijdens de anamnese breed gericht, hetgeen op gespannen voet lijkt te staan met het standpunt dat in de KNGF-richtlijn Verslaglegging wordt ingenomen.

» De fysiotherapeut dient zich te beperken tot gegevens die, gezien de verwijsdiagnose en/of de contactreden/hulpvraag, direct of indirect van invloed zijn op de fysiotherapeutische zorg. Het is niet nodig om de gehele medische (voor)geschiedenis van een patiënt vast te leggen[2]. «

Voor de bekkenfysiotherapeut kan de voorgeschiedenis juist van belang zijn, omdat deze direct of indirect van invloed kan zijn op het totaalbeeld van de patiënt, de behandelkeuzes en de prognose. De tijd die nodig is om een complete bekkenfysiotherapeutische anamnese af te nemen is dan ook langer dan in de fysiotherapie gebruikelijk is.

De bekkenfysiotherapeutische anamnese is echter meer dan informatie over de patiënt en zijn klacht verzamelen; het is ook de allereerste stap in het contact maken tussen de bekkenfysiotherapeut en de patiënt, met zijn gedachten, beleving en overtuiging. De anamnese is het begin van het opbouwen van de vertrouwensrelatie tussen bekkenfysiotherapeut en patiënt.

Voor de patiënt is de anamnese ook het startmoment van de behandelrelatie met de bekkenfysiotherapeut. In deze fase zal de patiënt bepalen hoeveel vertrouwen hij in de hulpverlener heeft en hoeveel persoonlijke informatie hij bereid zal zijn prijs te geven. Als de patiënt het gevoel krijgt gehoord te worden door de bekkenfysiotherapeut en herkenning bemerkt ten aanzien van zijn klachten(patroon) zal hij de informatie gedurende de anamnese steeds gemakkelijker durven openbaren. (*Heeft u deze klacht al eens eerder gehoord?* is zeker bij mannelijke patiënten een veel voorkomende vraag).

Het opbouwen van vertrouwen is van groot belang is, omdat gewerkt wordt met klachten in een gebied dat persoonlijk en intiem is, en dat een grote emotionele lading kan hebben. De bekkenfysiotherapeut is zich hier steeds bewust van.

Doordat de bekkenfysiotherapeut veel aandacht besteedt aan het creëren van een veilige setting en veel tijd neemt voor het eerste contact, gebeurt het nogal eens dat de patiënt vragen die hij niet aan de arts heeft durven stellen bij de bekkenfysiotherapeut neerlegt. Deze zal zich te allen tijde moeten afvragen of zij competent is, ofwel de juiste persoon is om deze vraag te beantwoorden. Indien dit niet het geval is, kan het nodig zijn om over de vraag van de patiënt contact op te nemen met de arts. Dat kan uiteraard alleen na overleg met en goedkeuring van de patiënt. De bekkenfysiotherapeut kan de patiënt ook stimuleren om zijn vraag zelf met zijn huisarts te bespreken.

Het kan gebeuren dat de patiënt negatieve (seksuele) ervaringen waarover hij altijd heeft gezwegen, voor het eerst van zijn leven bespreekt tijdens het contact met de bekkenfysiotherapeut. Dit kan een belangrijke stap zijn in het onderzoeks- en behandelproces. Zeker dan zal de bekkenfysiotherapeut in overleg met de patiënt moeten bepalen wat er met deze informatie mag worden gedaan: er is natuurlijk sprake van beroepsgeheim. Indien de bekkenfysiotherapeut van mening is dat hulp van een andere discipline (bijv. psycholoog, maatschappelijk werker, seksuoloog) hierbij van belang is, zal dit met de patiënt moeten worden overlegd en kan deze stap alleen worden gezet indien de patiënt hiermee akkoord gaat.

Indien de patiënt te maken heeft gehad met negatieve ervaringen, kan dit consequenties hebben voor de rest van het onderzoek: welke stappen zullen wel/niet worden gedaan (in het bijzonder inwendig onderzoek) en wanneer kan een stap worden uitgevoerd. In goed contact met de patiënt zal besloten worden wat wel en wat niet mogelijk of wenselijk is (zie ook ▶ par. 12.6). Mogelijkheden en wenselijkheden kunnen gedurende het behandeltraject, door de opbouw van een vertrouwensrelatie tussen therapeut en patiënt, veranderen, zodat er later in het traject, in overleg, andere keuzes kunnen worden gemaakt.

Ook de eigen professionele attitude van de bekkenfysiotherapeut vraagt specifieke aandacht.

> De bekkenfysiotherapeut is zich bewust van het emotionele/seksuele spanningsveld tussen hulpverlener en cliënt, bewaakt de grenzen van dit spanningsveld en respecteert de cliënt in deze; gelet op deze intimiteit en op de fysieke en psychische beladenheid van het buik-bekkengebied, wordt van de bekkenfysiotherapeut een attitude van extra inzicht, aandacht en zorg verwacht[3].

De bekkenfysiotherapeut zal tijdens de anamnese ook een eerste indruk krijgen van het bewustzijn van de patiënt in het bekkenbodemgebied: sommige patiënten zullen zeer gedetailleerd antwoord geven op de gestelde vragen en andere hebben geen idee hoe ze op dit gebied functioneren (de vraag: *hoeveel keer gaat u plassen op een dag?* kan hierover al een eerste aanwijzing geven). Ook is van belang na te gaan of patiënten al eerder iets hebben geleerd, gehoord of gelezen over de bekkenbodemspieren (vrouwen postpartum hebben tegenwoordig bijna allemaal al een vorm van bekkenbodemvoorlichting gehad, yoga, mensendieck, pilates, maar ook het internet is een veel geraadpleegde bron van informatie). Soms moeten hierdoor eerst misverstanden worden weggenomen (bijvoorbeeld: urineverlies komt altijd door te zwakke bekkenbodemspieren).

Omdat het vak bekkenfysiotherapie voor veel patiënten onbekend is, is het gebruikelijk om uitleg te geven over wat de patiënt (de eerste keer) kan verwachten:
- de klacht/hulpvraag duidelijk krijgen;
- alle factoren die van belang zijn voor de behandeling analyseren;
- de verschillende domeinen uitvragen waarop de bekkenbodemspieren invloed hebben;
- inzicht geven in de mogelijkheden (diagnostisch en therapeutisch) van de bekkenfysiotherapeut;
- de volgende stappen in het diagnostische proces bespreken;
- indien mogelijk een voorlopige bekkenfysiotherapeutische werkdiagnose geven.

Soms laat men de anamnesevragen voorafgaand aan het eerste behandelcontact schriftelijk of online thuis door de patiënt invullen. Dit kan het geval zijn in een multidisciplinaire setting (triage wordt centraal gedaan), of in een tweede- of derdelijnssetting.

In die situatie kan de bekkenfysiotherapeut vervolgens tijdens het eerste behandelcontact de vragenlijst samen met de patiënt bespreken, om meer belevingsaspecten van de patiënt duidelijk te krijgen. Dit kan door een toelichting te vragen op een antwoord dat een patiënt heeft gegeven. Ook kan de patiënt zelf opmerkingen maken bij vragen die zijn gesteld of antwoorden die hij heeft gegeven.

De anamnese is de eerste kennismaking tussen hulpvrager en hulpverlener. Daarin zal (van beide kanten) bepaald worden of de basis aanwezig is om een vertrouwensrelatie op te bouwen. In het volgend behandelcontact is het goed om terug te komen op de anamnese:
- *Heeft het gesprek van vorige keer nog vragen opgeroepen?*
- *Zijn er dingen besproken, die voor u niet duidelijk zijn?*
- *Hebben we aspecten vergeten of wilt u op zaken terugkomen?*

De bekkenfysiotherapeutische anamnese bestaat uit een algemeen en specifiek gedeelte. Voor het algemene deel van de bekkenfysiotherapeutische anamnese wordt aangesloten bij de KNGF-richtlijn Verslaglegging[2]. In het specifieke deel van de bekkenfysiotherapeutische anamnese voorziet deze KNGF-richtlijn niet. Daarbij wordt gebruikgemaakt van de vraagstelling in de beroepsspecifieke richtlijnen[1,4], die voor de andere domeinen met informatie uit de PelFIs wordt aangevuld[5].

Voor concrete anamnesevragen is op dit moment (nog) geen standaardisatie voorhanden. Deze zullen dus de persoonlijke verwoording van de bekkenfysiotherapeut krijgen en worden aangepast aan datgene dat lijkt te passen bij de patiënt (leeftijd, taalgebruik, opleidingsniveau en -richting, achtergrond). De volgorde van vraagstelling en uitgebreidheid van uitvragen van een domein kan worden aangepast aan de klachten van de patiënt. In de volgende paragrafen zijn suggesties gedaan voor de formulering van de anamnesevragen op basis van bestaande producten (richtlijnen[1,2,4,7] en vragenlijsten [5]) in overleg met de experts die bij dit boek betrokken zijn.

5.1 Anamnese algemeen

Contactreden:
- *Wat is de reden dat u hier bent gekomen?*
- *Wat is de klacht waar u mee komt? Wat zijn uw klachten?*

Hulpvraag:
- *Wat is het doel dat u wilt bereiken?*
- *Wat wilt u hier bereiken?*

Functioneringsprobleem:
- *Waar heeft u last van?*
- *Wanneer heeft u er last van?*
- *In welke mate heeft u er last van?*
- *Hebben deze klachten invloed op uw dagelijks leven?*
- *Hebben deze klachten invloed op uw werk?*
- *Hebben deze klachten invloed op uw sportbeoefening?*
- *Hebben deze klachten invloed op andere vrijetijdsbesteding (hobby)?*
- *Zijn er dingen die u laat door deze klachten?*

Factoren (medisch, extern of persoonlijk) die invloed hebben op het ervaren functioneringsprobleem:
- *Wat verergert de klachten?*
- *Wat vermindert de klachten?*

Beloop van de ervaren functioneringsproblemen:
- *Hoe lang heeft u hier last van? Sinds wanneer heeft u hier last van?*
- *Heeft u eerder met deze klachten te maken gehad (bijv. recidiverende urineweginfecties)?*
- *Hoe is tot nu toe het verloop van deze klacht?*
- *Heeft u een idee wat de oorzaak is van deze klachten (bijv. partus, trauma, operatief ingrijpen, menopauze, urineweginfectie, veroudering)?*

Wijze van omgang met de functioneringsproblemen:
- *Wat verwacht u van de behandeling?*
- *Welk resultaat hoopt/verwacht u te bereiken?*
- *Wat verwacht u zelf te moeten doen? Wat is uw eigen bijdrage hierbij?*

Nevenpathologie, eerdere ziekten/aandoeningen, familiaire ziekten/aandoeningen, medische verrichtingen, medicatie:
- *Zijn er nog andere zaken van invloed op uw klachten?*
- *Hoe is uw algemene gezondheid?*
- *Bent u bekend met aangeboren afwijkingen?*
- *Bent u bekend met erfelijke ziekten (diabetes mellitus, hartklachten, CARA)?*
- *Heeft u operaties/ingrepen ondergaan die te maken kunnen hebben met deze klachten?*
- *Gebruikt u medicatie? Zo ja, waarvoor (incl. anticonceptie)?*
- *Is er een actieve kinderwens? Is het mogelijk dat u op dit moment zwanger bent?*

Mening van de patiënt over de gezondheidstoestand:
- *Wat denkt u dat er aan de hand is? Wat is hiervan de reden? Hoe verwacht u dat dit zal gaan verlopen?*

Soort werk/bezigheden:
- *Bent u werkzaam? Wat is uw werk?*
- *Studeert u? Bent u gepensioneerd?*
- *Wat zijn uw dagelijkse bezigheden?*
- *Beoefent u een sport of andere lichamelijke activiteiten?*
- *Hebben deze activiteiten een relatie tot uw klachten?*

Andere of eerdere zorg:
- *Heeft u andere behandelaars of behandelingen gehad voor deze klacht?*
- *Bent u hiervoor al eerder behandeld? Door wie? En op welke manier? Hoe vaak/hoe lang?*

Woonomgeving/situatie:
- *Hoe woont u?*
- *Heeft uw woonsituatie invloed op uw klachten? En op welke manier?*

Thuissituatie:
- *Hoe is uw levenssituatie? Woont u alleen of samen?*
- *Heeft u een mannelijke/vrouwelijke levenspartner?*
- *Heeft u kinderen?*
- *Krijgt u huishoudelijke hulp?*

Gebruikte hulpmiddelen:
- *Gebruikt u hulpmiddelen (denk aan incontinentiemateriaal of katheter)?*

Opleidingsniveau:
- Wat is uw opleidingsniveau? Wat is uw vak?

Leefstijl:
- Wat is uw lichaamsgewicht?
- Wat is uw lengte (BMI kan worden bepaald)?
- Rookt u? Heeft dit invloed op uw klachten?
- Drinkt u alcohol? Heeft dit invloed op uw klachten?
- Drinkt u koffie, thee of koolzuurhoudende dranken? Heeft dit invloed op uw klachten?

Na de algemene anamnese volgt de specifieke bekkenfysiotherapeutische anamnese. Pas daarna kan de anamnese worden afgerond met een voorlopige conclusie.

5.2 Anamnese specifiek

5.2.1 Domeinen bekkenfysiotherapie

Om inzicht te verkrijgen in het totale functioneren van bekken en bekkenbodemgebied en de samenhang hierin zulllen in het algemeen alle domeinen (urologie, gynaecologie, obstetrie, seksuologie, gastro-enterologie, musculoskeletaal) met betrekking tot de bekkenfysiotherapie worden uitgevraagd bij de anamnese.

De patiënt die bijvoorbeeld met ontlastingsklachten bij de bekkenfysiotherapeut komt, kan zich erover verbazen dat er tijdens de anamnese niet alleen wordt gevraagd naar de problemen waar hij voor komt, maar dat ook alle andere domeinen worden uitgevraagd. Dit geldt ook zeker voor patiënten die met lagerugklachten of bekkenklachten te maken hebben en bij wie ook alle bekkenbodemfuncties worden uitgevraagd.

Bij het begin van de anamnese zal worden uitgelegd dat het bekken en de bekkenbodemspieren een functionele eenheid zijn. Dat de bekkenfysiotherapie te maken heeft met verschillende orgaansystemen en hun functioneren, zodat de bekkenfysiotherapeut een beeld moet krijgen van het totale functioneren van dit complex. Dit leidt ertoe dat de verbazing of terughoudendheid van de patiënt plaats kan maken voor begrip.

Ook kan ervoor worden gekozen om van een bepaald domein een korte inventariserende anamnese te doen en die te laten volgen door een uitgebreidere anamnese in de tweede sessie. Bijvoorbeeld: een minder uitgebreide mictie-anamnese bij een patiënt die prolapsklachten heeft en die een normale mictiefrequentie en vochtintake aangeeft. Voordeel hiervan kan zijn dat er meer tijd ter beschikking is, zodat er na het stellen van vragen aan de patiënt, nog ruimte is voor uitleg en het geven van enkele gerichte adviezen waarmee de patiënt zelf al aan de slag kan gaan. Risico hierbij is dat er minder inzicht is in de samenhang van de verschillende domeinen en de uitleg wordt gegeven op basis van onvolledige informatie.

In de bespreking van de domeinen zullen niet alleen de vragen (en hun vraagstelling) worden aangegeven, maar ook informatie over de mogelijke antwoorden, de achtergronden en interpretatie hiervan. De volgorde van vragen is een leidraad waarvan kan worden afgeweken. De uitgebreidheid waarin vragen aan de orde zullen komen, kan per patiënt verschillen. Voor de formulering van de vragen worden suggesties gedaan die individueel kunnen worden aangepast.

5.2.2 Domein urologie

Tijdens de mictie-anamnese worden aan de patiënt vragen gesteld over het mictiepatroon, het mictiegedrag en de mictiestoornissen.

- **Mictiepatroon**

Allereerst wordt het persoonlijke mictiepatroon van de patiënt uitgevraagd.

— *Hoe vaak gaat u overdag gemiddeld (of maximaal/minimaal) naar het toilet om te plassen?*
— *Hoeveel tijd zit er ongeveer tussen uw plassen in?*

Patiënten vinden het vaak lastig om hierop antwoord te geven. Wel weten zij antwoord te geven op de vraag of zij in vergelijking met anderen vaak of juist weinig keren plassen, of kunnen zij aangeven hoeveel tijd er is tussen twee plassen (plasinterval). Een mictielijst geeft objectieve informatie.

> Voor de dagelijkse mictiefrequentie wordt zes keer per dag bij een intake van 1,5 liter aangegeven[7]. In de praktijk wordt veelal vijf tot acht keer per dag bij een vochtintake van 1,5 à 2 liter gehanteerd.

— *Hoe vaak gaat u 's nachts gemiddeld (of maximaal/minimaal) naar het toilet om te plassen?*

Deze vraag kunnen patiënten meestal heel gemakkelijk beantwoorden. Meer dan twee keer per nacht uit bed gaan om te plassen heeft invloed op de kwaliteit van de slaap.

▶ **Een nachtelijke mictiefrequentie van 0 (tot 1) keer is normaal bij volwassenen. Een toegenomen nachtelijke plasfrequentie kan verschillend oorzaken hebben:**
  — Grote vochtintake in de avonduren na 21.00 uur ('inhaaldrinkers') of 's nachts.
  — Lengte van de nachtrust: een langere nachtrust kan tot een hogere nachtelijke mictiefrequentie leiden.
  — Licht slaappatroon, waardoor men wakker wordt en denkt dat men moet plassen (navragen: *Moet u er echt uit om te plassen, of gaat u voor de zekerheid?*), of ouders met jonge kinderen die hen 's nachts wakker maken.
  — Oedeemvorming in de benen gedurende de dag betekent resorpsie van vocht in het afvoersysteem in de nacht; hierdoor is er een groter aanbod van urine.
  — Verhoogde urine-aanmaak gedurende de nacht (nycturie, te lage afgifte van antidiuretisch hormoon): meten van de totale urineproductie 's nachts ten opzichte van overdag (normaal is de nachtelijke urineproductie maximaal 1/3 van de urineproductie overdag).
  — Hartklachten (decompensatio cordis).

— *Hoeveel vocht drinkt u gemiddeld (of maximaal/minimaal) op een dag (totale vochtintake van koffie, thee, melk, bier, wijn, water, sap, fruit, yoghurt, soep enz.)?*

Het invullen van een mictielijst zorgt voor concrete informatie over de vochtintake van de patiënt en dient standaard te worden uitgevoerd. Als dit niet mogelijk is (bijv. bij cognitieve beperkingen), kan het mictiepatroon meer inzichtelijk worden gemaakt door samen met de patiënt de dag door te nemen (*U staat op en wat drinkt u dan? En gedurende de ochtend?*). Indien dit patroon afwijkt van de norm, zal er bij voorkeur alsnog een mictielijst worden ingevuld.

> Een normale vochtintake is tussen de 1,5 en 2 liter per dag (6 à 8 glazen van 200-250 ml)[7].

Extra vochtintake kan nodig zijn bij intensief transpireren (sporten, overgang, veel zweten) en als de patiënte borstvoeding geeft. Ook is een optie om niet naar de vochtintake te kijken, maar om te beoordelen of de patiënt voldoende urine (1,5 liter) produceert op een dag (José ten Boer). Voor de patiënt zelf kan de kleur van de urine een indicatie zijn of er sprake is van voldoende vochtintake: de ochtendurine kan (donker)geel zijn (verzameling van afvalstoffen gedurende de nacht), maar kleurt in de loop van de dag naar lichtgeel tot wit. Door regelmatig naar de kleur van zijn urine te kijken (even in het toilet kijken na het plassen) heeft de patiënt feedback over zijn vochtintake. De kleur van de urine kan echter ook veranderen onder invloed van voedingsmiddelen en medicatie (vitamine C).

> **Tip**
>
> Patiënten die moeite hebben om voldoende vocht op te nemen, kunnen de volgende tips krijgen:
> - Drink bij het tandenpoetsen (ochtend, middag, avond) een glas water.
> - Zet een flesje water (0,5 liter) op het aanrecht of bureau en drink dit gedurende de dag leeg.
> - Drink na elke plas een half bekertje water (bekertje bij het fonteintje van het toilet zetten): vocht wegbrengen en weer aanvullen. Dit wordt al snel een gewoonte, zodat de patiënt er niet meer over hoeft na te denken en het makkelijk kan volhouden.

Patiënten met een bovennormale vochtintake (> 2,5 liter) worden steeds vaker gezien in de bekkenfysiotherapeutische praktijk. Het advies om meer te drinken zou niet moeten worden gegeven zonder dat de daadwerkelijke intake van de patiënt is bepaald. Bij een hoge vochtintake, die voornamelijk uit water bestaat, is er een kans op watervergiftiging. Diabetes insipidus kan een reden zijn van een bovenmatige vochtintake.

> ▶ De *mictielijst* (3 × 24 uur aaneengesloten, met daarin zowel een werkdag als een thuisdag) met 24 uursvochtintake geeft informatie over het mictiegedrag van de patiënt. Hiermee kan inzicht worden verkregen in: dagfrequentie, nachtfrequentie, functionele blaascapaciteit (zowel ochtendplas als gedurende de dag), gemiddelde plasinterval, mictie bij aandrang, gewoonte of preventief mictiegedrag, mate van aandrang.
> Door het maken van een mictielijst bij aanvang van de behandelperiode worden veranderingen in mictiegedrag concreet meetbaar. Tevens vergroot de mictielijst het inzicht van de patiënt in zijn eigen functioneren (bewustwording).

Als het niet of moeizaam mogelijk is om een mictielijst te maken, kan, voor een globale eerste indruk, gebruik worden gemaakt van een turflijst (1-3 × 24 uur) met 24 uursvochtintake, die alleen informatie geeft over het aantal keren plassen per dag en nacht in relatie tot de vochtintake. Bij afwijkingen van de norm zal het dan alsnog nodig zijn om een mictielijst in te vullen.

5.2 · Anamnese specifiek

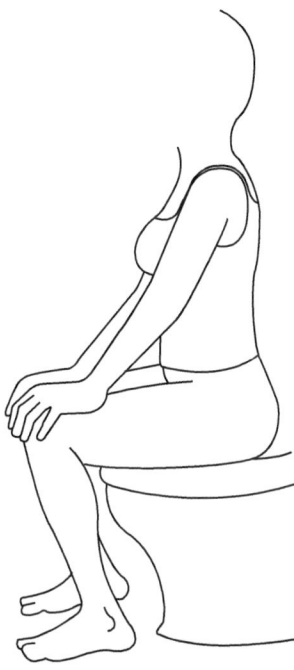

Figuur 5.1 Mictiehouding.

— *Wat is het signaal waarna u gaat plassen? Of wat is de aanleiding?*
Het signaal/gevoel waardoor iemand gaat plassen, kan verschillen (zie kader), maar kan ook niet gekoppeld zijn aan een blaasgevoel (preventief of gewoonteplassen voordat iemand onder de douche gaat, naar bed gaat, naar buiten gaat).

> Gradaties van blaasvulling:
> 1. blaasvulling = de patiënt voelt dat er urine in de blaas is;
> 2. aandrang = de patiënt voelt dat hij moet plassen, maar kan het nog wel uitstellen;
> 3. sterke aandrang = de patiënt heeft duidelijke aandrang om te plassen.

■ **Mictiegedrag**
Er is uitgebreid aandacht voor het mictiegedrag van de patiënt.

— *Hoe is uw houding tijdens het plassen?*
— *♀ Gaat u zitten, of hangt u boven het toilet?*
Zittend plassen is voor de meeste mensen optimaal in verband met de ontspanningsmogelijkheden van de bekkenbodemspieren in zit.

— *♀ Hoe zit u op het toilet? Rechtop? Gewicht naar voren? Ellebogen steunend op de knieën?*
Voor een optimale plashouding wordt aangegeven: het bekken in een lichte opgestrekte stand, zodat de blaas recht boven de plasbuis komt (figuur 5.1). Elke patiënt moet echter zelf uitproberen welke plashouding de beste plasstroom oplevert (luisteren en voelen).

— *♂ Plast u staand? Zo ja, hoe staat u dan (bij voorkeur laten voordoen)?*

Bekken naar voren of naar achteren gekanteld? Zwaartepunt bekken voor het steunvlak van de voeten? Handsteun tegen muur?

Voor een optimale ontspanning van de bekkenbodemspieren heeft zittend plassen de voorkeur, ook bij mannen. Dit kan echter individueel anders zijn.

— ♂ *Plast u zittend? Zo ja, waarom?*

Hygiënische overwegingen? Op verzoek van partner? Lukt het anders niet?

— ♂ en ♀ *Waar is uw broek/ondergoed tijdens zittend plassen?*

De kleding van de patiënt mag tijdens plassen niet in de weg zitten of tussen de knieën worden vastgeklemd, omdat dit de ontspanning van de bekkenbodemmusculatuur kan belemmeren.

— ♂ en ♀ *Neemt u de tijd om te plassen?*
— ♂ en ♀ *Kunt u ontspannen tijdens het plassen?*

Om de blaas volledig te kunnen ledigen zal de ontspanning van de bekkenbodemmusculatuur in voldoende mate moeten plaatsvinden en voldoende lang moeten duren. Voortijdige aanspanning van de bekkenbodemspieren remt de urinestroom af met het risico op residu.

— ♂ en ♀ *Lukt het u te plassen op een openbaar toilet (in een urinoir) in de nabijheid van anderen?*

- **Mictiestoornissen**

Daarna worden de vragen gericht op mogelijke mictiestoornissen.

— *Voelt u aandrang om te plassen?*

Bij een onderactieve blaas of neurologische stoornis voelt de patiënt minder of geen aandrang (meer) om te plassen, maar vulling van de blaas (druk in de onderbuik).

— *Geeft u gehoor aan de aandrang?*

Er kunnen diverse redenen zijn waardoor de patiënt niet altijd gehoor geeft aan de aandrang om te plassen: werkgebonden (gymnastiekdocent basisonderwijs die de groep niet alleen kan laten, vertegenwoordiger onderweg), in verband met hygiëne (niet willen/mogen plassen op school), of uit gewoonte (ophoud-/uitstelgedrag).

— *Zo nee, wanneer plast u dan?*

Uit gewoonte (pas thuis aan het eind van de werkdag) of op de klok, of als er urineverlies gaat optreden (overloopblaas).

— *Hoe vaak heeft u aandrang om te plassen?*

Bij een normaal mictiegedrag is er aandrang bij elke plas. Maar bij urgency kan er ook steeds tussendoor aandrang zijn of kan de aandrang na het plassen blijven bestaan (loze drang).

— *Zijn er factoren die de aandrang beïnvloeden?*

Bekende factoren zijn: stress, kou en vocht, lopende kraan of douche, fontein, branding, maar ook voedingsmiddelen (thee, koffie, kruiden, venkel, bloemkool, bleekselderij e.d.).

— *Kunt u de plas uitstellen? Als u zit? Als u bezig bent? Als u bij de voordeur bent?*
— *Heeft u tijd genoeg om het toilet droog te bereiken?*

5.2 · Anamnese specifiek

Deze klachten wijzen op urgency- en urge-incontinentie of kunnen optreden bij het 'sleutelfenomeen' (een klacht die specifiek optreedt op het moment dat de patiënt de voordeur nadert en de sleutel in het slot steekt).

— *Komt de plas direct? Komt de plas spontaan? Heeft u moeite om te beginnen met plassen?*
Hierbij wordt gevraagd naar obstructieve mictie (door bijv. een cystocele), maar dit kan ook optreden als een patiënt moeite heeft om te ontspannen (dysfunctional voiding).

— *Als u aan het plassen bent, komt de urine er dan in één keer uit, of komt het in delen?*
Het plassen in delen (in tempi of stops) kan wijzen op onvoldoende langdurig de ontspanning kunnen vasthouden, zodat de urethra steeds weer wordt afgesloten, waarna er weer voldoende ontspanning volgt om het plassen te kunnen hervatten. Dit kan ook optreden bij een cystocele, door een onvolledige lediging in een keer in verband met de cele.

— *Gebeurt dat bewust of onbewust?*
Het plassen in delen kan ook wijzen op 'stippeltjes plassen': de plasstraal bewust telkens onderbreken als oefening voor de bekkenbodemspieren. Dit is een oud en onjuist oefenadvies, omdat het een verhoogde kans op blaasontstekingen kan geven, maar helaas is het de wereld nog niet uit.

— *Perst u mee met plassen? Is dat nodig of is dit een gewoonte?*
Patiënten die het advies hebben gekregen om goed leeg te plassen (bijvoorbeeld bij recidiverende urineweginfecties) kunnen de gewoonte hebben ontwikkeld om mee te persen tijdens de mictie. Dit kan averechts werken, omdat het persen leidt tot aanspanning van de buikspieren en daarmee activatie van de bekkenbodemspieren, hetgeen negatief werkt op de benodigde ontspanning voor de mictie. Patiënten met een onderactieve blaas of urethrastenose persen mee tijdens de mictie om de lediging te ondersteunen.

— *Hoe is de straal tijdens plassen? Continu of onderbroken?*
— *Is hierin de laatste tijd verandering opgetreden?*
Bij een normaal mictiegedrag loopt de plasstraal goed door. De plasstraal hoeft zeker niet krachtig te zijn, zoals veel (niet alleen mannelijke) patiënten denken. Een krachtige plasstraal (zoals die vaak te horen is bij de buurman of -vrouw op een openbaar toilet) wordt in het algemeen veroorzaakt door een foutief mictiegedrag: niet-zittend plassen (dus niet ontspannen) en/of met een persmictie.

Bij mannen zal de plasstraal in de loop van hun leven veranderen: door de fysiologische prostaatvergroting (benigne prostaathyperplasie) kan de druk op de urethra toenemen, zodat de plasstraal langzamerhand wat minder wordt. Bij een maligne prostaathyperplasie treden deze straalveranderingen in het algemeen juist niet op, omdat deze carcinomen zich meer aan de buitenkant van de prostaat vormen, zodat de druk op de urethra niet verandert.

— *Als u klaar bent met plassen, heeft u dan het gevoel dat u leeg bent?*
Een 'restgevoel' dat na het plassen blijft bestaan, kan ofwel wijzen op daadwerkelijk residu (dus onvoldoende leeg hebben geplast), ofwel op het feit dat de detrusor zich onvoldoende ontspant, zodat het lijkt alsof de blaas niet leeg is geworden (loze drang).

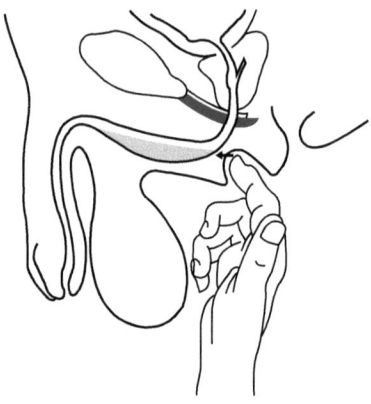

◘ **Figuur 5.2** Leegstrijken urethra.

— *Heeft u wel eens het gevoel dat u binnen 10 à 15 minuten na het plassen alweer moet?*
Ook deze klacht kan te maken hebben met onvoldoende lediging van de blaas, maar dan vooral door een cystocele of urethrocele, die zich pas leegt op het moment dat de patiënt van het toilet gaat en weer gaat lopen: het restje urine kantelt uit de cele richting blaashals en wordt dan pas waargenomen. Dit symptoom komt tevens voor bij een overactieve blaas of bij dysfunctional voiding.

— ♂ en ♀ *Heeft u last van nadruppelen?*
Het kan bij mannen lastig zijn om de urethra in een keer te ledigen, omdat er wat ruimte in de urethra is gekomen; daardoor blijft hier urine verzameld die er bij het opstaan pas uitkomt (*postmicturition dribbling*). Hiervoor zijn twee technieken mogelijk: een aantal keren de bekkenbodemspieren aanspannen en ontspannen om de urethra helemaal te ledigen of het 'leegstrijken' van de plasbuis (◘ figuur 5.2), zowel perineaal als vanaf de onderkant van de penis tot en met de glans penis (eikel).

— *Verlies u wel eens urine? Heeft u last van urineverlies?*
— *Treedt het urineverlies op tijdens drukverhoging (hoesten, niezen, lachen, springen, opstaan, omdraaien)?*
Urineverlies tijdens drukverhogende momenten wijst in het algemeen op onvoldoende werking van het sluitingsmechanisme van de urethra in relatie tot de toename van de buikdruk, de zogenaamde stress- of inspanningsincontinentie ('druklek').

— *Treedt er urineverlies op bij aandrang?*
Urineverlies tijdens aandrang wijst op onvoldoende remming op de activiteit van de detrusor, waardoor er te vroeg urine wordt geloosd, de urgency- of aandrangincontinentie ('dranglek').

— *Heeft u het gevoel dat u urine verliest zonder aandrang of drukverhoging?*
Continu urineverlies is een bijzondere klacht en kan wijzen op anatomische veranderingen (fistel) of neurologische problematiek.
Bovenmatige vaginale vochtproductie wordt door patiënten soms ook verward met continu urineverlies. De plaats van het verlies in het ondergoed (centraal), geur en samenstelling (waterig of slijmerig) kan helpen om het onderscheid te maken.

5.2 · Anamnese specifiek

— *Voelt u dat u urine verliest?*
Het niet voelen van urineverlies kan duiden op stoornissen in de sensibiliteit van het urogenitale systeem.

— *Zijn er factoren die de mate van urineverlies kunnen beïnvloeden?*
Denk hierbij aan urgencyfactoren (stress, kou, vocht, waterstromen) en hormonale factoren (menstruatie).

De 3IQ-test is een vragenlijst om het type incontinentie te bepalen.

De 3IQ-test[1]
1. Heeft u de afgelopen drie maanden onvrijwillig urineverlies gehad (al is het een kleine hoeveelheid)?
   Ja (ga verder met vraag 2 en 3), of nee (de vragenlijst is afgerond).
2. Heeft u de afgelopen drie maanden onvrijwillig urineverlies gehad (a, b én c nagaan)?
   a) Bij fysieke activiteit, zoals hoesten, niezen, tillen, of lichamelijke inspanning.
   b) Bij onhoudbare aandrang of het gevoel de blaas te moeten ledigen waardoor u het toilet niet op tijd haalde.
   c) Zonder fysieke activiteit en zonder het gevoel van onhoudbare aandrang.
3. Wanneer trad de afgelopen drie maanden onvrijwillig urineverlies het vaakst op (1 antwoord)?
   a) Bij het uitoefenen van fysieke activiteit, zoals hoesten, niezen, tillen, of lichamelijke inspanning.
   b) Bij onhoudbare aandrang of het gevoel de blaas te moeten ledigen, waardoor u het toilet niet op tijd haalde.
   c) Zonder fysieke activiteit en zonder het gevoel van onhoudbare aandrang.
   d) Ongeveer even vaak bij fysieke activiteit als bij het gevoel van onhoudbare aandrang.

Het type urine-incontinentie wordt gebaseerd op het antwoord op vraag 3:
a) Het vaakst bij fysieke activiteit (*stress of dominante stress-urine-incontinentie*).
a) Het vaakst bij onhoudbare aandrang (*urgency- of dominante-urgency-urine-incontinentie*).
b) Zonder fysieke activiteit en zonder onhoudbare aandrang (*andere oorzaak*).
c) Ongeveer even vaak bij fysieke activiteit als bij onhoudbare aandrang (*gemengde urine-incontinentie*).

— *Wat is de mate van urineverlies?*
De mate van urineverlies kan worden gegradeerd in cijfers of aantal +.

Mate van urineverlies per keer:
— Graad 1 = druppel(s) of +
— Graad 2 = scheutje of ++
— Graad 3 = hele plas of +++

De frequentie en hoeveelheid urineverlies kunnen ook in een schaal worden aangegeven.

Sandvik Severity Scale[8]
Op deze schaal worden de frequentie en de hoeveelheid urineverlies gescoord.

frequentie:	hoeveelheid urineverlies:
0 = nooit	0 = geen
1 = < 1 keer/maand	1 = druppels
2 = enkele keren per maand	2 = kleine plasjes
3 = een paar keer per week	3 = meer
4 = elke dag/nacht	

Deze scores worden vermenigvuldigd tot een index voor de ernst:
1–2 = licht
3–6 = matig
8–9 = ernstig
12 = zeer ernstig

Bij mannen wordt ook wel gebruikgemaakt van de volgende indeling voor de mate van urineverlies: natte plek van een eurocent, of natte plek van twee-euromunt of grotere plek. In het algemeen zal urineverlies graad 1 of 2 eerder een aanwijzing zijn voor stress-incontinentie (onvoldoende sluitvermogen), en kan graad 3 duiden op de aanwezigheid van urge-incontinentie (ledigen van de gehele blaasinhoud)[9].

— *Hoe vaak treedt het urineverlies op?*
In de definitie van urine-incontinentie (*International Continence Society/International Urogynecological Association*) wordt gesproken over 'onvrijwillig urineverlies' en wordt dus geen frequentie van urineverlies aangegeven. Voor de impact op het functioneren kan het wel van belang zijn om te weten hoe vaak iemand hiervan last heeft, hoewel voor de ene patiënt elke druppel te veel is en dit voor de ander geen reden zou zijn om hulp te zoeken. Objectiveren van de impact van het urineverlies op de beleving van de patiënt kan onder andere met de PRAFAB (▶ H. 6).

— *Treedt het urineverlies overdag en/of 's nachts op?*
— *Treedt nachtelijk urineverlies spontaan op of onder bepaalde omstandigheden?*
Nachtelijk urineverlies kan optreden door hoesten, omdraaien in bed of tijdens het naar de wc gaan; ook bij een neoblaas kan nachtelijk urineverlies optreden. Urgency-incontinentie treedt op tijdens de nachtelijke gang naar het toilet. Een overloopblaas of fistel kan de oorzaak zijn van spontaan urineverlies. Enuresis nocturna is een andere reden van nachtelijk urineverlies.

— *Gebruikt u opvangmateriaal voor de urine?*
— *Hoe vaak moet u dit verschonen?*
Bij gering urineverlies kan het zijn dat een patiënt een drupje urine in het ondergoed accepteert (mannen en vrouwen). Als volgende stap zullen vrouwen vaak eerst dagelijks een inlegkruisje gaan gebruiken, daarna kan dat chronisch gebruik van maandverband worden en vervolgens wordt vaak pas overgaan tot het gebruik van incontinentiemateriaal (psychische drempel). Ook

mannen krijgen van hun vrouw nog wel eens het advies om inlegkruisjes of maandverband te gebruiken voor hun urineverlies.

Ook voor mannelijke patiënten is het gebruik van incontinentiemateriaal een psychisch grote stap. Het meenemen van dit materiaal (mannen hebben vaak geen tas bij zich) en het wegwerpen ervan in het toilet (de mannentoilet kent geen afvalbakjes) zijn hier mede debet aan.

Goede informatie over het juiste incontinentiemateriaal kan verkregen worden via de apotheek (vaak door een apothekersassistente die hierin is gespecialiseerd, of via een continentieverpleegkundige). Zij kunnen proefmateriaal aan de patiënt meegeven, zodat hij dit kan uitproberen. Patiënten weten vaak niet dat incontinentiemateriaal door de verzekeraar kan worden vergoed, indien de huisarts (soms ook de bekkenfysiotherapeut) hiervoor een machtiging schrijft.

Het gebruik van dubbele materialen of het toevoegen van toiletpapier of watten aan het materiaal is af te raden, omdat dit de absorptiekwaliteit van het materiaal in negatieve zin kan beïnvloeden, en een grotere kans geeft op huidirritatie.

— Heeft u last van huidirritatie?
— Wat gebruikt u om de huid te verzorgen?

Het is voor de bekkenfysiotherapeut van belang om kennis te hebben van de mogelijke huidverzorgingsproducten, zodat kan worden bepaald of de huidverzorging optimaal verloopt.

Huidverzorging

Vette zalven (huidconditie): vaseline-cetomacrogol, cardiflorzalf, vaseline-paraffinezalf, lanettecrème, oculentum simplex, uierzalf, emoe- of emu-olie, calendulazalf, biodermalcrème, sudocrème, bepanthen, echinaceazalf, koelzalf.

Zalven bij kloofjes, wondjes, irritaties (huidheling): mesitran, homeoplasmine, zinkoxidezalf, calendula, theranal, vaseline (evt. met 3% lidocaïne), hemocin.

— Gebruikt u medicatie in verband met uw klachten?

Naast medicatie in verband met incontinentie kunnen patiënten ook medicijnen gebruiken die de incontinentie bevorderen.

Incontinentie als bijwerking

Geneesmiddelen met een anticholinergisch effect (zoals veel antipsychotica en antidepressiva) kunnen aanleiding geven tot urineretentie met overloopincontinentie. Daarnaast bedreigen de snelwerkende lisdiuretica de continentie omdat de blaas zeer snel gevuld wordt, hetgeen leidt tot een verhoogde druk en meer aandrang[7].

— Heeft u ooit blaasontstekingen gehad?
— Ziet u wel eens bloed in de urine?

Urineweginfecties kunnen optreden bij meisjes, soms al vanaf heel jong, in de puberteit/adolescentie, bij de aanvang van de seksuele carrière van vrouwen (onbekende bacteriën), tijdens de zwangerschap of menopauze (verminderde weerstand) en bij het ouder worden. Een nierbekkenontsteking wijst op een blaasontsteking die niet tijdig is herkend. Sommige vrouwen hebben voortdurende het gevoel dat zij een blaasontsteking hebben. Navraag of er daadwerkelijk een urineweginfectie is vastgesteld (urineonderzoek door de huisarts of specialist), of deze met antibiotica is behandeld, of er een nacontrole van de urine is gedaan en of de urine op kweek is gezet, geeft inzicht hierin. Bloed bij de urine kan duiden op een ernstige blaasontsteking en is altijd reden om de patiënt (terug) te verwijzen naar de huisarts of medisch specialist. Urineweginfecties komen bij mannen minder vaak voor.

- *Is er pijn tijdens het plassen?*
- *Treedt dit op bij aanvang van, tijdens of na het plassen? Waar zit die pijn (blaasuitgang, plasbuis of in de blaas/onderbuik)?*

Pijn tijdens het plassen kan wijzen op irritatie bij loslaten van bekkenbodemspieren of passage van de urine door de urethra. Pijn in de onderbuik geeft een indicatie voor pijn vanuit de blaas zelf.

- **Bijzondere informatie met betrekking tot de mictie**

Tijdens de mictie-anamnese kunnen patiënten nog specifieke informatie geven.

- *Sproeiend plassen.*

Dit mictiepatroon kan duiden op onvoldoende ontspanning tijdens de mictie, zodat de plasstraal licht wordt afgeknepen, hetgeen tot sproeien kan leiden (vergelijking met een dichtgeknepen tuinslang).

- *De benen natplassen of onder de bril doorplassen.*

Door een cystocele of urethrocele kan de stand van de urethra dusdanig van richting zijn veranderd, dat dit tot een ander plasverloop leidt. Ook een persend mictiegedrag kan dit mictiepatroon veroorzaken.

- *Verandering in de plasstraal bij mannen.*

Indien een man beschrijft dat de plasstraal in de afgelopen periode is veranderd, zijn de volgende vragen relevant:
- *Is er verschil in de straal bij een grote of kleine plas?*
- *Is uw PSA (prostaatspecifiek antigeen) bekend?*
- *Is die de laatste tijd veranderd?*

De invloed van prostaatveranderingen (benigne of maligne) op de plasstraal bij mannen is eerder in dit hoofdstuk al beschreven.

- *Heeft u pijn uitstralend in de testikels of het scrotum?*

Pijn in de testikels kan een lokale oorzaak hebben, waarvoor de patiënt bij de huisarts of uroloog moet zijn, maar kan ook ten gevolge van een overactieve bekkenbodem optreden of als referred pain.

- *Bent u wel eens bij de uroloog geweest?*
- *Zo ja, wat was de reden hiervan?*
- *Zijn er bij u urologische ingrepen gedaan?*
- *Maakt u wel eens gebruik van een katheter?*

In het verleden was het 'oprekken van de plasbuis' (urethradilatatie) of de otis (urethrotomie) bij vrouwen een veel gehanteerde ingreep door urologen, die werd toegepast in verband met recidiverende urineweginfecties of andere plasklachten. Een katheter kan onder andere worden gebruikt bij een blaasresidu en bij urethrastricturen.

— *Hoe is het zindelijkheidsproces bij u verlopen?*
— *Bent u bedplasser geweest?*

Enuresis (nocturna) en urine-incontinentie zijn verschillende diagnoses, en kunnen wel, maar hoeven geen samenhang te hebben. De impact van een nieuwe vorm van urineverlies op een patiënt die lang bedplasser is geweest, kan echter anders zijn.

5.2.3 Domein gynaecologie

Bij de gynaecologische anamnese worden, afhankelijk van de levensfase van de vrouw, vragen gesteld over:
— menstruatie,
— menopauze,
— prolapsen,
— gynaecologische historie (onderzoeken, ingrepen, operaties).

Ook nu wordt eerst weer met het uitvragen van de fysiologie behandeld, waarna vervolgens de pathologie aan de orde komt.

— *Hoe verloopt uw menstruatiepatroon?*
— *Heeft u klachten van uw menstruatie?*

De mate waarin vrouwen last hebben van hun menstruatie, is erg verschillend en de impact op hun functioneren ook. Het functioneren van de bekkenbodemspieren kan beïnvloed worden door hormonale veranderingen.

— *In hoeverre worden uw klachten door de menstruatie beïnvloed?*

Incontinentie (zowel stress- als urge-incontinentie), prolapsklachten en bekkenpijn kunnen in de laatste paar dagen voor de menstruatie toenemen door de hormonale veranderingen die een (tijdelijke) negatieve invloed hebben op de functie van de bekkenbodemspieren.

— *Gebruikt u medicatie in verband met anticonceptie?*

Door het gebruik van de pil (oraal, prikpil, staafje) worden de hormonale schommelingen van de vrouw genivelleerd, waardoor de invloed hiervan op het functioneren van de bekkenbodem minder tot uitdrukking kan komen.

— *Is er een (Mirena)spiraaltje geplaatst?*

De aanwezigheid van een spiraal is een contra-indicatie voor gebruik van elektrostimulatie bij de bekkenfysiotherapeutische behandeling, maar niet als deze van kunststof is.

— *Is uw menstruatiepatroon de afgelopen periode veranderd?*

De menopauze kent een lange aanloop van geleidelijke veranderingen in het menstruatiepatroon: de bloedingen kunnen heviger worden, de frequentie neemt toe of juist af, de menstruele klachten kunnen toenemen. Deze veranderingen kunnen van invloed zijn op de mate van bekken(bodem)klachten (toenemende stress-incontinentie of bekkenpijn in de premenopauzale periode).

- *Heeft u de menopauze afgerond?*
- *Heeft u nog klachten van de menopauze?*

De menopauze is pas definitief als een vrouw één jaar niet meer gemenstrueerd heeft. Na de laatste menstruatie kunnen menopauzale klachten optreden (opvliegers, nachtelijk zweten, onrustig slaappatroon, gewrichtsklachten). Doordat de hormonale invloed op de bekkenbodem wegvalt, kan dit de periode zijn waarin bekkenbodemklachten worden ontwikkeld die hun basis in een eerdere periode in het leven van de vrouw hebben (disfuncties ten gevolge van de partus, die tot dan toe klachtenvrij zijn gebleven).

- *Heeft u last van vaginale winden?*
- *Heeft u na het zwemmen of douchen last van verlies van vocht/water uit de vagina?*

Vaginale flatus is een klacht die vrouwen niet zo snel zelf rapporteren, maar die ter sprake kan komen bij het zien van een openstaande introïtus tijdens de lokale vaginale inspectie. Het geven van informatie over de oorzaken van deze symptomen, werkt geruststellend[10].

- *Heeft u het gevoel dat er iets uit de vagina komt/bolt? Of uit de anus?*
- *Heeft u wel eens een balgevoel, of het gevoel dat u ergens op zit?*

Het waarnemen van een balgevoel is een zeer sterke voorspeller voor de aanwezigheid van een prolaps (▶ tabel 7.3)[11].

Vervolgens kan het prolapsgevoel nader worden uitgediept met behulp van de volgende vragen.

- *Is er toename van prolapsklachten in de loop van de dag?*

Naarmate de dag vordert, zullen de bekkenbodemspieren vermoeid raken en neemt de rekbaarheid van het bindweefsel toe.

- *Is er toename van prolapsklachten bij zwaar werk?*

Fysieke arbeid zorgt voor een toename van de buikdruk en daardoor een vergroting van de belasting op de bekkenbodem.

- *Is er afname van prolapsklachten als u gaat liggen?*

Afname van de belasting op de bekkenbodem (horizontaliseren) en toename van de circulatie in het kleine bekken, leveren een vermindering van de buikdruk op en een reductie van prolapsklachten.

- *Heeft u wel eens moeite om het plassen op gang te brengen?*
- *Heeft u wel eens het gevoel dat u niet leeg plast?*
- *Gaat dit wel/niet samen met het balgevoel?*

Door de mechanische druk van de prolaps op de urethra kan het beginnen van de mictie of de lediging van de blaas beperkt worden.

- *Komt er bij het opstaan na het plassen nog urine?*
- *Hangt dit samen met het balgevoel?*

Bij een voorwandprolaps kan een deel van de urine in de cele ('zwanenhals') achterblijven tijdens mictie. Deze urine kan vrijkomen bij het opstaan. Door het bekken te kantelen na afloop van de mictie kan deze urine wel adequaat geloosd worden.

- *Moet u wel eens meehelpen met het ontlasten?*
- *Gebruikt u een steuntje (vinger of duim) in de vagina bij het ontlasten? Of moet u de ontlasting er wel eens met de hand uitkneden?*
- *Moet u soms kort na de ontlasting nog een keer lozen? En is dit een grote of een kleine portie? Hangt dit samen met het balgevoel?*

Bij een achterwandprolaps wordt de feces tijdens de defecatie in de cele geperst, zodat de lediging niet volledig is. Dit restje kan er bij een tweede lozing uitkomen.

- *Heeft u doorstootpijn bij het vrijen?*

Een descensus uteri zorgt voor een relatieve verkorting van de totale vaginale lengte. De uterus is een gevoelige structuur, zodat dit bij penetratie tot (diepe) pijnklachten kan leiden. Verandering van houding tijdens het vrijen kan hierbij helpen.

- *Heeft (had) uw moeder verzakkingsklachten (gehad) of is zij hieraan geopereerd?*

De kans op het krijgen van een prolaps wordt mede genetisch bepaald en staat in relatie tot de rekbaarheid van het bindweefsel.

- *Heeft u last van de verzakkingsklachten bij dagelijkse activiteiten, werkzaamheden of sporten?*

Denk hierbij aan het dragen van strings of strakke broeken, zitten, fietsen, sporten of tuinieren. De meeste vrouwen voelen het echter vooral tijdens het reinigen van de vagina.

- *Bent u wel eens bij de gynaecoloog geweest?*
- *Zo ja, wat was de reden hiervan?*

Vrouwen kunnen in verband met een medische indicatie in de periode van zwangerschap en bevalling bij de gynaecoloog zijn geweest. Ook kunnen er curettages hebben plaatsgevonden, die geen consequenties hoeven te hebben voor de bekkenbodemklachten van de patiënt. Maar er kan ook een afwijkend uitstrijkje zijn geweest of een baarmoederextirpatie in verband met een oncologische indicatie. Bij het gebruik van elektrostimulatie is dit van belang om te weten, omdat het een contra-indicatie kan zijn.

- *Zijn er bij u ooit gynaecologische ingrepen gedaan?*
- *Zo ja, welke?*

Patiënten weten niet altijd wat er tijdens een gynaecologische operatie bij hen is gedaan: *ze hebben alles weggehaald*, is een bekend voorbeeld. Of *ze hebben de boel opgehaald*, zonder dat het duidelijk is wat er precies is opgehaald. De baarmoeder heeft een rol in het positioneren van blaas en darmen (wig) en het is dus van belang te weten of ze wel of niet aanwezig is.

5.2.4 Domein obstetrie

De impact van de zwangerschap en partus op het functioneren van de bekkenbodemmusculatuur is wetenschappelijk aangetoond in de afgelopen jaren. De historie van de bekkenbodemspieren met betrekking tot zwangerschap en bevalling zal dus goed in kaart dienen te worden gebracht. In verband met het inwendig onderzoek is het ook belangrijk om te weten of de patiënte wel of geen vaginale bevalling heeft meegemaakt.

- *Heeft u zwangerschappen meegemaakt?*
- *Zo ja, hoeveel zwangerschappen (inclusief miskramen)?*

De eerste zwangerschap en bevalling levert de grootste veranderingen op in het bekken- en bekkenbodemgebied. Volgende zwangerschappen leveren hieraan een kleinere bijdrage. Miskramen kunnen blijvend invloed hebben op de beleving van de vrouw. zowel afhankelijk van het individu, maar ook van de duur van de zwangerschap. Ook wordt gevraagd waarom de zwangerschap niet voldragen is.

- *Indien u geen zwangerschappen (of miskramen) heeft meegemaakt, is dit een bewuste keuze?*
- *Heeft u ooit een abortus ondergaan?*

Het gegeven dat een vrouw ongewild kinderloos is gebleven of een abortus heeft ondergaan, kan van invloed zijn op de beleving van haar bekkenbodemgebied, zodat hiermee tijdens het inwendig onderzoek rekening kan worden gehouden. De vraag over abortus zal niet standaard worden gesteld, maar kan gedurende de anamnese wel ter sprake komen.

- *Bent u spontaan zwanger geworden of is hier ondersteuning bij geweest?*

Denk aan ivf (in-vitrofertilisatie), IUI (intra-uterine inseminatie) en ICSI (intracytoplasmatische sperma-injectie), waarbij er sprake is van hormonale beïnvloeding (bijv. in relatie tot zwangerschapsgerelateerde bekkenpijn).

- *Hoe verliepen deze zwangerschappen (per zwangerschap uitvragen)?*

Denk hierbij aan elementen als bekkenpijn, zwangerschapsklachten, prolapsklachten en dergelijke.

- *Hoeveel bevallingen heeft u meegemaakt? En wanneer?*

De eerste vaginale bevalling (en eerste zwangerschap) veroorzaakt de grootste veranderingen in de kwaliteit van de bekkenbodem.

- *Hoe verliepen die bevallingen?*

Het is van belang een beeld te krijgen van diverse facetten van een bevalling in relatie tot bekken en bekkenbodemmusculatuur, specifiek bij het postpartumconsult:
- ontsluiting (spontaan of ingeleid),
- uitdrijving (uitdrijvingstijd),
- persen (pershoudingen en -duur),
- rupturen of episiotomie,
- kunstverlossingen: tang, vacuüm,
- hechten (thuis, op verloskamer of op de operatiekamer),
- nageboorte (uitdrijving placenta, manuele verwijdering),
- bloedverlies,
- sectio ceasarea,
- gewicht kind, ligging en dergelijke,
- herstel na partus (episiotomie).

- *Is uw kinderwens vervuld?*
- *Indien niet, heeft u al een termijn hiervoor bepaald?*

Voor het proces van herstel van klachten na de bevalling is het zeker belangrijk om te weten of de vrouw in een tussenfase is van herstel na een bevalling, of dat het een eindfase is in de obstetrische status van de vrouw. Denk hierbij aan de tijd die voor het herstelproces uitgetrokken kan worden, de verwachting ten aanzien van het eindresultaat en dergelijke.

5.2.5 Domein seksuologie

Zoals eerder is aangegeven is het zinvol om voorafgaand aan het uitvragen van de verschillende domeinen aan de patiënt uit te leggen dat de bekkenbodemspieren een relatie hebben met verschillende organen: blaas, baarmoeder, darmen. En dat er dus meer vragen worden gesteld dan de patiënt misschien had verwacht. Van hieruit kan de stap naar het vragen stellen over seksualiteit vaak makkelijker worden gemaakt. Bij seksuele disfuncties wordt gedacht aan diverse aspecten: verlangen, opwinding, erectie, orgasme, zaadlozing en coïtus.

De bekkenbodemspieren spelen een belangrijke rol tijdens seksualiteit, zowel bij aanspanning (bij opwinding, erectie, orgasme, zaadlozing) als bij ontspanning (o.a. de mogelijkheid tot penetratie).

Niet alleen bij seksuele indicaties dient het domein seksualiteit in de anamnese te worden betrokken, maar ook bij andere bekkenfysiotherapeutische indicaties. Urineverlies kan ook tijdens de coïtus plaatsvinden, zodat er op deze manier een impact is van niet-seksuele klachten op het seksuele leven van de patiënt en zijn of haar partner.

De bekkenfysiotherapeut dient voldoende kennis te hebben van de seksuele ontwikkeling, seksuele reacties en de seksuele responscyclus om het functioneren op seksueel gebied bij de patiënt adequaat te kunnen uitvragen, maar dient zich te beperken tot datgene dat relevant kan zijn binnen de bekkenfysiotherapie.

Het is duidelijk dat niet alle seksuele disfuncties gerelateerd zijn aan disfunctie van de bekkenbodem. Indien de patiënt klachten rapporteert die niet bekkenbodemgerelateerd zijn, zal met de patiënt worden gesproken over mogelijke begeleiding door een seksuoloog. De bekkenfysiotherapeut heeft een netwerk van hulpverleners nodig, zodat zij de patiënt kan doorverwijzen.

De allereerste vraag die gesteld kan worden, is:
- *Bent u seksueel actief?*

Vaak interpreteert de patiënt deze vraag niet juist en geeft hij antwoord in de trant van: *nou, zo actief zijn we niet meer hoor.* Seksueel actief zijn is niet synoniem met het hebben van coïtus, ook al denken veel mensen daar bij deze vraag wel aan. Geen partner hebben betekent dus ook niet dat een patiënt niet seksueel actief is: masturbatie is immers ook een seksuele activiteit; en ook hierbij kunnen disfuncties optreden (bijvoorbeeld niet meer tot een orgasme kunnen komen).

- *Hebben uw klachten een relatie tot uw seksualiteit? Hebben uw klachten impact op uw seksuele leven?*

Urine- of ontlastingsverlies, prolapsklachten, pijn of urineweginfecties kunnen problemen geven tijdens seksuele activiteiten, vooral in de belevingszin. Hiervan kan zowel bij de patiënt als bij zijn of haar partner sprake zijn. Het gebeurt nogal eens dat de patiënt *denkt* dat de partner hier last van heeft, zonder dit te hebben nagevraagd.

- *Is er sprake van urineverlies tijdens vrijen? Wanneer treedt dit op?*

Urineverlies tijdens vrijen kan samenhangen met een overactieve blaas of bij onvoldoende sluitfunctie (kan ook bij mannen na een prostaatoperatie voorkomen). Bij mannen en vrouwen kan het urineverlies optreden tijdens het orgasme, bij vrouwen ook bij penetratie.

Als er een specifieke seksuologische indicatie is, dienen de verschillende seksuele fasen te worden uitgevraagd.

– *Is er in voldoende mate sprake van seksueel verlangen? Heeft u (nog) zin om te vrijen? Is dit veranderd door de klachten?*

Seksueel verlangen is een essentiële voorwaarde om tot een goede seksuele ervaring te komen. Dit verlangen is in de beginfase van een relatie meestal geen enkel probleem, maar kan gedurende een relatie veranderen, zodat hier bewust aan moet worden gewerkt. Angst voor urineverlies kan echter ook de zin in vrijen beïnvloeden.

– *Heeft u problemen met opgewonden raken? Is dit altijd zo geweest of is dat pas recent aan de orde?*

Een patiënt kan wel naar seksualiteit verlangen en toch geen opwinding ervaren (denk aan de situatie bij mannen kort na een prostatectomie. Zij kennen wel verlangen, maar voelen geen fysieke opwinding).

– *Bent u besneden?*

Voor de man zal dit in het algemeen geen seksuele consequenties hebben, voor de vrouw kan dit wel het geval zijn, afhankelijk van de mate van besnijdenis. Deze vraag zal niet standaard binnen de bekkenfysiotherapeutische anamnese worden gesteld, maar kan wel ter sprake komen.

- **Mannen**

Afhankelijk van de hulpvraag of (verwijs)indicatie kunnen specifiek aan mannen de volgende vragen gesteld worden.

– *Heeft u erectieproblemen?*
– *Bent u in staat om een erectie te krijgen?*
– *Heeft u hier vertrouwen in?*

Bij het stijgen van de leeftijd, neemt in het algemeen de mogelijkheid tot het krijgen van een erectie af. Dit kan gelden voor de frequentie en voor de mate van erectie.

– *Is de kwaliteit van de erectie voldoende om penetratie mogelijk te maken?*
– *Kunt u de erectie voldoende lang volhouden?*

Voldoende erectiekwaliteit en -duur is noodzakelijk om penetratie mogelijk te maken. Ook kan de duur van de erectie van belang zijn voor het bereiken van het orgasme van de partner. Erectieproblemen kunnen ook bestaan doordat er sprake is van een vroegtijdig klaarkomen (premature ejaculatie). Dit kan zowel voor de patiënt (te kortdurende seksuele beleving) als voor de partner (onvoldoende tijd om tot een orgasme te komen) onbevredigend zijn.

– *Treden er ochtenderecties op?*

Ochtenderecties laten zien dat het seksuele mechanisme van de man fysiek intact is.

– *Bent u in staat tot een orgasme te komen?*

Naarmate mannen ouder worden, kan de tijd die ze nodig hebben om tot een orgasme te komen langer worden.

– *Heeft u problemen met de ejaculatie (zaadlozing)?*

Na een TURP (transurethrale resectie van de prostaat) is het mogelijk dat er een retrograde ejaculatie optreedt: omdat de blaashalssluiting onvoldoende is, wordt het sperma niet naar buiten, maar terug naar de blaas gestuwd. Bij de volgende mictie zal de patiënt dan een troebele plas zien, bestaande uit urine en sperma.

5.2 · Anamnese specifiek

— *Treedt er pijn op tijdens of na het orgasme?*
Mannelijke patiënten met een overactieve bekkenbodem kunnen pijn hebben tijdens of na het orgasme. Die pijn kan in duur variëren tussen enkele minuten en enkele dagen. Anderzijds kan een orgasme juist een vermindering van pijnklachten in de bekkenbodem opleveren (reflectoire ontspanning, circulatiebevordering).

■ **Vrouwen**
Afhankelijk van de hulpvraag of (verwijs)indicatie kunnen specifiek aan vrouwen de volgende vragen gesteld worden.

— *Kunt u tot een orgasme komen? Heeft u orgasmeproblemen?*
— *Bereikt u dit via clitorale of vaginale stimulatie?*
— *Lukt u dit zelf of samen met of in de nabijheid van uw partner?*

Dertig procent van de vrouwen kan niet tot een orgasme komen. Tijdens hun seksuele carrière kunnen vrouwen de diverse vormen van orgasme leren kennen, afhankelijk van hun eigen interesse of ondernemingszin, maar ook door de seksuele kwaliteit van hun partner. Het blijft een hardnekkig misverstand dat een vrouw via coïtus een orgasme 'hoort' te krijgen. In het gesprek met de bekkenfysiotherapeut kan dit aan de orde komen.

— *Treedt er tijdens het orgasme verlies van vocht op? Is dit urine of ander vocht?*
Urineverlies kan ook optreden tijdens seksuele activiteiten, zowel bij penetratie als tijdens een orgasme. Dit wordt door de vrouw zelf vaak als een veel groter probleem ervaren dan door de partner. Over het bestaan van een vrouwelijke ejaculatie (squirten) wordt verschillend gedacht en het lijkt weinig voor te komen (10%)[12]. Bij vrouwen met seksueel gerelateerd vochtverlies kan het echter wel van belang zijn om dit aan de patiënt voor te leggen.

— *Wordt u voldoende vochtig bij opwinding?*
Voldoende vochtproductie is belangrijk voor de penetratie en wrijving die tijdens de coïtus plaatsvindt. Door onvoldoende opwinding of hormonale veranderingen kan de lubricatie afnemen.

— *Kunt u tot penetratie komen?*
— *Kunt u zelf een vinger inbrengen in de vagina?*
— *Kunt u tampons inbrengen? Is het wel eens moeilijk om de tampon eruit te halen?*

Deze vragen geven informatie over de mogelijkheid tot passage/relaxatie van de bekkenbodemspieren. De mogelijkheid van de aanwezigheid van anatomische disfuncties moet ook in overweging worden genomen (primaire dyspareunie).

— *Heeft u pijn tijdens het vrijen? Waar zit die pijn?*
Pijn kan genitaal, vaginaal of in de onderbuik optreden, maar er kan ook pijn in de liezen of symfyse optreden bij zwangerschapsgerelateerde bekkenpijn.

— *Is dit bij het begin van de penetratie?*
Denk hierbij aan vulvodynie (direct bij het contact), of aan een overactieve bekkenbodem (bij het eerste deel van de penetratie).

— *Of is dit bij het doorstoten?*
Denk hierbij aan een beperkte vaginale lengte bijvoorbeeld door een descensus uteri of bij een *mismatch* tussen een grote penislengte en een korte vagina.

— *Of is dit na het vrijen?*
Pijn na het vrijen kan optreden bij een *mismatch* tussen de diameter van de penis en de vagina, of postoperatief (voor-/achterwandplastiek).

- **Mannen en vrouwen**

De volgende vragen kunnen aan zowel mannen als vrouwen worden gesteld.

— *Hoe gaat u met deze klachten om?*
— *Hoe gaat uw partner met deze klachten om?*
— *Heeft u negatieve (seksuele) ervaringen?*

Negatieve ervaringen die van invloed zijn op het bekken(bodem)gebied, hoeven niet seksueel gebonden (verkrachting, misbruik) te zijn, maar kunnen ook zijn ontstaan door een hulpverlener (pijnlijk inwendig onderzoek) of fysiek geweld (mishandeling) of een traumatische partus.

— *Heeft u hiervoor hulp gehad?*
— *Heeft u dit verwerkt?*
— *Wilt u hulp hebben voor uw seksuologische klachten?*

5.2.6 Domein gastro-enterologie

Ook nu wordt eerst weer het persoonlijke defecatiepatroon van de patiënt geïnventariseerd door hierover specifieke vragen te stellen. Vervolgens worden de specifieke fecale klachten uitgebreid in kaart gebracht.

- **Defecatiepatroon**

Als aan een patiënt, die geen gastro-enterologische indicatie heeft (bijvoorbeeld urine-incontinentie) wordt gevraagd hoe het ontlastingspatroon is, is het antwoord al snel: *normaal* of *gewoon*. Dan wordt altijd door de bekkenfysiotherapeut doorgevraagd wat 'normaal' betekent voor de patiënt, zodat een beeld wordt verkregen van hoe het defecatiepatroon er daadwerkelijk uitziet (de patiënt die zijn hele leven al 1 keer per week ontlasting heeft, vindt dit zelf gewoon).

— *Hoe vaak heeft u ontlasting?*

Patiënten kunnen hier meestal makkelijk antwoord op geven. Het is echter een hardnekkig misverstand, dat alleen 1 keer per dag normaal is.

> Een defecatiefrequentie tussen de 3 keer per dag en 1 keer per drie dagen valt binnen de norm.

De defecatie vindt meestal overdag plaats. Het is tevens van belang te kijken of de defecatiefrequentie veranderd is in de klachtenperiode.

Om hierin meer duidelijkheid te krijgen kan er een defecatielijst worden ingevuld, vaak in combinatie met een vezellijst.

> ▶ Een defecatielijst levert objectieve informatie over het defecatiegedrag van de patiënt. Hiermee kan inzicht worden verkregen in: defecatiefrequentie overdag/nacht, consistentie, fecale incontinentie. Door een defecatielijst te maken bij aanvang van de behandelperiode kunnen veranderingen in defecatiegedrag tijdens het behandeltraject concreet worden gemaakt. Tevens zorgt de defecatielijst voor een toename van het inzicht van de patiënt in zijn eigen functioneren.

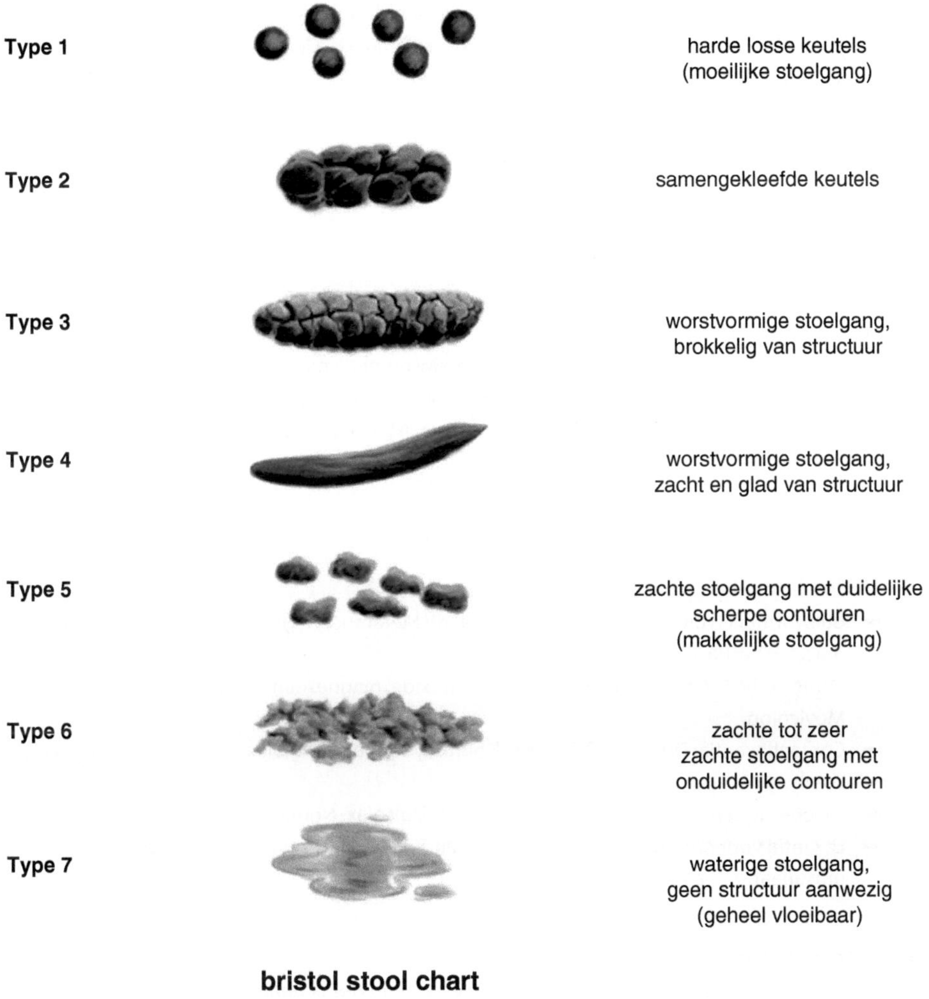

5.2 · Anamnese specifiek

Type 1		harde losse keutels (moeilijke stoelgang)
Type 2		samengekleefde keutels
Type 3		worstvormige stoelgang, brokkelig van structuur
Type 4		worstvormige stoelgang, zacht en glad van structuur
Type 5		zachte stoelgang met duidelijke scherpe contouren (makkelijke stoelgang)
Type 6		zachte tot zeer zachte stoelgang met onduidelijke contouren
Type 7		waterige stoelgang, geen structuur aanwezig (geheel vloeibaar)

bristol stool chart

Figuur 5.3 Bristol stoelgangschaal.

— *Hoe is de samenstelling van de ontlasting?*
Met de *Bristol stoelgangschaal* (figuur 5.3) kan hierin op een goede (en leuke) manier duidelijkheid worden verkregen: de plaatjes laten verschillende consistenties van de ontlasting zien en de patiënt kan aangeven waar zijn ontlasting het meest op lijkt (nummer 1-5).

— *Houdt u rekening met uw voeding voor de ontlasting?*
Bij patiënten met obstipatie wordt het gebruik van vezels, zowel onoplosbaar (brood, muesli, lijnzaad e.d.) als oplosbaar (groente en fruit) onderzocht. Bij patiënten met fecale incontinentie zal eveneens worden gekeken naar de vezelintake (bovenmatige vezelintake kan ook), maar ook naar het gebruik van voedingsmiddelen die de consistentie dun kunnen maken (laxerende werking van bijvoorbeeld uien, kruiden, peulvruchten).

> Voor de vezelintake wordt een dagelijkse hoeveelheid van 30-40 gram aanbevolen. De vezellijst geeft een indicatie of er een adequate vezelintake is. De vezelintake wordt in relatie tot de defecatiefrequentie en consistentie bekeken.

— *Gebruikt u medicatie voor de ontlasting?*
Naast medicatie in verband met obstipatie kunnen patiënten ook medicijnen gebruiken die de obstipatie bevorderen.

> **Medicatie die van invloed kan zijn op de obstipatie[13]**
> Opioïden en medicamenten met anticholinerge werking (anticholinerge antihistaminica, tricyclische antidepressiva, antipsychotica, parkinsonmedicatie, oxybutynine) kunnen obstipatie veroorzaken, maar ook serotonineheropnameremmers, anti-epileptica, bisfosfonaten, ijzer- en calciumpreparaten, calciumantagonisten, NSAID's, diuretica en aluminiumbevattende antacida.

> **Medicatie die kan worden gebruikt bij obstipatie**
> — Bulkvormers (volumevergrotende middelen): Metamucil, Psylliumvezels, Volcolon, Normacol, Fiberform.
> — Osmotische laxantia: lactulose, magnesiumoxide, magnesiumsulfaat, Duphalac, Forlax, Movicolon.
> — Contactlaxantia: Dulcolax, Bisacodyl, Nourilax, Sennocol, Agiolax.
> — Weekmakers: paraffine.
> — Laxerende zetpillen: Bisacodyl, microklysma, Dulcolax, Norgalax, Microlax.
> — Laxantia voor darmreiniging: Colofort, Klean-Prep, magnesiumsulfaat, Phosphoral, natriumsulfaat, X-Praep, Prunacolon.

- **Defecatiegedrag**

— *Wat is voor u de aanleiding om naar het toilet te gaan om te ontlasten? Kent u een duidelijk aandranggevoel?*
Aandrang is noodzakelijk om goed te kunnen ontlasten. Zonder aandrang zal de patiënt de uitdrijvende kracht zelf moeten genereren.

— *Zo nee, wanneer gaat u dan naar het toilet voor de ontlasting?*
Sommige patiënten kennen wel een vullingsgevoel van de darmen (onderbuik), maar geen aandranggevoel (anaal). Het lozen voor ontlasting voordat men de deur uitgaat (omdat men niet wil ontlasten op het werk of op school), leidt tot de poging te ontlasten op een vullingsgevoel zonder aandrang (afysiologisch).

— *Waar voelt u de aandrang?*
Aandrang zou in de anus gevoeld moeten worden (optreden van de recto-anale inhibitiereflex (RAIR)). De aandrang kan echter ook in de buik worden gevoeld.

— *Als u aandrang in de buik voelt, waar zit dat dan?*
De aandrang kan in de hele buik voelbaar zijn, of alleen onderin de buik. Dit kunnen krampen zijn of krampende pijn.

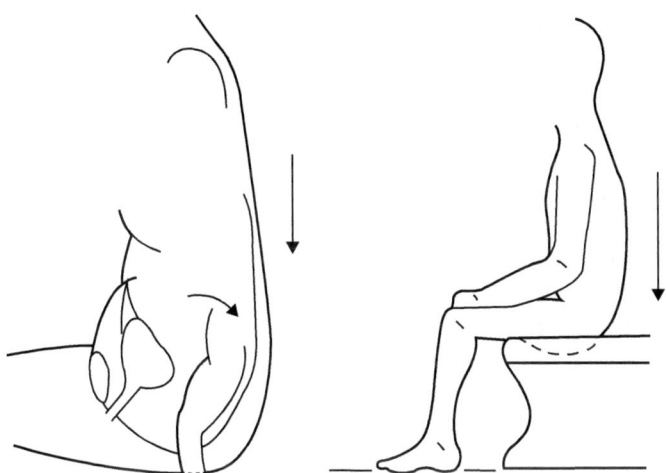

● **Figuur 5.4** Defecatiehouding.

— *Reageert u altijd op een aandrangsignaal?*
Door de anale sfincter bij aandrang aan te spannen, wordt de darmperistaltiek afgeremd, zodat het aandranggevoel verdwijnt. Veel mensen zijn zich er niet van bewust dat zij dit regelmatig doen. Zeker bij diegenen die menen dat 1 keer per dag ontlasten normaal is, kan het patroon optreden, dat zij een volgend moment van aandrang 'wegknijpen', zodat de ontlasting langer in de darm verblijft dan bedoeld is. Incidenteel een aandrang onderdrukken is geen probleem en kan functioneel en noodzakelijk zijn.

— *Komt er dan ook altijd ontlasting?*
Net als bij de blaas kan er fecaal ook 'loze drang' optreden: er is wel activiteit van de darmen, maar geen inhoud die geloosd hoeft te worden. Deze klacht kan ook optreden bij de aanwezigheid van een enterocele, mucosaprolaps of intussusceptie die tot het anale kanaal komt.

— *Kunt u aandrang tegenhouden als u dat wilt?*
Bij een actieve darmmotoriek met een dunne consistentie is het niet altijd mogelijk om de aandrang lang genoeg af te remmen (diarree). Als de patiënt de aandrang niet kan tegenhouden en er ontlastingsverlies optreedt, is er sprake van een fecale urgency-incontinentie. Als norm wordt aangehouden dat de patiënt bij normale consistentie van ontlasting de aandrang 15 minuten moet kunnen ophouden.

— *Kunt u windjes tegenhouden als u dat wilt?*
Bij een goede sluitdruk/functie van de anus en normale darmmotoriek moet het voor patiënten mogelijk zijn om de flatus tegen te houden. Deze functie neemt vaak af naarmate de leeftijd stijgt (▶ par. 12.5). De mate waarin iemand behoefte heeft om een wind tegen te houden is zowel persoons- als situatiegebonden.

— *In welke houding zit u op het toilet voor de ontlasting?*
Ook hiervan hebben patiënten vaak geen idee. Gewoon laten voordoen op een stoel of toilet helpt hierbij. Bij een goede defecatiehouding (● figuur 5.4) zit de patiënt ontspannen op het toilet, met een ronde onderrug, 'anus zakt in de pot', om op deze manier de anorectale hoek

zoveel mogelijk te laten verstrijken. Een alternatief is een licht voorovergebogen houding met flexie heupen, steun van de armen op de benen en een ontspannen buik.

— *Gaat het ontlasten vanzelf of moet u persen om te kunnen ontlasten?*

Indien een patiënt gaat ontlasten op het moment dat er aandrang is, in staat is om een goede ontspanning van de bekkenbodemspieren te bereiken en de consistentie voldoende zacht is (nr. 4), zal de ontlasting er zonder perskracht van de patiënt vanzelf uit kunnen glijden. Door (te krachtig) te persen wordt de activiteit van de buikspieren opgebouwd, waardoor de bekkenbodem neigt om aan te spannen (in plaats van te ontspannen, paradoxaal persgedrag). Dit leidt tot een inadequaat defecatiegedrag.

— *Voelt u de ontlasting naar buiten komen?*
— *Weet u van tevoren wat er komt (ontlasting hard/dun of lucht)? Voelt u het verschil tussen een windje en ontlasting?*

Deze vragen geven informatie of de anale sensibiliteit intact is.

— *Komt de ontlasting direct? In zijn geheel? Of in delen?*

Als de ontlasting van een goede consistentie is, er sprake is van een goede aandrang en de bekkenbodemspieren goed kunnen ontspannen, dan komt de ontlasting in zijn geheel eruit. Lediging in delen kan te maken hebben met de samenstelling van de ontlasting en/of onvoldoende mate of duur van de relaxatie.

— *Heeft u daarna het gevoel dat u leeg bent?*

Na een adequate darmlediging voelt de darm daadwerkelijk leeg aan. Dit gevoel blijft uit bij een incomplete lediging, bij restontlasting (rectocele), bij een intussusceptie, enterocele of rectumprolaps, of wanneer de darmactiviteit niet tot rust komt na de defecatie.

— *Hoe verloopt het afvegen van de ontlasting?*

Bij een adequate defecatie van ontlasting met een normale consistentie, hoeft er weinig afgeveegd te worden. Bij plakkerige ontlasting is dit anders. Een openstaande of traag sluitende anus zal ook meer poetsgedrag nodig hebben. Ook de aanwezigheid van hemorroïden, mucosaprolaps of skintags kunnen het afvegen van de ontlasting bemoeilijken.

- **Defecatieklachten**

Nadat het ontlastingspatroon van de patiënt is uitgevraagd, wordt er specifiek gevraagd naar pathologie.

— *Heeft u wel eens last van ontlastingsverlies?*
— *Hoe ziet dat verlies eruit?*

Ontlastingsverlies kan bestaan uit vaste ontlasting, dunne ontlasting, soiling (lekkage van vocht langs vaste, geobstipeerde ontlasting), stempelen (onvoldoende sluitdruk) of streepjes (onvoldoende sluitdruk of problemen met reiniging van de anus). Ontlastingsverlies wordt als volgt gegradeerd.

Mate van fecale incontinentie:
— gas (flatus),
— vloeibare ontlasting (soiling),
— streepjes,

5.2 · Anamnese specifiek

- stempelen,
- vaste ontlasting.

- *Hoe vaak treedt dit ontlastingsverlies op?*
- *Treedt dit ontlastingsverlies overdag of 's nachts op?*

Indien de ontlasting normaal van consistentie is (geen diarree), zou er geen ontlastingsverlies mogen optreden. Ontlastingsverlies 's nachts duidt op een ernstig verstoorde anale sluitdruk.

- *Voelt u het verlies van ontlasting?*

Als ontlastingsverlies optreedt zonder dat de patiënt dit heeft waargenomen, kan er sprake zijn van een ernstig verstoorde sensibiliteit van het anale kanaal.

- *Gaat dit samen met aandrang voor ontlasting?*

Als ontlastingsverlies optreedt met aandranggevoel, kan er sprake zijn van een goed werkend rectum, maar een verstoorde sfincterfunctie (actieve incontinentie).

- *Of treedt dit op zonder dat u aandrang heeft gevoeld?*

Als ontlastingsverlies optreedt zonder aandranggevoel wordt dit passieve incontinentie genoemd. Passief verlies treedt op bij een te lage anale basissluitdruk, die voor 80% wordt gereguleerd door interne sfincter. Ook kan er sprake zijn van onvolledige lediging van het rectum, die veroorzaakt kan worden door verminderde activiteit van het rectum, door een hyposensibiliteit van het rectum of door overvulling van het rectum. Dit kan te maken hebben met algehele slow transit. Ook kan deze passieve incontinentie te maken hebben met een overactieve m. puborectalis, die compenseert voor een onderactieve sfincter.

- *Treedt dit op na afloop van de defecatie?*

Ontlastingsverlies dat optreedt na afloop van de defecatie kan duiden op onvoldoende sluitdruk van het sfinctercomplex, een incomplete lediging, intussusceptie, uitgebreide hemorroïden of een mucosaprolaps.

- *Onder welke omstandigheden treedt het ontlastingsverlies op?*

Drukverhogende momenten zoals hoesten, niezen, persen, lachen, wandelen, sporten, transfers kunnen aanleiding zijn voor ontlastingsverlies bij onvoldoende sluitdruk van de anus.

- *Gebruikt u opvangmateriaal voor het ontlastingsverlies?*
- *Of anale tampons?*
- *Hoe vaak moet u dit verschonen per dag/nacht?*

Goed opvangmateriaal is essentieel bij fecale incontinentie.

- *Kunt u de anus goed schoonhouden? Hoe doet u dat?*
- *Moet u lang vegen om de anus schoon te krijgen?*

Problemen met de anale reiniging kunnen te maken hebben met hemorroïden, skintags of onvoldoende anale sluitdruk (soiling, openstaande anus).

- *Heeft u jeuk rond de anus?*
- *Wat gebruikt u hiervoor?*

Pruritis ani wordt veroorzaakt door soiling of problematiek rondom de anale reiniging.

— *Heeft u het gevoel dat er slijmvlies of ander weefsel uit de anus komt?*
Een rectumprolaps, intussusceptie, hemorroïden of skintags kunnen de oorzaak zijn van een anaal prolapsgevoel (zowel bij mannen als vrouwen).

— *Heeft u pijn bij het ontlasten?*
Als de consistentie van de ontlasting normaal is, de patiënt op aandrang goed reageert, en een juiste defecatietechniek hanteert, zou er geen pijn mogen optreden tijdens het ontlasten.

— *Zo ja, waar zit de pijn dan?*
Pijn kan worden aangegeven in de gehele buik, onderbuik, links of rechts in de buik of bij de anus. Krampende pijn in de hele buik (heeft te maken met de peristaltiek van de darmen) treedt vaak op bij IBS (irritable bowel syndrome), na voedselvergiftiging of darminfectie (parasieten door buitenlandse reizen) of bij colitis ulcerosa. Als bij slow transit-obstipatie de peristaltiek op gang komt, kan dit ook pijnlijk zijn vanwege de harde ontlasting. Pijn in de onderbuik kan te maken hebben met de bekkenbodemspieren. Pijn aan de linker onderkant van de buik kan te maken hebben met de dikke darm (pijnlijke peristaltiek). Die pijn komt vaak voor bij slow transit of een slechte lediging door overactieve bekkenbodem.

— *Heeft u pijn voor het ontlasten?*
Pijn *voor* het ontlasten kan samenhangen met pijnlijke peristaltiek, die verschillende oorzaken kan hebben (zie hiervoor). Ook luchtophoping kan pijn geven voor de ontlasting.

— *Heeft u pijn tijdens het ontlasten?*
Pijn *tijdens* ontlasten kan te maken hebben met problemen met de passage van de ontlasting in de darmen (overactieve bekkenbodemmusculatuur, paradoxaal persgedrag). Als de ontlasting erg hard is, kan dit bij het passeren fissura ani veroorzaken, die pijnlijk zijn, en wat (helderrood) bloedverlies geven. Ook hemorroïden kunnen pijn en bloedverlies geven bij het passeren van de ontlasting.

— *Heeft u pijn na het ontlasten?*
Pijn *na* het ontlasten kan te maken hebben met het persisteren van de darmperistaltiek na het ontlasten zonder dat er nog inhoud in de darm zit, bijvoorbeeld bij IBS, IBD, proctitis en het niet relaxeren van de bekkenbodemmusculatuur tijdens of na de defecatie. Ook kan een geïrriteerde anale huid pijn geven na het ontlasten. Goede adviezen over huidverzorging en reinigen van de anus na ontlasten kunnen hierbij effectief zijn.
    Het gebruik van wc-papier is niet altijd de optimale methode van anale reiniging. Ook het gebruik van lotiondoekjes (bevatten alcohol en drogen hierdoor de anale huid uit) is niet voor iedereen geschikt. Het reinigen met water (bidet, cebok, nat washandje) heeft de voorkeur, indien de huid daarna goed gedroogd wordt (deppen en eventueel droogföhnen). Vervolgens kan de huid worden verzorgd met specifieke middelen (▶ par. 5.2.2). Het gebruik van oliedoekjes of babyolie op wc-papier of een wattenschijfje kan een prettige reinigingsmanier zijn voor patiënten met een geïrriteerde anale huid.

— *Heeft u het gevoel dat u klaar bent na het ontlasten?*
Bij een volledige lediging (nog even na het ontlasten blijven zitten om te voelen of de darm echt geledigd is; soms komt er nog wat ontlasting die meer tijd nodig heeft om naar beneden te komen) moet het aandranggevoel na het ontlasten verdwenen zijn.

– *Heeft u wel eens binnen 15 minuten na het ontlasten het gevoel dat u weer moet?*
Bij een patiënt met een rectocele wordt de darm niet altijd helemaal geleegd, omdat er een stukje ontlasting blijft zitten in de cele. Als de patiënt dan van het toilet opstaat en gaat bewegen, verplaatst dit stukje ontlasting zich naar de anus, zodat de patiënt opnieuw darmvulling voelt.

– *Moet u wel eens helpen om de ontlasting eruit te krijgen?*
Manuele ondersteuning van het ontlastingsproces kan door patiënten worden gebruikt bij:
– rectocele (hand tegen de vagina/perineum, of duim\vinger tegen de achterwand van de vagina);
– bij onvoldoende darmactiviteit (digitaliseren, uitlepelen);
– bij pijn tijdens het ontlasten, zodat de bekkenbodemspieren zich reflectoir aanspannen in plaats van ontspannen (kneden).

> **Criteria voor functionele obstipatie (Rome-III-criteria)**
> Bij ten minste 25% van de defecaties voorkomend:
> – persen,
> – klonterige of harde consistentie,
> – gevoel van onvolledige lediging,
> – manuele manoeuvres om te ondersteunen.

– *Heeft u (last van) aambeien?*
– *Heeft u bloedverlies tijdens de ontlasting?*
Veel mensen hebben in hun leven wel eens te maken met hemorroïden. Vooral zwangere vrouwen en patiënten met inadequaat persgedrag kunnen hiermee te maken krijgen. Een spoortje helder rood bloedverlies kan dan optreden bij defecatie. Ander bloedverlies is altijd reden om de patiënt (terug) te verwijzen naar de huisarts of medisch specialist. Goede adviezen over defecatiegedrag, vezel- en vochtintake en reiniging van de anus na het ontlasten kunnen een grote verbetering opleveren.

– *Bent u bekend met anale kramp/anuskramp?*
Bij patiënten waarbij aan een overactieve bekkenbodem wordt gedacht, is het zinvol om te vragen naar anale kramp (proctalgia fugax, anismus): een anale pijn, die veelal 's nachts optreedt, en als enorm heftig bekend staat. Dit is een klacht die een relatie kan hebben met de bekkenbodemspieren.

– *Heeft u last van opgeblazen gevoel, opboeren, oprispingen, maagzuur, winderigheid, misselijkheid, verminderde eetlust?*
Deze klachten worden cologene verschijnselen genoemd en kunnen duiden op slow transitobstipatie.

5.2.7 Domein musculoskeletaal (bekkenregio)

Met de anamnese wordt er bij elke bekkenfysiotherapeutische indicatie of hulpvaag ook een beeld gevormd van het functioneren van het totale bekkengebied en de samenhang met de diverse domeinen. Dit geldt ook als het gaat om een indicatie waarbij dit in eerste instantie minder voor de hand liggend is (zoals bij urineverlies[14]).

Uitleg aan de patiënt met ondersteuning van beelden (fantoom, platen of digitaal) over het verband tussen het functioneren van de bekkenbodemspieren en het bekkengebied, levert hiervoor meer begrip op.

- Bent u bekend met klachten in de lage rug of in het bekkengebied?

Van de westerse bevolking krijgt 60 tot 90% ten minste een keer in het leven aspecifieke lagerugpijn[15]. 27% van alle patiënten die de fysiotherapeut bezoeken, heeft lagerugpijn[6].

- Bent u bekend met klachten in het bekkengebied, schaambeen, zitbeenknobbels, onderrug, liezen, heupen?
- Zakt u wel eens door een been? Of heeft u deze klachten ooit gehad?
- Kwamen die voor in relatie tot een zwangerschap?
- Bent u bekend met klachten in het bekkenbodemgebied?

♂ Anus, perineum, testis, scrotum, penis, urethra?
♀ Anus, perineum, vagina, vulva, urethra?

- Bent u bekend met stuitklachten?
- Bent u ooit op de stuit gevallen en heeft u daar nog last van?

De bekkenbodemmusculatuur hecht aan het os coccygis, zodat de stuit zowel primair als secundair (bijvoorbeeld via een overactieve bekkenbodemmusculatuur) een rol kan spelen.

- Kunt u deze klachten nader beschrijven?
- En wanneer treden deze klachten op?

Soort pijn, uitstraling, relatie met bewegen (zitten, fietsen), provocerende momenten (opstaan uit zit, gaan zitten), reducerende factoren, persoonlijke en omgevingsfactoren.

- Bent u wel eens voor deze klachten onderzocht?
- En zo ja, door wie? Wat was de uitslag hiervan?

Denk aan mogelijk gemaakte röntgenfoto's of MRI's. Indien relevant kan deze informatie bij de huisarts worden opgevraagd.

- Bent u wel eens voor deze klachten behandeld?
- En zo ja, op welke manier en door wie?
- Hoe was het resultaat hiervan?

Denk hierbij aan behandeling door een fysiotherapeut, manueel therapeut, chiropractor, osteopaat, oefentherapeut en dergelijke. Indien nodig kan informatie bij hen worden opgevraagd.

- Heeft u op dit moment rug-, bekken- of stuitklachten?
- Is er een relatie tussen de klacht waarvoor u komt en deze rug-, bekken- of stuitklachten?

Het bekkengebied zal ook worden beoordeeld tijdens het lichamelijk onderzoek, maar dit deel van de anamnese geeft wel een indicatie of deze regio hierbij specifieke aandacht behoeft.

5.2.8 Neurologie bekkenregio

Ook neurologische ziektebeelden kunnen verantwoordelijk zijn voor klachten in het bekken- en bekkenbodemgebied. Denk hierbij bijvoorbeeld aan de urge-incontinentie bij patiënten met multiple sclerose[16,17] of obstipatie bij M. Parkinson[18].

Onderbouwing

- Zijn er in de afgelopen periode stoornissen opgetreden in het gevoel in het bekken, het bekkenbodemgebied of de benen?
- Zijn er veranderingen opgetreden in de kracht in het bekken, het bekkenbodemgebied of de benen?

Indien hieruit aanwijzingen komen dat er aan neurologische aspecten gedacht moet worden, moet dit bij het lichamelijk onderzoek zeker aan de orde komen.

5.2.9 Quality of life / kwaliteit van leven

- In welke mate beïnvloeden uw klachten uw dagelijks leven (thuis, werk, vrijetijdsbesteding)?
- Wordt u in uw dagelijks leven beperkt door deze klachten?

De impact van bekken- en bekkenbodemgerelateerde problematiek op het dagelijkse functioneren van patiënten (QoL) kan groot zijn en is vaak ook groter dan de patiënt zelf in de gaten heeft. Doordat veel klachten geleidelijk zijn ontstaan, heeft de patiënt zijn gedrag steeds aan kunnen passen. Vaak heeft hij dat zelf niet in de gaten zolang het geen sociale consequenties heeft. (Voorbeeld: gaan winkelen en alle toiletten onderweg kennen is geen probleem als je dat alleen doet, maar wordt zichtbaar als je dat met een vriendin doet.) Soms wordt de patiënt zich pas bewust van de sociale impact die zijn klacht heeft, als er in de anamnese naar wordt gevraagd.

Objectiveren van de mate van impact van de klachten op de patiënt kan met vragenlijsten (QoL urineverlies, fecale incontinentie, seksuele stoornissen, prolapsen, algemeen) of een numerieke schaal (NRS, ▶ H. 6).

5.3 Voorlopige conclusie, hypothese

De bekkenfysiotherapeut geeft een samenvatting van informatie die uit de anamnese is verkregen en een voorlopige conclusie of hypothese, waarin de hulpvraag en de verschijnselen (stoornissen, beperkingen, participatieproblemen) die de patiënt heeft aangegeven zijn opgenomen.

Onderbouwing

1. KNGF. Richtlijn Stress (urine-)incontinentie, 2011. ▶ http://www.fysionet-evidencebased.nl/index.php/richtlijnen
2. KNGF. Richtlijn Fysiotherapeutische verslaglegging, 2011. ▶ http://www.fysionet-evidencebased.nl/index.php/richtlijnen
3. Beroepscompetentieprofiel bekkenfysiotherapie, 2006. ▶ http://nvfb.fysionet.nl/bcp_2006.pdf
4. KNGF. Richtlijn Zwangerschapsgerelateerde bekkenpijn, 2009. ▶ http://www.fysionet-evidencebased.nl/index.php/richtlijnen
5. Voorham-van der Zalm P. Towards evidence based practice in pelvic floor physiotherapy, 2007. Anamneselijst vrouw en man (PelFIs).
6. KNGF. Richtlijn Lage-rugpijn, 2005. ▶ http://www.fysionet-evidencebased.nl/index.php/richtlijnen
7. NHG. Standaard Urine-incontinentie, 2006 ▶ https://www.nhg.org/nhg-standaarden
8. Sandvik H, Seim A, Vanvik A, Hunskaar S. A severity index for epidemiological surveys of female urinary incontinence: comparison with 48-hour pad-weighing tests. Neurourol Urodyn. 2000;19(2):137–45.
9. Nahon I, Dorey G, Waddington GS, Adams R. Perceptions of embarrassment for men with and without urinary incontinence. Urol Nurs. 2009 May-Jun;29(3):164–70.
10. Slieker-ten Hove MC, Pool-Goudzwaard AL, Eijkemans MJ, Steegers-Theunissen RP, Burger CW, Vierhout ME. Vaginal noise: prevalence, bother and risk factors in a general female population aged 45–85 years. Int Urogynecol J Pelvic Floor Dysfunct. 2009 Aug;20(8):905–11.

11. Slieker-ten Hove MC, Pool-Goudzwaard AL, Eijkemans MJ, Steegers-Theunissen RP, Burger CW, Vierhout ME. Prediction model and prognostic index to estimate clinically relevant pelvic organ prolapse in a general female population. Int Urogynecol J Pelvic Floor Dysfunct. 2009 Sep;20(9):1013–21.
12. Wimpissinger F, Stifter K, Grin W, Stackl W. The female prostate revisited: perineal ultrasound and biochemical studies of female ejaculate. J Sex Med. 2007 Sep;4(5):1388-93; discussion 1393.
13. NHG. Standaard Obstipatie, 2010 ▶ https://www.nhg.org/nhg-standaarden
14. Eliasson K, Elfving B, Nordgren B, Mattsson E. Urinary incontinence in women with low back pain. Man Ther. 2008 Jun;13(3):206–12.
15. NHG. Standaard Lage-rugpijn, 2005 ▶ https://www.nhg.org/nhg-standaarden
16. Lúcio AC, Perissinoto MC, Natalin RA, Prudente A, Damasceno BP, D'ancona CA. A comparative study of pelvic floor muscle training in women with multiple sclerosis: its impact on lower urinary tract symptoms and quality of life. Clinics (Sao Paulo). 2011;66(9):1563–8.
17. McClurg D, Ashe RG, Marshall K, Lowe-Strong AS. Comparison of pelvic floor muscle training, electromyography biofeedback, and neuromuscular electrical stimulation for bladder dysfunction in people with multiple sclerosis: a randomized pilot study. Neurourol Urodyn. 2006;25(4):337–48.
18. Kim JS, Sung HY, Lee KS, Kim YI, Kim HT. Anorectal dysfunctions in Parkinson's disease. J Neurol Sci. 2011 Nov 15;310(1-2):144–51. doi: 10.1016/j.jns.2011.05.048.

Meetinstrumenten

Klinimetrie krijgt inmiddels meer aandacht in de fysiotherapie. De basis hiervan is gelegd door het KNGF, die zich vanaf 2008 met het project *Meten in de klinische praktijk* als doel heeft gesteld om klinimetrie op landelijke schaal te implementeren in de klinische praktijk.

Het project heeft als achterliggende gedachten:
- Het gebruik van meetinstrumenten kan een bijdrage leveren om de transparantie binnen de fysiotherapie te vergroten.
- De fysiotherapeut maakte tot dan toe onvoldoende gebruik van meetinstrumenten.

Tevens kan het gebruik van meetinstrumenten ertoe bijdragen dat er data verzameld worden met betrekking tot het fysiotherapeutische handelen, op basis waarvan het KNGF beleid kan bepalen. Dit sluit ook aan op de behoefte van de zorgverzekeraars om meer inzage te krijgen in de effectiviteit van fysiotherapeutisch handelen.

Klinimetrie is het meten van klinische verschijnselen en de slogan die door het KNGF wordt gebruikt is: *Meten is weten*.

Onder de term 'meetinstrumenten' wordt verstaan:
- vragenlijsten (bijv. PRAFAB),
- observatielijsten (bijv. PGS),
- *performance* (uitvoerings)tests (bijv. ASLR),
- instrumentele metingen (bijv. EMG-meting of goniometer).

Meetinstrumenten kunnen worden ingezet voor verschillende doeleinden:
- diagnostisch of inventariserend (bijv. PelFIs),
- prognostisch (bijv. IPQ-K),
- evaluatief (bijv. GEE).

Meetinstrumenten geven een objectief inzicht in het functioneren van de patiënt (volgens de ICF) op het gebied van:
- functie – stoornis,
- activiteiten – beperking,
- participatie – participatieproblemen,
- persoonlijke factoren,
- omgevingsfactoren.

Meetinstrumenten binnen de bekkenfysiotherapie kunnen betrekking hebben op disfuncties in de domeinen:
- urologie,
- gynaecologie/obstetrie,
- seksuologie,
- gastro-enterologie,
- musculoskeletaal.

Meetinstrumenten zijn een belangrijk hulpmiddel in de bekkenfysiotherapeutische diagnostiek en zijn een onderdeel van het totale diagnostische en therapeutische/evaluatieve pakket van de bekkenfysiotherapeut.

Het vastleggen van de gegevens uit onderzoek en behandeling is een verplicht onderdeel van de bekkenfysiotherapeutische verslaglegging[1]. Het gebruik van meetinstrumenten is hier een vast onderdeel van. Ook bij de communicatie tussen hulpverleners onderling en de communicatie met zorgverzekeraars zijn de gegevens die verkregen zijn met gevalideerde meetinstrumenten zeer waardevol [2].

Het is van belang dat er gemeten wordt met meetinstrumenten die voor de bekkenfysiotherapeut relevant zijn. Hierbij kan gebruik worden gemaakt van het stappenplan voor het toepassen van meetinstrumenten in de praktijk[3], waarbij men zich bij de keuze voor een meetinstrument de volgende vragen kan stellen:
- Stap 1: Wat wilt u meten?
- Stap 2: Met welk doel wilt u meten?
- Stap 3: Met welk soort meetinstrument wilt u meten?
- Stap 4: Hoe vindt u een meetinstrument?
- Stap 5: Wat is de hanteerbaarheid?
- Stap 6: Wat is de methodologische kwaliteit?
- Stap 7: Hoe analyseert u de gegevens?
- Stap 8: Hoe interpreteert en rapporteert u de gegevens?

Door het KNGF zijn er twee sets van meetinstrumenten samengesteld (voor de eerstelijnszorg en voor de ouderenzorg), waarvan een deel ook toepasbaar is voor de bekkenfysiotherapie.

Meetinstrumenten in de eerstelijnszorg:
- Patiënt Specifieke Klachten (PSK)
- Numeric Rating Scale (NRS)
- goniometer
- Quebeck Back Pain Disabiltiy Questionnaire (QBPDQ)
- Acute Low Back Pain Screenings Questionnaire (ALBPSQ)
- Vier Dimensionale Klachtenlijst (4-DKL)
- Tampa Schaal voor Kinesiofobie (TSK)
- Self Efficacy Scale (SES)
- Global Perceived Effect (GPE)

Meetinstrumenten in de ouderenzorg:
- Patiënt Specifieke Klachten (PSK)
- Trunk Control Test (TCT)
- Berg Balance Scale (BBS)
- Timed up-and-go (TUG),
- Elderly Mobility Scale (EMS)
- Functional Ambulation Categories (FAC)
- Tien Meter Looptest
- Zes Minuten Wandeltest
- Barthel Index (BI)
- Numeric Pain Rating Scale (NPRS)
- goniometer

Er zijn op dit moment drie richtlijnen gepubliceerd door het KNGF die voor de bekkenfysiotherapeut van belang zijn:
1. Richtlijn Stress (urine-)incontinentie (2011).
2. Richtlijn Zwangerschapsgerelateerde bekkenpijn (2009).
3. Richtlijn Lage-rugpijn (2005).

In deze richtlijnen worden de volgende vragenlijsten gebruikt:
- mictiedagboek (1)
- verbandtest (1)
- Globaal Ervaren Effect (GEE) (1)
- 3IQ-test Incontinence Impact Questionnaire (IIQ) (1)
- Impact on Participation and Autonomy (IPA) (2)
- Pijn Gedrag Schaal (PGS) (2)
- Photograph series of Daily Activities (PHODA) (2)
- Roland Disability Questionnaire (RDQ) (2)
- Visual Analoge Scale (VAS) (2 en 3)
- Patiënt Specifieke Klachten (vragenlijst urineverlies en activiteiten, PSK) (1 en 3)
- Protection Amount Frequency Adjustment Body Image (PRAFAB) (1)

Er zijn vragenlijsten die de patiënt zelf invult, (IIQ, PRAFAB, vragenlijst urineverlies en activiteiten, VAS) en vragenlijsten die de bekkenfysiotherapeut invult (PGS). Vragenlijsten die de patiënt zelf invult, kunnen de mate van functiestoornis, de beleving van de patiënt en de impact op de quality of life bepalen.

Binnen de bekkenfysiotherapie zijn meer vragenlijsten in gebruik, maar er is tot nu toe nog geen consensus bereikt welke vragenlijsten geadviseerd worden. Een inventarisatie van vragenlijsten is gedaan tijdens de rondgang van de NVFB (2009). Daaruit bleek dat er in totaal 35 verschillende vragenlijsten gebruikt worden. Hierbij zijn ook vragenlijsten die betrekking hebben op andere domeinen dan de eerder genoemde KNGF-richtlijnen (urologie en bekkenpijn). Ook zijn hierbij vragenlijsten opgenomen die gehanteerd worden door andere disciplines waarmee multidisciplinair wordt samengewerkt binnen de bekkenfysiotherapie, zoals de FSFI (vrouwelijk seksueel functioneren) of Vaizey (fecale incontinentie). Aan de volgende overzichtslijst zijn ook vragenlijsten toegevoegd waarover na 2009 binnen de bekkenfysiotherapie is gepubliceerd.

- **Vragenlijsten bekkenfysiotherapie**

f = functie/stoornis
a = activiteiten/beperking
p = participatie/participatieproblemen

Algemeen:
- Borgschaal (a) = subjectieve belastingsschaal
- GEE/GPE (f, a, p) = globaal ervaren (perceived) effect
- NRS 11 (f) = mate van ... (bijvoorbeeld pijn)
- PHODA (a) = Photograph series of Dailey Activities
- RAND 36 (p) = algehele gezondheid en kwaliteit van leven
- SCL (f) = Symptom Check List 90
- SF-36 (p) = Short Form Health Survey, kwaliteit van leven
- PelFIs (f, a, p)[4,5,6] = vragenlijst alle domeinen

Urologie:
- Mictielijst (f) = inzicht in het mictiepatroon
- Vochtlijst (f) = vochtintake
- 3IQ (f) = type incontinentie vaststellen
- IIQ (p) = Incontinence Impact Questionnaire
- IPSS (f) = International Prostate Symptoms Score

- 24 uurspadtest (f) = mate van UI
- PRAFAB (f, p) = mate van UI en impact op patiënt
- Sandvik-score (f) = mate van urineverlies[7,8]
- UDI (p) = Urogenital Distress Inventory
- PSK (a) = vragenlijst urineverlies en activiteiten

Gynaecologie/obstetrie:
- NVOG-vragenlijst (f, a, p)
- Slieker-POP-score (f)

Gastro-enterologie:
- ADI (f, a, p) = Anal Distress Inventory
- Bristol Stool Form Scale (f) = consistentie ontlasting
- Defecatielijst (f) = defecatiefrequentie
- DDI (f, a, p) = Defecation Distress Inventory
- FIQOL (p)[9] = impact van FI
- Vaizey (f, p) = mate en impact van FI[10]
- Vezellijst (f) = vezelintake
- Wexner (f) = mate van FI

Seksuologie:
- FSFI (a) = Female Sexual Function Index
- IIEF (a) = International Index of Erectile Dysfunction
- FSDS (p) = Female Sexual Distress Scale
- GRISS (p) = Golombok Rust Inventory of Sexual Satisfaction

Musculoskeletaal/pijn:
- NIH – CPPI (p) = Chronic Pelvic Pain Index
- Oswestry (p) = Low Back Pain Questionnaire
- PDI (a) = Pain Disability Index
- Pelvic Girdle Questionaire (f) = mate van bekkenpijn[11,12]
- PGS (p) = pijngedragschaal
- PSK (a) = beperking in activiteiten
- Quebec (a) = impact lage-rugklachten op ADL
- RDQ (a) = Roland Disability Questionnaire
- Tijdschrijven (a)
- VAS (f) = mate van pijn

Persoonlijke factoren:
- 4 DKL (p) = mate van somatisatie, depressie, angst
- IPA (p) = Impact on Participation and Autonomy
- IPQ-K (p) = Illness Perception Questionnaire
- TSK (p) = Tampa Schaal voor Kinesiofobie, mate van kinesiofobie
- Vegetatieve klachtenlijst (f) = inventarisatie van vegetatieve klachten
- PCS – DV (p) = Pain Catastrophizing Scale – Dutch Version

In het kader van uniformiteit zou het wenselijk zijn dat er binnen de bekkenfysiotherapie een keuze wordt gemaakt voor een kleine set vragenlijsten op basis van de *hanteerbaarheid* en *methodologische kwaliteit*.

De bekkenfysiotherapeut kan de patiënt al vragenlijsten laten invullen voorafgaand aan de eerste afspraak. Dan is er sprake van een echte nulmeting. Tevens levert het tijdwinst op in het eerste contact en kunnen de uitkomsten een indicatie zijn voor de mate van klachten in relatie tot de beleving van de patiënt bij aanvang van het bekkenfysiotherapeutisch traject. Als de patiënt de vragenlijst invult na de eerste sessie, is er eigenlijk geen nulmeting meer mogelijk, omdat de patiënt al beïnvloed is door de informatie die hij van de bekkenfysiotherapeut heeft gekregen. Toch kan hier bewust voor worden gekozen omdat het invullen van de vragenlijst dan niet zozeer als doel heeft om te meten, maar om het bewustwordingsproces bij de patiënt in gang te zetten. Er zijn ook vragenlijsten die door hun uitgebreidheid de volledige anamnese beslaan. Deze vragenlijsten kunnen ook samen met de patiënt worden ingevuld, maar dat kan dan van invloed zijn op de validiteit.

In de bekkenfysiotherapie zullen vragenlijsten zorgvuldig moeten worden gehanteerd, omdat er vragen worden gesteld over het functioneren van de patiënt met betrekking tot lichaamsfuncties die als persoonlijk worden ervaren (bijvoorbeeld de FSFI, Female Sexual Function Index, waarmee de seksuele beleving van patiënten in kaart wordt gebracht). Een toelichting over het belang van de vragenlijsten kan dus noodzakelijk zijn. Indien er een vertrouwensband is opgebouwd tussen bekkenfysiotherapeut en patiënt, is een realistische beantwoording van de vragen wellicht beter mogelijk. Dat kan dus ook een reden zijn om ervoor te kiezen om een vragenlijst niet voorafgaand aan, maar tijdens de eerste sessie(s) in te laten vullen.

Tijdens de tussentijdse evaluaties of eindevaluatie zal de gebruikte vragenlijst opnieuw worden ingevuld om het effect van de behandeling of het behandelresultaat te kunnen objectiveren.

Naast vragenlijsten worden in de bekkenfysiotherapie nog de volgende meetinstrumenten gebruikt, die in ▶ H. 7 aan de orde zullen komen:
— Tests van Van der Wurff en Laslett (▶ par. 7.3),
— Active Straight Leg Raise (▶ par. 7.3),
— POP-Q (▶ par. 7.7).

Ook de aanvullende diagnostische technieken kunnen als meetinstrumenten worden beschouwd:
— Elektromyografie (▶ par. 8.1),
— Rectale/vaginale ballon (▶ par. 8.2/ ▶ par. 8.3),
— Echometing, mictie-evaluatie en drukmeting (▶ par. 8.4).

De slogan *Meten is weten* klopt, omdat je door te meten meer te weten komt. De vraag is echter of 'meten' en 'weten' als synoniemen gebruikt mogen worden: Weet je niet als je niet hebt gemeten? Prof. dr. Gert Kwakkel zegt daarover: *With that, I do not believe in the phrase that measuring is automatically synonymous with knowing*[13].

Meten moet geen doel op zich zijn, maar een onderdeel van het totale diagnostische proces, *een hulpmiddel om tot een totaalbeeld te komen* (Rob den Hoed, 2009).

Onderbouwing

1. KNGF. Richtlijn Fysiotherapeutische verslaglegging, 2011. ▶ http://www.fysionet-evidencebased.nl/index.php/richtlijnen
2. KNGF. Richtlijn Stress (urine-)incontinentie, 2011. ▶ http://www.fysionet-evidencebased.nl/index.php/richtlijnen
3. Swinkels R. Klachten in het hoofd-halsgebied: hoe kies ik het optimale meetinstrument? In: Calders et al. (red.). Jaarboek fysiotherapie kinesitherapie 2012. Houten: Bohn Stafleu van Loghum, 2012 (29-41).

4. Voorham-van der Zalm PJ, Stiggelbout AM, Aardoom I, Deckers S, Greve IG, Lycklama à Nijeholt GA, Pelger RC. Development and validation of the pelvic floor inventories Leiden (PelFIs). Neurourol Urodyn. 2008;27(4):301–5.
5. Voorham-van der Zalm PJ, Lycklama à Nijeholt GA, Elzevier HW, Putter H, Pelger RC. Diagnostic investigation of the pelvic floor: a helpful tool in the approach in patiënts with complaints of micturition, defecation, and/or sexual dysfunction. J Sex Med. 2008 Apr;5(4):864–71. doi: 10.1111/j.1743-6109.2007.00725.x.
6. Voorham-van der Zalm PJ, Berzuk K, Shelly B, Kamin B, Putter H, Lycklama à Nijeholt GA, Pelger RC, Stiggelbout AM. Validation of the Pelvic Floor Inventories Leiden (PelFIs) in English. Neurourol Urodyn. 2011 Apr;30(4):536–40. doi: 10.1002/nau.21053.
7. Sandvik H, Hunskaar S, Seim A, Hermstad R, Vanvik A, Bratt H. Validation of a severity index in female urinary incontinence and its implementation in an epidemiological survey. J Epidemiol Community Health. 1993 Dec;47(6):497–9.
8. Sandvik H, Seim A, Vanvik A, Hunskaar S. A severity index for epidemiological surveys of female urinary incontinence: comparison with 48-hour pad-weighing tests. Neurourol Urodyn. 2000;19(2):137–45.
9. Bols EM, Hendriks HJ, Berghmans LC, Baeten CG, Bie RA de. Responsiveness and interpretability of incontinence severity scores and FIQL in patiënts with fecal incontinence: a secondary analysis from a randomized controlled trial. Int Urogynecol J. 2012 Jul 18.
10. Bols EM, Hendriks EJ, Deutekom M, Berghmans BC, Baeten CG, Bie RA de. Inconclusive psychometric properties of the Vaizey score in fecally incontinent patiënts: a prospective cohort study. Neurourol Urodyn. 2010 Mar;29(3):370–7.
11. Grotle M, Garratt AM, Krogstad Jenssen H, Stuge B. Reliability and construct validity of self-report questionnaires for patiënts with pelvic girdle pain. Phys Ther. 2012 Jan;92(1):111–23.
12. Stuge B, Garratt A, Krogstad Jenssen H, Grotle M. The pelvic girdle questionnaire: a condition-specific instrument for assessing activity limitations and symptoms in people with pelvic girdle pain. Phys Ther. 2011 Jul;91(7):1096-108.
13. Kwakkel G. Towards integrative neurohabilitiation science. FysioPraxis Special WCPT. 2011 June: 22–3.

Lichamelijk onderzoek

7.1	**Bewustzijn – 103**	
7.1.1	De betekenis van bewustzijn in de bekkenfysiotherapie – 104	
7.1.2	Het belang van bewustzijn in de bekkenfysiotherapie – 105	
7.1.3	De plaats van bewustzijn in het diagnostische proces van de bekkenfysiotherapeut – 107	
7.1.4	Een beeld vormen van het bewustzijn van de patiënt – 110	
7.2	**Inspectie – 110**	
7.3	**Functieonderzoek bekkenregio – 111**	
7.3.1	Algemeen functieonderzoek bekkenregio – 113	
7.3.2	Specifiek functieonderzoek bekkenregio – 118	
7.3.3	Verslaglegging – 126	
7.3.4	Interpretatie – 126	
7.4	**Functieonderzoek bekkenbodemspieren (uitwendig) – 127**	
7.4.1	Begrippen – 127	
7.4.2	Patiënteninstructie – 129	
7.4.3	Uitvoering onderzoek – 130	
7.4.4	Verslaglegging – 132	
7.4.5	Interpretatie – 132	
7.5	**Functieonderzoek bekkenbodemspieren (vaginaal) – 132**	
7.5.1	Begrippen – 133	
7.5.2	Informatie aan de patiënt – 138	
7.5.3	Uitvoering onderzoek – 138	
7.5.4	Verslaglegging – 141	
7.5.5	Interpretatie – 141	
7.6	**Functieonderzoek bekkenbodemspieren (anaal) – 142**	
7.6.1	Begrippen – 142	
7.6.2	Specifieke anale tests en scores – 147	
7.6.3	Patiënteninstructie – 148	
7.6.4	Uitvoering onderzoek – 149	
7.6.5	Verslaglegging – 152	
7.6.6	Interpretatie – 152	

7.7	**Pelvic Organ Prolapse Quantification (POP-Q) – 153**	
7.7.1	Begrippen – 155	
7.7.2	Patiëntenuitleg – 156	
7.7.3	Uitvoering onderzoek – 157	
7.7.4	Verslaglegging – 158	
7.7.5	Interpretatie – 159	
7.8	**Myofasciale triggerpoints – 161**	
7.8.1	Begrippen – 162	
7.8.2	Diagnostische kenmerken – 163	
7.8.3	Patiënteninstructie – 165	
7.8.4	Uitvoering onderzoek – 166	
7.8.5	Verslaglegging – 168	
7.8.6	Interpretatie – 170	

Onderbouwing – 170

Aanvullende informatie – 172

Het lichamelijk onderzoek heeft als doel factoren in kaart te brengen die van invloed zijn op de specifieke klacht. Deze factoren kunnen gaan over oorzaak, mate van klachten en prognostisch belemmerende factoren.

Voor de bekkenfysiotherapie is zowel het functioneren van de bekkenbodemspieren als het functioneren van de bekkenregio en de samenhang hierin van belang. Tevens dient een beeld te worden gevormd van het algeheel lichamelijk functioneren om tot een totale bekkenfysiotherapeutische diagnose te kunnen komen. Bewustzijn van de patiënt is een voorwaarde om te kunnen oefenen en daarom een element dat bij de beschrijving van het bekkenfysiotherapeutische onderzoek expliciet aandacht krijgt.

7.1 Bewustzijn

In samenwerking met Joke Groot.

In de internationale literatuur over bekkenfysiotherapie wordt het begrip *awareness* frequent gehanteerd in relatie tot het functioneren van de bekkenbodemspieren. In de Nederlandse literatuur gebruiken we hiervoor het woord 'bewustzijn'. In deze paragraaf zullen we dit begrip nader bekijken.

» Dankzij het bewustzijn hebben wij ervaringen. Die zijn onderling uitwisselbaar, maar alleen met iemand die deze ervaringen al kent. Door ervaringen ontstaat bewustwording. Door die te delen verdiept het eigen inzicht. Bewustwording is de eerste aanzet tot het veranderingsproces, want als er geen bewustzijn is, zijn er geen gewaarwordingen. Het blijft voor de patiënt dan onduidelijk waaraan hij moet werken, hoe hij kan oefenen, of zijn gedrag kan veranderen.

Bewustzijn is echt: iedereen kent het, al is het moeilijk te bevatten. Alleen door aandachtig te zijn, te voelen en te handelen, kunnen mensen ermee in contact komen.

De bekkenbodem is iets waar menigeen nog nooit van gehoord heeft. Er wordt niet makkelijk over gepraat, vaak is het een onbekend gebied: gênant, taboe, te persoonlijk. Bewegingen van de bekkenbodem worden amper gevoeld en ze zijn ook niet makkelijk zelf te observeren. Kortom veel mensen zijn zich er amper van bewust. Ook vanuit culturele achtergronden kan hier een barrière liggen.

Er zijn talloze, veelal onbewuste factoren die van invloed zijn op het wel of niet goed waarnemen van de bekkenbodemfuncties. Van belang is het besef dat door aandachtig te zijn, cognities, stemmingen, emoties, percepties, gedrag, sociale interacties veranderen. Daar ligt de weg naar verbetering. Wordt deze bewustwordingsfase overgeslagen, dan zal het behandelresultaat veelal suboptimaal zijn. «

Gedurende de bekkenfysiotherapeutische behandeling krijgt het bewust ontwikkelen van het besef van spanning en ontspanning aandacht. Het gaat hier vooral om het bewust zijn ervan, het opbouwen van contact met het eigen bekkenbodemgebied. Daarna kan pas geoefend worden om een functieverbetering en vervolgens gedragsverandering te bereiken. Deze benadering geldt voor het bewustzijn van de gehele bekkenregio.

In de diagnostische fase zien we in de literatuur de aandacht voor dit bewustzijn niet duidelijk omschreven terug. Er is geen test of meetinstrument in het diagnostisch proces om te bepalen hoe het met dit bewustzijn van de patiënt is gesteld. Er worden geen maat en getal vastgelegd, terwijl de therapeut na afloop van het onderzoek zich wel een beeld hierover heeft gevormd. Hoe deze beeldvorming van het bewustzijn bij de patiënt door de bekkenfysiotherapeut kan plaatsvinden, wordt verderop in deze paragraaf beschreven.

Eerst zullen we een aantal aspecten van bewustzijn in relatie tot de bekkenfysiotherapeutische diagnostiek proberen te verduidelijken: een omschrijving van het begrip 'bewustzijn', het belang van bewustzijn, de plek van bewustzijn binnen de bekkenfysiotherapie, en de vraag of we het bewustzijn kunnen beoordelen en vastleggen.

7.1.1 De betekenis van bewustzijn in de bekkenfysiotherapie

In de bekkenfysiotherapie worden verschillende woorden in relatie tot dit onderwerp gebruikt: *bewustzijn* (Nederlandse literatuur), *awareness* (Engelstalige literatuur), maar ook termen als *lichaamsbesef* en *bewustwording* worden gehanteerd. Deze begrippen zijn nauw aan elkaar verwant, maar hebben niet precies dezelfde betekenis. Hierna zullen ze worden toegelicht.

De term 'bewustzijn' wordt zowel in de medische, psychologische, filosofische wereld als in de cognitieve neurowetenschappen gehanteerd. Ook in de spirituele wereld is bewustzijn een kernbegrip. Binnen elk van deze 'werelden' wordt bewustzijn echter anders gedefinieerd.

In de volgende omschrijving van bewustzijn/wording komt dit samen:

» Bewustwording is het tot bewustzijn komen van zintuiglijke waarnemingen en kan plaatsvinden op fysiek, emotioneel, mentaal en spiritueel niveau[1]. «

Hoewel bewustzijn dus fysieke, emotionele, mentale en spirituele aspecten kan hebben, zal de bekkenfysiotherapeut de aandacht richten op het fysieke en cognitieve aspect, met aandacht voor de invloed op emoties.

Bewustzijn

Enerzijds wordt bewustzijn beschreven als een bewustzijnstoestand, een beleving van de omgeving en het eigen ik (dat kan variëren tussen slapen en waken). Anderzijds heeft bewustzijn te maken met onze subjectieve beleving van gebeurtenissen in de omgeving: onze gedachten, gevoelens, herinneringen, ervaringen en het eigen gedrag.

Bewustzijn is een ervaring. Bewustzijn is aandachtig zijn. Zonder bewustzijn zou je geen waarnemingen hebben. Het is contact maken met, je open stellen voor, en ontvankelijk zijn voor de informatie uit jezelf en/of je omgeving. Abstract verwoord is bewustzijn: het subject, het object en het proces van ervaren. Je hebt ze alle drie nodig. Het een kan niet zonder het ander.

» Awareness is the state or ability to perceive, to feel, or to be conscious of events, objects or sensory patterns. More broadly, it is the state or quality of being aware of something.

Het lichaamsbesef kan men definiëren als de informatie die de mens heeft via waarneming (heden) of zich kan verwerven via een voorstelling (toekomstbeeld) of herinneringsbeeld (verleden van): het bewust zijn van het eigen lichaam[2]. «

De begrippen 'awareness' en 'lichaamsbesef' liggen veel meer in dezelfde lijn, zodat wij misschien wel onterecht het woord 'bewustzijn' gebruiken terwijl we lichaamsbesef bedoelen. Janneke van der Velde gebruikt zelfs de term 'muscle awareness', ofwel 'spierbesef' of 'spiergevoel'[3].

In dit boek zullen we de volgende begrippen hanteren:
- *Bewustzijn*: aandachtig voelend gewaar zijn, ervaren.
- *Lichaamsbesef*: het bewustzijn van het eigen lichaam (fysieke aspect).

- *Bewustwording*: het proces van tot bewustzijn komen (een begrip dat dus meer in het therapeutisch dan in de diagnostisch proces past).

De mate waarin het bewustzijn is ontwikkeld, is per mens verschillend. Iedereen kan bewustzijn ontwikkelen, niet zozeer door lezen of studeren, maar door aandacht en ervaren. Factoren die hierop invloed kunnen uitoefenen, zijn aandacht en intentie. Gedisciplineerd, gestructureerd aandacht geven zonder de gedachten te willen sturen, controleren of evalueren, zonder verwachtingen en (voor)oordelen.

Het functioneren van de bekkenorganen is een onbewust proces waarop we bewust invloed kunnen uitoefenen. De bekkenregio en zeker het bekkenbodemgebied zijn echter voor veel mensen gebieden van het lichaam waarmee zij niet bewust bezig zijn noch zijn geweest. Hier zijn verschillende redenen voor aan te geven.

- De bekkenbodemspieren liggen inwendig, zodat ze niet zichtbaar zijn. Je komt er dus niet vanzelfsprekend mee in contact als je naar jezelf of een ander kijkt. Je kunt ze niet zomaar observeren.
- De proprioceptische informatie van de bekkenbodemspieren is gering doordat er weinig spierspoelen, sensoren en receptoren in aanwezig zijn en grote *motor-units*. De bewegingen zijn dus amper voelbaar.
- De representatie van het bekken en de bekkenbodemspieren in de cortex is relatief klein (t.o.v. bijvoorbeeld de lippen of de vingers). Het nauwkeurig waarnemen is zodoende minder makkelijk mogelijk (◼ figuur 7.1).
- Het bekkenbodemgebied is een gebied met persoonlijke en intieme functies: plassen, poepen, vrijen en baren; het zit daardoor sterk in de privé- en snel in de taboesfeer.
- Vrouwen die zwanger zijn geweest en kinderen hebben gebaard, komen hier op een natuurlijke wijze mee in contact (zwangerschapsperiode en bevalling).
- Door negatieve ervaringen (traumatisch of seksueel gebonden) kan het bekken(bodem) gebied geblokkeerd zijn, zodat het bewustzijn in dit gebied veranderd, verminderd of afgesloten is.

Deze factoren zorgen ervoor dat de bekken(bodem)regio lang niet bij iedereen bekend is en dat het bewustzijn/besef van dit gebied niet aanwezig is, niet of onderontwikkeld kan zijn, of afgeschermd is (bijvoorbeeld door negatieve ervaringen): je bent, wilt of kunt je er niet van bewust zijn; je bent het amper gewaar.

7.1.2 Het belang van bewustzijn in de bekkenfysiotherapie

Bekkenfysiotherapie houdt zich bezig met problematiek van een bijzonder persoonlijk en intiem gebied van het lichaam. Binnen de samenwerking tussen patiënt en bekkenfysiotherapeut raak je mensen letterlijk en figuurlijk op een emotioneel gevoelig gebied: iemands kern, centrale punt of basis. In het bekken(bodem)gebied zit een grote belevingscomponent, die te maken heeft met hoe men in het leven staat en wat men heeft beleefd.

Om in het bekken(bodem)gebied te kunnen trainen is bewustzijn een noodzakelijke voorwaarde. Bewustzijn is immers kunnen ervaren en uiten. Alleen door persoonlijke ervaring kan je jezelf iets eigen maken. Daarbinnen past dat de patiënt zich ervan bewust is dat zijn ervaringen, cognities en emoties een rol spelen in het klachtenpatroon en dat gedragsverandering moet plaatsvinden om de klachten te kunnen beïnvloeden.

Bewustzijn is nodig om te kunnen veranderen.

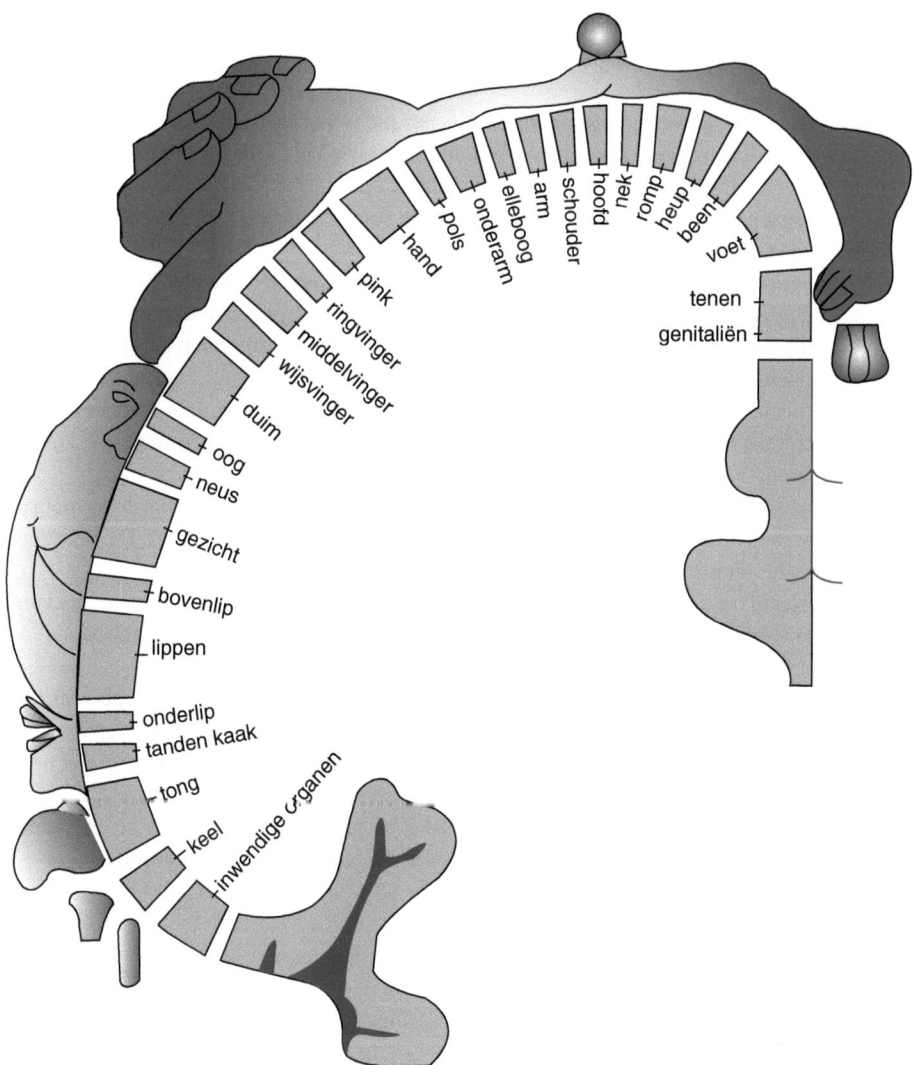

Figuur 7.1 De representatie van het bekken en de bekkenbodemspieren op de cortex.

Om met dit intieme gebied te kunnen werken is het voor de bekkenfysiotherapeut essentieel om een basis van vertrouwen en een veilige setting te creëren. Zij is zich hiervan terdege bewust en geeft de patiënt ruimte en tijd. Openheid en vertrouwen zijn nodig om tot de gewenste verandering te komen.

De bekkenfysiotherapeut zal afstemmen met de patiënt vanuit haar empatische vermogen. Professionaliteit en emotionele stabiliteit zijn een voorwaarde, omdat er gewerkt wordt met complexe problematiek waarbij belevingsfactoren en negatieve ervaringen een grote rol kunnen spelen.

Bewustzijn speelt tijdens het gehele diagnostisch en therapeutisch proces een rol. Bewustzijn is dus niet resultaatgericht maar procesgericht. Bewustwording is een eeuwig proces, dat alertheid van de geest vraagt met aandacht voor het moment.

7.1.3 De plaats van bewustzijn in het diagnostisch proces van de bekkenfysiotherapeut

Bewustzijn is niet gebonden aan tijd, plaats en ruimte, maar het is er wel.

Er is geen specifieke test of groep tests om het bewustzijn te diagnosticeren. Een beeld van het bekkenbodembesef wordt tijdens het onderzoek geleidelijk gevormd tijdens het uitvoeren van de verschillende onderdelen van het onderzoek: de anamnese, de uitleg vooraf, het lichamelijk onderzoek en eventueel het bekkenbodemfunctieonderzoek. Heel belangrijk is daarbij vooral de informatie die de patiënt zelf daarover geeft: Wat wordt er door hem waargenomen, gevoeld en ervaren?

De bekkenfysiotherapeut zal hier tijdens het onderzoek specifiek naar vragen: *Wat merkt u hiervan? Hoe verloopt dit? Hoe denkt u dat deze test gaat?* Zo wordt belangrijke informatie verkregen over de beleving van de patiënt. Hij wordt gestimuleerd om aandacht te hebben voor die beleving: er wordt een appèl gedaan op zijn lichaamsbesef. Het proces van bewustwording wordt hierdoor gestimuleerd; de patiënt wordt bewust betrokken bij zijn eigen veranderingsproces.

"Het gaat er niet zozeer om wat je voelt, maar dat je voelt."

Tijdens de *anamnese* vormt de bekkenfysiotherapeut zich een idee over de kennis en ervaring van de patiënt met het bekken- en bekkenbodemgebied. Dit gebeurt gedurende de anamnese door de informatie die de patiënt geeft: heeft hij al eerder iets gelezen of opgezocht over de bekkenbodem (internet) of hoort hij alles voor het eerst? Komt de patiënt op advies van een vriendin, dochter of lotgenoot en is er al informatieoverdracht geweest? Heeft de verwijzer (verloskundige, huisarts, medisch specialist of collega-fysiotherapeut) al dingen verteld over de bekkenbodem? Stelt de patiënt zelf gerichte vragen aan de bekkenfysiotherapeut?

Factoren die van invloed zijn op het kennisniveau van de patiënt, zijn bijvoorbeeld
— *leeftijd*, jonge vrouwen hebben na een bevalling in het algemeen wel kennis gemaakt met de bekkenbodemspieren of ervaring opgedaan met oefeningen tijdens zwangerschapsgymnastiek, yoga, pilates of andere vormen van therapie;
— *geslacht*, mannelijke patiënten hebben veelal geen idee dat ze ook een bekkenbodem hebben.

Tijdens de anamnese zal worden gevraagd naar mogelijke negatieve ervaringen, die van invloed kunnen zijn op de beleving: negatieve seksuele ervaringen, negatieve ervaringen met onderzoek of een traumatische partus (zie ook ▶ par. 5.2).

Voorafgaand aan het lichamelijk onderzoek wordt vaak een korte uitleg gegeven over het bekken en de bekkenbodemspieren aan de hand van platen of een bekkenfantoom. Door tijdens deze fase ook te vragen wat de patiënt al weet (uitnodigend), krijgt de bekkenfysiotherapeut wederom een beeld van de kennis en ervaring van de patiënt over het bekkengebied.

Hoewel patiënten vaak wel kennis hebben van de bouw van het bekken, hebben ze veelal geen goed beeld waar het zich bevindt in hun eigen lichaam (◘ figuur 7.2).

Gedurende het lichamelijk onderzoek krijgt de patiënt opdrachten om bepaalde bewegingen uit te voeren. De manier van bewegen en de waarnemingen die hij daarbij beschrijft, geven weer meer informatie over zijn lichaamsbesef van het bekken- en bekkenbodemgebied.

De bekkenfysiotherapeut zal tijdens dit onderzoek ook steeds de aandacht van de patiënt richten op zijn voelend vermogen door hiernaar te vragen: *Is er verschil in de kracht die u nodig heeft om uw rechter- of linkerbeen op te tillen? Wat gebeurt er met de ademhaling als u de buikspieren aanspant?* Of als een patiënt al eerder met oefeningen te maken heeft gehad: *Kunt u beschrijven hoe u iemand anders zou uitleggen wat u nu doet?*

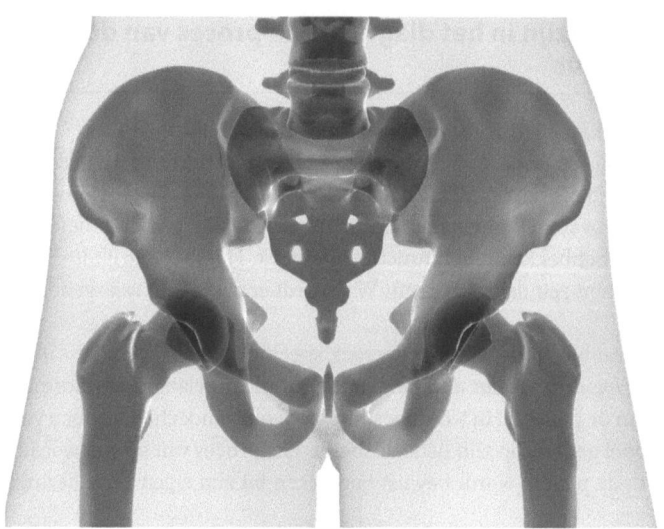

Figuur 7.2 Visualisering in de bekkenregio.

Binnen het bekkenfysiotherapeutisch onderzoek is er specifieke aandacht voor het bewustzijn van buik en diafragma, die beide een nauwe relatie hebben met het functioneren van bekken en bekkenbodem. Daarbij gaat het om aanspannen, bollen, persen van de buik en het adempatroon.

Uiteindelijk geeft het bekkenbodemspierfunctieonderzoek een beeld van het lokaal functioneren van de bekkenbodemspieren. Bij deze informatie gaat het niet alleen om palpatie door de bekkenfysiotherapeut, maar zeker ook weer om het voelend vermogen van de patiënt. Beide informatiebronnen worden vervolgens onderzocht en benut: *Is er verschil in de tijd die nodig is om uw bekkenbodem aan te spannen en de tijd die u nodig heeft op te ontspannen? Wat gebeurt er met uw bekkenbodemgebied tijdens hoesten? Kunt u beschrijven wat u doet als u de bekkenbodemspieren aanspant, kunt u dat aan mij uitleggen?*

Tijdens de palpatie wordt dus niet alleen de functie van de bekkenbodemspieren beoordeeld, maar wordt ook informatie verkregen over de waarnemingen van de patiënt.

Het gebruik van apparatuur (elektromyografie (EMG), echo, ballon, manometrie, functionele elektrostimulatie (FES)) kan het proces van bewustwording bij de patiënt ondersteunen. Door het zien van een geluid, signaal of beeld (beeldvorming) krijgen patiënt en therapeut informatie (feedback) over het functioneren van de spieren. Dit kan leiden tot anders waarnemen en voelen. Vanuit diagnostisch oogpunt kan er op deze manier worden geobjectiveerd of hetgeen de patiënt vertelt, ook 'klopt': *Klopt het dat ik de bekkenbodemspieren wel kort, maar niet lang kan vasthouden?*

Doordat de bekkenfysiotherapeut tijdens het gehele onderzoek een beroep doet op de waarneming van de patiënt, krijgt zij een indruk van het lichaamsbesef en de snelheid van bewustwording bij de patiënt.

Daarvoor noodzakelijk zijn: aandacht en betrokkenheid van de therapeut en de vaardigheid om de patiënt tot actieve medewerking te stimuleren. Als de bekkenfysiotherapeut gedurende het onderzoek niet alleen zelf onderzoekt en beoordeelt, maar ook feedback geeft aan de patiënt over haar bevindingen en die van de patiënt hierbij betrekt, wordt het proces van bewustwording bij de patiënt versterkt. Door deze uitwisseling van informatie tussen bekkenfysiotherapeut en patiënt is het onderzoek niet alleen diagnostisch, maar ook educatief.

Er is geen directe relatie tussen het bewustzijn en het functioneren van de spieren. Iemand kan een onderontwikkeld besef hebben van de bekkenbodemspierfuncties, maar toch goed functioneren (*'onwetende' bekkenbodem*). Of slecht functioneren – bijvoorbeeld door neurogene schade – maar wel heel goed voelen, en dus wel een goed ontwikkelde waarneming hebben. Het kunnen ervaren van bekkenbodemactiviteit is in elk geval noodzakelijk om goed te kunnen trainen.

In de bekkenfysiotherapie worden verschillende middelen gebruikt om het proces van bewustwording bij de patiënt te ondersteunen: verbale instructie (gebruik van metaforen), plaatmateriaal, filmpjes, fantomen, manuele instructie (palpatie), EMG, echografie, ballon (vaginaal en rectaal), drukmeting, FES.

» Iedereen kan bewustzijn ontwikkelen: gevoelig worden voor signalen, leren voelen. Er is niet een weg, het proces is de weg. De manier om dit proces optimaal te laten verlopen, is afhankelijk van zowel de patiënt als de therapeut. Elke therapeut zal een voorkeur ontwikkelen voor een eigen manier waarop zij het bewustzijn bij de patiënt het beste kan bevorderen. Waar je je als therapeut goed bij voelt, daar kom je in over bij de patiënt. **«**

Daarom verdient het de voorkeur om je als bekkenfysiotherapeut breed te ontwikkelen. Zo kun je de patiënt een breed scala aan opties bieden en hem de tijd geven die hij nodig heeft. Dan kun je zoeken naar de optimale werkwijze voor iedere individuele patiënt in deze specifieke fase van het proces. Bij iedere patiënt gaat het immers om maatwerk. Daarin zit de kracht van de bekkenfysiotherapeut.

In de praktijk worden er verschillende keuzes gemaakt met betrekking tot het moment van het bekkenbodemspierfunctieonderzoek: soms direct tijdens het eerste patiëntencontact, soms pas nadat de patiënt de therapeut wat beter heeft leren kennen of al wat meer informatie heeft over het vak van bekkenfysiotherapie en de daarbij horende praktijksetting. Soms vindt functieonderzoek pas plaats nadat de patiënt enig bekkenbodemgevoel heeft ontwikkeld.

Deze keuze wordt beïnvloed door de attitude van de patiënt (open houding, nieuwsgierig, actief of gesloten, terughoudend, passief) en de klachten waarmee hij komt. Daarbij kan er verschil zijn tussen bijvoorbeeld een patiënt met stress-incontinentie en een patiënt met vaginistische klachten. Bij deze keuze is ook van belang of iemand al ervaring heeft met bekkenbodemspieroefeningen of helemaal niet. Het juiste moment voor bekkenbodemspierfunctieonderzoek wordt mede beïnvloed door de werkwijze van de bekkenfysiotherapeut en haar ervaring. Verder is van belang of de patiënt bijvoorbeeld naar een bekkenbodemcentrum komt, waar patiënten verwachten in één dag een totale beoordeling te krijgen, of dat hij naar een particuliere praktijk gaat en bekkenfysiotherapie voor hem nog helemaal nieuw is.

De doelstelling van het onderzoek kan de keuze beïnvloeden, want het bekkenbodemfunctieonderzoek kan zowel *diagnostisch, therapeutisch* als *educatief* worden ingezet[4,5].

Bekkenbodembewustzijn is voorwaarde om de functie van de bekkenbodemspieren optimaal te kunnen ontwikkelen. Denk daarbij aan aspecten als spierkracht, uithoudingsvermogen, coördinatie en relaxatie.

"Bewustzijn is essentieel in de bekkenfysiotherapie."

7.1.4 Een beeld vormen van het bewustzijn van de patiënt

"Je kunt niet meten wat een ander ervaart. Je kunt er wel naar vragen."

Aan de buitenkant is niet te zien hoe ontwikkeld iemands bewustzijn is, maar dat valt wel af te leiden uit waarneembare elementen van bewustzijn, zoals percepties, emoties, cognities, gedrag.

De bekkenfysiotherapeut zal zich tijdens het onderzoek een beeld vormen van diverse aspecten van het bewustzijn:
- de kennis van de patiënt over dit gebied (anamnese en uitleg);
- het lichaamsbesef van de patiënt (lichamelijk onderzoek);
- het bekkenbodembesef (bekkenbodemspierfunctieonderzoek).

Indien men hierbij toch een uitkomstmaat wil noteren, kan bijvoorbeeld gewerkt worden met de indeling: sterk – normaal – zwak – afwezig.

7.2 Inspectie

Het lichamelijk onderzoek van de bekkenregio bestaat uit een inspectie en een functieonderzoek dat niet alleen wordt uitgevoerd bij patiënten met bekkenklachten, maar ook bij patiënten die verwezen worden in verband met bekkenbodemproblematiek. Uitleg voorafgaand aan dit onderzoek over de samenhang tussen het totale houdings- en bewegingspatroon en de bekkenbodem is dus van belang. (Hierdoor begrijpen patiënten ook beter waarom hen bij dit onderzoek wordt gevraagd zich te ontkleden tot op het ondergoed, zodat de bekkenfysiotherapeut een goed beeld krijgt van het totale functioneren.

De inspectie begint eigenlijk al vanaf het moment dat de patiënt binnenkomt of wordt opgehaald uit de wachtkamer, en krijgt een vervolg tijdens de anamnese.

De inspectie begint met een totale inspectie in stand, waarbij een indruk wordt verkregen van de houding en het bewegingspatroon van de patiënt.

- **Inspectie totaal in rust**

De patiënt wordt zowel van dorsaal, ventraal als lateraal bekeken. Aandachtspunten hierbij zijn o.a.: houding, ademhaling, gewicht en vascularisatiepatroon.

- **Inspectie totaal tijdens bewegen**

Na de inspectie in stand wordt de manier van bewegen van de patiënt tijdens verschillende activiteiten bekeken. Dit kan van belang zijn bij bekkenklachten, maar ook bij prolapsklachten, waarbij een patiënt bijvoorbeeld met bukken steeds een ademfixatie gebruikt, met als gevolg een toename van de buikdruk. Activiteiten die kunnen worden beoordeeld zijn o.a.: gaan, bukken, tillen.

Indien de patiënt heeft aangegeven dat de klachten bij specifieke activiteiten optreden (urineverlies bij schermen, bekkenpijn bij traplopen, prolapsklachten bij het tuinieren), kan het zinvol zijn om het functioneren van de patiënt tijdens die activiteit te observeren. Op die manier kan men een beeld krijgen van de factoren die van invloed kunnen zijn op het ontstaan van de klachten op dat moment en mogelijkheden aandragen tot verbetering.

7.3 Functieonderzoek bekkenregio

In samenwerking met Dorien Bennink en Mariska Willemsen.

Na de inspectie volgt het functieonderzoek van de bekkenregio, waarin disfuncties op musculoskeletaal gebied worden onderzocht. De bekkenfysiotherapeut richt zich hierbij ook op de samenhang in functioneren tussen het houdings- en bewegingspatroon en de bekkenbodemspieren.

Het bekkenfysiotherapeutische functieonderzoek van de bekkenregio richt zich op:
- lumbale wervelkolom (LWK),
- bekkengordel,
- heupen,
- buikmusculatuur.

Het kan noodzakelijk zijn om het bekkenfysiotherapeutisch onderzoek naar een nog groter gebied dan de bekkenregio uit te breiden (thoracolumbale of cervicothoracale overgang, kniegewrichten e.d.). Uit de anamnese, inspectie of gedurende het bewegingsonderzoek kan blijken dat hier disfuncties aanwezig zijn die van (negatieve) invloed zijn op het functioneren van de bekkenregio.

Het functieonderzoek van de bekkenregio door de bekkenfysiotherapeut heeft dezelfde basiselementen (tests en handelingen) als dat van de algemeen fysiotherapeut: middels actief, geleid actief en passief bewegingsonderzoek zal een beeld worden gevormd van het functioneren van dit musculoskeletale gebied (LWK, bekkengordel en heupen).

De bekkenfysiotherapeut zal echter naast aandacht voor LWK, bekken en heupen, haar aandacht ook richten op het buikgebied (ademhaling, ontspanning en het bewustzijn van de patiënt in dit gebied). Daarnaast zal de bekkenfysiotherapeut tijdens dit functieonderzoek steeds weer de relatie met het functioneren van bekkenbodemspieren en de specifieke bekkenfysiotherapeutische klachten van de patiënt in ogenschouw nemen.

Het functieonderzoek van de bekkenregio is onderdeel van het totale bekkenfysiotherapeutisch onderzoek en wordt gedaan bij alle klachten die zich in het bekken- en bekkenbodemgebied manifesteren, dus ook bij een patiënt met een disfunctie die niet zozeer in de bekkenregio, maar juist specifiek in het bekkenbodemgebied gelokaliseerd lijkt, zoals urine-incontinentie. Het functioneren van het bekken heeft immers invloed op het functioneren van de bekkenbodemspieren en vice versa [6,7,8,9,10].

Om een beeld te krijgen van het functioneren van dit gebied kan er gekozen worden voor een meer algemeen (globaal) onderzoek van de bekkenregio (actief en geleid actief) of voor een specifiek (uitgebreider) onderzoek (inclusief passief/segmentaal bewegingsonderzoek, pijnprovocatietests, neurologisch onderzoek e.d.), waarbij nauwkeuriger informatie wordt verkregen en meer lokale disfuncties kunnen worden gevonden. Als er tijdens de algemene beoordeling disfuncties worden gevonden, zal vanzelfsprekend specifieker onderzoek moeten volgen.

De keuze voor een algemeen of een specifiek (o.a. segmentaal) functieonderzoek kan afhangen van de klachten waarmee de patiënt zich presenteert (bijv. bekkenklachten en/of bekkenbodemproblematiek). De keuze zal bepaald worden door de informatie uit de anamnese en kan ook samenhangen met de competenties van de bekkenfysiotherapeut (aanvullende scholing met betrekking tot bekkenregio, zoals DAM (driedimensionale arthrokinematische mobilisatie), Maitland of McKenzie). Indien de bekkenfysiotherapeut zich niet competent voelt om het segmentaal onderzoek van de bekkenregio zelf uit te voeren, is een goede samenwerking met een algemeen fysiotherapeut met aanvullende scholing in de bekkenregio of een manueel therapeut noodzakelijk.

In de praktijk blijkt dat de onderzoeker zich tijdens het diagnostische proces op die zaken richt, waar zij op therapeutisch gebied iets mee kan. Als de onderzoeker kennis heeft van een specifiek functieprobleem, is de kans groter dat zij dat probleem ook tegenkomt tijdens het onderzoek ('wat je niet weet, zie je niet'). Dit pleit voor een brede scholing van de onderzoeker op diagnostisch en therapeutisch terrein.

- **Begrippen**

Het onderzoek van de bekkenregio richt zich op:
- LWK: extensie – flexie, lateroflexie, rotaties;
- bekkengordel: nutatie – contranutatie[1] van sacrum en beide iliae;
- heupgewrichten: flexie – extensie, endo-exorotatie, abductie – adductie;
- buik: contractie – relaxatie, persen, ademhaling.

Deze begrippen behoren tot de basiskennis van de fysiotherapeut.

- **Patiëntenuitleg**

Aan de patiënt wordt voorafgaand aan het onderzoek uitgelegd dat door het lichamelijk onderzoek een beeld wordt gevormd van zijn manier van bewegen, de bewegingsmogelijkheden van zijn bekken- en bekkenbodemgebied en de bewegingspatronen. Ook wordt aangegeven dat er steeds gevraagd zal worden wat de patiënt daar zelf van voelt.

Na afloop van dit onderzoek kan de vraag worden beantwoord of er stoornissen zijn in het bekken- en bekkenbodemgebied die verantwoordelijk zijn voor de klachten van de patiënt, of die van invloed zijn op het functioneren van de bekken- en bekkenbodemregio. Tevens wordt op deze manier een indruk verkregen van het lichaamsbesef van de patiënt en disfuncties die door de patiënt kunnen worden waargenomen, hetgeen een belangrijk element is tijdens het bekkenfysiotherapeutisch behandeltraject.

- **Uitvoering onderzoek**

De diagnostiek begint natuurlijk al bij observatie van de patiënt bij het gaan van de wachtkamer naar de onderzoeksruimte, gedurende de anamnese en vervolgens bij de inspectie (▶ par. 7.2) in rust en tijdens beweging, waarbij de bekkenfysiotherapeut zich een algemeen beeld vormt over de manier van bewegen van de patiënt en zijn regulatie van ademhaling en buikdruk. Vervolgens wordt er een actief bewegingsonderzoek van LWK, bekkengordel, buik en heupen in diverse houdingen uitgevoerd om een globale indruk van het functioneren te verkrijgen. Het kan noodzakelijk zijn om bewegingen te herhalen, om een goed beeld van het bewegingspatroon van de patiënt te krijgen.

---

1 *Nutatie* = vooroverkanteling van het sacrum; *contranutatie* = achteroverkanteling van het sacrum.
De termen *inflair* en *outflair* worden in deze context ook gebruikt, waarbij de beweging van de bekkengordel wordt beschreven om een schuine bewegingsas, die vanaf de symfyse (ventraal) naar het lig. interosseum van het SI-gewricht (dorsaal) loopt; elk SI-gewricht heeft dus een eigen bewegingsas.
Inflair = adductie en vooroverkanteling van het ilium met enige endorotatie; *outflair* = abductie en achteroverkanteling van het ilium met enige exorotatie.

Uit het onderzoek van de bekkenregio vormt de bekkenfysiotherapeut zich een beeld van:
- houding en stand,
- mobiliteit en joint-play,
- spierkracht en -bewustzijn,
- spierlengte en -spanning,
- stabiliteit,
- coördinatie,
- pijn,
- neurologische problematiek.

Hierna worden de tests per houding beschreven. Afhankelijk van de klachten waarmee de patiënt komt, kan voor een andere volgorde van testen worden gekozen.

7.3.1 Algemeen functieonderzoek bekkenregio

- **In stand**

De patiënt staat op twee benen, in de buurt van een wand of behandelbank (eventueel nodig bij steun voor evenwicht). De bekkenfysiotherapeut staat achter de patiënt en geeft instructies om actieve bewegingen uit te voeren. De bekkenfysiotherapeut kan ervoor kiezen om te inspecteren tijdens bewegen (*hands-off*), of te palperen (*hands-on*) ter hoogte van de crista iliaca en SIPS (spina iliaca posterior superior) of de crista sacralis mediana (◘ figuur 7.3). De patiënt krijgt instructies om actieve bewegingen uit te voeren. Tijdens het globale bewegingsonderzoek wordt gelet op bewegingsuitslag, bewegingsverloop en pijn. De aanwijzingen voor specifiekere informatie bewegingsonderzoek staan bij elke test afzonderlijk vermeld.

- **In zit**

De patiënt zit op de behandelbank, met 90° flexie heup en knie en de bovenbenen en voeten goed ondersteund. De bekkenfysiotherapeut zit achter de patiënt en inspecteert (*hands-off*) of palpeert (*hands-on*) de crista iliaca en SIPS (spina iliaca posterior superior) of de crista sacralis mediana (◘ figuur 7.4). De patiënt krijgt instructies om actieve bewegingen uit te voeren. Tijdens het algemene bewegingsonderzoek wordt gelet op bewegingsuitslag, bewegingsverloop en pijn; de aanwijzingen voor het meer specifieke bewegingsonderzoek staan bij elke test afzonderlijk vermeld. Deze tests kunnen ook geleid actief worden uitgevoerd.

In zit kan ook het aanspannen van de multifidi worden getest: de rug lordoseren zonder te bewegen.

Deze tests geven vooral informatie over de manier van bewegen en het bewegingsgevoel van de patiënt in het bekken. In neutrale stand kan bovendien de positie van de beide iliae ten opzichte van elkaar (cristae, SIPS) in relatie tot de palpatie in stand worden beoordeeld (mogelijke indicatie beenlengteverschil).

- **In ruglig**

De patiënt ligt op de behandelbank in ruglig, hoofd ondersteund en krijgt instructies om actieve bewegingen uit te voeren of juist te ontspannen. De bekkenfysiotherapeut staat naast de bank. Er wordt gelet op bewegingsuitslag, bewegingsverloop, buikdruk, ademhaling, compensatiestrategieën en pijn (◘ figuur 7.5).

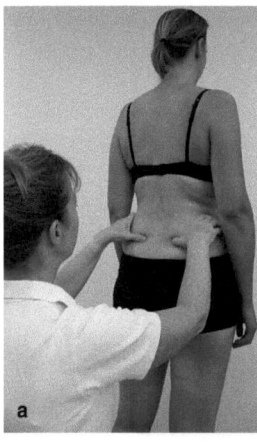 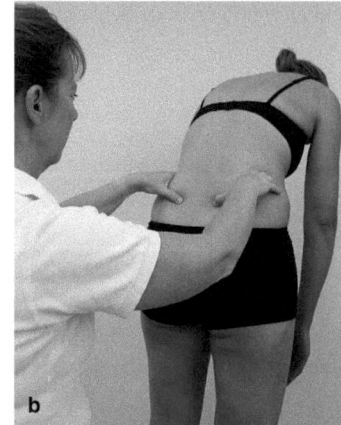 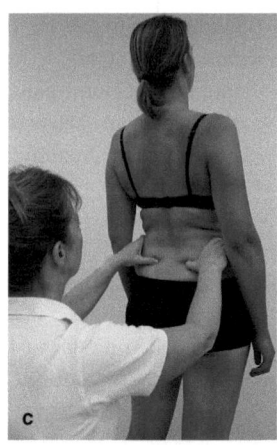
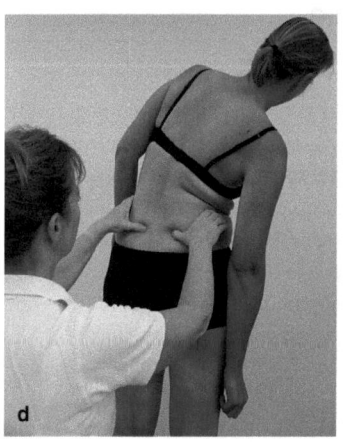 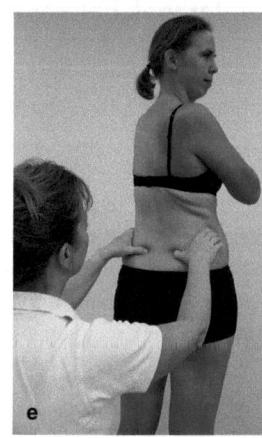 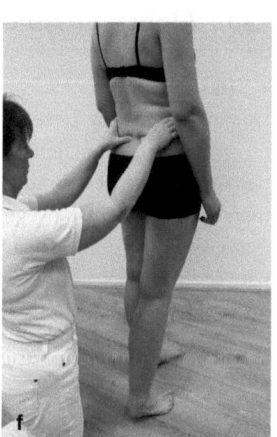

◘ **Figuur 7.3** Functieonderzoek in stand – palpatie bekken.

■ ■ **Uitleg bij ◘ figuur 7.3**

a	Neutraal: Positie van beide iliae ten opzichte van elkaar (cristae, SIPS, SIAS), aanwijzing voor een mogelijk beenlengteverschil, spanning quadratus lumborum, glutei en quadriceps.
b	Flexie: Specifiek: mobiliteit intersegmentaal, mobiliteit van bekkengordel ten opzichte van femur, bekkenrotaties[7], vingerbodemafstand (*fingertip-to-floor*), *painfull arc*, scoliose.
c	Extensie: Specifiek: mobiliteit intersegmentaal, paravertebrale vulling, mobiliteit van bekkengordel ten opzichte van femur, bekkenrotaties, handhaving nutatie sacrum[11], deviatie, angulaire/arcuaire curve.
d	Lateroflexie: Specifiek: mobiliteit intersegmentaal, mobiliteit van bekkengordel ten opzichte van femur, bekkenrotaties (lichte contrarotatie bekken, maar handhaving nutatie sacrum)[11], bekkenshift, curvatuur (angulair/arcuair).
e	Rotatie: Specifiek: mobiliteit intersegmentaal, mobiliteit van bekkengordel ten opzichte van femur (bekkenrotatie, waardoor endorotatie homolaterale heup en exorotatie heterolaterale heup), bekkenrotaties[11].
f	Extensie heup (kleine stap achterwaarts).

7.3 · Functieonderzoek bekkenregio

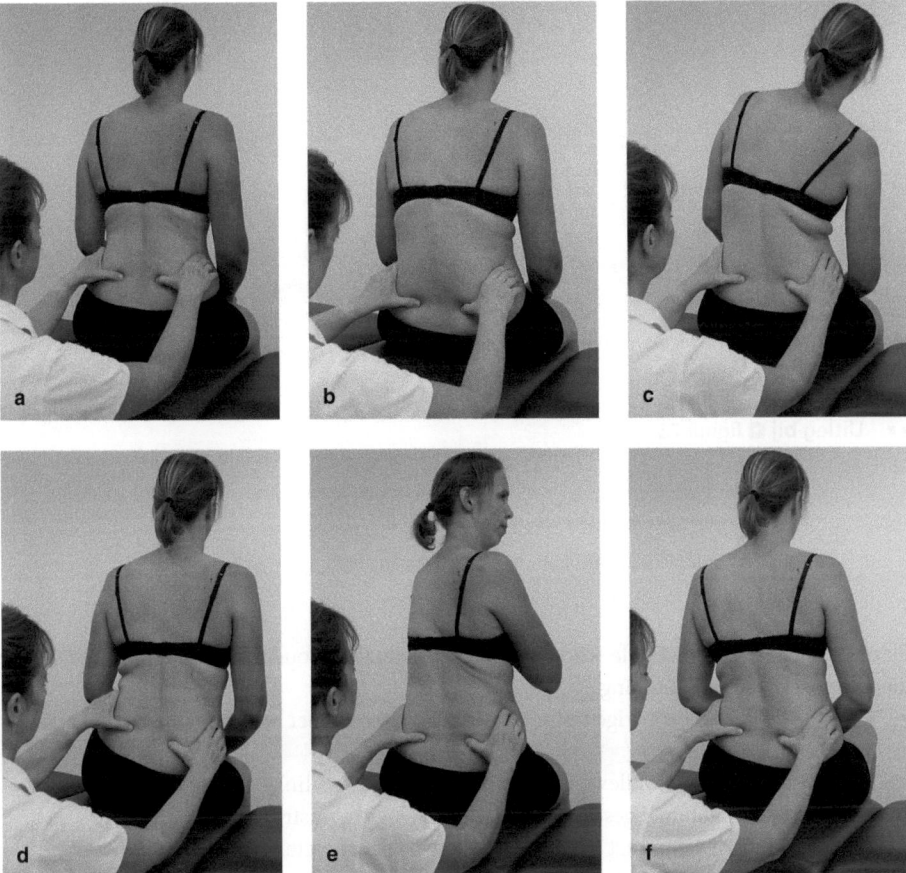

Figuur 7.4 Functieonderzoek in zit – palpatie bekken.

■■ Uitleg bij figuur 7.4

a	Extensie: Specifiek: in de eindstandextensie wordt beiderzijds de ruimte tussen de basis sacralis en L5 gepalpeerd met betrekking tot rotatiestand.
b	Flexie: Specifiek: in de eindstandflexie wordt beiderzijds de ruimte tussen de basis sacralis en L5 gepalpeerd met betrekking tot rotatiestand.
c	Lateroflexie vanuit schouders.
d	Lateroflexie vanuit bekken = bekkenshift.
e	Rotatie.
f	Flexie heup (beenhef).

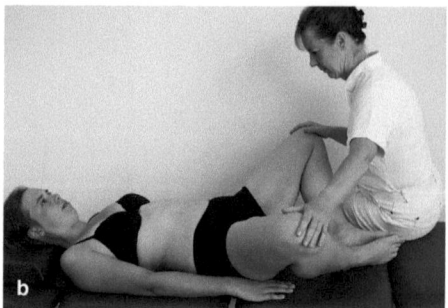

Figuur 7.5 a Diastase rectus abdominus; b Spreidlig.

Uitleg bij figuur 7.5

a	Diastase rectus abdominus: palpatie tijdens een langzame *curl-up*, boven/onder navel, maximaal 1-2 vingerbreedte tussen de beide rectushelften.
b	Spreidlig of vlinderhouding: asymmetrie en ontspanning.

Flexie heup: naar homolaterale schouder en heterolaterale schouder. mobiliteit heupen, lengte iliopsoas; let op afweerspanning.
- Extensie heup: tijdens vorige test, contralaterale been of met het been afhangend langs de bank.
- Passieve rotaties heup in flexie of extensie: verschil rechts/links.
- Passieve flexie heup met gestrekt been lasègue, lengte hamstrings rechts/links.
- Passieve abductie heup met gestrekt en gebogen been: lengte en spanning adductoren.
- ASLR = Anterior Straight Leg Raise Test (▶ par. 7.3.2)[12].

In zijlig

De patient ligt op de behandelbank in zijlig, hoofd goed ondersteund en knieën opgetrokken. In deze houding wordt zowel het bewustzijn van de buik (aanspanning, ontspanning, bollen en persen) onderzocht als de adembeweging (figuur 7.6).

In buiklig

Bij een zwangere patiënte zullen deze tests bij voorkeur in zijlig worden uitgevoerd.
- Passieve extensie: mobiliteit heup, lengte iliopsoas en quadriceps (rectus femoris).
- Exo-/endorotatie heup: de gebogen onderbenen naar buiten/binnen.
- Aanspannen multifidi: de rug lordoseren zonder te bewegen.

Deze tests kunnen ook in een andere volgorde worden uitgevoerd, afhankelijk van de patiënt, zijn klachten en de werkwijze van de bekkenfysiotherapeut.

7.3 · Functieonderzoek bekkenregio

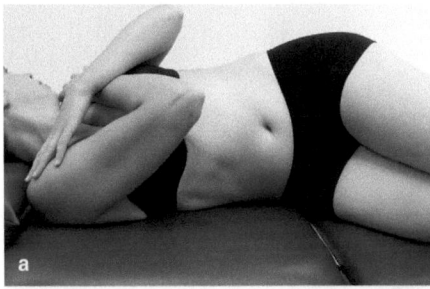
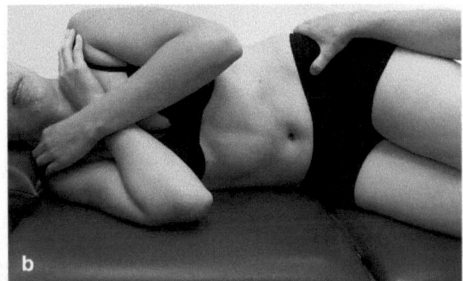
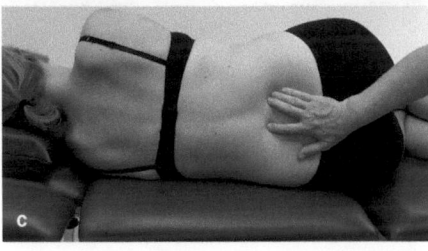

◘ **Figuur 7.6** Functieonderzoek bekkenregio in zijlig.

■■ **Uitleg bij** ◘ figuur 7.6

a	Buikontspanning en buikademhaling (eventueel de patiënt 2 minuten in rotatie leggen, laten ontspannen en dan opnieuw kijken).
b	m. transversus abdominis: selectief bewust aanspannen. Palpatie kan plaatsvinden ter hoogte van de spina iliaca anterior superior of bij de onderste ribben (om contractie van de m. obliquus abdominis uit te sluiten) of vlak boven het os pubis.
c	m. multifidi: rug lordoseren zonder te bewegen.

Nader onderzoek kan noodzakelijk zijn van:
– spierbewustzijn (selectief kunnen aan-/ontspannen):
  – m. multifidi,
  – m. transversus abdominus,
  – m. obliquus externus en internus,
  – m. latissimus dorsi,
  – m. glutei,
  – diafragma;
– spierlengte/-spanning:
  – hamstrings,
  – adductoren,
  – m. quadratus lumborum,
  – m. iliopsoas,
  – tractus iliotibialis,
  – diepe heupspieren,
  – m. piriformis.

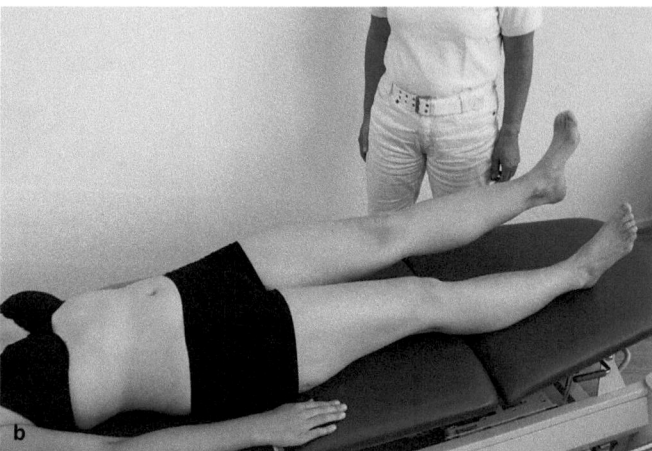

◘ Figuur 7.7 a Flexie homolaterale been (hefbeen); b Active Straight Leg Raise Test.

7.3.2 Specifiek functieonderzoek bekkenregio

Indien bij het algemene (globale) functieonderzoek van de bekkenregio disfuncties worden gevonden die een relatie kunnen hebben met de klachten van de patiënt, kan het onderzoek worden uitgebreid met gerichtere diagnostiek op een specifiek gebied, of kan de patiënt worden doorverwezen naar een collega (algemeen fysiotherapeut, manueel therapeut, bekkenfysiotherapeut die zich specifiek richt op patiënten met pijnklachten).

In deze subparagraaf bespreken we:
- stabiliteitstests,
- passief bewegingsonderzoek,
- pijnprovocatietests,
- triggerpoints,
- segmentaal onderzoek,
- neurologisch onderzoek,
- bewegingsonderzoek tijdens ADL-activiteiten.

▪ Stabiliteitstests
Specifieke stabiliteitstests in de bekkenregio zijn de beenheftest en ASLR (◘ figuur 7.7).

▪ ▪ Beenheftest (Gillet test, Stork, flamingo)
In stand op één been, andere been flecteren (◘ figuur 7.7a).

Flexie homolaterale been (hefbeen)
- Palpatie: homolaterale hand: SIPS en crista iliaca, heterolaterale hand: spina iliaca S2.
- Instructie: flexie homolaterale been eerst tot 90°, dan helemaal door naar de buik.
- Test: beweging ilium (contranutatie) ten opzichte van sacrum.
    Let op: vergelijk de uitslag en kwaliteit van de beweging met de andere zijde.

Dit is geen test voor de mobiliteit van het SI-gewricht, maar voor de samenwerking (coördinatie) tussen de LWK, iliae en het sacrum.

Tabel 7.1 Score ASLR.

	score ASLR	L patiënt	L therapeut	R patiënt	R therapeut
0	totaal geen moeite				
1	nauwelijks moeite				
2	enige moeite				
3	veel moeite				
4	zeer veel moeite				
5	niet in staat				
	totaal				

Flexie heterolaterale been (standbeen)
- Palpatie: homolaterale hand: spina iliaca S2, homolaterale hand: SIPS en crista iliaca.
- Instructie: flexie heterolaterale been eerst tot 90°, dan helemaal door naar de buik.
- Test: beweging ilium ten opzichte van sacrum.

Let op: de beweging die optreedt als het gewicht op het standbeen wordt genomen, en vervolgens wordt opgetild. Het ilium zal contranuteren of stil blijven ten opzichte van het sacrum[14].
Positieve test: ilium nuteert ten opzichte van het sacrum of flecteert ten opzichte van het femur.

- **Active Straight Leg Raise Test**

In ruglig één gestrekt been een klein stukje heffen[12] (figuur 7.7b).
Score: 0-5 elk been, zowel door therapeut als door patiënt (zie tabel 7.1).
Let op: verschil R-L in de moeite die het kost om te tillen, rotaties bekken, beweging navel/ribben, extenderen LWK, bollende buik, buikdrukregulatie patiënt, pijn, endo/exo been[15,16].
- Met compressie op bekken (diverse locaties)[11,17].
- Met hand onder bekken bij lordosering LWK.
- Met extensie heterolaterale been (druk vanuit de hiel).
- Met bekkenband.

- **Passief bewegingsonderzoek**

Het passief bewegingsonderzoek van de bekkenregio kan de volgende elementen bevatten:
- LWK: Palpatie intersegmentale mobiliteit LWK (in zit of zijlig): in flexie/extensie, lateroflexie beiderzijds, rotatie beiderzijds, combinaties (bijv. rotatie/lateroflexie/flexie ofwel 3D).
- Bekkengordel:
  - Palpatie beweging ilium ten opzichte van sacrum (zijlig): nutatie/contranutatie of inflair/outflair[15].
  - Palpatie beweging sacrum ten opzichte van iliae (buiklig): nutatie/contranutatie of inflair/outflair.
- Os coccygis (zijlig of buiklig).
  - *Uitwendige palpatie*: er kan een indruk worden verkregen van de stand (vorm van de curve van de midsacrale lijn tot aan apex os coccygis) en pijnlijkheid (apex os coccygeus, inserties ligg. sacrospinale, sacrotuberale en m. coccygeus).

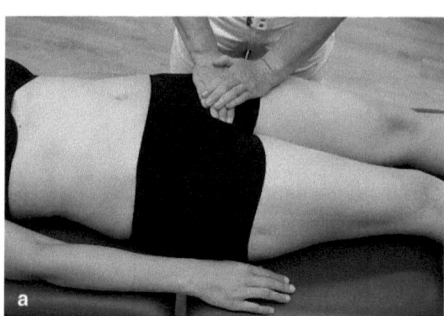
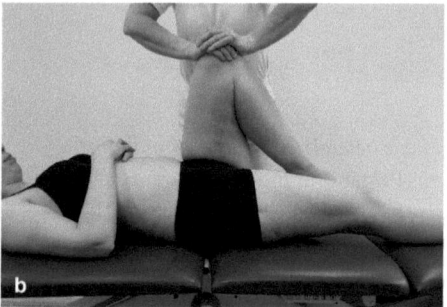

Figuur 7.8 Palpatie mobiliteit os coccygis.

Figuur 7.9 a Palpatie symfyse; b Posterior Pelvic Pain Provocatietest (PPPP).

— *Anale palpatie*: de beweging van het os coccygis kan worden beoordeeld: flexie/extensie. Invloed hierop kan worden uitgeoefend middels de adembeweging van de patiënt (inspiratie → extensie, expiratie → flexie). Een mobilisatie kan worden uitgevoerd door fixatie van het os coccygis in de eindstand (via anale palpatie) door de bekkenfysiotherapeut in combinatie met de adembeweging van de patiënt: het os coccygis 'beweegt' via de ademhaling tegen de fixatie (wijsvinger) van de bekkenfysiotherapeut. Dit kan worden gecombineerd met een lichte tractie van het os coccygis (indexvinger inwendig en duim uitwendig). Ook kan de beweging via het sacrum worden gemaakt, terwijl het os coccygis wordt gefixeerd (figuur 7.8). De palpatie van het os coccygis kan ook vaginaal worden uitgevoerd.

- **Pijnprovocatietests**
1. Lig. longitudinale dorsale (buiklig of zijlig): achterover kantelen van het ilium ten opzichte van het sacrum.
2. Lig. sacrotuberale (buiklig of zijlig): voorover kantelen van het ilium ten opzichte van het sacrum.
3. Lig. iliolumbale (buiklig of zit): mobiliteit L4–L5 en vooroverkantelen ilium, superponeren van bekken naar lumbaal: door de ligging van het ligament op het ilium en L4–L5 heeft beweging van het ilium direct invloed op L4–L5.
4. Symfyse:
   — palpatie symfyse (ruglig) (figuur 7.9a).
   — abductie/adductie tegen weerstand (ruglig).
5. Os coccygis (zijlig of buiklig) zie de stabiliteitstests hiervoor.
6. SI-provocatietests:

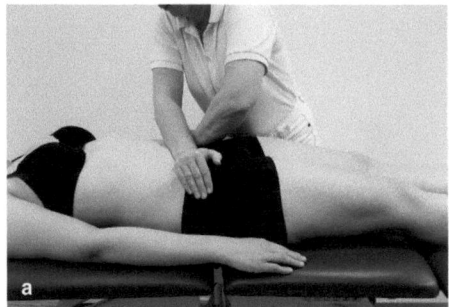 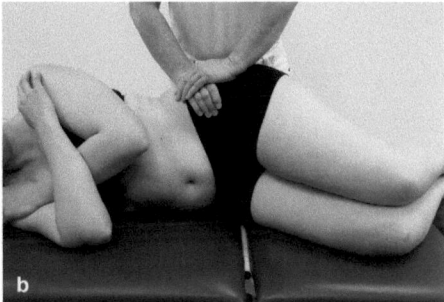

Figuur 7.10 a Distraction test; b Compression test / Approximation test.

■■ **Posterior Pelvic Pain Provocatie test (PPPP;** figuur 7.9b)
- Uitgangshouding patiënt: De patiënt ligt in ruglig met het contralaterale been gestrekt.
- Uitgangshouding therapeut: De onderzoeker staat aan de te onderzoeken zijde ter hoogte van het bekken.
- Uitvoering: De onderzoeker flecteert het ipsilaterale been tot ongeveer 90° heupflexie, zonder adductie, waarbij de knie ontspannen blijft. De onderzoeker omsluit de knie met samengevouwen handen. De onderzoeker voert een opvoerende kracht uit in de lengterichting van het femur.

Bij zwangeren met ernstige bekkenpijn kan ervoor worden gekozen om niet de hele cluster (of 3 positieve tests) uit te voeren, maar alleen de Posterior Pelvic Pain Provocation Test (in verband met pijnprovocatie) en ASLR (in verband met stabiliteit).

■■ **De cluster van Van der Wurff**
De cluster van Van der Wurff bestaat uit vijf tests. Als drie van de vijf tests voor de patiënt herkenbare pijn provoceren (positief), dan is SI-gerelateerde pijn aannemelijk.

Distraction test / Gapping test (figuur 7.10a)
- Uitgangshouding patiënt: De patiënt ligt in ruglig, met de te onderzoeken zijde aan de rand van de behandelbank.
- Uitgangshouding therapeut: De onderzoeker staat naast de patiënt aan de te onderzoeken zijde, ter hoogte van het bekken.
- Uitvoering: De onderzoeker geeft, met gekruiste armen, met de handpalmen druk op de spina iliaca anterior superior (SIAS), in een dorsolaterale richting. Hierbij moet gelet worden op de drukgevoeligheid van de huid ter hoogte van de spina iliaca anterior superior.

Compression test / Approximation test (figuur 7.10b)
- Uitgangshouding patiënt: De patiënt ligt in zijlig, met de te onderzoeken zijde boven en de rug zo dicht mogelijk bij de zijkant van de behandelbank. De heupen zijn geflecteerd tot ongeveer 45° en de knieën tot ongeveer 90°.
- Uitgangshouding therapeut: De onderzoeker staat aan de rugzijde van de patiënt ter hoogte van het bekken.
- Uitvoering: De onderzoeker plaatst haar samengevouwen handen op de anteriore rand van de crista iliaca en geeft een naar beneden gerichte druk.

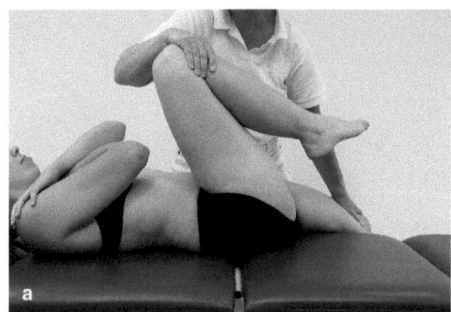 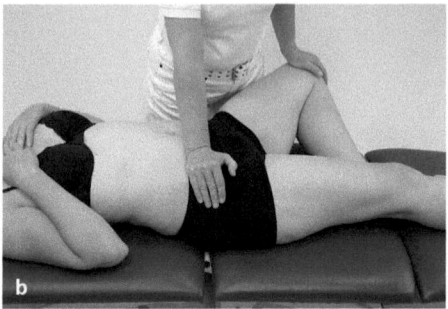

Figuur 7.11 a Gaenslen's test / Pelvic Torsion test; b Patrick's Sign / Faber test.

Thigh Thrust test / Femoral Shear test (figuur 7.9b, *met lichte adductie*)
- Uitgangshouding patiënt: De patiënt ligt in ruglig met het contralaterale been gestrekt.
- Uitgangshouding therapeut: De onderzoeker staat aan de te onderzoeken zijde ter hoogte van het bekken.
- Uitvoering: De onderzoeker flecteert het ipsilaterale been tot ongeveer 90° heupflexie, waarbij de knie ontspannen blijft. De onderzoeker adduceert rustig het femur en omsluit de knie met samengevouwen handen. De onderzoeker voert een opvoerende kracht uit in de lengterichting van het femur, wat zorgt voor een afschuiving van anterior naar posterior van het SI-gewricht aan dezelfde zijde.

Gaenslen's test / Pelvic Torsion test (figuur 7.11a)
- Uitgangshouding patiënt: De patiënt ligt in ruglig met de te onderzoeken zijde zo dicht mogelijk bij de rand van de behandelbank.
- Uitgangshouding therapeut: De onderzoeker staat aan de te onderzoeken zijde ter hoogte van het bekken.
- Uitvoering: De onderzoeker begeleidt de knieën naar de borst totdat er bij de patiënt een standsverandering optreedt in de lage rug. De onderzoeker fixeert het contralaterale been in maximale fysiologische heupflexie, met lichte abductie. De onderzoeker laat het ipsilaterale been langzaam richting heupextensie gaan, waarna zij een lichte, naar beneden gerichte druk geeft op het ipsilaterale been. Deze test wordt alleen unilateraal uitgevoerd aan de te onderzoeken zijde.

Patrick's Sign / Faber test (figuur 7.11b)
- Uitgangshouding patiënt: De patiënt ligt in ruglig.
- Uitgangshouding therapeut: De onderzoeker staat aan de te onderzoeken zijde ter hoogte van het bekken.
- Uitvoering: De patiënt brengt de ipsilaterale knie in flexie, met de mediale zijde van de hiel tegen de knie van het andere been. De onderzoeker fixeert het contralaterale spina iliaca anterior superior (SIAS) om er zeker van te zijn dat de lage rug in een neutrale positie blijft. De patiënt laat het ipsilaterale been zo ver mogelijk zakken richting de behandelbank, terwijl de voet in contact blijft met de behandelbank. De onderzoeker voert een lichte overdruk uit op de knie van de patiënt.

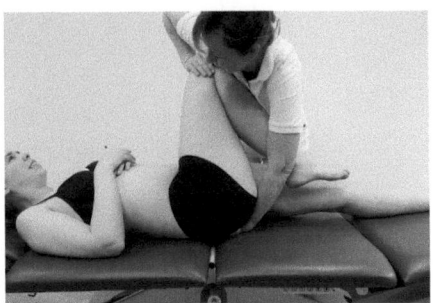

Figuur 7.12 Thigh Thrust test.

De cluster van Laslett

De cluster van Laslett bestaat uit vier tests. In tegenstelling tot Van der Wurff worden niet alle tests zonder meer uitgevoerd, maar bestaat hierin een zekere opbouw. Omdat de Thigh Thrust test en de Distraction test de hoogste individuele mate van validiteit hebben, lijken deze tests een hoge prioriteit te hebben. Als beide tests dezelfde, voor de patiënt herkenbare, pijn provoceren, kan worden aangenomen dat SI-gerelateerde pijn aanwezig is.

Distraction test (■ figuur 7.10a)
- Uitgangshouding patiënt: De patiënt ligt in ruglig.
- Uitgangshouding therapeut: De onderzoeker staat aan de te onderzoeken zijde ter hoogte van het bekken.
- Uitvoering: De onderzoeker geeft een posteriorgerichte kracht op beide spina iliaca anterior superior (SIAS). Het beoogde effect is een distractie van de anteriore delen van het SI-gewricht.

Thigh Thrust test (■ figuur 7.12)
- Uitgangshouding patiënt: De patiënt ligt in ruglig, met de heup en knie geflecteerd.
- Uitgangshouding therapeut: De onderzoeker staat aan de te onderzoeken zijde ter hoogte van het bekken.
- Uitvoering: De heup maakt een hoek van 90° met de behandelbank en is licht geadduceerd. Een hand van de onderzoeker omvat het sacrum, de andere hand en arm omvatten de geflecteerde knie. De uitgeoefende druk is dorsaal gericht, langs de lijn van het verticaal georiënteerde femur. Deze procedure wordt uitgevoerd aan beide zijden. Het beoogde effect is een posterior afschuivende kracht naar het SI-gewricht van die zijde.

Indien beide tests positief zijn, zijnde volgende tests dus niet geïndiceerd. Indien één test positief is, is de Compression test geïndiceerd.

Compression test (■ figuur 7.10b)
- Uitgangshouding patiënt: De patiënt ligt in zijlig met de heup 45° en knie ongeveer 90° geflecteerd.
- Uitgangshouding therapeut: De onderzoeker knielt op de behandelbank aan de rugzijde van de patiënt ter hoogte van het bekken.
- Uitvoering: De onderzoeker oefent een verticale, naar beneden gerichte kracht uit op het bovenste deel van de crista iliaca. Het beoogde effect is een compressiekracht op beide SI-gewrichten.

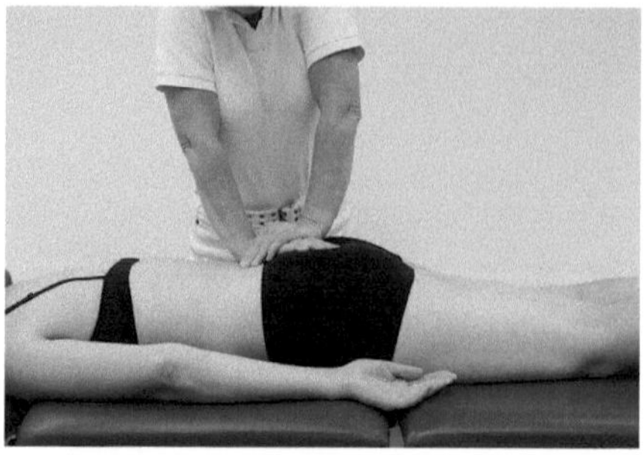

Figuur 7.13 Sacral Thrust test.

Als ook de Compression test niet de herkenbare pijn provoceert is de Sacral Thrust test geïndiceerd.

Sacral Thrust test (figuur 7.13)
- Uitgangshouding patiënt: De patiënt ligt in buiklig.
- Uitgangshouding therapeut: De onderzoeker staat aan de zijde van de patiënt ter hoogte van het bekken.
- Uitvoering: De onderzoeker oefent een verticale, naar beneden gerichte kracht uit op het centrum van het sacrum. Het beoogde effect is een anterior afschuivende kracht van het sacrum op beide ilia. Als deze positief is, is SI-gerelateerde problematiek aannemelijk.

Er is in deze cluster gekozen om de Gaenslen's test weg te laten omdat deze zo goed als geen toegevoegde waarde heeft in de mate van validiteit en betrouwbaarheid voor de uitkomst van de cluster.

- **Triggerpoints**

In de bekkenregio zijn verschillende triggerpoints bekend: lumbaal, gluteaal, heupgebied, buik. Bij pijnklachten is gerichte palpatie van deze triggerpoints onderdeel van de diagnostiek. De triggerpoints in de bekkenregio worden in een aparte paragraaf (▶ par. 7.8) beschreven.

- **Segmentaal onderzoek**

Bindweefselzones kunnen in de bekkenregio aanwezig zijn en kunnen een onderdeel zijn van het bekkenfysiotherapeutisch onderzoek. Veranderingen in het bindweefsel zijn overal aantoonbaar waar orgaanaandoeningen met functionele stoornissen gepaard gaan.

Deze bindweefselzones kunnen zich laten zien als:
- huidzones (oppervlakkige bindweefselzones), die zich bevinden tussen de cutis en subcutis;
- bindweefselzones (diepe bindweefselzones), die zich manifesteren in de diepe verschuivingslaag tussen subcutis en facie.

In de bekkenregio kunnen de volgende zones in relatie tot de bekkenorganen worden beoordeeld:
- Blaaszone (centrale intrekking aan het boveneind van de bilnaad).
- Dikkedarmzone (bandvormige intrekking beiderzijds vanaf het middelste derde deel van het sacrum schuin naar caudaal).

- Vene-lymfezone van de benen en onderbuik (bandvormige intrekking beiderzijds vanaf het middelste derde deel van het sacrum naar lateraal verlopend, evenwijdig aan de crista).
- Arteriële vaatzone van de benen en onderbuik (brede intrekking beiderzijds in het gebied van de trochanter major femoris).
- Kleine genitaalzone of menseszone (intrekking lopend over het bovenste derde deel van het sacrum; op de buikzijde een verhoogde spanning vlak boven het os pubis).
- Grote genitaalzone (grote plaatvormige intrekking over de beide sacro-iliacale gewrichten, reliëfarm gebied; op de buikzijde hetzelfde gebied als bij de kleine genitaalzone).
- Dunnedarmzone (dwars verlopende intrekking boven het sacrum ter hoogte van L5 tussen de randen van de beide iliae).
- Nierzone (beiderzijds paravertebrale intrekking van Th11,12 tot L1,2; op de buikzijde een spanningstoename mediaal van de SIAS).

Het segmentaal onderzoek bestaat allereerst uit een inspectie, waarbij gekeken wordt naar intrekkingen in het weefsel. Alleen de bindweefselzones zijn op deze manier waarneembaar, niet de huidzones. Deze inspectie wordt in zit uitgevoerd, met ontblote rug tot onder het zitvlak, waarbij de bovenbenen en voeten goed ondersteund zijn. De bekkenfysiotherapeut zit achter de patiënt.

Vervolgens wordt de sensibiliteit van de patiënt en de beweeglijkheid van het bindweefsel onderzocht met de verschuifmethode (tasten naar huidzones) of de huidplooimethode (tasten naar diepe bindweefselzones). Deze technieken kunnen in zit (zones aan de rugzijde) of ruglig (zones aan de buikzijde) worden uitgevoerd.

De zones worden ingetekend in een overzicht van de voor- en achterzijde van de romp:
- + = niet zichtbaar, geringe spanning;
- ++ = zichtbaar, duidelijk tastbare spanning;
- +++ = duidelijk zichtbaar, goed tastbare spanning.

De uitkomsten van dit onderzoek worden gecombineerd met de informatie uit de anamnese. Tijdens het onderzoek zal tevens gekeken kunnen worden naar de andere bindweefselzones (maag, hart, galblaas, lever, pancreas, duodenum, hoofd, arm, bronchiaal en long, astma, milt).

- **Neurologisch onderzoek**

indien er aanwijzingen zijn voor neurologische problemen, is specifiek onderzoek geïndiceerd:
- Reflexen: KPR, APR, voetzoolreflex/Babinksy, buikhuidreflex.
- Zenuwmobiliteit: rektest n. ischiadicus (Lasègue, Bragard, Néris) en rektest n. femoralis.
- Kracht(zenuwwortel)tests (kernspieren) lumbaal en sacraal: L2: poas major, L3: quadriceps, L4: tibialis ant., L5: extensor hall. en peronei, S1: hamstrings, S2: gluteus max.
- Vitale sensibiliteit: palpatie dermatomen van de lumbale en sacrale wortels.

- **Bewegingsonderzoek tijdens ADL-activiteiten**

Bij bekkenproblematiek is de impact van de beperkingen in activiteiten en participatieproblemen vaak groot, zeker als deze klachten optreden na de bevalling (zwangerschapsgerelateerde bekkenpijn, ZGBP).

ADL-activiteiten waarin beperkingen kunnen optreden zijn:
- omdraaien in bed,
- opkomen tot zit of gaan liggen,
- opstaan (uit bed of uit een stoel) of gaan zitten,

- aankleden,
- staan,
- bukken,
- tillen,
- lopen (vooral slenteren, strandlopen of klimmen),
- traplopen,
- in en uit het bad of de auto stappen.

Deze activiteiten kunnen specifiek worden onderzocht: hoe voert de patiënt dit uit, hoeveel moeite kost de beweging en wat kan er verbeterd worden aan dit functioneren? Hierbij wordt ook aandacht besteed aan buikdrukregulatie, ademhaling en stabiliteit. Vervolgens kunnen deze ADL-activiteiten in deelactiviteiten worden verdeeld, die apart beoordeeld en geoefend kunnen worden.

Voorbeeld: van opstaan uit zit naar lopen:
- zit: romp voorwaarts bewegen door in heupen te buigen,
- opstaan door strekking van de heupen,
- stand: gewicht verplaatsen naar rechter-/linkerbeen,
- linker-/rechterbeen voorwaarts bewegen,
- gewicht overbrengen naar linker-/rechterbeen,
- rechter-/linkerbeen voorwaarts bewegen.

7.3.3 Verslaglegging

Alle gegevens worden vastgelegd in het EPD.

7.3.4 Interpretatie

Uit het onderzoek van de bekkenregio kan een beeld worden gevormd van: lumbale wervelkolom, bekkengordel, heupgewrichten, buik en hun samenhang. Indien dit onderzoek disfuncties oplevert die in relatie staan of kunnen staan tot de klachten van de patiënt, kunnen ze behandeld worden door de bekkenfysiotherapeut, of zij kan de patiënt doorverwijzen naar een algemeen fysiotherapeut of manueel therapeut. Deze keuze is afhankelijk van de competenties van de bekkenfysiotherapeut en de setting waarin zij werkzaam is (meerdere specialisaties).

> Informatie uit het functieonderzoek van de bekkenregio: lichaamsbesef/-bewustzijn, houding, stand, mobiliteit, stabiliteit, spierlengte, spierkracht, relaxatie, coördinatie, ademhaling en pijn.

Als er disfuncties zijn geconstateerd die geen relatie hebben tot de klachten van de patiënt, wordt hij hierover geïnformeerd en kan hij zelf bepalen of dit een hulpvraag is waarvoor hij behandeld wil worden. Ook nu kan een doorverwijzing naar een collega-fysiotherapeut (algemeen of manueel therapeut) te overwegen zijn. Er kan ook overwogen worden om de patiënt eerst terug of door te verwijzen naar de huisarts met een verslag van de onderzoeksbevindingen.

Indien er geen disfuncties worden geconstateerd, is het belangrijk om te kijken of er andere motieven zijn waardoor de patiënt klachten presenteert. Bij zwangerschapsgerelateerde bekkenpijn kan bijvoorbeeld angst een belangrijke factor zijn. Via vragenlijsten kunnen deze factoren inzichtelijk worden gemaakt.

7.4 Functieonderzoek bekkenbodemspieren (uitwendig)

Een indirecte en globale indruk van het functioneren van de bekkenbodem kan worden verkregen door onderzoek van het bekkenbodemgebied uit te voeren: uitwendige of indirecte palpatie. Dit kan worden uitgevoerd met volledige onderkleding aan (indien van toepassing inclusief opvangmateriaal), met alleen de onderbroek aan of zonder onderbroek (met handschoen aan).

Deze indirecte manier van bekkenbodemonderzoek kan worden toegepast:
- bij een patiënt voor wie de bekkenbodem nog helemaal onbekend is (eerste kennismaking/bewustwording);
- om in relatief korte tijd een eerste indruk te krijgen;
- bij een patiënt die afwijzend staat tegenover inwendig onderzoek, of bij wie de bekkenfysiotherapeut nog niet goed kan inschatten of hij ervoor openstaat;
- indien inwendig onderzoek niet geïndiceerd of wenselijk is (bijv. tijdens zwangerschap, menstruatie of bij negatieve ervaringen);
- indien de onderzoeker niet competent is om inwendig onderzoek uit te voeren.

De informatie die de bekkenfysiotherapeut tijdens dit onderzoek verkrijgt, is indirect en onnauwkeurig. Door de patiënt te vragen wat hij ervaart wordt echter meer informatie verkregen. In feite wordt hier vooral het bewustzijn van de patiënt van zijn bekkenbodem getest: kent hij deze spieren, en kan hij ze bewust gebruiken? Maar ook: voelt hij zelf hoe de bekkenbodemspieren gebruikt worden?

Bij een uitwendige palpatie zullen niet alle aspecten waarneembaar zijn. Vervolgonderzoek (palpatie, EMG, echo) is dan ook zeker geïndiceerd om betrouwbare en meetbare onderzoeksgegevens te genereren.

7.4.1 Begrippen

Tijdens het uitwendige bekkenbodemfunctieonderzoek (BBFO) kunnen de volgende aspecten worden beoordeeld:
- contractie,
- relaxatie na contractie,
- hoesten,
- persen,
- contractieduur,
- aantal herhalingen.

▪ Contractie
Een contractie van de bekkenbodemspieren veroorzaakt een *uitwendig palpabele*, inwaartse beweging van het perineum. Deze beweging kan meer dorsaal (anaal) of meer ventraal (urethraal) worden gevoeld (door patiënt of therapeut). Indien er een caudaalwaartse beweging van het perineum voelbaar is, is de patiënt aan het persen in plaats van aanspannen (toename abdominale druk).

Tijdens het aanspannen kan ook door de bekkenfysiotherapeut worden gevoeld of er cocontracties optreden van de omliggende spieren (buikspieren, bilspieren, beenspieren, diafragma (ademfixatie)).

Als de patiënt tijdens het onderzoek wordt gevraagd wat hij zelf voelt, kan tevens een indruk worden gekregen van het eigen waarnemend vermogen van de patiënt in het bekkenbodemgebied (bekkenbodembesef).

> **Uitkomstmaat contractie tijdens uitwendige palpatie**
> inwaarts = voelbare inwaartse beweging perineum/anus
> afwezig = geen enkele voelbare inwaartse beweging perineum/anus
> neerwaarts = voelbare neerwaartse beweging perineum/anus
>
> **Cocontracties**
> aanwezig/afwezig = er is wel/geen activiteit waarneembaar in andere spieren (buik, billen, benen, diafragma)

- **Relaxatie na contractie**

Palpeer het loslaten van de bekkenbodemmusculatuur na de contractie: de relaxatie van de bekkenbodem moet voelbaar zijn, en direct waarneembaar.

Bij het ontspannen van de bekkenbodemspieren is het de bedoeling dat de spanning van de spier bij uitwendige palpatie weer terug zal keren tot het rustniveau (of lager). Deze ontspanning kan ook niet optreden (afwezig), partieel of vertraagd verlopend zijn. De subjectieve beleving van de patiënt is een belangrijke informatiebron.

> **Uitkomstmaat relaxatie na contractie tijdens uitwendige palpatie**
> afwezig = geen enkele relaxatie voelbaar
> partieel = gedeeltelijke relaxatie voelbaar
> aanwezig = relaxatie voelbaar
> vertraagd = de relaxatie is niet direct voelbaar, maar verloopt vertraagd

- **Hoesten**

Bij de uitwendige palpatie van het hoesten wordt beoordeeld of de activiteit van de bekkenbodemspieren effectief is om de intra-abdominale druk op te vangen. Indien dit voldoende plaatsvindt, zal er geen perineale daling voelbaar zijn. Indien dit onvoldoende plaatsvindt, zal er een caudale perineale beweging voelbaar zijn (door patiënt of therapeut).

Indien de bekkenbodemspieren niet voldoende aanspannen tijdens hoesten, kan de patiënt vervolgens worden gevraagd om deze test een keer te herhalen, waarbij de bekkenbodemspieren bewust worden aangespannen voorafgaand aan het hoesten. Er wordt opnieuw beoordeeld of de aanspanning van de bekkenbodemspieren de mate van daling van het perineum (geheel of gedeeltelijk) doet afnemen ten opzichte van de test daarvoor.

> **Uitkomstmaat hoesten tijdens uitwendige palpatie**
> hoesten (zonder bewuste contractie): inwaarts/afwezig/neerwaarts = het perineum of de anus beweegt inwaarts/niet/neerwaarts tijdens hoesten

> hoesten (met bewuste contractie): inwaarts/afwezig/neerwaarts = het perineum of de anus beweegt inwaarts/niet/neerwaarts tijdens hoesten met bewust aangespannen bekkenbodemspieren

- **Persen**

Bij het persen wordt tijdens de uitwendige palpatie beoordeeld of het perineum naar caudaal beweegt (door patiënt of therapeut). Indien geen enkele descensus van het perineum voelbaar is, wordt dit genoteerd. Er kan hierbij ook een paradoxale reactie optreden, waardoor het perineum juist inwaarts beweegt.

> **Uitkomstmaat persen tijdens uitwendige palpatie**
> neerwaarts = neerwaartse beweging perineum tijdens persen voelbaar
> afwezig = geen voelbare neerwaartse beweging perineum tijdens persen
> inwaarts = inwaartse beweging van het perineum voelbaar tijdens persen

- **Contractieduur**

De contractieduur wordt onderzocht door (submaximale) contracties te vragen aan de patiënt, waarbij de tijdsduur van de contractie wordt gemeten. Geteld wordt het aantal seconden dat de patiënt de contractie goed kan volhouden. Indien de kracht afneemt of cocontracties ontstaan/toenemen, wordt het tellen gestopt. Tussen de contracties door wordt steeds voldoende rusttijd genomen om tot ontspanning te komen (pauze is gemiddeld het dubbele van de contractieduur). Hierbij is de subjectieve beleving van de patiënt zeer belangrijk. Voelt hij dat hij de contractie niet meer kan volhouden? Voelt hij aan het eind van de duurcontractie dat er ontspanning optreedt (*dat er nog wat los te laten valt*)?

> **Uitkomstmaat contractieduur tijdens uitwendige palpatie**
> aantal seconden duur/submaximale contractie (max. 10 seconden)

- **Aantal herhalingen**

Hierbij wordt de patiënt gevraagd om de bekkenbodemspieren zo vaak mogelijk kort, snel en krachtig aan te spannen. Geteld wordt het aantal keren dat een palpabele contractie plaatsvindt, of dat de patiënt het gevoel heeft dat een contractie plaatsvindt. Indien de kracht of snelheid afneemt, wordt het tellen gestaakt. Tevens wordt het aantal duurcontracties geteld. Indien de contractieduur afneemt, wordt het tellen gestaakt.

> **Uitkomstmaat aantal herhalingen tijdens uitwendige palpatie**
> aantal snelle contracties (max. 10 keer)
> aantal duurcontracties (max. 10 keer)

7.4.2 Patiënteninstructie

De patiënt krijgt voorafgaand aan het onderzoek mondeling uitleg over dit onderzoek.

> **Uitleg aan de patiënt over BBFO (uitwendig)**
> - De patiënt ligt in ruglig (of een andere uitgangshouding) op de bank, benen gebogen en knieën licht gespreid op de onderzoeksbank (eventueel ondersteund met een rol), bovenkleding of ondergoed aan.
> - De bekkenfysiotherapeut zit naast de patiënt en legt haar ene hand tegen het bekkenbodemgebied aan en de andere hand op de onderbuik.
>   a. vervolgens worden de volgende acties van de bekkenbodemspieren gevraagd:
>   b. aanspannen,
>   c. ontspannen,
>   d. hoesten,
>   e. persen,
>   f. duuraanspanning,
>   g. aantal herhalingen.
> - Gedurende het onderzoek wordt informatie gegeven over het resultaat van de tests, maar zal de patiënt ook gevraagd worden wat hij zelf waarneemt.
> - Als de patiënt vragen heeft, kunnen die gedurende het onderzoek gesteld worden.
> - De patiënt wordt verzocht aan te geven als hij delen van het onderzoek vervelend vindt, zodat de bekkenfysiotherapeut hierop kan reageren, veranderingen kan aanbrengen of het onderzoek voortijdig kan beëindigen.
>
> **Patiënteninstructie (uitwendig)**
> - *Wilt u de bekkenbodemspieren eens goed aanspannen?*
> - *Wilt u de bekkenbodemspieren direct weer helemaal loslaten?*
> - *Wilt u een keer stevig hoesten?*
> - *Wilt u eens flink persen? Of: Wilt u eens op de handrug/pols blazen?*
> - *Wilt u de bekkenbodemspieren rustig en flink aanspannen en dit zo lang mogelijk vasthouden?*
> - *Wilt u de bekkenbodemspieren zo vaak mogelijk snel en krachtig aanspannen?*
> - *Wilt u de bekkenbodemspieren zo vaak mogelijk rustig en flink aanspannen?*

7.4.3 Uitvoering onderzoek

De patiënt ligt op de onderzoeksbank in ruglig, benen gebogen, voeten op de bank, knieën licht gespreid (kortlig), of in een andere uitgangshouding. Het steunen van de knieën (hand therapeut, wand, elastische band) kan prettig zijn om meer ontspanning in de benen van de patiënt te bereiken.

De bekkenfysiotherapeut legt één hand tegen de bekkenbodemregio, waarbij verschillende plaatsingen van de hand mogelijk zijn:
- De hand dwars op het bekkenbodemgebied, met aangesloten vingers en aangevoerde duim, handpalm tegen het perineale gebied, vingers tegen bil/onderbeen aan de contralaterale zijde, handwortel tegen bil/onderbeen homolaterale zijde (◘ figuur 7.14a).
- De hand dwars op het bekkenbodemgebied, met aangesloten vingers en afgevoerde duim, handwortel tegen het perineale gebied, vingers tegen bil/onderbeen aan de contralaterale zijde, duim in de lengte tegen de vagina, handrug tegen bil/onderbeen homolaterale zijde (◘ figuur 7.14b).

7.4 · Functieonderzoek bekkenbodemspieren (uitwendig)

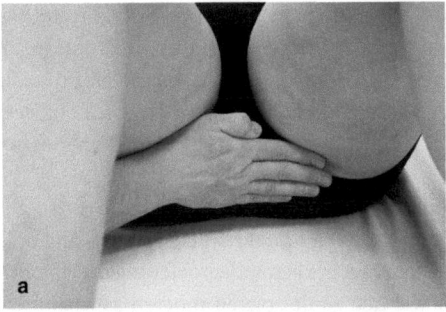
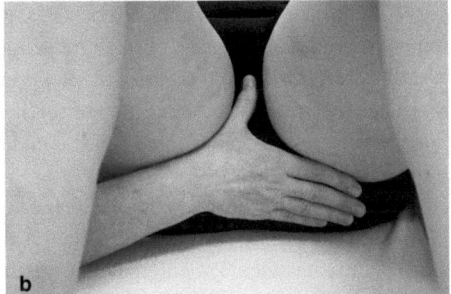
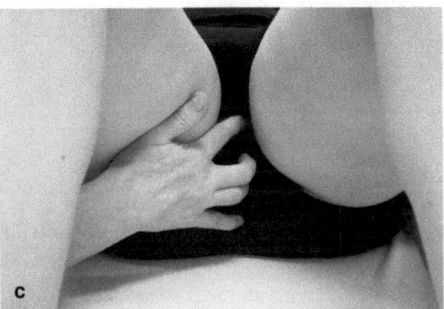

Figuur 7.14 Uitwendige palpatie vaginaal.

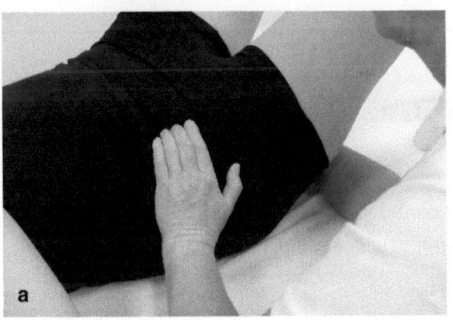

Figuur 7.15 Uitwendige palpatie onderbuik.

- De vingers dwars op het bekkenbodemgebied, duimtop/wijsvinger tegen het urethrale gebied, middenvinger tegen het vaginale gebied, pink tegen het anale gebied (figuur 7.14c).

De bekkenfysiotherapeut palpeert met de andere hand de onderbuik van de patiënt, waarbij er ook weer diverse opties zijn:

- De hand rust tegen het homolaterale ilium van de patiënt, waarbij de vingers mediaal van de spina iliaca anterior superior palperen (figuur 7.15a).
- De hand ligt dwars op de buik van de patiënt net boven de symfyse, met de duim ter hoogte van het os pubis (figuur 7.15b).

De instructies worden (zoveel mogelijk uniform) aan de patiënt gegevens tijdens het onderzoek.

Tijdens elke fase van het onderzoek is het niet alleen de palpatie van de bekkenfysiotherapeut die informatie geeft over de mogelijkheden van de bekkenbodemmusculatuur, maar wordt ook nadrukkelijk steeds aan de patiënt gevraagd wat hij hiervan waarneemt (anaal, vaginaal, perineaal of sluiten, liften of snelheid van relaxatie). Op deze manier wordt ook een indruk verkregen van het eigen waarnemend vermogen van de patiënt in het bekkenbodemgebied.

Patiënten die onbekend zijn met de bekkenbodemspieren zijn soms na een korte instructie prima in staat om de bekkenbodemspieren aan te spannen en dit tot hun eigen verbazing ook nog te kunnen voelen. Patiënten die al ervaring hebben met bekkenbodemoefeningen (bijvoorbeeld door de zwangerschapsgymnastiek) weten wel hoe ze de spieren moeten aanspannen, maar kunnen dit niet altijd uitvoeren, of blijven twijfelen of zij het goed doen. Door vervolgonderzoek (vaginaal of anaal palpatieonderzoek, EMG-meting) kan hier objectief antwoord op gegeven worden.

7.4.4 Verslaglegging

Op het onderzoeksformulier, in het elektronische patiëntendossier (EPD) worden uiteindelijk alle resultaten vastgelegd, zodat er een goed overzicht ontstaat van het functioneren van de bekkenbodemspieren. Bij een vervolgmeting worden de resultaten ervan toegevoegd, zodat direct inzichtelijk wordt of en waar er veranderingen in de onderzoeksresultaten zijn opgetreden.

7.4.5 Interpretatie

Informatie uit de uitwendige palpatie van de bekkenbodemspieren geeft een indicatie over de bekkenbodemspierfunctie:
- bewustzijn
- spierfunctie in beweging: mogelijkheid tot contractie, contractieduur, herhalingen, relaxatie, onwillekeurige contractie (hoesten), onwillekeurige relaxatie (persen), en coördinatie: samenwerking van bekken, buik en bekkenbodemspieren en ademhaling.

7.5 Functieonderzoek bekkenbodemspieren (vaginaal)

Op basis van de masterstudie (2007) van Joke Dijkstra en Petra van Nierop onder begeleiding van Marijke Slieker

Het vaginale functieonderzoek van de bekkenbodem bestaat uit de volgende fasen:
1. inspectie in rust,
2. inspectie tijdens beweging:
   - uitwendig,
   - inwendig,
3. palpatie in rust,
4. palpatie tijdens beweging:
   - ventraal,
   - dorsaal.

7.5.1 Begrippen

Tijdens het bewegingsonderzoek worden de volgende aspecten beoordeeld:
- contractie,
- relaxatie,
- hoesten,
- persen,
- contractiekracht (alleen bij palpatie),
- contractieduur (alleen bij palpatie),
- aantal herhalingen (alleen bij palpatie).

■ **Contractie**

Kijk bij een contractie tijdens de inspectie naar de beweging van het perineum en bekijk of er een craniale en ventrale beweging zichtbaar is. Indien de patiënt perst in plaats van dat hij de spieren aanspant, zal het perineum caudaalwaarts bewegen.

Tijdens het aanspannen wordt gekeken of er cocontracties optreden van spieren die niet tot de beweging van de bekkenbodemspieren behoren (buikspieren, bilspieren, beenspieren, diafragma (ademfixatie)).

Activiteit van de m. transversus abdominis wordt beschouwd als een onderdeel van de bekkenbodemactiviteit en het behoud van de bekkenstabiliteit, evenals activiteit van de m. multifidus. Bij maximale krachtsinspanning van de bekkenbodemspieren wordt de activiteit van de dwarse buikmusculatuur als normaal gezien[18]. Dit betekent dat bij maximale aanspanning meer cocontracties worden geaccepteerd dan bij het submaximaal aanspannen.

> **Uitkomstmaat contractie tijdens inspectie (vaginaal)**
> *Perineale beweging:*
> - aanwezig/afwezig = het perineum laat wel/geen inwaartse beweging zien
> - inwaarts/neerwaarts = het perineum laat een inwaartse/neerwaartse beweging zien
>
> *Cocontracties:*
> - aanwezig/afwezig; er is wel/geen activiteit zichtbaar in andere spieren (buik, billen, benen, diafragma)

Bij de palpatie aan de ventrale zijde van de vagina zal de contractie van de bekkenbodemmusculatuur zorgen voor de urethrale lift: een cranioventrale beweging van de overgang van urethra naar blaas.

Aan de dorsale zijde van de vagina zal de contractie van de bekkenbodemmusculatuur de voor-achterwaartse diameter van de vagina bij aanspanning verkleinen en wordt de palperende vinger dus naar craniaal (inwaarts) en naar ventraal (voorwaarts) bewogen (cranioventraal); deze wordt benoemd als *levatorlift*.

Voor het beoordelen van het sluiten van de hiatus genitalis moet er een sluitende beweging van de bekkenbodemmusculatuur worden gemaakt vanuit de linker- en de rechterzijde. Het betekent niet dat het noodzakelijk is dat de beide zijden aan elkaar moeten aansluiten bij deze contractie. Indien hierbij verschil is tussen de rechter- en linkerzijde wordt dit benoemd als een asymmetrie (L-R); deze wordt benoemd als *hiatussluiting*.

De bekkenbodemspieren zorgen bij contractie voor een driedimensionale beweging, die bij vaginale palpatie wordt gevoeld als een inwaartse en voorwaartse (cranioventrale) actie met sluiting van de hiatus genitalis.

> **Uitkomstmaat contractie tijdens palpatie (vaginaal)**
> *Urethrale lift:*
> - aanwezig/partieel/afwezig = een cranioventrale beweging van de urethrale overgang is wel/gedeeltelijk/niet voelbaar
>
> *Levatorlift:*
> - aanwezig/partieel/afwezig = een cranioventrale beweging aan de dorsale zijde van de vagina is wel/gedeeltelijk/niet voelbaar
>
> *Hiatussluiting:*
> - aanwezig/partieel/afwezig = een sluitende beweging van de hiatus genitalis is wel/gedeeltelijk/niet voelbaar
>
> *Symmetrie:*
> - aanwezig/afwezig = er is wel/niet een symmetrische sluitende beweging voelbaar
>   R < L = rechts minder dan links
>   L < R = links minder dan rechts

- **Relaxatie**

Observeer het ontspannen van de bekkenbodemmusculatuur na contractie tijdens de inspectie. De relaxatie van de bekkenbodem zal zichtbaar, in voldoende mate en direct waarneembaar moeten zijn.

Bij het ontspannen van de bekkenbodemspieren zal de spanning van de spier bij palpatie weer terugkeren tot het rustniveau; deze ontspanning kan ook afwezig zijn of onvolledig, gedeeltelijk, volledig of vertraagd optreden.

> **Uitkomstmaat relaxatie na contractie (vaginaal)**
> - afwezig = geen enkele relaxatie (zichtbaar/voelbaar)
> - onvolledig = de relaxatie komt na contractie niet volledig terug tot op rustniveau
> - gedeeltelijk = directe relaxatie tot op rustniveau
> - volledig = directe volledige relaxatie tot voorbij rustniveau
> - vertraagd = relaxatie tot rustniveau maar verloopt vertraagd

- **Hoesten**

Bij de inspectie tijdens hoesten wordt de bekkenbodemactiviteit beoordeeld op aan- en afwezigheid van een (reflex)contractie. Bovendien wordt er gekeken of deze contractie effectief is om de intra-abdominale druk op te vangen door te beoordelen of er een inwaartse/neerwaartse beweging van het perineum ontstaat. Er zou geen perineale daling waarneembaar moeten zijn. Een kleine beweging naar ventraal wordt nog als normaal gezien om de intra-abdominale druk op te heffen. Ook wordt gelet op het optreden van incontinentie (urine, vaginale of anale flatus, feces) en prolaps (voorwand, centraal, achterwand).

Tijdens de palpatie wordt deze reflexcontractie opnieuw beoordeeld, waarbij het lastig is om de beweging van het perineum te beoordelen, die enerzijds door de toename van de buikdruk wordt veroorzaakt en anderzijds door de aanspanning van de bekkenbodemspieren. Hierbij wordt ook gelet op de timing van de contractie (voor, tijdens of na hoesten).

Indien de bekkenbodemspieren niet aanspannen tijdens hoesten, kan de patiënt vervolgens worden gevraagd om deze test een keer te herhalen, waarbij de bekkenbodemspieren bewust (willekeurig) worden aangespannen voorafgaand aan het hoesten. Er wordt opnieuw beoordeeld of de aanspanning van de bekkenbodemspieren de mate van daling van het perineum (geheel of gedeeltelijk) doet afnemen ten opzichte van de test daarvoor.

Uitkomstmaat hoesten (vaginaal)

Hoesten (zonder bewuste contractie)

Contractie:
- aanwezig/afwezig = de bekkenbodemspieren worden wel/niet aangespannen tijdens hoesten

Timing contractie:
- voor/tijdens/na = de bekkenbodemspieren worden voor, tijdens of, na hoesten aangespannen

Perineale beweging:
- aanwezig/afwezig = het perineum beweegt wel/niet tijdens hoesten
- inwaarts/neerwaarts = het perineum beweegt craniaal/caudaal tijdens hoesten

Prolabering:
- ja/nee = de mate van prolaps (voorwand/centraal/achterwand) neemt wel/niet toe tijdens hoesten

Incontinentie:
- ja/nee = er treedt wel/geen verlies (urine/vaginale flatus/anale flatus, feces) op tijdens hoesten

Hoesten (met bewuste contractie)

Contractie:
- aanwezig/afwezig = de bekkenbodem kan bewust wel/niet worden aangespannen voorafgaand of tijdens hoesten

Perineale beweging:
- aanwezig/afwezig = het perineum beweegt wel/niet tijdens hoesten met bewust aangespannen bekkenbodemspieren
- inwaarts/neerwaarts = het perineum beweegt craniaal/caudaal tijdens hoesten met bewust aangespannen bekkenbodemspieren

Prolabering:
- ja/nee = de mate van prolaps (voorwand/centraal/achterwand) neemt wel/niet toe tijdens hoesten met bewust aangespannen bekkenbodemspieren

Incontinentie:
- ja/nee = er treedt wel/geen verlies (urine/vaginale flatus/anale flatus, feces) op tijdens hoesten met bewust aangespannen bekkenbodemspieren

▪ Persen

Bij het persen wordt tijdens de inspectie beoordeeld of het perineum op correcte wijze naar caudaal beweegt. Indien geen enkele descensus van het perineum zichtbaar is, wordt dit genoteerd. Het gaat hierbij om een onwillekeurige relaxatie van de bekkenbodemspieren. Indien er een inwaartse beweging van het perineum zichtbaar is tijdens persen, zal er geen relaxatie maar contractie van de bekkenbodemspieren optreden.

Tevens wordt genoteerd of er incontinentie (urine, vaginale of anale flatus, feces) optreedt of een prolaps zichtbaar is tijdens persen.

> **Uitkomstmaat persen tijdens inspectie (vaginaal)**
> *Perineale beweging:*
> - aanwezig/afwezig = het perineum beweegt wel/niet tijdens persen
> - inwaarts/neerwaarts = het perineum beweegt craniaal/caudaal tijdens persen
>
> *Incontinentie:*
> ja/nee = er treedt wel/geen verlies (urine/vaginale flatus/anale flatus/feces) op tijdens persen
>
> *Descensus* = perineum daalt tijdens persen tot onder niveau tuber ischii
>
> *Prolabering:*
> ja/nee = de mate van prolaps (voorwand/centraal/achterwand) neemt wel/niet toe tijdens persen

Bij palpatie van de bekkenbodem tijdens rustig persen zullen de bekkenbodemspieren zich ontspannen en een caudale beweging van het perineum toestaan. Er kan hierbij ook een paradoxale reactie optreden: de bekkenbodemmusculatuur spant aan en het perineum beweegt juist inwaarts.

> **Uitkomstmaat persen tijdens palpatie (vaginaal)**
> - ja = onwillekeurige ontspanning bekkenbodem tijdens persen
> - nee = geen ontspanning palpabel
> - paradox = aanspanning van de bekkenbodemspieren palpabel tijdens persen
> - descensus = perineum daalt tijdens persen tot onder niveau tuber ischii
> - prolabering = ja/nee; de mate van prolaps (voorwand/centraal/achterwand) neemt wel/niet toe tijdens persen

In aansluiting hierop wordt de kwaliteit van de contracties van de bekkenbodemspieren middels palpatie beoordeeld naar kracht, duur en aantal herhalingen.

▪ Contractiekracht

De contracties van de bekkenbodemmusculatuur worden tijdens palpatie beoordeeld op kracht met de ICS-schaal. In de literatuur wordt de Oxford-scale ook nog gebruikt..

> **Uitkomstmaat kracht (ICS-scale) vaginaal**
> sterk = sterke aanspanning voelbaar
> normaal = aanspanning voelbaar
> zwak = kortdurende aanspanning voelbaar
> afwezig = geen enkele voelbare respons
>
> **Uitkomstmaat kracht (Oxford-scale)**
> 5 = zeer sterke grip
> 4 = goed, stevig knijpen
> 3 = matige druktoename met kleine verplaatsing
> 2 = zwak, kort opflakkeren
> 1 = zeer kortdurend aanspannen, flikkerende aanspanning
> 0 = geen waarneembare respons

- **Contractieduur**

De contractieduur wordt onderzocht door een (submaximale) duurcontractie te vragen aan de patiënt, waarbij de duur van de contractie wordt gemeten. Geteld wordt het aantal seconden dat de patiënt de contractie goed kan volhouden. Indien de kracht afneemt of indien compensatiemechanismen worden ingezet, wordt het tellen gestopt.

> **Uitkomstmaat contractieduur**
> maximaal aantal seconden (submaximale) duurcontractie

- **Aantal herhalingen**

Hierbij wordt de patiënt gevraagd om de bekkenbodemspieren kort, snel en krachtig aan te spannen. Geteld wordt het aantal goede, krachtige en snelle contracties. Indien de kracht, snelheid of mate van relaxatie afneemt, wordt het tellen gestaakt. Tevens wordt het aantal duurcontracties (10 seconden) geteld. Indien de contractieduur afneemt wordt het tellen gestaakt.

> **Uitkomstmaat aantal herhalingen**
> — aantal snelle contracties (max. 10 ×)
> — aantal duurcontracties (10 sec. max. 10 ×)

- **Spanningstoestand**

Tijdens de palpatie van een spier in rust worden verschillende elementen waargenomen via de palperende vinger van de onderzoeker. Er is geen eenduidigheid in de terminologie hiervan. Elementen die hierbij zouden kunnen worden onderscheiden zijn: spierspanning, indrukbaarheid, rekbaarheid, strengvorming en volume. In de Angelsaksische literatuur worden termen als *tension*, *stiffness* en *elasticity* gehanteerd.

7.5.2 Informatie aan de patiënt

Uitleg aan de patiënt over BBFO (vaginaal)
- De patiënt ligt in ruglig op de bank, ontkleed onderlichaam, handdoek over het bekkengebied, benen gebogen en knieën licht gespreid op de onderzoeksbank.
- De bekkenfysiotherapeut zit/staat aan het voeteneind (inspectie) of de zijkant van de onderzoeksbank.
- Vervolgens bestaat het onderzoek uit vier stappen:
  a. inspectie uitwendig,
  b. inspectie inwendig,
  c. palpatie vaginaal ventraal,
  d. palpatie vaginaal dorsaal.
- Bij elke stap krijgt de patiënt de volgende opdrachten: aanspannen – ontspannen – hoesten – persen.
- Bij de stappen c) en d) kunnen nog nadere aspecten worden getest: kort en snel aanspannen, lang aanspannen, herhalingen.
- Gedurende het onderzoek wordt informatie gegeven over het resultaat van de tests.
- Als de patiënt vragen heeft, kunnen die gedurende het onderzoek gesteld worden.
- Het onderzoek moet in principe pijnvrij kunnen verlopen. De patiënt wordt verzocht aan te geven als zij pijn ervaart of delen van het onderzoek vervelend vindt, zodat de bekkenfysiotherapeut hierop kan reageren, veranderingen kan aanbrengen of het onderzoek voortijdig kan beëindigen.
- Indien de patiënt wil meekijken met een spiegel, of als de bekkenfysiotherapeut dingen wil laten zien, wordt dat overlegd.

Patiënteninstructie
- *Wilt u de bekkenbodemspieren zo goed mogelijk aanspannen?*
- *Wilt u de bekkenbodemspieren weer loslaten/ontspannen?*
- *Wilt u flink hoesten? Wilt u eens hoesten zoals u dit gewend bent?*
- *Wilt u flink persen of op de handrug blazen?*
- *Wilt u de bekkenbodemspieren zo krachtig mogelijk aanspannen (naar binnen en naar boven)?*
- *Wilt u de bekkenbodemspieren zo vaak mogelijk kort, snel en krachtig aanspannen?*
- *Wilt u de bekkenbodemspieren rustig en flink aanspannen en dit zo lang mogelijk vast houden?*
- *Wilt u de bekkenbodemspieren zo vaak mogelijk rustig en flink aanspannen?*

7.5.3 Uitvoering onderzoek

De patiënt krijgt allereerst uitleg over dit onderzoek (zowel mondeling als op schrift). Indien de patiënt instemt met dit onderzoek, wordt er een afspraak gemaakt. In de status wordt genoteerd dat de patiënt de informatie over het inwendig onderzoek heeft ontvangen.

Voordat het onderzoek begint, wordt wederom aan de patiënt gevraagd of zij toestemming geeft voor het inwendig onderzoeken van het functioneren van de bekkenbodem via vaginaal

7.5 · Functieonderzoek bekkenbodemspieren (vaginaal)

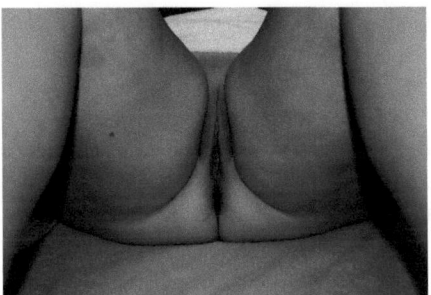

◘ **Figuur 7.16** Inspectie vaginaal.

onderzoek. Indien de patiënt toestemming hiervoor geeft, wordt dit ook in de status genoteerd (*informed consent*).

Vervolgens wordt opnieuw (kort) herhaald hoe dit onderzoek eruitziet en welke instructies de patiënt gaat krijgen.

Daarna wordt de patiënt verzocht het onderlichaam te ontkleden en in ruglig plaats te nemen op de onderzoeksbank, de bekkenfysiotherapeut zorgt intussen dat alle benodigdheden voor het onderzoek gereed zijn, reinigt de handen en doet handschoenen aan (▶ bijlage G).

Het vaginale functieonderzoek van de bekkenbodem wordt in ruglig (met gebogen benen, knieën licht gespreid, voeten op de bank, ◘ figuur 7.16) uitgevoerd en bestaat uit vier fasen.

▪ 1. Inspectie in rust

Tijdens de inspectie in rust (zowel uitwendig als inwendig) wordt gelet op:
- vorm labiae,
- vagina gesloten of open,
- huid, littekens, zwellingen, kleur,
- spataderen,
- lengte perineum,
- synoviale atrofie,
- lengte introïtus,
- lokale irritaties (vulvodynie),
- fluor,
- celes.

▪ 2. Inspectie tijdens beweging
▪▪ Inspectie uitwendig

De patiënt wordt gevraagd de bekkenbodemmusculatuur aan te spannen. Hierbij wordt de volgende instructie gegeven: *Wilt u de bekkenbodemspieren zo goed mogelijk aanspannen?* Mocht dit niet tot enig resultaat leiden, dan wordt de instructie uitgebreid met de opmerking: *Probeert u zo goed mogelijk urine tegen te houden.* Daarna wordt de patiënt verzocht te ontspannen met de instructie: *Wilt u de bekkenbodemspieren weer loslaten/ontspannen?* Vervolgens wordt de patiënt gevraagd: *Wilt u flink hoesten?* Indien de proefpersoon vraagt of dit met of zonder bekkenbodemaanspanning moet, krijgt zij de instructie: *Zoals u dit gewend bent te doen.* Wanneer er geen contractie zichtbaar is, wordt haar gevraagd te hoesten met bewuste aanspanning van de bekkenbodemspieren. De patiënt wordt vervolgens zonder verdere instructie gevraagd te persen: *Wilt u flink persen?* Indien de persbeweging niet goed verloopt, wordt de instructie gegeven: *Wilt u eens op de handrug blazen?*' Soms helpt de instructie: *Wilt u eerst de buik bollen en dan persen?*

Inspectie inwendig

De hiervoor beschreven procedure wordt herhaald, terwijl de labiae gespreid zijn. Doordat de labiae gespreid worden, zijn de vaginale voorwand en achterwand zichtbaar (en dus mogelijke celes) en is de effectiviteit van het functioneren van de bekkenbodemspieren ten opzichte van deze structuren te beoordelen.

Touchtest (Q-tip test)

Indien de anamnese aanwijzingen geeft voor vaginale pijnklachten, of als bij de inspectie in rust huidafwijkingen zichtbaar zijn, volgt ook een touchtest: met een wattenstaafje wordt de introïtus lichtjes aangeraakt op een aantal verschillende punten. Deze aanrakingen horen niet pijnlijk te zijn.

3. Palpatie in rust

Met één vinger wordt in het distale een derde gedeelte van de vagina gepalpeerd, 360 graden rondom. Daarbij wordt gelet op:
- mogelijkheid om 1 vinger/2 vingers in te brengen,
- sensibiliteit/propriocepsis,
- spanningstoestand,
- littekens,
- asymmetrie links-rechts (spiermassa),
- avulsies (controle door aanspanning/ontspanning),
- diastasebreedte,
- ligging voor-/achterwand/uterus (celes),
- aanwezigheid pessarium,
- pijnpunten (anterior/posterior/links/rechts).

4. Palpatie tijdens beweging

Palpatie ventrale zijde vagina

De inwendige palpatie tijdens beweging begint met het onderzoeken met één vinger, die van voldoende gel is voorzien. De wijsvinger wordt met de palmaire zijde naar anterior ingebracht, waarbij tijdens het inbrengen het contact met de urethra zoveel mogelijk wordt vermeden; vervolgens wordt de vinger over de volle lengte tegen de urethra aangeplaatst, de vingertop bevindt zich ter hoogte van de blaashals.

Allereerst wordt de spanningstoestand (indrukbaarheid, rekbaarheid, strengvorming, volume) van het urogenitale complex beoordeeld. De patiënt heeft hiermee ook de gelegenheid om te wennen aan de ingebrachte vinger.

Daarna wordt aan de ventrale zijde van de vagina de beweging van de blaashalslift beoordeeld tijdens aanspannen, ontspannen, hoesten en persen. In aansluiting hierop wordt het functioneren van de bekkenmusculatuur aan de ventrale zijde van de vagina beoordeeld op kracht, duur en aantal herhalingen (zie patiënteninstructies).

Palpatie dorsale zijde vagina

Daarna draait de bekkenfysiotherapeut de vinger 180 graden met de palmaire zijde naar posterior en wordt de beweging van de bekkenbodemspieren aan de dorsale zijde van de vagina gepalpeerd.

7.5 · Functieonderzoek bekkenbodemspieren (vaginaal)

Ook nu wordt eerst de spanningstoestand van het levatorcomplex beoordeeld. De patiënt heeft hiermee ook de gelegenheid om te wennen aan de ingebrachte vinger. Daarna wordt aan de dorsale zijde van de vagina de beweging van het levatorcomplex beoordeeld tijdens aanspannen, ontspannen, hoesten en persen (zie patiënteninstructies).

Ook nu wordt in aansluiting hierop het functioneren van de contracties van de bekkenmusculatuur aan de dorsale zijde van de vagina beoordeeld op kracht, duur en aantal herhalingen (zie patiënteninstructies).

Indien er met één vinger niet voldoende contact kan wordt gemaakt met de beide vaginawanden, wordt een tweede palperende vinger ingebracht om het sluiten van de hiatus genitalis te kunnen beoordelen. Tijdens een willekeurige contractie wordt met twee vingers gepalpeerd of de levatorplaten wel of niet sluiten. Tijdens deze palpatie zal beoordeeld worden of er sprake is van een asymmetrie links-rechts.

7.5.4 Verslaglegging

Op het onderzoeksformulier (schriftelijk of digitaal) worden uiteindelijk alle resultaten vastgelegd, zodat er een goed overzicht ontstaat van het functioneren van de bekkenbodemspieren. De resultaten van een vervolgmeting kunnen worden toegevoegd, zodat direct inzichtelijk wordt of en waar er veranderingen in de onderzoeksresultaten zijn opgetreden.

7.5.5 Interpretatie

> **Informatie uit vaginaal BBFO**
> *Bekkenbodemspierfunctie:*
> - bewustzijn
> - spierfunctie in rust: continuïteit/avulsies, spanningstoestand (rekbaarheid/indrukbaarheid/volume/strengvorming)
> - spierfunctie in beweging: contractiekracht, contractieduur, herhalingen, relaxatie, onwillekeurige contractie (hoesten), onwillekeurige relaxatie (persen), en coördinatie: urethrale lift, levatorlift, hiatussluiting, asymmetrie, timing, samenwerking van bekken-, buik- en bekkenbodemspieren en ademhaling
>
> Er wordt ook een globale indruk verkregen van de bekkenorganen (disfuncties in positie/ligging, mobiliteit, sensibiliteit) en genitaliën (disfuncties in anatomie en dermatologie).

Het ICS heeft de volgende *conditions* beschreven om een (algemene) beoordeling te geven van de bekkenbodemspieren.

> **Conditions bekkenbodemspieren**
> - overactief = de bekkenbodemspieren ontspannen niet of onvolledig
> - normaal = de bekkenbodemspieren kunnen bewust + reflexmatig aanspannen en bewust + onbewust ontspannen; contractie is normaal of sterk en relaxatie is volledig
> - onderactief = de bekkenbodemspieren kunnen niet bewust of reflexmatig aanspannen

> - niet-functionerend = geen bewuste of reflexmatige aanspanning en ontspanning van de bekkenbodemspieren voelbaar
>
> Hieraan wordt nog toegevoegd[19,20]:
> - coördinatiestoornis = niet correct functioneren van de bekkenbodemspieren met betrekking tot timing, spiercoördinatie, relaxatie of samenwerking met andere musculatuur

Het vaginale bekkenbodemfunctieonderzoek is uitgebreider dan het vaginale bekkenbodemspierfunctieonderzoek. Beoordeling van de mate van prolaps vindt plaats met behulp van de POP-Q (▶ par. 7.7). Het functioneren van de bekkenbodemspieren wordt via vaginale palpatie bepaald, aangevuld met EMG (▶ par. 8.1) en eventueel de echometing (▶ par. 8.4.1).

7.6 Functieonderzoek bekkenbodemspieren (anaal)

In samenwerking met Jenneke Kalkdijk.

Het anale functieonderzoek van de bekkenbodem bestaat uit de volgende fasen:
1. inspectie in rust,
2. inspectie tijdens beweging (uitwendig),
3. palpatie sfinctercomplex:
   - in rust,
   - tijdens beweging,
4. palpatie van het levatorcomplex:
   - in rust,
   - tijdens beweging,
5. palpatie van de urethrale lift/sfincter (tijdens beweging).

7.6.1 Begrippen

Tijdens het bewegingsonderzoek worden de volgende aspecten beoordeeld:
- contractie,
- relaxatie,
- hoesten,
- persen,
- contractiekracht (alleen bij palpatie),
- contractieduur (alleen bij palpatie),
- aantal herhalingen (alleen bij palpatie).

■ **Contractie**
De contractie van de bekkenbodemspieren wordt onderverdeeld in een constrictor- en een elevatorfunctie. De m. puborectalis wordt aangewezen als constrictor (ventrale component) en de m. pubococcygis en m. iliococcygis zouden de elevatorfunctie (craniale component) verzorgen.

Kijk bij een contractie tijdens de inspectie naar de beweging van de anus en het perineum en bekijk of er een sluitende beweging van de anus zichtbaar is. Als de anus of het perineum neerwaarts beweegt, perst de patiënt in plaats van dat de spieren worden aangespannen. Ga ook na of de anus inwaarts (cranioventraal) beweegt; de anus wordt naar cranioventraal getrokken als er ook activiteit van het levatorcomplex plaatsvindt.

Tijdens het aanspannen wordt gekeken of er cocontracties zichtbaar optreden van spieren die niet tot de beweging van de bekkenbodemspieren behoren (buikspieren, bilspieren, beenspieren, diafragma (ademfixatie)). Activiteit van de m. gluteus maximus wordt frequent gezien, maar is niet wenselijk. Bij maximale aanspanning worden meer cocontracties geaccepteerd dan bij het submaximaal aanspannen.

> **Uitkomstmaat contractie tijdens inspectie (anaal)**
> *Anale beweging:*
> - aanwezig/afwezig = de anus laat wel/geen sluitende beweging zien
> - inwaarts/neerwaarts = de anus laat een beweging naar craniaal/caudaal zien
>
> *Cocontracties:*
> - aanwezig/afwezig: er is wel/geen activiteit waarneembaar in andere spieren (buik, billen, benen, diafragma)

Bij de palpatie zorgt het sfinctercomplex tijdens de contractie voor een sluitende beweging van de anus. Indien een patiënt dit spiercomplex selectief kan aanspannen (geen maximale contractie dus), zal er geen (cranioventrale) verplaatsing van de vinger plaatsvinden (deze beweging wordt namelijk veroorzaakt door aanspanning van het levatorcomplex). Ook kan de anus naar links of rechts worden getrokken (asymmetrie).

> **Uitkomstmaat contractie sfinctercomplex tijdens palpatie (anaal)**
> *Sluiting anus:*
> - aanwezig/partieel/afwezig = een sluitende beweging van de anus is wel/gedeeltelijk/niet voelbaar
> - inwaarts/neerwaarts = een craniale/caudale beweging van de anus is voelbaar
>
> *Symmetrie:*
> - aanwezig/afwezig = er is wel/geen circulaire sluiting van de anus voelbaar
> - R < L = rechts minder dan links
> - L < R = links minder dan rechts
> - V < D = ventraal minder dan dorsaal
> - D < V = dorsaal minder dan ventraal

Bij een correcte en selectieve aanspanning van het levatorcomplex zal tijdens het palperen een cranioventrale verplaatsing van de indexvinger plaatsvinden (elevator); hierbij wordt de anorectale hoek kleiner.

> **Uitkomstmaat contractie levatorcomplex tijdens palpatie (anaal)**
> *Ventrale beweging:*
> - aanwezig/partieel/afwezig = er is wel/gedeeltelijk/geen ventrale beweging van de levator voelbaar (constrictor)
>
> *Craniale beweging:*
> - aanwezig/partieel/afwezig = er is wel/gedeeltelijk/geen craniale beweging van de levator voelbaar (elevator)
>
> *Symmetrie:*
> - aanwezig/afwezig = er is wel/geen symmetrische beweging voelbaar
> - R < L = rechts minder dan links
> - L < R = links minder dan rechts

De aanspanning van de urethrale lift/sfincter kan ook tijdens het anale palpatieonderzoek worden beoordeeld; bij mannen is deze palpatie de enige optie om een uitspraak over deze contractie te kunnen doen.

> **Uitkomstmaat contractie urethrale lift/sfincter tijdens palpatie (anaal)**
> *Urethrale lift/sfincter:*
> - aanwezig/partieel/afwezig = er is wel/gedeeltelijk/geen cranioventrale beweging van de urethrale overgang voelbaar

- **Relaxatie**

Observeer tijdens de inspectie het loslaten van de bekkenbodemmusculatuur: is de relaxatie van de bekkenbodem zichtbaar, in voldoende mate en direct waarneembaar?

Bij ontspanning van het sfinctercomplex zal de spanning bij palpatie weer moeten terugkeren tot het rustniveau (= gedeeltelijk). Deze ontspanning kan ook niet ontstaan, of onvolledig, volledig of vertraagd verlopen.

Bij ontspanning van het levatorcomplex zal de spanning bij palpatie weer moeten terugkeren tot het rustniveau; en zal de anorectale hoek weer hersteld worden. Deze ontspanning kan ook niet ontstaan (afwezig), of onvolledig, volledig of vertraagd verlopen.

> **Uitkomstmaat relaxatie na contractie (anaal)**
> - afwezig = geen enkele relaxatie voelbaar (zichtbaar/voelbaar)
> - onvolledig = de relaxatie komt na contractie niet volledig terug tot op rustniveau
> - gedeeltelijk = directe relaxatie tot op rustniveau
> - volledig = directe volledige relaxatie tot voorbij het rustniveau
> - vertraagd = relaxatie tot rustniveau maar verloopt vertraagd

- **Hoesten**

Bij de inspectie van het hoesten wordt de bekkenbodemactiviteit beoordeeld op aan- en afwezigheid van een (reflex)contractie. Bovendien wordt er gekeken of deze contractie effectief is om de intra-abdominale druk op te vangen door te beoordelen of er een inwaartse/neerwaartse beweging van het perineum ontstaat. Ook wordt gelet op het optreden van incontinentie (urine, vaginale of anale flatus, feces) en prolaps (hemorroïden, mucosa, rectum).

7.6 · Functieonderzoek bekkenbodemspieren (anaal)

De reflectoire aanspanning van de bekkenbodemspieren tijdens hoesten wordt tijdens palpatie opnieuw beoordeeld, waarbij het lastig is te differentiëren tussen enerzijds de verandering die door de verhoging van de buikdruk wordt veroorzaakt en anderzijds de aanspanning van het sfinctercomplex of levatorcomplex. Hierbij wordt ook gelet op de timing van de contractie (voor, tijdens of na hoesten).

Indien de bekkenbodemspieren niet aanspannen tijdens hoesten, kan de patiënt vervolgens worden gevraagd om deze test een keer te herhalen, waarbij de bekkenbodemspieren bewust (dus willekeurig) worden aangespannen voorafgaand aan het hoesten. Er wordt opnieuw beoordeeld of de aanspanning van de bekkenbodemspieren de mate van daling van het perineum (geheel of gedeeltelijk) doet veranderen ten opzichte van de test daarvoor.

Uitkomstmaat hoesten (anaal)

Hoesten (zonder bewuste contractie)

Contractie:
- aanwezig/afwezig = de sfincter/levator wordt wel/niet aangespannen tijdens hoesten

Timing contractie:
- voor/tijdens/na/afwezig = de sfincter/levator wordt voor, tijdens, na hoesten aangespannen of niet aangespannen met hoesten

Perineale beweging:
- aanwezig/afwezig = het perineum beweegt wel/niet tijdens hoesten
- inwaarts/neerwaarts = het perineum beweegt craniaal/caudaal tijdens hoesten

Prolabering:
- ja/nee = de mate van prolaps (hemorroïden/mucosa/rectum) neemt wel/niet toe tijdens hoesten

Incontinentie:
- ja/nee = er treedt wel/geen verlies (urine/vaginale flatus/anale flatus, feces) op tijdens hoesten

Hoesten (met bewuste contractie)

Contractie:
- aanwezig/afwezig = de sfincter/levator kan bewust wel/niet worden aangespannen voorafgaand aan of tijdens hoesten

Perineale beweging:
- aanwezig/afwezig = het perineum beweegt wel/niet tijdens hoesten met bewust aangespannen bekkenbodemspieren
- inwaarts/neerwaarts = het perineum beweegt craniaal/caudaal tijdens hoesten met bewust aangespannen bekkenbodemspieren

Prolabering:
- ja/nee = de mate van prolaps (hemorroïden/mucosa/rectum) neemt wel/niet toe tijdens hoesten met bewust aangespannen bekkenbodemspieren

Incontinentie:
- ja/nee = er treedt wel/geen verlies (urine/vaginale flatus/anale flatus/feces) op tijdens hoesten met bewust aangespannen bekkenbodemspieren

- **Persen**

Na het verzoek om flink te persen wordt bij de inspectie gekeken of de bekkenbodemspieren ontspannen en een neerwaartse/caudale beweging van het perineum toestaan. Het gaat hierbij om een onbewuste relaxatie van de bekkenbodemspieren.

> **Uitkomstmaat persen tijdens inspectie (anaal)**
> Perineale beweging:
> — aanwezig/afwezig = het perineum beweegt wel/niet tijdens persen
> — inwaarts/neerwaarts = het perineum beweegt craniaal/caudaal tijdens persen
>
> Incontinentie:
> — ja/nee = er treedt wel/geen verlies (urine/vaginale flatus/anale flatus/feces) op tijdens persen
>
> Descensus:
> — het perineum daalt tijdens persen tot onder niveau van de tuber ischii
>
> Prolabering:
> — ja/nee = de mate van prolaps (voorwand/centraal/achterwand) neemt wel/niet toe tijdens persen

Bij palpatie van het sfinctercomplex tijdens persen zal de anus zich lichtjes openen. Er kan hierbij echter ook een paradoxale reactie optreden: de sfincter spant aan en de anus sluit. Tevens wordt genoteerd als er incontinentie (urine, vaginale of anale flatus, feces) optreedt tijdens persen.

In het levatorcomplex zal bij palpatie tijdens persen het verstrijken van de anorectale hoek waarneembaar worden. En ook hier kan een paradoxale pers optreden: de anorectale hoek wordt dan juist kleiner door contractie van de levator.

> **Uitkomstmaat persen tijdens palpatie (anaal)**
> — aanwezig = onbewuste ontspanning sfincter/levatoren tijdens persen
> — afwezig = geen ontspanning sfincter/levatoren voelbaar
> — inwaarts = inwaartse beweging sfincter/levatoren voelbaar tijdens persen
> — descensus = perineum daalt tijdens persen tot voorbij niveau tuber ischii
> — prolabering = ja/nee; de mate van prolaps (voorwand/centraal/achterwand) neemt wel/niet toe tijdens persen

In aansluiting hierop wordt de kwaliteit van de contracties van zowel het sfinctercomplex als de levator middels palpatie beoordeeld op kracht, duur en aantal herhalingen.

- **Contractiekracht**

De contracties van de bekkenbodemmusculatuur worden tijdens palpatie beoordeeld op kracht volgens de ICS-schaal. In de literatuur wordt de Oxfort-scale ook nog gebruikt.

> **Uitkomstmaat kracht sfincter/levatorcomplex (anaal)**
> sterk = sterke aanspanning voelbaar
> — normaal = aanspanning voelbaar

- zwak = kortdurende aanspanning voelbaar
- afwezig = geen enkele voelbare respons

Uitkomstmaat kracht (Oxfort-scale) sfincter/levatorcomplex (anaal)
5 = zeer sterke grip
4 = goed, stevig knijpen
3 = matige druktoename/met kleine verplaatsing
2 = zwak, kort opflakkeren
1 = zeer kortdurend aanspannen, flikkerende aanspanning
0 = geen waarneembare respons

- **Contractieduur**

De contractieduur wordt onderzocht door een (submaximale) duurcontractie te vragen, waarbij de duur van de contractie wordt gemeten. Geteld wordt het aantal seconden dat de patiënt de contractie goed kan volhouden. Indien de kracht afneemt, of indien compensatiemechanismen worden ingezet, wordt het tellen gestopt.

Uitkomstmaat contractieduur
maximaal aantal seconden (submaximale) duurcontractie

- **Aantal herhalingen**

Hierbij wordt de patiënt gevraagd om de bekkenbodemspieren kort, snel en krachtig aan te spannen. Geteld wordt het aantal goede, krachtige, snelle contracties. Indien de kracht, snelheid of mate van relaxatie afneemt, wordt het tellen gestopt. Tevens wordt het aantal duurcontracties (10 seconden) geteld. Indien de contractieduur afneemt, wordt het tellen gestaakt.

Uitkomstmaat aantal herhalingen
- aantal snelle contracties (max. 10 ×)
- aantal duurcontracties (10 sec. max. 10 ×)

7.6.2 Specifieke anale tests en scores

De weerstand is de mate van sluiting die de palperende vinger van de bekkenfysiotherapeut waarneemt als het sfinctercomplex in rust wordt gepalpeerd. Deze weerstand wordt vooral door de interne anale sfincter bepaald (80%), en gedeeltelijk door de externe anale sfincter (20%).

Weerstand bij inbrengen palperende vinger (anaal)
0 = geen enkele weerstand
1 = lichte weerstand
2 = matige weerstand
3 = weerstand
4 = veel weerstand
5 = inbrengen is niet mogelijk

Met de deficiëntiegradaties wordt de sluitreactie van het anale sfinctercomplex in kaart gebracht, zowel bij contractie als bij het manueel uit elkaar trekken van de sfincterranden.

> **Deficiëntiegradaties anale sfinctercomplex**
> - graad I = rustwaarde is verlaagd, de anus biedt minder weerstand aan de palperende vinger, samentrekken is mogelijk, maar niet krachtig
> - graad II = geen willekeurige contracties mogelijk, verminderde rustwaarde, bij uit elkaar trekken van de sfincterranden, sluiten deze direct na loslaten
> - graad III = geen rusttonus, na het uittrekken van de sfincterranden blijft de anus openstaan
> - graad IV = de anus staat continu open

De anale sensibiliteit wordt tijdens de palpatie onderzocht en gescoord volgens deze indeling:

> **Anale sensibiliteit**
> Bij aanraking onder lichte druk is de palperende vinger:
> - verhoogd = meer dan normaal waarneembaar (hyperesthesie)
> - normaal = duidelijk waarneembaar
> - verlaagd = minder dan normaal waarneembaar (hypo-esthesie)
> - afwezig = niet waarneembaar (anesthesie)

Bij het verwijderen van de palperende vinger uit de anus wordt de anale sluitreflex (of terugtrekreflex) bepaald en gescoord; de snelheid van bewegen kan van invloed zijn op de mate van optreden van de reflex.

> **Anale sluitreflex**
> - sterk = krachtige sluitende beweging voelbaar
> - normaal = sluitende beweging voelbaar
> - zwak = geringe sluitende beweging voelbaar
> - afwezig = geen sluitende beweging voelbaar

- **Spanningstoestand**

Tijdens de palpatie van een spier in rust worden verschillende elementen waargenomen via de palperende vinger van de onderzoeker. Er is geen eenduidigheid in de terminologie hiervan. Elementen die hierbij zouden kunnen worden onderscheiden zijn: spierspanning, indrukbaarheid, rekbaarheid, strengvorming en volume.

7.6.3 Patiënteninstructie

De patiënt krijgt allereerst uitleg over dit onderzoek (zowel mondeling als op schrift).

> **Uitleg aan de patiënt over BBFO (anaal)**
> - De patiënt ligt in zijlig (of ruglig) op de bank, ontkleed onderlichaam, handdoek over het bekkengebied, benen gebogen.

7.6 · Functieonderzoek bekkenbodemspieren (anaal)

- De bekkenfysiotherapeut zit aan de zijkant van de onderzoeksbank ter hoogte van het bekken, achter de patiënt.
- Vervolgens bestaat het onderzoek uit vier stappen:
  a. inspectie uitwendig,
  b. palpatie sfinctercomplex,
  c. palpatie levatorcomplex,
  d. palpatie urethrale lift/sfincter.
- Bij elke stap krijgt de patiënt de opdrachten: aanspannen – ontspannen – hoesten – persen.
- Bij aanspannen en ontspannen kunnen nog nadere aspecten worden getest: kort en snel aanspannen, lang aanspannen, herhalingen.
- Gedurende het onderzoek wordt informatie gegeven over het resultaat van de tests.
- Als de patiënt vragen heeft, kunnen die gedurende het onderzoek gesteld worden.
- Het onderzoek moet in principe pijnvrij kunnen verlopen. De patiënt wordt verzocht aan te geven als hij pijn ervaart of delen van het onderzoek vervelend vindt, zodat de bekkenfysiotherapeut hierop kan reageren, veranderingen kan aanbrengen of het onderzoek voortijdig kan beëindigen.
- De bekkenfysiotherapeut houdt zoveel mogelijk oogcontact met de patiënt, eventueel door een spiegel voor de patiënt te plaatsen.

Patiënteninstructie
- *Wilt u de kringspier/anus zo goed mogelijk aanspannen?*
- *Wilt u de kringspier/anus weer loslaten/ontspannen?*
- *Wilt u flink hoesten?*
- *Wilt u flink persen of eens op de handrug blazen?*
- *Wilt u de kringspier/anus zo krachtig mogelijk aanspannen (sluiten en naar binnen)?*
- *Wilt u de kringspier/anus zo vaak mogelijk kort, snel en krachtig aanspannen?*
- *Wilt u de kringspier/anus rustig en flink aanspannen en dit zo lang mogelijk vast houden?*
- *Wilt u de kringspier/anus zo vaak mogelijk rustig en flink aanspannen?*

7.6.4 Uitvoering onderzoek

Indien de patiënt, na de verkregen informatie, heeft ingestemd met dit onderzoek, wordt een afspraak gemaakt. In de status wordt genoteerd dat de patiënt de informatie over het inwendig onderzoek heeft ontvangen.

Voordat het onderzoek begint, wordt wederom aan de patiënt gevraagd of hij toestemming geeft voor het inwendig onderzoeken van het functioneren van de bekkenbodem middels anaal onderzoek. Indien de patiënt toestemming hiervoor geeft, wordt dit ook in de status genoteerd (*informed consent*).

Vervolgens wordt opnieuw (kort) herhaald hoe dit onderzoek eruitziet en welke instructies de patiënt gaat krijgen.

Daarna wordt de patiënt verzocht het onderlichaam te ontkleden en in zijlig (of ruglig) plaats te nemen op de onderzoeksbank. De bekkenfysiotherapeut zorgt intussen dat alle benodigdheden voor het onderzoek gereed zijn, reinigt haar handen en doet handschoenen aan (▶ bijlage G).

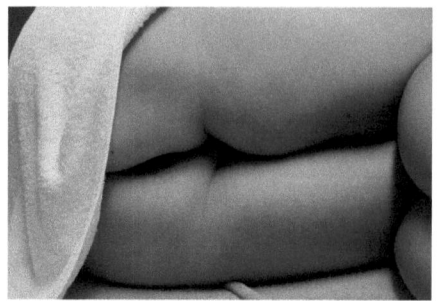

Figuur 7.17 Inspectie anaal.

Het anale functieonderzoek van de bekkenbodem wordt in zijlig uitgevoerd (figuur 7.17) en bestaat uit vijf fasen.

1. Inspectie in rust

Tijdens de inspectie worden de billen gespreid om een goed beeld van het anale gebied te krijgen. In rust wordt gelet op:
- vorm van de anus (rond of knoopsgat, openstaand),
- ligging van de anus (oppervlakkig of diep, naar voren getrokken?),
- huidconditie en defecten,
- kleur (rood of juist wittig),
- *skintags*,
- littekens,
- fissura ani, fistelopening,
- hemorroïden,
- mucosa/rectumprolaps,
- descensus perineum,
- lengte perineum,
- spataderen,
- aanwezigheid van vocht/feces.

2. Inspectie tijdens beweging

De patiënt wordt gevraagd de bekkenbodemmusculatuur aan te spannen. Hierbij wordt de instructie gegeven: *Wilt u de bekkenbodem (kringspier/anus) zo goed mogelijk aanspannen?* Mocht dit niet tot enig resultaat leiden, dan wordt de instructie uitgebreid met: *Probeert u zo goed mogelijk een windje of ontlasting tegen te houden.* Daarna wordt de patiënt verzocht te ontspannen met de instructie: *Wilt u de spieren weer loslaten/ontspannen?* Vervolgens wordt de patiënt gevraagd te hoesten: *Wilt u flink hoesten?* Indien de proefpersoon vraagt, of dit met of zonder bekkenbodemaanspanning moet, is de reactie: *Zoals u dit gewend bent te doen.* De patiënt wordt vervolgens zonder verdere instructie gevraagd te persen: *Wilt u flink persen?* Indien de persbeweging niet goed verloopt, wordt de instructie gegeven: *Wilt u eens op de handrug blazen?*

3. Palpatie sfinctercomplex
Palpatie in rust

De inwendige palpatie in rust wordt gedaan met één (gehandschoende) vinger met voldoende gel eraan. De wijsvinger wordt met de palmaire zijde tegen de anus aangelegd en vervolgens een klein stukje geflecteerd, zodat de vingertop zich in het sfinctercomplex bevindt.

Indien het inbrengen van de indexvinger moeilijk verloopt, kan de bekkenfysiotherapeut de patiënt vragen om zo goed mogelijk te ontspannen of lichtjes te persen; dit veroorzaakt in het algemeen een onbewuste ontspanning van de bekkenbodemspieren. Soms is bij het inbrengen van de palperende vinger een reflectoire aanspanning van het sfinctercomplex voelbaar.

Allereerst wordt de spanningstoestand (indrukbaarheid, rekbaarheid, strengvorming, volume) van de anale sfincter beoordeeld. De patiënt heeft hiermee ook de gelegenheid om te wennen aan de ingebrachte vinger.

Daarna wordt het sfinctercomplex rondom volledig gepalpeerd en wordt gelet op:
- mogelijkheid om 1 vinger in te brengen,
- weerstand bij inbrengen palperende vinger (0 t/m 5),
- continuïteit van het sfinctercomplex (sfincterdefecten),
- perianale sensibiliteit (verhoogd/normaal/verlaagd/afwezig),
- spanningstoestand,
- deficiëntiegraden (I t/m IV),
- pijn in het sfinctercomplex (NRS 0-10, rechts/links/anterior/posterior),
- anale terugtrekreflex, die optreedt bij het weghalen van de palperende vinger uit het sfinctercomplex.

Palpatie tijdens beweging
De kwaliteit van het sfinctercomplex wordt beoordeeld in rust, tijdens aanspannen, ontspannen, hoesten en persen (zie patiënteninstructies).

In aansluiting hierop worden de contracties van het sfinctercomplex beoordeeld naar: snelkracht, duurkracht en aantal herhalingen (zie patiënteninstructies).

4. Palpatie levatorcomplex
Palpatie in rust
Daarna wordt de wijsvinger dieper in het anale kanaal gebracht, zodat de kwaliteit van het levatorcomplex kan worden gepalpeerd.

Ook nu kan het inbrengen van de wijsvinger moeilijk verlopen doordat de ontspanning onvoldoende is. De bekkenfysiotherapeut kan de patiënt hierbij helpen door te vragen om lichtjes te persen; dit veroorzaakt in het algemeen een indirecte ontspanning van de bekkenbodemspieren. Het kan hierbij noodzakelijk zijn om de bovenste bil op te tillen.

De spanningstoestand van het levatorcomplex wordt beoordeeld. De patiënt heeft hiermee ook de gelegenheid om een beetje te wennen aan de ingebrachte vinger. Met één vinger wordt eerst het levatorcomplex volledig gepalpeerd (tot aan de aanhechtingen aan het os pubis). Hierbij wordt gelet op:
- mogelijkheid om 1 vinger in te brengen,
- anorectale hoek (90°, < 90°, > 90°),
- pijn, *triggerpoints* (NRS 0-10, rechts/links/anterior/posterior),
- asymmetrie (L – R),
- rectocele.

Tijdens de anale palpatie kunnen ook de positie en mobiliteit van het os coccygeus worden bepaald (▶ par. 7.3).

Palpatie tijdens beweging
Bij een correcte en selectieve aanspanning van het levatorcomplex zal een cranioventrale verplaatsing van de wijsvinger plaatsvinden. Hierbij wordt de anorectale hoek verkleind. De spierfunctie wordt beoordeeld tijdens aanspannen, ontspannen, hoesten en persen.

Ook nu worden in aansluiting hierop de kwaliteit van de contracties van het levatorcomplex beoordeeld: snelkracht, duurkracht en aantal herhalingen (zie patiënteninstructies).

Gedurende de palpatie tijdens beweging zal ook gekeken worden of er een coördinatiestoornis is van het gehele dorsale complex: de combinatie van overactiviteit van de levator en onderactiviteit van het sfinctercomplex is een disfunctie die ook kan voorkomen bij patiënten met klachten van ontlastingsverlies.

- **5. Palpatie urethrale sfincter (tijdens beweging)**

Door de palperende vinger naar ventraal te draaien kan een globale indruk worden verkregen van de activiteit van het urethrale sfinctercomplex. Bij mannen is dit de enige optie om dit complex te palperen. Deze contractie wordt beoordeeld als wel/niet aanwezig of partieel.

7.6.5 Verslaglegging

Op het onderzoeksformulier (schriftelijk of digitaal) worden uiteindelijk alle resultaten vastgelegd, zodat er een goed overzicht ontstaat van het functioneren van de bekkenbodemspieren. De resultaten van een vervolgmeting kunnen worden toegevoegd, zodat direct inzichtelijk wordt of en waar er veranderingen in de onderzoeksresultaten zijn opgetreden.

7.6.6 Interpretatie

Informatie uit anaal bekkenbodemspierfunctieonderzoek
Bekkenbodemspierfunctie:
- bewustzijn
- spierfunctie in rust: continuïteit, spanningstoestand (rekbaarheid/indrukbaarheid/volume/strengvorming)
- spierfunctie in beweging: contractiekracht, contractieduur, herhalingen, relaxatie, onwillekeurige contractie (hoesten), onwillekeurige relaxatie (persen), en coördinatie: levatorlift, diastasesluiting, anussluiting, urethrale lift, anorectale hoek, asymmetrie, timing, samenwerking van bekken-, buik- en bekkenbodemspieren en ademhaling

Er wordt ook een globale indruk verkregen van de bekkenorganen (disfuncties in positie/ligging, mobiliteit, sensibiliteit) en genitaliën (disfuncties in anatomie en dermatologie).

Het ICS heeft de volgende *conditions* beschreven om een (algemene) beoordeling te geven van de bekkenbodemspieren.

Conditions bekkenbodemspieren
- overactief = de bekkenbodemspieren ontspannen niet of onvolledig
- normaal = de bekkenbodemspieren kunnen bewust + reflexmatig aanspannen en bewust + onbewust ontspannen; contractie is normaal of sterk en relaxatie is volledig
- onderactief = de bekkenbodemspieren kunnen niet bewust of reflexmatig aanspannen

- niet-functionerend = geen bewuste of reflexmatige aanspanning en ontspanning van de bekkenbodemspieren voelbaar

Hieraan wordt nog toegevoegd:
- coördinatiestoornis = niet correct functioneren met betrekking tot timing, spiercoördinatie, relaxatie, samenwerking met andere musculatuur

In het anale gebied zou dit zowel een uitspraak behoeven over het sfinctercomplex als over het levatorcomplex (bijvoorbeeld een onderactief sfincter- met een overactief levatorcomplex).

Het rectum, het anale kanaal en de bekkenbodemspieren vormen een functionele eenheid. Het anale bekkenbodemfunctieonderzoek is dus uitgebreider dan het anale bekkenbodemspierfunctieonderzoek.

Beoordeling van de gevoeligheid van het rectum vindt plaats met de rectale ballon (▶ par. 8.2). Informatie over het discriminatiegevoel van het anale kanaal volgt uit de uitgebreide anamnese (▶ par. 5.2). En het functioneren van de bekkenbodemspieren wordt via anale palpatie bepaald, aangevuld met EMG (▶ par. 8.1) en eventueel echometing (▶ par. 8.4.1).

7.7 Pelvic Organ Prolapse Quantification (POP-Q)

In samenwerking met Marijke Slieker.

De definitie van een verzakking of prolaps is:

》 Het uitzakken van de vaginawanden of van de baarmoeder buiten de normale positie waarin deze organen zich bevinden[21]. 《

In de Terminology for Female Pelvic Floor Dysfunction (IUGA/ICS) wordt pelvic organ prolapse (POP) gedefinieerd als:

》 The descent of one or more of the anterior vaginal wall, posterior vaginal wall, the uterus (cervix), or the apex of the vagina (vaginal vault or cuff scar after hysterectomy).
The presence of any such sign should be correlated with relevant POP symptoms. More commonly, this correlation would occur at the level of the hymen or beyond[22]. 《

In het urogenitale gebied kennen we de volgende verzakkingen:
- urethrocele (plasbuisverzakking),
- cystocele (blaasverzakking),
- descensus uteri/prolaps uteri (baarmoederverzakking),
- vaginatopprolaps (na hysterectomie),
- enterocele (dunnedarmverzakking),
- rectocele (endeldarmverzakking).

De volgende, praktisch bruikbare, indeling wordt ook gehanteerd:
- voorwandverzakking,
- baarmoederverzakking of vaginatop,
- achterwandverzakking.

POP komt veel voor: de kans op een prolaps is 50% bij vrouwen die een zwangerschap en bevalling hebben meegemaakt. Het risico dat een vrouw te maken krijgt met een POP-operatie is 19%, en de kans op een recidiefoperatie is 30%[23].

De prevalentiecijfers POP in een grote groep Nederlandse vrouwen tussen 45 en 85 jaar zijn: 36,5% graad I, 33% graad II, 5% graad III, 0,5% graad IV[24].

Als een vrouw een urogenitale prolaps heeft, betekent dat niet altijd dat ze ook urogenitale prolapsklachten heeft[4,5]. In dezelfde populatie vrouwen werden de volgende prevalentiecijfers voor prolapsklachten gevonden: 6,9% graad I, 15,8% graad II, 43,3% graad III, 100% graad IV[24].

Zo blijkt dus dat dezelfde graad prolaps bij de ene patiënte symptomatisch en bij de andere asymptomatisch is. De kans op prolapsklachten neemt echter wel toe bij een toenemende graad van POP[24]. Derhalve zullen met het bekkenfysiotherapeutisch onderzoek de mate van prolaps en ook de prolapsklachten moeten worden geïnventariseerd[24].

De Pelvic Organ Prolapse Quantification (POP-Q) is het huidige, gevalideerde classificatiesysteem dat internationaal in de urogynaecologie en bekkenfysiotherapie wordt gebruikt om de mate van prolaps te kwantificeren, de gouden standaard. Hierbij wordt een gradering van 0 tot en met 4 gebruikt[25,26]. In de praktijk wordt daarnaast ook nog wel de (oudere) Baden-Walker-score gebruikt, die een indeling van 0 tot en met IV hanteert. Bij zowel de POP-Q als de Baden-Walker-indeling wordt de mate van prolaps gegradeerd, maar wordt daarbij niet aangegeven door welk orgaan de prolaps wordt veroorzaakt.

De POP-Q moet de Baden-Walker-score vervangen om nauwkeurigere informatie te kunnen geven over de mate van verzakking. Toch zijn er ook bij de POP-Q kritische kanttekeningen te plaatsen:
- Het punt op de vaginale achterwand (Bp) is niet nauwkeurig te bepalen.
- De gradaties geven ook nu niet direct duidelijk aan of het een voorwand- (VW) of achterwand (AW)prolaps is; daarvoor kan men wel het schematische overzicht raadplegen.
- Graad 2 staat voor een breed spectrum aan prolaps (1 cm boven tot 1 cm voorbij het hymen), zodat hierin zowel de groep zonder klachten als met klachten is opgenomen.
- Dit heeft in onderzoek[27] geleid tot het voorstel (wel gevalideerd, maar wordt nog weinig toegepast in de praktijk) voor een verdere onderverdeling van de graad-2-groep in:
    - 2A = 1 cm boven het hymen,
    - 2B = tot op het hymen,
    - 2C = 1 cm beneden het hymen.
- Het kritische geluid dat de POP-Q complex is en veel tijd vraagt, blijft hardnekkig aanwezig. Er wordt inmiddels gekeken of een verkorte/vereenvoudigde variant (simplified-POP-Q) mogelijk is[28,29].

Desalniettemin is het voor de bekkenfysiotherapeut van belang om de POP-Q te kennen. Indien de patiënt verwezen wordt door een specialist of vanuit een bekkenbodemcentrum, wordt de POP-Q-score in het algemeen meegeleverd, maar het komt ook voor dat deze POP-Q dan met een echo is gemeten. De bekkenfysiotherapeut moet deze dus kunnen lezen en begrijpen[30]. Daarnaast is de POP-Q een goed hulpmiddel voor de student bekkenfysiotherapie om vaardigheid op te bouwen in het intravaginaal palperen en beoordelen van de mate van verzakking.

Om het diagnostisch proces van de bekkenfysiotherapeut volledig te maken is de POP-Q een belangrijk meetinstrument. Hoewel het effect van bekkenfysiotherapie vooral gericht is op de prolaps*klachten* en in mindere mate op de *mate* van prolaps, kan het van belang zijn de ernst van de prolaps te bepalen voor een *prognose* van de behandeling door de bekkenfysiotherapeut.

7.7 · Pelvic Organ Prolapse Quantification (POP-Q)

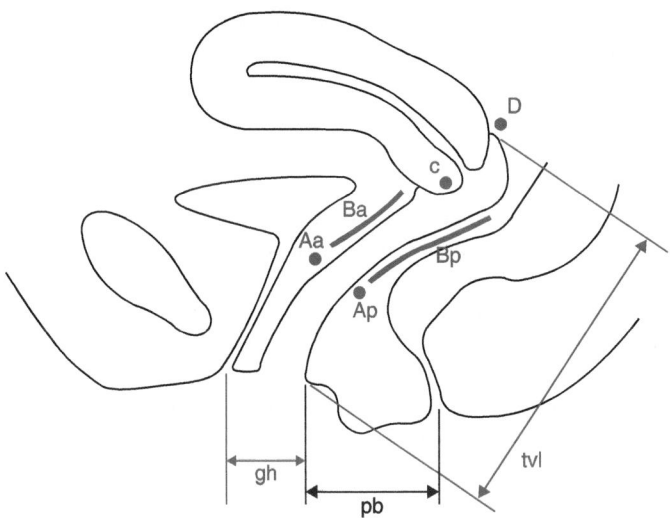

□ Figuur 7.18 POP-Q.

De POP-Q is voor de bekkenfysiotherapeut dus niet zozeer een resultaatindicator, maar meer een procesindicator.

Of de POP-Q moet worden gebruikt als uitkomstmaat (procesindicator) van bekkenfysiotherapie staat ter discussie. Het is wel gebruikt in een aantal studies, maar daarbij wordt steeds de vraag gesteld of een maximale valsalvatest wel zo goed is. In een bekkenbodemtraining wordt niet gewerkt aan het versterken van de banden, wel aan het verminderen van de buikdruk. Een afname van de POP wordt mogelijk veroorzaakt door een versteviging van de spiermassa, die bovendien in staat is buikdrukverhoging efficiënter op te vangen.

De uitkomsten van de POP-Q in relatie tot de klachten kunnen door de bekkenfysiotherapeut worden gebruikt bij de uitleg aan de patiënt. Ook kan hiermee informatie worden gegeven over de prognose van het behandelresultaat.

Om deze redenen moet de bekkenfysiotherapeut de POP-Q zelf ook kunnen uitvoeren. Hoewel uit onderzoek is gebleken dat bekkenfysiotherapeuten iets meer tijd nodig hebben voor de POP-Q dan de gynaecoloog, is dit zeker geen reden om het onderzoek achterwege te laten[31].

7.7.1 Begrippen

Beschrijving palpatiepunten en maten POP-Q (□ figuur 7.18)
- Aa = urethrovesicale overgang in de voorwand van de vagina (–3 tot +3 cm). Punt op de vaginavoorwand 3 cm vanaf het hymen in de middellijn.
- Ba = meest proximale/hoogste positie van het bovenste deel van de vaginale voorwand, ofwel de fornix anterior tot punt Aa (–3 tot +3 cm). Het meest distale deel van het bovenste gedeelte van de vaginavoorwand. Wanneer er geen prolaps is, ligt dit punt volgens afspraak op –3 cm van de fornix anterior.
- C = cervix/vaginatop. Meest distale punt van de cervix.
- Ap = punt op de achterwand ter hoogte van Aa (neem het punt Aa en draai vervolgens de hand naar de achterwand) (–3 tot +3 cm). Punt op de vagina-achterwand 3 cm vanaf het hymen in de middellijn.

- Bp = meest verzakte deel van de achterwand (–3 tot +3 cm). Het meest distale punt van het bovenste deel van de vagina-achterwand. Wanneer er geen prolaps is, ligt dit punt vast op –3 cm (= notatieafspraak).
- D = fornix posterior (kan niet gemeten worden na een hysterectomie). Fornix posterior bij een uterus in situ. Na hysterectomie het niveau waar de lig. SU zijn bevestigd. C en D vallen dan samen.
- tvl = *total vaginal length*/totale vaginale lengte in cm (max. 10). Totale vaginalengte gemeten van het hymen tot punt D, waarbij het punt C of D op zijn oorspronkelijke plaats is teruggebracht.
- gh = *genital hiatus*/hiatus genitalis = maat tussen het midden van de externe urethrale meatus en de achterzijde (6 uur) van de vagina in cm. Genitale hiatus, gemeten vanaf het midden van de meatus urethra tot aan midden achter van het hymen.
- pb = *perineal body*/perineum lengte = afstand achterrand vagina (6 uur) tot voorkant van de anus (12 uur) in cm. *Perineal body* = achterste grens van de hiatus genitalis tot aan het midden van de anus.

7.7.2 Patiëntenuitleg

Het doel van de POP-Q is om de mate van verzakking te bepalen. Daarom is het van groot belang dat de patiënt maximaal perst tijdens het onderzoek[32] (als dit van de patiënt gevraagd wordt). Op deze manier kan het ophangsysteem van de organen getest worden; dit kan geen kwaad voor de verzakking. Tijdens dit persen kan het gebeuren dat de patiënt een wind laat of urine verliest, hetgeen een logische reactie is bij persen en ontspannen. Als de bekkenfysiotherapeut dit voorafgaand aan de test uitlegt en aangeeft dat zij dit wel gewend is, kan de patiënt dit als minder vervelend ervaren en durft hij de test toch uit te voeren.

In het kader staat informatie die aan de patiënt kan worden gegeven over de POP-Q.

Uitleg aan de patiënt over de uitvoering van de POP-Q

1. De patiënt ligt in ruglig op de bank, ontkleed onderlichaam, handdoek over het bekkengebied, benen gebogen en knieën licht gespreid op de onderzoeksbank.
2. De patiënt is goed geïnformeerd en geïnstrueerd over de valsalva en heeft uitgelegd gekregen dat valsalva urineverlies of flatus kan veroorzaken. Het is daarom van essentieel belang dat de patiënt zich veilig voelt.
3. De bekkenfysiotherapeut zit of staat naast de onderzoeksbank (een rechtshandige staat links).
4. Vervolgens bestaat het onderzoek uit drie stappen:
    a. palpatie voorwand (Aa en Ba) en cervix (C),
    b. palpatie achterwand (Ap en Bp) en fornix posterior (D),
    c. meten totale vaginale lengte (tvl), genitale hiatus (gh) en *perineal body* (pb).
- Bij stap 4.a) en 4.b) wordt de patiënt verzocht om maximaal te persen.
- Tijdens stap 4.c) moet de patiënt ontspannen (dus niet meer persen).
- Aan het eind van het onderzoek wordt het resultaat van de POP-Q besproken.
- Als de patiënt vragen heeft, kunnen die aan het eind van het onderzoek gesteld worden.
- Het onderzoek moet pijnvrij zijn. De patiënt wordt verzocht aan te geven als zij pijn ervaart of delen van het onderzoek vervelend vindt, zodat de bekkenfysiotherapeut

> hierop kan reageren, veranderingen kan aanbrengen of het onderzoek voortijdig kan beëindigen.
> - Meekijken met een spiegel is tijdens de POP-Q niet mogelijk.
>
> **Patiënteninstructie**
> - *Wilt u zo hard mogelijk persen?*
> - *Wilt u weer ontspannen?*

7.7.3 Uitvoering onderzoek

De POP-Q volgt na het vaginale palpatieonderzoek, omdat de volgorde andersom een negatieve uitkomst zou kunnen hebben op de uitkomsten van het bekkenbodemspierfunctieonderzoek. Bij het begin van het palpatieonderzoek is al toestemming gevraagd aan de patiënt, zodat dit nu niet herhaald hoeft te worden. Wel wordt mondelinge uitleg gegeven over de POP-Q voorafgaand aan het onderzoek (zie patiëntenuitleg) en wordt aangegeven welke instructies de patiënt gaat krijgen.

Omdat de POP-Q na het palpatieonderzoek wordt uitgevoerd, bevindt de patient zich al in ruglig op de bank, met het onderlichaam ontkleed en de benen gebogen. Naast de benodigdheden voor het palpatieonderzoek (▶ bijlage G) kan de bekkenfysiotherapeut gebruikmaken van een stokje met maatverdeling om de exacte centimeters van de POP-Q te bepalen. Als alternatief kan de (ervaren) bekkenfysiotherapeut de gehandschoende vinger gebruiken (na een eenmalige bepaling van het totaal aantal centimeters van de wijsvinger). Ook kunnen (in de leerfase) van te voren maatstreepjes (centimeters) op de handschoen worden gezet.

Het POP-Q onderzoek moet worden uitgevoerd bij een patiënte met een lege blaas (en indien mogelijk lege darm), omdat vulling van de blaas de mate van mobiliteit van de prolaps vermindert[33]. Een positieve bijkomstigheid is dat de patiënte hierdoor mogelijk minder angstig zal zijn om tijdens het onderzoek urine, lucht of ontlasting te verliezen.

Het tijdstip waarop de POP-Q wordt uitgevoerd wordt aangegeven op het onderzoeksformulier (omdat de mate van prolaps en prolapsklachten kunnen toenemen in de loop van de dag[22]. Doordat de POP-Q met een maximale pers wordt getest, is het de vraag of het tijdstip van onderzoek van invloed is op de POP-Q-scores[34]. Indien bekend is dat de patiënte een totale prolaps heeft, is het niet verstandig om te vragen maximaal te persen, om de noodzaak tot reponeren van de prolaps te voorkomen.

Bij een patiënte die niet maximaal durft te persen zijn de uitkomsten van de POP-Q niet betrouwbaar. Een POP-Q is dan niet mogelijk. Dit dient in de status te worden opgenomen met vermelding van de reden. Bij een patiënte die een pessarium draagt, is een POP-Q evenmin mogelijk.

Het meetpunt of referentiepunt is steeds de hymenale ring. De scores worden in centimeters aangeven boven (−) of onder (+) het niveau van de hymenale ring.

De punten Aa, Ba, Ap, Bp, C en D worden onder maximale valsalva/pers gescoord; gh, pb en tvl worden in rust gescoord en zijn altijd absolute (+) cijfers.

De POP-Q wordt uitgevoerd met één gehandschoende vinger met voldoende gel erop. De wijsvinger wordt met de palmaire zijde naar anterior ingebracht. De urethrovesicale overgang wordt opgezocht (overgang van het ribbelige weefsel van de urethra naar het gladde weefsel van de blaas) en de top van de wijsvinger wordt hier geplaatst (punt Aa). De patiënte wordt gevraagd om maximaal te persen en de afstand van de vingertop ten opzichte het niveau van de hymenale ring wordt in centimeters bepaald (−3 tot +3 cm). Wanneer er geen prolaps is, ligt dit punt volgens afspraak op −3 cm van de hymenale ring.

Daarna wordt de wijsvinger verder ingebracht, waarbij de meest proximale/hoogste positie van het bovenste deel van de vaginale voorwand wordt bepaald (punt Ba), ofwel de fornix anterior tot punt Aa.

Ook nu wordt de patiënt gevraagd om te (blijven) persen en wordt de afstand ten opzichte van het niveau van de hymenale ring bepaald −3 tot +3 cm).

Dan wordt het meest distale punt van de cervix (structuur, die qua stevigheid aanvoelt als de punt van de neus, en qua vorm op een getuite mond) gepalpeerd en wordt (onder valsalva) de afstand tot het niveau van de hymenale ring genoteerd (punt C).

Vervolgens wordt de wijsvinger gedraaid naar de achterwand en wordt punt Ba bepaald (precies ter hoogte van punt Aa op de voorwand).

De patiënte wordt weer verzocht maximaal te persen en het aantal centimeters ten opzichte van de hymenale ring wordt aangegeven (−3 tot +3 cm).

De wijsvinger wordt weer verder ingebracht en het meest distale punt van het bovenste deel van de vagina-achterwand wordt opgezocht (punt Bp). Terwijl de patiënte wordt gevraagd om te (blijven) persen wordt de afstand van de vingertop ten opzichte van de hymenale ring bepaald in centimeters (−3 tot +3 cm). Wanneer er geen prolaps is, ligt dit punt vast op −3 cm.

Het punt D (fornix posterior) wordt gepalpeerd door de wijsvinger nog verder door te schuiven langs de achterwand. Dit kan niet gemeten worden na een hysterectomie; in die situatie vallen punt C en D samen. De afstand tot de hymenale ring wordt genoteerd.

De patiënte wordt vervolgens gevraagd te ontspannen en de volgende punten worden in rust, zonder valsalva, gemeten.

De totale vaginale lengte (tvl) wordt in centimeters gemeten vanaf het hymen tot punt D, waarbij punt C en D, indien nodig, op hun oorspronkelijke plaats zijn teruggebracht. De maximale score van de tvl is 10 cm. Vervolgens wordt de palperende wijsvinger uit de vagina teruggetrokken.

Uitwendig worden de laatste twee punten bepaald:
De lengte van de hiatus genitalis (gh) is de maat tussen het midden van de meatus urethra tot aan de middenachterzijde van de vagina (6 uur) ter hoogte van het hymen, in centimeters. In de Nederlandse literatuur wordt hiervoor ook wel hg = hiatus genitalis gebruikt.

De lengte van het perineum (pb) is de afstand tussen de achterrand van de vagina (6 uur) ter hoogte van het hymen tot het midden van de anus, in centimeters. In Nederlandse literatuur wordt ook de term ph = perineumhoogte gehanteerd.

De volgorde van het bepalen van de zes referentiepunten van de POP-Q is niet vastgelegd. Voor de patiënte is het echter van belang dat het onderzoek zo vlot mogelijk verloopt met zo min mogelijk persmomenten. Uit praktische ervaring blijkt bovenstaande werkwijze aan deze voorwaarden te voldoen.

7.7.4 Verslaglegging

De scores van de POP-Q worden schematisch vastgelegd en zijn voor de geoefende onderzoeker vaak voldoende duidelijk (bovenste deel ◘ figuur 7.19). Het geeft echter geen visueel inzicht in

7.7 · Pelvic Organ Prolapse Quantification (POP-Q)

Aa 3 cm vanaf ostium urethrae	Ba meest verzakte punt voorwand	C cervix of vaginatop
Hg hiatus genitalis	Ph perineumhoogte	tvl totale vaginale lengte
Ap 3 cm vanaf commisura posterior	Bp meest verzakte punt achterwand	D fornix posterior

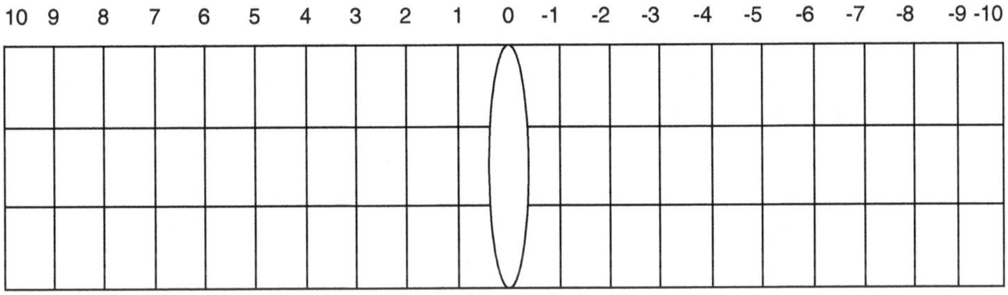

10 9 8 7 6 5 4 3 2 1 0 -1 -2 -3 -4 -5 -6 -7 -8 -9 -10

Figuur 7.19 Scoreschema POP-Q.

de prolaps. Hiervoor kan een ander schema worden gebruikt (onderste deel figuur 7.19), waarbij de prolaps direct zichtbaar is. Dit schema moet men lezen van rechts (craniaal) naar links (caudaal), alsof de patiënte op de zij ligt met het hoofd aan de rechterkant en de voeten links.

7.7.5 Interpretatie

Stadiumindeling POP-Q (tabel 7.2)
- Stadium 0 = geen prolaps: Aa/Ap/Ba/Bp = −3 cm, C en/of D = tussen −tvl en −(tvl−2 cm).
- Stadium 1 = distale punt prolaps = >1 cm boven het hymen (<−1 cm).
- Stadium 2 = distale punt prolaps = < 1 cm boven het hymen en < 1 cm beneden het hymen (> −1 cm en < +1 cm).
- Stadium 3 = distale punt prolaps > 1 cm beneden het hymen en minder dan tvl − 2 cm.
- Stadium 4 = distale punt prolaps > tvl − 2 cm beneden het hymen (totale eversie).

In stadium 2 kan een verfijning van de score worden gebruikt om een beter onderscheid te kunnen maken tussen een prolaps boven, op of beneden het hymen)[27]:
- Stadium 2A = distale punt < 1 cm boven het hymen.
- Stadium 2B = distale punt ter hoogte van het hymen.
- Stadium 2C = distale punt < 1 cm beneden het hymen.

Naast het bepalen van het stadium van de prolaps met de POP-Q, zal het ook noodzakelijk zijn om de mate van prolapsklachten te bepalen met behulp van een vragenlijst, zoals de *Pelvic Floor Distress Inventory* (PFDI−20)[35]. In de landelijk gehanteerde urogenitale klachtenlijst worden alle domeinen uitgevraagd en ook de last die patiënten ervan hebben.

De Slieker-POP-score (17 vragen) geeft een eerste indicatie van de kans op een prolaps op of voorbij het hymen. Deze score kan worden gebruikt bij vrouwen die geen inwendig onderzoek willen ondergaan en om vrouwen bewust te maken van hun eigen situatie (tabel 7.3).

Tabel 7.2 Overzicht stadia POP-Q (Pelvic Organ Prolapse Quantification System).

stage	description
0	no prolapse anterior and posterior points are all −3 cm, and C or D is between -tvl and -(tvl−2) cm.
1	the criteria for stage 0 are not met, and the most distal prolapse is more than 1 cm above the level of the hymen (less than −1 cm).
2	the most distal prolapse if between 1 cm above and 1 cm below the hymen (at least one point is −1, 0, or +1).
3	the most distal prolapse is more than 1 cm below the hymen but no further than 2 cm less than tvl.
4	represents complete procidentia or vault eversion; the most distal prolapse protrudes to at least (tvl−2) cm.

Tabel 7.3 The Slieker-POP-Score Chart and the prognostic index to read the sum score.

										POP-score
seeing/feeling bulge	yes	No								
Score	24	0								
Age	45–49	50–54	55–59	60–64	65–69	70–74	75–79	80–84	85	
Score	0	3	6	9	13	16	19	22	25	
Children	0	1	2	≥3						
Score	0	3	19	17						
Smoking	yes	No								
Score	0	8								
Incontinence surgery	yes	No								
Score	14	0								
Current heavy work	Yes	No								
Score	8	0								
POP-symptoms gestation	Yes	No								
Score	6	0								
Mother with POP	Yes	No								
Score	12	0								
									prognostic index (SUM-score)	

Sinds 2006 wordt er al gewerkt aan een vereenvoudigde vorm van de POP-Q: de S-POP (simplified POP-Q). Bij de S-POP worden vier punten beoordeeld:
- Aa. voorste vaginale segment: de beweging ten opzichte van de hymenale ring wordt bepaald van een punt of vouw die ongeveer 3 cm proximaal van de urethrale meatus ligt, onder valsalva of tijdens hoesten.
- Ap. achterste vaginale segment: idem van een punt op de achterzijde van de vagina dat ongeveer 3 cm boven de hymenale ring ligt.
- C. cervix: via een speculum in de vagina wordt de neerwaartse beweging bekeken van de baarmoedermond ten opzichte van de hymenale ring tijdens valsalva of hoesten.
- D. apex/cuff: idem als cervix; indien de apex voorbij het hymen komt, wordt geen speculum gebruikt. Als de baarmoeder aanwezig is, wordt de fornix posterior als punt gebruikt.

Stadiumindeling S-POP
- Stadium 1 = distale punt prolaps blijft > 1 cm boven het hymen.
- Stadium 2 = distale punt prolaps tussen < 1 cm boven en < 1 cm onder het hymen.
- Stadium 3 = distale punt prolaps > 1 cm onder het hymen, maar geen complete eversie vaginatop of prolaps uteri, hetgeen betekent dat in elk geval een deel van de vaginale mucosa niet geëverteerd is.
- Stadium 4 = complete eversie vaginatop of uterus, de volledige vaginale mucosa is geëverteerd.

Ook bij de S-POP kan stadium 2 zowel een prolaps aanduiden die klachtenvrij is, als een prolaps die klachten geeft (op en voorbij het hymen)[27].

Onderzoek naar de betrouwbaarheid van de S-POP ten opzichte van de POP-Q laat zien dat er een substantiële associatie is tussen beide graderingssystemen voor de mate van prolaps[36].

Hoewel de Baden-Walker-indeling inmiddels als verouderd wordt beschouwd, wordt deze door huisartsen en gynaecologen nog volop gebruikt en is derhalve voor bekkenfysiotherapeuten relevant om te kennen (figuur 7.20). Bij de Baden-Walker-indeling wordt de indeling met een cijfer 0 tot en met IV gescoord in de status (tabel 7.4).

Voor de bekkenfysiotherapeutische diagnostiek wordt geadviseerd om de POP-Q te gebruiken.

7.8 Myofasciale triggerpoints

In samenwerking met Fetske Hogen Esch.

De behandeling van myofasciale triggerpoints (MTrP's) is bekend als therapeutische optie binnen de (bekken)fysiotherapie. Derhalve behoort het testen van MTrP's dus ook een onderdeel te zijn van de diagnostiek: de test is positief als palpatie de herkenbare specifieke pijn provoceert bij de patiënt, met uitstraling in de regio die bij het MTrP hoort.

Het onderzoeken van MTrP's is geen standaardonderdeel van de bekkenfysiotherapeutische diagnostiek, maar wordt gedaan bij patiënten die zich met pijnklachten presenteren. Onderzoek naar MTrP's kan ook geïndiceerd zijn bij patiënten met een niet pijngebonden indicatie bekkenfysiotherapie (bijvoorbeeld *urgency*). Bij deze groep kan uit een eerdere fase van het bekkenfysiotherapeutisch onderzoek (anamnese, inspectie of lichamelijk onderzoek) blijken dat er sprake zou kunnen zijn van de aanwezigheid van MTrP's. MTrP's kunnen ontstaan door langdurige musculaire overbelasting (op fysieke of emotionele basis).

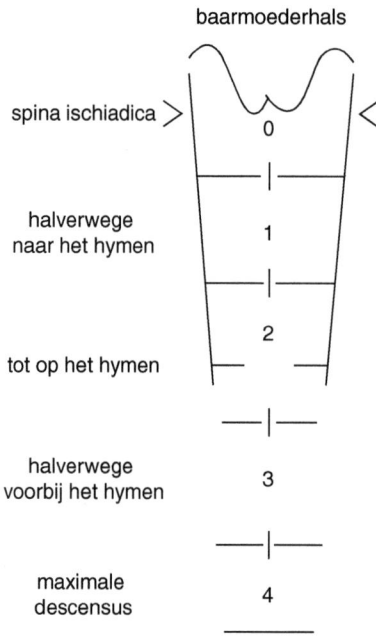

 Figuur 7.20 Scoreschema Baden-Walker.

 Tabel 7.4 Indeling Baden-Walker. Baden-Walker System for the Evaluation of Pelvic Organ Prolapse on Physical Examination.

grade	posterior urethral descent, lowest part other sites
0	normal position for each respective site
I	descent halfway to the hymen
II	descent to the hymen
III	descent halfway past the hymen
IV	maximum possible descent for each site

7.8.1 Begrippen

Een *myofasciaal triggerpoint (MTrP)* is een palpabel punt in een strakke streng van een dwarsgestreepte spier (figuur 7.21). Dit MTrP kan zowel lokale (druk)pijn veroorzaken als een specifieke, voor de patiënt herkenbare, uitstralende pijn (*referred pain*). Daarnaast kunnen als gevolg van het MTrP bewegingsbeperking, stijfheid, krachtverlies en autonome symptomen optreden.

Het *myofasciaal pijnsyndroom (MPS)* is een klachtencomplex, waarbij patiënten klachten aangeven van aanhoudende pijn (mild tot hevig, continu of periodiek), afgenomen beweeglijkheid, (ochtend- en/of start)stijfheid, verminderde kracht, vermoeidheid en autonome verschijnselen. Patiënten met MPS hebben een of meer MTrP's.

Een MTrP kan *actief* of *latent* aanwezig zijn. Een actief MTrP veroorzaakt pijn, zowel in rust als tijdens spieractiviteit. Een latent MTrP kan alle diagnostische tekenen laten zien, maar

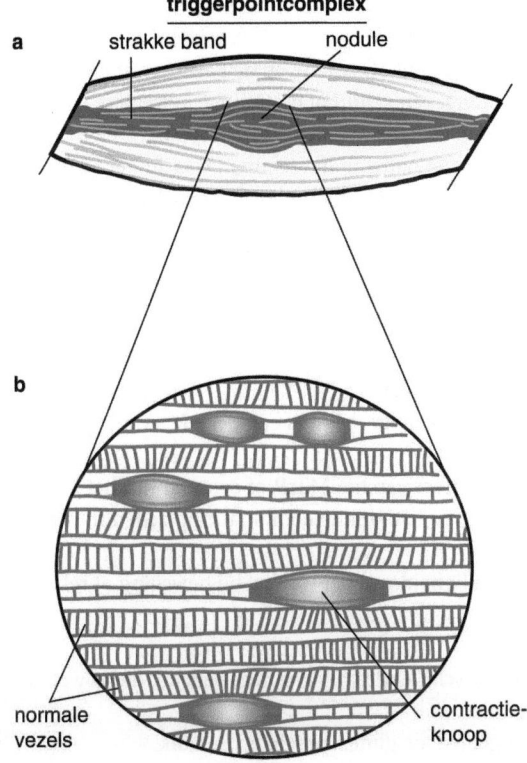

Figuur 7.21 Myofasciaal triggerpoint.

is alleen pijnlijk bij palpatie. Beide vormen kunnen in elkaar overgaan. De overgang van een actief naar een latent MTrP vindt plaats als de factoren die het MTrP onderhouden ontbreken, of wanneer de spier voldoende wordt gerekt tijdens de dagelijkse activiteiten. Een latent MTrP kan daarentegen jaren symptoomvrij bestaan en overgaan in een actief MTrP door bijvoorbeeld extreme rek of bovenmatig gebruik van de spier.

Een MTrP kan ook als *satelliet triggerpoint* bestaan: deze MTrP's ontwikkelen zich in een spier die gelegen is in het *referred pain*gebied van het primaire MTrP.

MTrP's zijn niet hetzelfde als de *tenderpoints* die bijvoorbeeld bij patiënten met fibromyalgie voorkomen. Een *tenderpoint* is een drukgevoelig punt ter hoogte van de aanhechting van spieren of in de buurt van gewrichten. Een belangrijk verschil tussen MTrP's en *tenderpoints* is, dat bij druk op een tenderpoint er geen pijn ontstaat in een ander deel van het lichaam, terwijl dit bij MTrP's bijna altijd wel het geval is. (Een uitzondering hierop is een latent MTrP, dat alleen lokaal pijnlijk is of pas na aanhoudende druk pijn genereert die uitstraalt.)

7.8.2 Diagnostische kenmerken

Objectief:
- Palpabele nodule: drukpijnlijk punt in de strakke streng, waarvan de gevoeligheid door rek op de spier toeneemt.
- Beperkte beweeglijkheid van het weefsel.

- Toegenomen rekgevoeligheid/rekpijn.
- Spierzwakte zonder atrofie, verminderde coördinatie.
- *Jump sign*: een algemene pijnreactie van de patiënt als reactie op de palpatie van een MTrP in de vorm van een huivering of rilling, een geluid of plotselinge beweging.
- *Snapping palpation*: lokale aanspanreactie in de spier (= *local twitch response*, LTR).
- Autonome verschijnselen (in het algemeen met name in het segment waarin het MTrP zich bevindt): zweten, tranend oog, loopneus, kippenvel, tintelingen, gezwollen of koude handen/voeten, duizeligheid, evenwichtstoornissen.
- Geen neurologische symptomen.

Subjectief:
- Lokaal drukpijnlijk: pijn bij druk (latent MTrP).
- Spontane pijn als reactie op beweging of in rust (actief MTrP).
- Herkenbare pijn: tijdens palpatie wordt de herkenbare pijn, of een deel daarvan, opgewekt.
- *Referred pain*: pijn wordt elders gevoeld, perifeer van het MTrP, of centraal van het MTrP (bijv. in de buik, hamstrings of adductoren), en kan ook in combinatie optreden met pijn lokaal op de plaats van het MTrP.
- *Referred tenderness*: een toegenomen gevoeligheid van het weefsel bij beweging of rek.
- Ochtend- of startstijfheid.

In het bekken- en bekkenbodemgebied zijn verschillende triggerpoints bekend, die zowel uitwendig als inwendig gelegen kunnen zijn:
- *Uitwendig* in de lumbale regio, het heupgebied, de gluteale regio en de buik.
- *Inwendig* in de bekkenbodemspieren.

Sommige uitwendig gelegen MTrP's kunnen ook inwendig worden behandeld (m. piriformis).

Buikregio[37,38]:
- m. rectus abdominis
- m. pyramidalis
- m. obliquus externus abdominis
- diafragma

Lumbale regio[37,38]:
- m. multifidi
- m. quadratus lumborum
- mm. iliocostalis lumborum (van m. erector spinae/sacrum naar 6 caudale ribben)
- mm. iliocostalis thoracis (m. erector spinae naar 6 craniale ribben)
- m. longissimus thoracis (van os sacrum naar thoracale en lumbale wervels)

Heup-beenregio[37,38]:
- m. gluteus maximus, medius en minimus
- m. piriformis
- m. tensor fasciae latae
- m. iliopsoas
- m. semitendinosus en m. semimembranonus (hamstrings)
- m. adductor magnus, longus en brevis
- m. soleus

Bekkenbodemregio[37,38]:
Inwendig benaderd:
- m. levator ani
- m. coccygeus
- m. obturatorius internus

Uitwendig benaderd:
- m. transversus perineum superficialis
- m. bulbocavernosus
- m. ischio cavernosus
- externe anale sfincter

Bij de directe behandeling van MTrP's kan gebruik worden gemaakt van drukpuntmassage (vingers) of *dry needling* (acupunctuurnaald). Behandeling van MTrP in de bekkenbodemregio wordt, vanwege de inwendige ligging, digitaal uitgevoerd. Daarnaast worden passieve rektechnieken, ontspanningstechnieken, oppervlakkige bindweefseltechnieken en strijkingen gebruikt.

7.8.3 Patiënteninstructie

De patiënt krijgt voorafgaand aan het onderzoek mondeling uitleg over dit onderzoek. Het MTrP-onderzoek zal worden uitgevoerd als vervolg op andere delen van het bekkenfysiotherapeutisch onderzoek, zodat afspraken over informatieverstrekking door de bekkenfysiotherapeut, vragen stellen door de patiënt en resultaten melden tijdens het onderzoek, al eerder zijn gemaakt.

> **Uitleg aan de patiënt over uitvoering MTrP-onderzoek**
> - De patiënt ligt op de behandelbank, in ondergoed (uitwendig onderzoek) of met ontkleed onderlichaam (inwendig onderzoek), eventueel afgedekt met een handdoek.
> - Het onderzoek wordt in verschillende houdingen uitgevoerd: zijlig, buiklig, zijlig, ruglig (uitwendig) en ruglig, buiklig (inwendig).
> - De bekkenfysiotherapeut gaat op zoek naar MTrP's: de meest pijnlijke plek in een strakke spier. Dit wordt gedaan door duidelijke druk op één plaats te geven en die ten minste 20 seconden aan te houden. Een MTrP kan uitstraling genereren na enkele seconden; als de druk te snel wordt losgelaten, wordt de *referred pain* mogelijk gemist.
> - Ook kan de (beperking van de) mobiliteit van de huid worden onderzocht via huidverschuiving.
> - Dit onderzoek kan pijnlijk zijn, maar de pijn mag niet boven de 7 (NRS-schaal) uitkomen.
> - De pijn kan plaatselijk zijn, maar ook uitstralen. Als dat zo is, zal er worden gevraagd waarnaartoe de pijn uitstraalt.
> - Ook zal worden gevraagd of de pijn al dan niet herkenbaar is binnen het klachtenpatroon van de patiënt.
> - De patiënt blijft de baas, dus als de pijn niet houdbaar is, geeft de patiënt dit aan en zal de bekkenfysiotherapeut stoppen met de test.
> - Er kan napijn ontstaan door het onderzoek, soms zelfs heviger dan ervoor. Deze napijn mag niet langer dan 24 uur aanhouden.

- Als de napijn langer aanhoudt of klachten opwekt die in uitzonderlijke gevallen zelfs weken kunnen aanhouden, zegt dit iets over de ernst van de klacht. Vervolgonderzoek en/of behandeling mag pas worden voortgezet als de pijn (NRS) weer op het niveau is van voor het onderzoek[2].
- Wees uit voorzorg extra voorzichtig met druk uitoefenen bij patiënten met veel pijn (NRS > 7). Zorg ervoor dat de patiënt hiervan voor het onderzoek op de hoogte is gesteld.

Patiënteninstructie
- *Wilt u aangeven of deze test pijn opwekt?*
- *Hoeveel pijn is dat op een schaal van 0 tot 10?*
- *Is dit voor u herkenbare pijn?*
- *Blijft deze pijn op de plek of straalt hij uit?*
- *Waar straalt de pijn naartoe?*
- *Is dit voor u een bekend patroon?*
- *Indien de pijn meer dan 7 bedraagt, moet u dit aangeven en zal de test beëindigd worden.*

7.8.4 Uitvoering onderzoek

Het MTrP-onderzoek verloopt via een vaste, gestructureerde opbouw. Hierbij worden de MTrP-platen als indicatie gebruikt bij het palperen om mogelijke MTrP's te lokaliseren. MTrP's kunnen in verschillende lagen optreden (oppervlakkig en diep), zodat daar tijdens het onderzoek ook rekening mee moet worden gehouden.

Eerst wordt de mobiliteit (verschuifbaarheid) van de huid gecontroleerd via een rollende techniek. Vervolgens worden de spieren onderzocht op pijnlijke strengen en punten. Op één locatie kunnen meerdere MTrP's gevonden worden. Er wordt lokaal gepalpeerd met een 'aanhakende' beweging (◘ figuur 7.22).

Het MTrP-onderzoek begint met het bepalen van de uitwendig gelegen MTrP's in het lumbale, gluteale heup- en buikgebied, waarbij de verschuifbaarheid van de huid wordt onderzocht en alle spieren worden gepalpeerd, niet alleen daar waar klachten verwacht worden, omdat latente MTrP's geen klachten geven, maar wel klachten kunnen onderhouden. Dit onderzoek verloopt dus systematisch en is onafhankelijk van het klachtenpatroon of de plek van de *referred pain*.

De patiënt ligt in *zijlig* en vervolgens worden de volgende spieren op de aanwezigheid van MTrP's onderzocht:
- m. quadratus lumborum
- m. tensor fasciae latae
- m. gluteus medius
- m. gluteus minimus

---

2 Bij extreme pijnreacties kan medicatie uit de benzodiazepinegroep worden voorgeschreven door de huisarts (diazepam, oxazepam, lorazepam). Deze medicatie werkt goed bij deze uit spieren afkomstige pijn. Het gebruik hiervan moet echter wel goed begeleid en gedoseerd worden door de huisarts vanwege het verslavende karakter van deze medicatie.

7.8 · Myofasciale triggerpoints

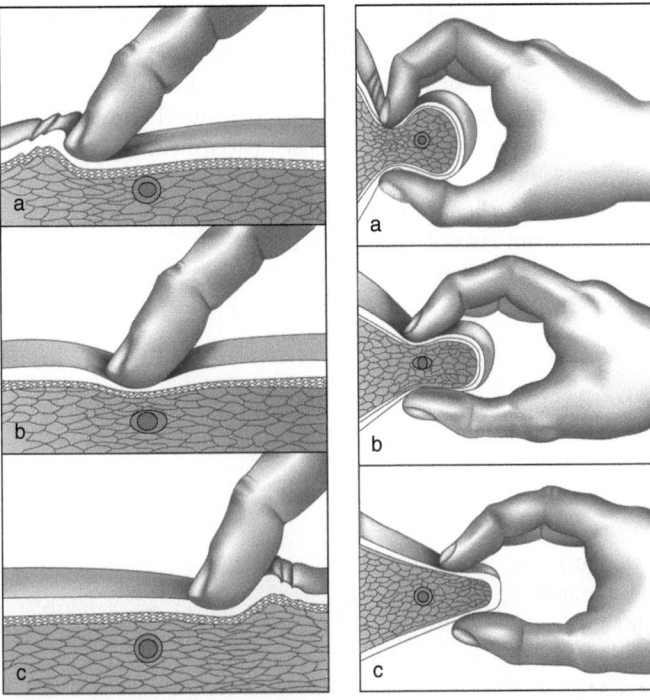

● **Figuur 7.22** Palpatie triggerpoint.

Vervolgens wordt de patiënt gevraagd om naar *buiklig* te draaien en wordt in de volgende spieren gepalpeerd naar MTrP's:
- m. multifidi
- m. gluteus maximus
- m. piriformis
- m. semimembranosus
- m. semitendinosus
- mm. iliocostalis thoracis en lumborum
- m. longissimus thoracis (*global paraspinals*)
- m. soleus

Dan draait de patiënt zich door naar de *andere zijlig* en worden de spieren onderzocht die hierboven beschreven zijn (zijlig).

Daarna gaat de patiënt verder naar *ruglig* en wordt het MTrP-onderzoek voortgezet in de volgende spieren:
- m. rectus abdominis
- m. obliquus externus abdominis
- m. transversus abdominis
- m. iliopsoas
- m. adductor magnus (of alle adductoren)
- m. quadriceps femoris
- diafragma

Dan volgt het onderzoek van MTrP's in het bekkenbodemgebied. Ook hier wordt eerst de verschuifbaarheid van het weefsel onderzocht (uitwendig) en daarna de lokale palpatie (zowel uitwendig als inwendig). De inwendige palpatie kan vaginaal en/of anaal worden uitgevoerd (bij vrouwen), afhankelijk van de klacht en de patiënt en heeft een structureel verloop.

De patiënt ligt in *ruglig*, benen gebogen, knieën iets uit elkaar (steensnedeligging) met de knieën gesteund.

- De verschuifbaarheid van perineum en liezen wordt beoordeeld in verschillende richtingen: van mediaal naar lateraal, en van caudaal naar craniaal.
- *Uitwendig* worden beoordeeld:
  - m. transversus perinei superficialis
  - m. bulbocavernosus
  - m. ischiocavernosus
  - m. externe anale sfincter (EAS)
- *Inwendig* (*vaginaal of anaal*) wordt (met de gehandschoende vinger met gel) gepalpeerd naar (◘ figuur 7.23):
  - m. piriformis
  - m. coccygeus
  - m. iliococcygeus (levator ani)
  - m. pubococcygeus (levator ani)
  - m. puborectalis (levator ani)
  - m. obturatorius internus
  - externe anale sfincter (EAS)

Daarna wordt de patiënt gevraagd om naar *buiklig* te draaien. In deze houding kan er een kussen onder de buik van de patiënt worden gelegd, of kan de onderzoeksbank in plistand worden gezet, om de uitvoering van het onderzoek voor de bekkenfysiotherapeut te vereenvoudigen. De patiënt wordt er nogmaals op gewezen dat de bekkenfysiotherapeut het gezicht van de patiënt niet kan zien, en dat de patiënt dus verbaal duidelijk moet maken hoe het onderzoek verloopt of wanneer de bekkenfysiotherapeut het onderzoek moet beëindigen. Hier worden goede afspraken over gemaakt met de patiënt. Eventueel kan aan de patiënt een spiegeltje worden gegeven om oogcontact te kunnen houden.

Uiteraard is de bekkenfysiotherapeut zich ervan bewust dat buiklig een kwetsbare houding is voor de patiënt, in het bijzonder bij patiënten met negatieve of traumatische ervaringen.

In deze houding kunnen de volgende spieren worden onderzocht (met de gehandschoende vinger met gel):
- levator ani:
  - m. puborectalis
  - m. pubococcygeus
  - m. iliococcygeus
- m. externe anale sfincter (EAS)
- m. piriformis
- m. obturatorius internus

7.8.5 Verslaglegging

Bij het vastleggen van de diagnostische gegevens na afloop van het MTrP-onderzoek kan gebruik worden gemaakt van een schema of tekening waarop de juiste locatie van de MTrP's kan worden aangetekend. Schema's bestaan zowel voor de uitwendige als inwendige MTrP's.

7.8 · Myofasciale triggerpoints

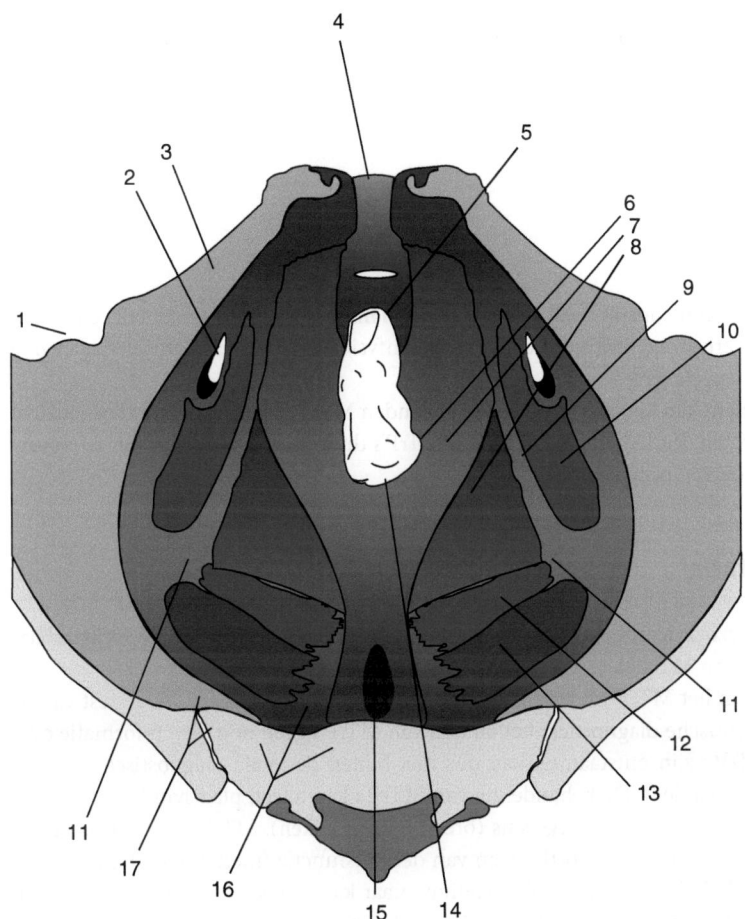

◘ **Figuur 7.23** Palpatie bekkenbodemspieren naar triggerpoints. (Met toestemming van David Wise, PhD and Rodney Anderson, MD[39].)
1. spina iliaca anterior inferior; 2. canalis obturatorius; 3. ramus superior os pubis; 4. symfyse; 5. hiatus voor de urethra; 6. puborectalis (levator ani); 7. m. pubococcygeus (levator ani); 8. m. iliococcygeus (levator ani); 9. tendineuze boog van levator ani; 10. m. obturatorius internus; 11. spina ischiadica; 12. m. ischiococcygeus; 13. m. piriformis; 14. hiatus anorectalis; 15. coccygis; 16. sacrum; 17. sacroiliacale gewricht.

De juiste locatie van de MTrP's kan worden aangekruist. Completer is het als zowel de locatie als de mate van pijnlijkheid van het MTrP wordt genoteerd, volgens de indeling: zwak – matig – ernstig in combinatie met een symbool. Door gebruik te maken van symbolen die de mate van pijn van het MTrP aangeven (◘ tabel 7.5), wordt in een oogopslag duidelijk waar de MTrP's zich bevinden (welke spier, links-rechts) en hoe actief het MTrP is.

In het schema worden alle MTrP's vastgelegd die positief zijn bevonden tijdens het MTrP-onderzoek; ook bij geringe pijn (NRS 1).

Deze verslaglegging is primair bedoeld voor de bekkenfysiotherapeut, zodat deze tijdens het behandeltraject kan volgen hoe de veranderingen zijn. Voor de verslaglegging aan de verwijzer of andere disciplines is deze informatie in het algemeen niet relevant.

◘ Tabel 7.5	Score en notatie myofasciaal triggerpoint.
uitkomstmaat myofasciaal triggerpoint	notatie MTrP
zwak = 0-3	O
matig = 3-6	Ø
ernstig = 7-10	Ө

Indien de patiënt een consult heeft bij een pijnspecialist (bekkenfysiotherapeut) en de behandeling wordt overgedragen aan een collega-bekkenfysiotherapeut, zal deze verslaglegging weer wèl worden meegeleverd.

Ook aan de patiënt kan het overzicht van de gevonden MTrP's worden geleverd om inzicht te verkrijgen/vergroten. Indien de patiënt zelf de MTrP's thuis gaat behandelen kan zo'n overzicht een goede ondersteuning vormen.

7.8.6 Interpretatie

Uit het MTrP-onderzoek wordt geconcludeerd of de pijnklacht deels of volledig verklaarbaar is uit aanwezigheid van MTrP's.

De resultaten van het MTrP-onderzoek kunnen niet los worden gezien van de rest van de bekkenfysiotherapeutische diagnostiek: het vinden van MTrP's geeft nog *geen* informatie over waardoor deze MTrP's zijn ontstaan en kan dus niet buiten de totale diagnostische context worden gezien en behandeld. De behandeling van MTrP's kan alleen plaatsvinden in samenhang met de andere diagnostische gegevens (breed blijven kijken). MTrP's zijn uitingen van een disfunctie en zij kunnen het voortbestaan van deze disfunctie (mede) onderhouden. Het behandelen van de MTrP's is symptoombestrijding, maar kan wel een essentieel element zijn in het doorbreken van de vicieuze cirkel waar pijnpatiënten zich in bevinden. Het zoeken naar (en indien mogelijk behandelen van) de disfunctie die heeft bijgedragen aan het ontstaan van de MTrP is essentieel om tot het gewenste eindresultaat te komen: de pijn van de patiënt niet alleen tijdelijk, maar ook blijvend beïnvloeden.

De behandeling van chronische pijn vraagt specialistische kennis, vaardigheid en ervaring van de bekkenfysiotherapeut, die bereikt wordt door aanvullende scholing en training tot een gespecialiseerde behandelaar van pijnsyndromen (CPPS).

Onderbouwing

Bewustzijn

1. A. Landman ▶ http://www.arendlandman.nl
2. ▶ http://doks.khk.be/eindwerk/do/files/FiSe413ebf1701d3db730101fc8b1fe201a4/thesis2005064.doc?recordId= SKHK413ebf1701d3db730101fc8b1fe201a3 (anonieme Belgische bron)
3. Velde J van der, Everaerd W. The relationship between involuntary pelvic floor muscle activity, muscle awareness and experienced threat in women with and without vaginismus. Behav Res Ther. 2001 Apr;39(4):395–408.
4. Lunsen R van, Moorst B van. Diagnostiek. In: Lankveld J van, Kuile M ter, Leusink P. Seksuele disfuncties. Houten: Bohn Stafleu van Loghum, 2010.
5. Ramakers M, Kuile M ter. Oppervlakkige dyspareunie bij vrouwen. In: Lankveld J van, Kuile M ter, Leusink P. Seksuele disfuncties. Houten: Bohn Stafleu van Loghum, 2010.

Functieonderzoek bekkenregio

6. Eliasson K, Elfving B, Nordgren B, Mattsson E Urinary incontinence in women with low back pain. Man Ther. 2008 Jun;13(3):206–12.
7. Picavet HS, Schouten JS. Musculoskeletal pain in the Netherlands: prevalences, consequences and risk groups, the DMC(3)-study. Pain. 2003 Mar;102(1–2):167–78.
8. Pool-Goudzwaard A, Dijke GH van, Gurp M van, Mulder P, Snijders C, Stoeckart R. Contribution of pelvic floor muscles to stiffness of the pelvic ring. Clin Biomech (Bristol, Avon). 2004 Jul;19(6):564–71.
9. Pool-Goudzwaard AL, Slieker ten Hove MC, Vierhout ME, Mulder PH, Pool JJ, Snijders CJ, Stoeckart R. Relations between pregnancy-related low back pain, pelvic floor activity and pelvic floor dysfunction. Int Urogynecol J Pelvic Floor Dysfunct. 2005 Nov-Dec;16(6):468–74. Epub 2005 Apr 1.
10. Mens JM, Pool-Goudzwaard A, Stam HJ. Mobility of the pelvic joints in pregnancy-related lumbopelvic pain: a systematic review. Obstet Gynecol Surv. 2009 Mar;64(3):200–8.
11. Lee D.The Pelvic Girdle. Churchill Livingstone, 2004.
12. Mens J. Bekkeninstabiliteit; Diagnostiek en therapie. Houten: Bohn Stafleu van Loghum, 2007.
13. Rost C. Bekkenpijn tijdens en na de zwangerschap. Reed Business, 2007.
14. Hungerford B, Gilleard W, Hodges P. Evidence of altered lumbopelvic muscle recruitment in the presence of sacroiliac joint pain. Spine (Phila Pa 1976). 2003 Jul 15;28(14):1593–600.
15. Groot M de, Pool-Goudzwaard AL, Spoor CW, Snijders CJ. The active straight leg raising test (ASLR) in pregnant women: differences in muscle activity and force between patiënts and healthy subjects. Man Ther. 2008 Feb;13(1):68–74.
16. Beales DJ, O'Sullivan PB, Briffa NK. The effect of resisted inspiration during an active straight leg raise in pain-free subjects. J Electromyogr Kinesiol. 2010 Apr;20(2):313–21.
17. Beales DJ, O'Sullivan PB, Briffa NK. The effects of manual pelvic compression on trunk motor control during an active straight leg raise in chronic pelvic girdle pain subjects. Man Ther. 2010 Apr;15(2):190–9.

Functieonderzoek bekkenbodemspieren

18. Sapsford RR, Hodges PW, Richardson CA, Cooper DH, Markwell SJ, Jull GA. Co-activation of the abdominal and pelvic floor muscles during voluntary exercises. Neurourol Urodyn. 2001;20(1):31–42.
19. Slieker-ten Hove MC, Pool-Goudzwaard AL, Eijkemans MJ, Steegers-Theunissen RP, Burger CW, Vierhout ME. Face validity and reliability of the first digital assessment scheme of pelvic floor muscle function conform the new standardized terminology of the International Continence Society. Neurourol Urodyn. 2009;28(4):295–300.
20. Slieker-ten Hove MC, Pool-Goudzwaard AL, Eijkemans MJ, Steegers-Theunissen RP, Burger CW, Vierhout ME. Pelvic floor muscle function in a general female population in relation with age and parity and the relation between voluntary and involuntary contractions of the pelvic floor musculature. Int Urogynecol J Pelvic Floor Dysfunct. 2009 Dec;20(12):1497–504.

POP-Q

21. Heineman MJ, Bleker OP, Evers JLH, Heintz APM. Obstetrie en gynaecologie. Maarssen: Elsevier Gezondheidszorg, 2001.
22. Haylen BT, Ridder D de, Freeman RM, Swift SE, Berghmans B, Lee J, Monga A, Petri E, Rizk DE, Sand PK, Schaer GN. International Urogynecological Association; International Continence Society. An International Urogynecological Association (IUGA)/International Continence Society (ICS) joint report on the terminology for female pelvic floor dysfunction. Neurourol Urodyn. 2010;29(1):4–20.
23. Smith FJ, Holman CD, Moorin RE, Tsokos N. Lifetime risk of undergoing surgery for pelvic organ prolapse. Obstet Gynecol. 2010 Nov;116(5):1096–100.
24. Slieker-ten Hove MC, Pool-Goudzwaard AL, Eijkemans MJ, Steegers-Theunissen RP, Burger CW, Vierhout ME. The prevalence of pelvic organ prolapse symptoms and signs and their relation with bladder and bowel disorders in a general female population. Int Urogynecol J Pelvic Floor Dysfunct. 2009 Sep;20(9):1037–45.
25. Bump RC, Mattiasson A, Bø K, Brubaker LP, DeLancey JO, Klarskov P, Shull BL, Smith AR. The standardization of terminology of female pelvic organ prolapse and pelvic floor dysfunction. Am J Obstet Gynecol. 1996 Jul;175(1):10–7.
26. Hall AF, Theofrastous JP, Cundiff GW, Harris RL, Hamilton LF, Swift SE, Bump RC. Interobserver and intraobserver reliability of the proposed International Continence Society, Society of Gynecologic Surgeons, and American Urogynecologic Society pelvic organ prolapse classification system. Am J Obstet Gynecol. 1996 Dec;175(6):1467–70; discussion 1470–1.

27. Slieker-ten Hove MC, Pool-Goudzwaard AL, Eijkemans MJ, Steegers-Theunissen RP, Burger CW, Vierhout ME. Prediction model and prognostic index to estimate clinically relevant pelvic organ prolapse in a general female population. Int Urogynecol J Pelvic Floor Dysfunct. 2009 Sep;20(9):1013–21.
28. Oyama IA, Steinberg AC, Watai TK, Minaglia SM. Pelvic organ prolapse quantification use in the literature. Female Pelvic Med Reconstr Surg. 2012 Jan-Feb;18(1):35–6.
29. Swift S, Morris S, McKinnie V, Freeman R, Petri E, Scotti RJ, Dwyer P. Validation of a simplified technique for using the POPQ pelvic organ prolapse classification system. Int Urogynecol J Pelvic Floor Dysfunct. 2006 Nov;17(6):615–20.
30. Marchese K. Improving evidence-based practice: use of the POP-Q system for the assessment of pelvic organ prolapse. Urol Nurs. 2009 Jul-Aug;29(4):216–23.
31. Stark D, Dall P, Abdel-Fattah M, Hagen S. Feasibility, inter- and intra-rater reliability of physiotherapists measuring prolapse using the pelvic organ prolapse quantification system. Int Urogynecol J. 2010 Jun;21(6):651–6.
32. Talasz H, Kremser C, Kofler M, Kalchschmid E, Lechleitner M, Rudisch A. Proof of concept: differential effects of Valsalva and straining maneuvers on the pelvic floor. Eur J Obstet Gynecol Reprod Biol. 2012 Oct;164(2):227–33. doi: 10.1016/j.ejogrb.2012.06.019.
33. Haylen BT. The empty bladder. International Urogynecology Journal Volume 18, Number 3 (2007), 237–239, DOI: 10.1007/s00192-006-0111-0.
34. Pearce M, Swift S, Goodnight W. Pelvic organ prolapse: is there a difference in POPQ exam results based on time of day, morning or afternoon? Am J Obstet Gynecol. 2008 Aug;199(2):200.e1–5.
35. Barber MD, Walters MD, Cundiff GW; PESSRI Trial Group. Responsiveness of the Pelvic Floor Distress Inventory (PFDI) and Pelvic Floor Impact Questionnaire (PFIQ) in women undergoing vaginal surgery and pessary treatment for pelvic organ prolapse. Am J Obstet Gynecol. 2006 May;194(5):1492–8.
36. Manonai J, Mouritsen L, Palma P, Contreras-Ortiz O, Korte JE, Swift S. The inter-system association between the simplified pelvic organ prolapse quantification system (S-POP) and the standard pelvic organ prolapse quantification system (POPQ) in describing pelvic organ prolapse. Int Urogynecol J. 2011 Mar;22(3):347–52.

Triggerpoints

37. ▶ http://www.triggerpoints.net/
38. Simons DG, Travell JG, Simons LS. Myofascial Pain and Dysfunction. The Triggerpoint Manual. Philadelphia.Lippincott Williams & Wilkins, 1999.
39. Wise D. Anderson RA. Headache in the Pelvis. California: National Center for Pelvic Pain Research, 6th edition, 2012.

Aanvullende informatie

- Anderson RU, Wise D, Sawyer T, Chan C. Integration of myofascial trigger point release and paradoxical relaxation training treatment of chronic pelvic pain in men. J Urol. 2005 Jul;174(1):155–60.
- Anderson RU, Wise D, Sawyer T, Glowe P, Orenberg EK. 6-day intensive treatment protocol for refractory chronic prostatitis/chronic pelvic pain syndrome using myofascial release and paradoxical relaxation training. J Urol. 2011 Apr;185(4):1294–9.
- Bø K, Finckenhagen HB. Vaginal palpation of pelvic floor muscle strength: inter-test reproducibility and comparison between palpation and vaginal squeeze pressure. Acta Obstet. Gynecol. Scand. 2001;80:883–7.
- Bø K, Sherburn M. Evaluation of female pelvic-floor muscle function and strength. Phys Ther. 2005 Mar;85(3):269–82.
- Bols EMJ, Hendriks EMJ, Berghmans BCM et al. A systematic review of etiological factors for postpartum fecal incontinence. Acta obstetricia et gynecologica 2010;89:302–14.
- Bols E, Berghmans B, Bie R de, Govaert B, Wunnik B van, Heymans M, Hendriks E, Baeten C. Rectal balloon training as add-on therapy to pelvic floor muscle training in adults with fecal incontinence: a randomized controlled trial. Neurourol Urodyn. 2012 Jan;31(1):132–8.
- Brink et al. A digital test for pelvic muscle strength in older women with urinary incontinence. Nurs Res. 1989;38:196–9.
- Brink et al. A digital test for pelvic muscle strength in women with urinary incontinence. Nurs. Res. 1994;43(6):352–6.
- Chopra CMD. Herontdek je lichaam, hervind je ziel. En nieuwe visie op zorg voor lichaam en geest. Utrecht: Kosmos Uitgevers, 2009.

Aanvullende informatie

- Damen L, Buyruk HM, Güler-Uysal F, Lotgering FK, Snijders CJ, Stam HJ. Pelvic pain during pregnancy is associated with asymmetric laxity of the sacroiliac joints. Acta Obstet Gynecol Scand. 2001 Nov;80(11):1019–24.
- Deutekom M, Dobben AC, Dijkgraaf MG, Terra MP, Stoker J, Bossuyt PM. Costs of outpatiënts with fecal incontinence. Scand J Gastroenterol. 2005 May;40(5):552–8.
- Devreese A. et al. Clinical evaluation of pelvic floor muscle function in continent and incontinent women. Neurourology and Urodynamics 2004;23:190–7.
- Dijksterhuis A. Het slimme onbewuste. Amsterdam: Bert Bakker, 2012.
- Dispenza J. Braking the habit of being yourself. Hay House UK Ltd, 2012.
- Dobben AC, Terra MP, Deutekom M, Bossuyt PM, Stoker J. Limited predictive value of diagnostic tests for outcomes following pelvic floor physiotherapy in patiënts with faecal incontinence. Ned Tijdschr Geneeskd. 2008 May 31;152(22):1277–82.
- Dobben AC, Terra MP, Deutekom M, Gerhards MF, Bijnen AB, Felt-Bersma RJ, Janssen LW, Bossuyt PM, Stoker J. Anal inspection and digital rectal examination compared to anorectal physiology tests and endoanal ultrasonography in evaluating fecal incontinence. Int J Colorectal Dis. 2007 Jul;22(7):783–90.
- Felt-Bersma RJ. Faecal incontinence: physiotherapy first before referral for further diagnostics and therapy. Ned Tijdschr Geneeskd. 2008 May 31;152(22):1257–9.
- Felt-Bersma RJ, Sloots CE, Poen AC, Cuesta MA, Meuwissen SG. Rectal compliance as a routine measurement: extreme volumes have direct clinical impact and normal volumes exclude rectum as a problem. Dis Colon Rectum. 2000 Dec;43(12):1732–8.
- Fischer MJ, Nagele U. Myofascial triggerpoints in the iliopsoas muscle; a predisposing factor for recurrent urinary tract infection in young women? Myopain '04: Abstracts from the 6th World Congress of Myofascial Pain and Fibromyalgia.
- Fischer MJ, Sandbichler M. Postoperative urinary retention due to a myofascial triggerpoint in the levator ani muscle; a case report. Myopain '04: Abstracts from the 6th World Congress of Myofascial Pain and Fibromyalgia.
- Hagen S, Glazener C, Sinclair L, Stark D, Bugge C. Psychometric properties of the pelvic organ prolapse symptom score. BJOG. 2009 Jan;116(1):25–31.
- Hagen S, Stark D. Conservative prevention and management of pelvic organ prolapse in women. Cochrane Database Syst Rev. 2011 Dec 7;(12):CD003882.
- Keizer B. Waar blijft de ziel? Rotterdam: Lemniscaat, 2012.
- Lam TJ, Felt-Bersma RJ. Clinical examination remains more important than anorectal function tests to identify treatable conditions in women with constipation. Int Urogynecol J. 2013 Jan;24(1):67–72. doi: 10.1007/s00192-012-1796-x.
- Landis JR, Koch GG. A one way component of variance model for categorical data. Biometrics. 1977;33:671–9.
- Laycock J. Incontinence, pelvic floor re-education. Nursing 1991;4:15–7.
- Lemos NL, Auge AP, Lunardelli JL, Carramão Sda S, Faria AL, Aoki T. Validation of the Pelvic Organ Prolapse Quantification Index (POP-Q-I): a novel interpretation of the POP-Q system for optimization of POP research. Int Urogynecol J Pelvic Floor Dysfunct. 2008 Jul;19(7):995–7.
- Lipton BMD. Biology of belief. Hay House UK Ltd, 2011.
- Lipton BMD. Spontaneous evolution. Hay House UK Ltd, 2011.
- Lucas N, Macaskill P, Irwig L, Moran R, Bogduk N. Reliability of physical examination for diagnosis of myofascial trigger points: a systematic review of the literature. Clin J Pain. 2009 Jan;25(1):80–9.
- Madill SJ, Harvey MA, McLean L. Women with stress urinary incontinence demonstrate motor control differences during coughing. J Electromyogr Kinesiol. 2010 Oct;20(5):804–12.
- Maigne JY, Chatellier G. Comparison of three manual coccydynia treatments: a pilot study. Spine (Phila Pa 1976). 2001 Oct 15;26(20):E479–83; discussion E484.
- Maigne R. Les manipulations vertébrales. 3rd ed. Paris: Expansion Scientifique Française:180, 1961.
- Marszalek M, Wehrberger C, Temml C, Ponholzer A, Berger I, Madersbacher S. Chronic pelvic pain and lower urinary tract symptoms in both sexes: analysis of 2749 participants of an urban health screening project. Eur Urol. 2009 Feb;55(2):499–507.
- McTaggart L. De verbinding. Utrecht: Ankh-Hermes BV, 2012.
- Messelink et al. Standardization of Terminology of Pelvic Floor Muscle Function and Dysfunction: Report from the Pelvic Floor Clinical Assessment Group of the International Continence Society. Neurourology and Urodynamics 2005;24:374–80.
- Oyama IA, Steinberg AC, Watai TK, Minaglia SM. Pelvic organ prolapse quantification use in the literature. Female Pelvic Med Reconstr Surg. 2012 Jan-Feb;18(1):35–6. Review.

- Parekh M, Swift S, Lemos N, Iskander M, Freeman B, Arunkalaivanan AS, Martan A, Sorinola O, Rizk D, Halaska M, Surkont G, Medina C, Conceicao JC, Korte JE. Multicenter inter-examiner agreement trial for the validation of simplified POPQ system. Int Urogynecol J. 2011 Jun;22(6):645–50.
- Peschers UM, Vodušek DB, Fanger G, Schaer GN, DeLancey JO, Schuessler B. Pelvic muscle activity in nulliparous volunteers. Neurourol Urodyn. 2001;20(3):269–75.
- Piet J, Sachs J, Sachs-Piet I. Bindweefselmassage. Maarssen: Elsevier Gezondheidszorg, 1998.
- Raizada V, Bhargava V, Karsten A, Mittal RK. Functional morphology of anal sphincter complex unveiled by high definition anal manometery and three dimensional ultrasound imaging. Neurogastroenterol Motil. 2011 Nov;23(11):1013–9, e460. doi: 10.1111/j.1365-2982.2011.01782.x.
- Richter P, Hebgen E. Trigger Points and Muscle Chains in Osteopathy, 2009.
- Sheldrake R. The science delusion. Hodder & Stoughton General Division, 2012.
- Simons DG, Travell JG. Myofascial origins of low back pain. 1. Principles of diagnosis and treatment. Postgrad Med. 1983 Feb;73(2):66, 68–70, 73 passim.
- Stuge B. Diagnosis and treatment of pelvic girdle pain. Tidsskr Nor Laegeforen. 2010 Nov 4;130(21):2141–5. [Article in Norwegian]
- Stuge B, Garratt A, Krogstad Jenssen H, Grotle M. The Pelvic Girdle Questionnaire: A Condition-Specific Instrument for Assessing Activity Limitations and Symptoms in People With Pelvic Girdle Pain.
- Stuge B, Mørkved S, Dahl HH, Vøllestad N. Abdominal and pelvic floor muscle function in women with and without long lasting pelvic girdle pain. Man Ther. 2006 Nov;11(4):287–96. Epub 2005 Dec 28.
- Stuge B, Sætre K, Ingeborg Hoff B. The automatic pelvic floor muscle response to the active straight leg raise in cases with pelvic girdle pain and matched controls. Man Ther. 2013 Jan 10. pii: S1356-689X(12)00270-6. doi: 10.1016/j.math.2012.12.004. [Epub ahead of print]
- Stuge B, Veierød MB, Laerum E, Vøllestad N. The efficacy of a treatment program focusing on specific stabilizing exercises for pelvic girdle pain after pregnancy: a two-year follow-up of a randomized clinical trial. Spine (Phila Pa 1976). 2004 May 15;29(10):E197–203.
- Vleeming A, Pool-Goudzwaard AL, Hammudoghlu D, Stoeckart R, Snijders CJ, Mens JM. The function of the long dorsal sacroiliac ligament: its implication for understanding low back pain. Spine (Phila Pa 1976). 1996 Mar 1;21(5):556–62.
- Workshop (Pelvic Pain) ICS 2003: How to examine these patiënts – F. Hogen Esch.
- Yap EC. Myofascial pain–an overview. Ann Acad Med Singapore. 2007 Jan;36(1):43–8.

Aanvullend onderzoek

8.1	**Elektromyografie – 176**	
8.1.1	Begrippen – 180	
8.1.2	Patiënteninstructie – 183	
8.1.3	Uitvoering onderzoek – 184	
8.1.4	Verslaglegging – 186	
8.1.5	Interpretatie – 186	
8.2	**Rectale ballon – 189**	
8.2.1	Begrippen – 190	
8.2.2	Patiënteninstructie – 190	
8.2.3	Uitvoering onderzoek – 191	
8.2.4	Verslaglegging – 193	
8.2.5	Interpretatie – 193	
8.3	**Vaginale ballon – 193**	
8.4	**Aanvullende onderzoeksmethoden – 195**	
8.4.1	Echografie – 195	
8.4.2	Mictie-evaluatie – 200	
8.4.3	Drukmeting – 205	
8.5	**Vergelijking onderzoeksmethoden – 209**	
8.5.1	Inspectie – 209	
8.5.2	Vaginale palpatie – 209	
8.5.3	Elektromyografie(EMG)-meting – 210	
8.5.4	Drukmeting (manometrie) – 211	
8.5.5	Echografiemeting – 211	
8.5.6	Conclusies – 212	

Onderbouwing – 212

Aanvullende informatie – 213

In dit hoofdstuk worden de aanvullende onderzoeksmethoden besproken die de bekkenfysiotherapeut tijdens het diagnostische proces tot haar beschikking heeft. Eerst het diagnostische 'basispakket': de EMG, de rectale en vaginale ballon, die elke bekkenfysiotherapeut in de opleiding leert hanteren. Vervolgens komen aanvullende diagnostische opties aan de beurt die niet door elke bekkenfysiotherapeut worden gebruikt en waarvoor aanvullende scholing noodzakelijk is: echografie, mictie-evaluatie en drukmeting.

Onderzoeksmethoden, die niet verder zullen worden toegelicht, maar wel binnen de bekkenfysiotherapie worden toegepast zijn:
- dynamometrie: een meetinstrument dat in Canada is ontwikkeld en waarmee vooral wetenschappelijk onderzoek is gedaan;
- MRI: wordt vooral door medisch specialisten gebruikt in relatie tot bekkenbodemspierfuncties;
- drie- en vierdimensionale echografie.

8.1 Elektromyografie

In samenwerking met Ingrid van Heeswijk-Faase en Dorien Bennink.

» Elektromyografie (EMG) is het extracellulair vastleggen van de bio-elektrische activiteit, die door de spiervezels wordt gegenereerd[1]. «

Krachtgeneratie van een spier gaat vergezeld met myo-elektrische ontladingen van de actieve motor units in de spier. Interpretatie van het EMG-signaal (= myo-elektrische activiteit) is een maat voor de musculaire activatie (= krachtgeneratie), waardoor meer inzicht wordt verkregen in de activiteit die door de musculatuur wordt geleverd.

Voor EMG-metingen kan gebruik worden gemaakt van verschillende soorten elektrodes:
- oppervlakte-elektrode (voor oppervlakkige musculatuur);
- naaldelektrode (voor motor-unitactiepotentialen);
- draadelektrode (voor enkele motor units bij diepe musculatuur).

De verschillende elektroden kennen verschillende toepassingen en doelen (◘ tabel 8.1).

Metingen met naald- en draadelektrodes worden uitgevoerd binnen de neurologie of worden voor wetenschappelijke doeleinden gebruikt. In de bekkenfysiotherapie wordt alleen oppervlakte-EMG toegepast. In de Nederlandse bekkenfysiotherapie wordt een gelijkgericht gefilterd signaal gebruikt (en dus geen ruw of ruw gelijkgericht EMG-signaal).

In dit boek wordt met 'EMG-meting' de oppervlakte-EMG bedoeld, toegepast als diagnostisch instrument. De EMG kan tijdens het therapeutisch proces ook als feedbackinstrument worden gebruikt. EMG-feedback wordt in de Nederlandse literatuur ook wel 'myofeedback' genoemd. Internationaal wordt hiervoor vaak de term 'biofeedback' gebruikt, waarvan de EMG dus een onderdeel is.

» Biofeedback is gericht op het zich bewust worden van de lichaamsfuncties en deze te leren beheersen. De methode maakt gebruik van apparatuur die lichaamssignalen kan versterken en zo zichtbare of hoorbare informatie geeft over bepaalde lichaamsactiviteit (hartslag, bloeddruk, spierspanning, hersengolven e.d.)[2]. «

8.1 · Elektromyografie

Tabel 8.1 Aanbevelingen met betrekking tot elektrodekeuze (naar Basmajian).

oppervlakte-elektrodes	naaldelektrodes	draadelektrodes
tijd-krachtrelaties van EMG-signalen	karakteristieken van motor-unitactiepotentialen	kinesiologisch onderzoek van diep gelegen musculatuur
kinesiologisch onderzoek van oppervlakkig gelegen musculatuur	sturingseigenschappen van motor units (vuurfrequentie, recrutering)	neurofysiologisch onderzoek van diepgelegen spieren
neurofysiologisch onderzoek van oppervlakkig gelegen spieren	oriënterende klinische elektromyografie	gelimiteerd onderzoek naar motor-unitkarakteristieken
psychofysiologisch onderzoek		weinig belastende meetprocedure voor diepgelegen spieren
koppeling aan elektromechanische apparatuur		

Bij de EMG-meting wordt met een EMG-apparaat, met gebruik van een plak/plaatelektrode of probe, de elektrische activiteit gemeten. Hiermee wordt het gedrag (activiteitenpatronen) van de spier in beeld gebracht. Dit wordt in de bekkenfysiotherapie vooral inwendig toegepast om het functioneren van de bekkenbodemspieren, intravaginaal of intra-anaal, te beoordelen, maar kan ook uitwendig worden gebruikt bijvoorbeeld voor de m. transversus abdominis.

Door de EMG-meting kan een objectief beeld van het functioneren van bekkenbodemmusculatuur worden verkregen, hetgeen van groot belang is in het diagnostisch proces. EMG is een meting, zodat er waarden kunnen worden vastgelegd die enerzijds worden gebruikt bij het bepalen van de bekkenfysiotherapeutische diagnose (bijvoorbeeld over- of onderactiviteit van de bekkenbodemspieren), maar die ook bij het evalueren tijdens of aan het eind van het therapeutisch proces kunnen worden gehanteerd (is er verandering bereikt in het functioneren van de bekkenbodemspieren op basis van de meetgegevens van de EMG?). Door met EMG een beginmeting en een eindmeting te doen kan het resultaat van de behandeling ook in maat en getal worden vastgelegd.

Doordat de EMG het gedrag van de spieren in beeld brengt, kan de patiënt zelf ook zien wat hij met de spieren doet tijdens het aanspannen en ontspannen. Het signaal waarnemen kan zo helpen bij het bewustworden van de bekkenbodemspieren (feedback) en stelt de patiënt in staat om elementen van dit gedrag te veranderen, hetgeen weer waarneembaar is op het apparaat (biofeedbackloop, figuur 8.1). Dit proces vindt ook al in de diagnostische fase plaats: de patiënt reageert op wat hij ziet op het scherm (bijvoorbeeld een contractie niet kunnen vasthouden) en zal het gedrag proberen te beïnvloeden. Dit geeft ook informatie over de mogelijkheid van de patiënt om veranderingen snel door te kunnen voeren, en is dus diagnostiek van het bewustzijn van de patiënt. Ook nu kunnen diagnostiek en therapie niet volledig van elkaar gescheiden worden: dat de patiënt tijdens het onderzoek veranderingen kan doorvoeren, is therapeutisch, maar zegt in diagnostisch opzicht ook iets over het bekkenbodembesef van de patiënt en de snelheid om invloed uit te kunnen oefenen (vlotte *awareness*).

Vooral in de fase van bewustwording van de bekkenbodemspieren, die immers inwendig gelegen zijn, kan EMG een krachtig hulpmiddel zijn bij de behandeling. Daarnaast geeft EMG de patiënt ook inzicht in het oefenresultaat. In de praktijk blijkt het veel patiënten, zowel mannen als vrouwen, aan te spreken dat zij het gedrag van hun spieren visueel kunnen waarnemen.

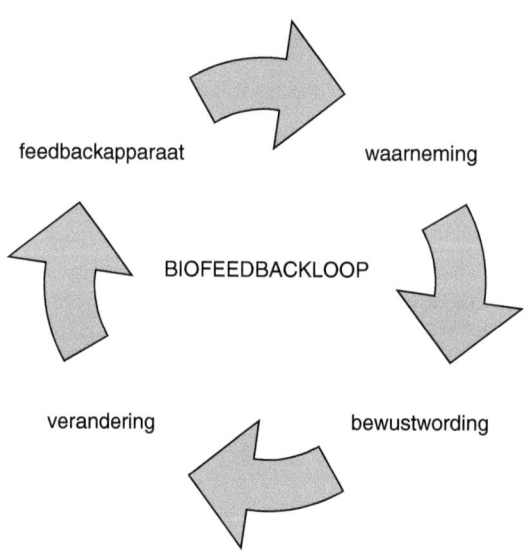

Figuur 8.1 Biofeedbackloop.

De EMG fungeert dus als diagnosticum en evaluatie-instrument voor de bekkenfysiotherapeut, en als therapeuticum voor de patiënt.

Daarnaast kan het EMG-onderzoek in de ambulante situatie worden ingezet om een beeld te vormen van het functioneren van de bekkenbodemspieren tijdens dagelijkse activiteiten. Dit kan bijvoorbeeld worden gebruikt bij een disfunctioneel mictiegedrag (onvoldoende ontspanning tijdens het plassen) of tijdens specifieke activiteiten (uitvalspas bij schermen bij een patiënt met urine-incontinentie), waarbij de patiënt zelf onvoldoende gewaarwording heeft van het gedrag van de bekkenbodemspieren op dat moment. Hoewel de EMG-meting tijdens ambulante metingen waarschijnlijk ook overflow van andere musculatuur laat zien, geeft ze wel een indicatie van het functioneren van de bekkenbodemmusculatuur tijdens bewegen.

Bij het bekkenfysiotherapeutische onderzoek van de bekkenbodemspieren met behulp van EMG worden de volgende parameters in kaart gebracht (voor een nadere omschrijving van de begrippen, zie ▶ par. 8.1.1):
- rustactiviteit,
- rustwaarde (= hoogte van de gemiddelde rustactiviteit),
- contractiemogelijkheid (selectief),
- maximum voluntary contraction (MVC) (snelle maximale contractie),
- onset-time,
- release- (offset-)time,
- contractieduur (duur van de aanspanning),
- aantal herhalingen (uithouding),
- relaxatievermogen (na contractie),
- persreactie tijdens valsalva (onwillekeurige relaxatie),
- hoestreactie (onwillekeurige contractie).

Naast het beoordelen van de informatie van het EMG-beeld kunnen ook de volgende aspecten tijdens de meting geobserveerd worden:

8.1 · Elektromyografie

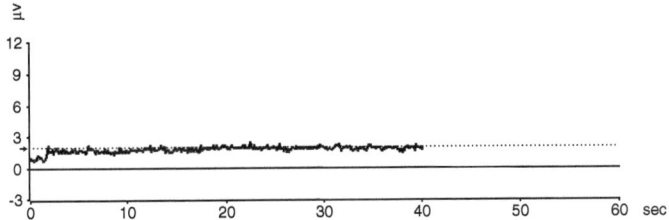

Figuur 8.2 EMG: rustactiviteit.

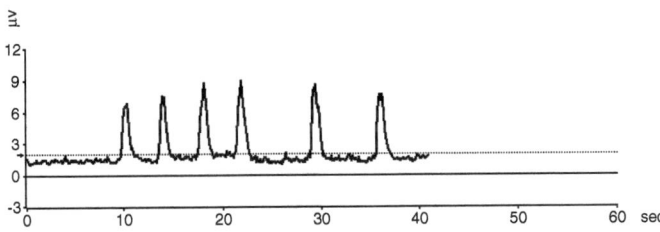

Figuur 8.3 EMG: snelle contracties.

- Kan de patiënt selectief aanspannen (zonder cocontracties, met inspectie/palpatie van de buik/billen/adductoren)?
- Maakt de patiënt een correcte contractie (de probe beweegt naar binnen en naar boven)?
- Wat is het effect van de ademhaling op de rustactiviteit, maar ook gedurende de gehele meetperiode?
- Wat is het effect van spreken op de rustactiviteit, maar ook gedurende de gehele meetperiode?
- Zet de patiënt tijdens een duurcontractie de ademhaling vast (ademfixatie)?
- Kan de patiënt de aanspanning in fasen opbouwen en afbouwen?

Om het functioneren van de bekkenbodemspieren met een EMG-meting te kunnen vastleggen is een vast meetprotocol van belang. Een vast meetprotocol en een gestandaardiseerde uitvoering (wat apparatuur, probe, wijze van aansluiten en wijze van inbrengen probe, uitgangshouding patiënt betreft) zorgen voor een gestandaardiseerde meting, waardoor per patiënt vergelijking tussen metingen mogelijk is (binnen het therapeutisch proces) maar ook tussen patiënten onderling (dataverzameling). Op dit moment is er in Nederland (nog) geen standaardmeetprotocol voor de EMG-meting.

De fasen die een EMG-meetprotocol moet bevatten om de verschillende facetten van het functioneren van de bekkenbodemspieren inzichtelijk te maken zijn:
- *Fase 1:* rustactiviteit bij het starten van het EMG-protocol (figuur 8.2):
  - waarde van de gemiddelde rustactiviteit (rustwaarde),
  - grootte van de deviaties (variabiliteit),
  - verloop van de rustactiviteit in de tijd (dalend, gelijkblijvend of stijgend).
- *Fase 2:* snelle maximale contractie:
  - mogelijkheid tot een snelle contractie (MVC),
  - rustactiviteit na contractie (herstel).
- *Fase 3:* aantal snelle contracties (figuur 8.3):
  - aantal snelle contracties,

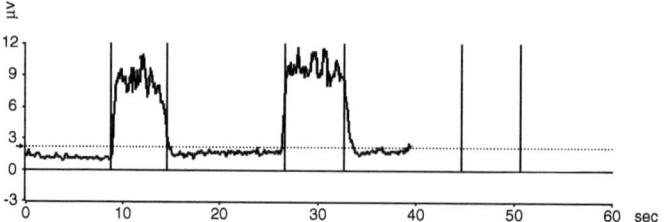

Figuur 8.4 EMG: duurcontracties.

- onset-tijd (snelheid contractie),
- release- (offset-)tijd (snelheid relaxatie),
- getande contractie of relaxatie (coördinatie),
- rustactiviteit in de pauzes,
- aantal herhalingen.
- *Fase 4:* rustactiviteit tussen de fasen:
  - hoogte van de rustactiviteit na contractie (mate van relaxatie),
  - verloop van de rustactiviteit na contractie.
- *Fase 5:* duurcontractie (figuur 8.4)
  - duurkracht (mate van duurcontractie),
  - contractieduur (duur van de aanspanning).
- *Fase 6:* rustactiviteit tussen de fasen:
  - hoogte van de rustactiviteit na contractie (mate van relaxatie),
  - verloop van de rustactiviteit na contractie.
- *Fase 7:* aantal duurcontracties, na voldoende pauze voor herstel:
  - aantal herhalingen van de duurcontractie met dezelfde hoogte,
  - verandering in deviatie tijdens de contractie,
  - rustactiviteit in pauzes,
  - aantal herhalingen.
- *Fase 8:* persen:
  - mate van relaxatie (onwillekeurige ontspanning),
  - paradoxale pers.
- *Fase 9:* hoesten:
  - reflexactiviteit tijdens hoesten (onwillekeurige contractie),
  - timing activiteit bekkenbodemspieren tijdens hoesten.
- *Fase 10:* rustactiviteit aan het einde van het EMG-protocol:
  - rustactiviteit in relatie tot start (verloop en gemiddelde waarde),
  - grootte van de deviaties (variabiliteit).

8.1.1 Begrippen

▪ Rustactiviteit

De bekkenbodemspieren vertonen in rust een rustactiviteit, dat is dus de elektrische activiteit van de bekkenbodemmusculatuur in rust. De rustwaarde is de waarde (getal) dat hoort bij de gemiddelde rustactiviteit.

De rustactiviteit/waarde na contractie wordt ook tijdens de EMG-meting steeds bepaald. Dit geeft informatie over de mogelijkheid tot relaxatie van de bekkenbodemspieren.

8.1 · Elektromyografie

Naast de gemiddelde hoogte van de rustactiviteit is ook de uitslag (deviatie) van de rustactiviteit van belang: een overactieve bekkenbodem kan meer deviatie vertonen dan een onderactieve bekkenbodem.

Het effect van praten op de rustactiviteit/waarde kan zichtbaar zijn: bij een toename van de rustactiviteit/waarde tijdens spreken kan er veel spanning worden opgebouwd in de stembanden. Dit buik/bekkenbodemgedrag kan zich dan gedurende grote delen van de dag laten zien in de bekkenbodemmusculatuur, afhankelijk van iemands daginvulling of werkzaamheden. Ook de invloed van de ademhaling op de activiteit van de bekkenbodemspieren kan inzichtelijk worden gemaakt voor de patiënt, wat erg motiverend kan werken op uitvoeren van de ademhalingsoefeningen in relatie tot de bekkenbodemspieren.

In de praktijk blijkt de gemiddelde rustactiviteit/rustwaarde (afhankelijk van de gebruikte probe) sterk te variëren. Wetenschappelijk onderzoek wordt gedaan om uitspraken te kunnen doen over normwaarden in relatie tot man/vrouw en nulli-/multipariteit[3]. Door het hanteren van een uniform protocol en het verzamelen van data kan het in de toekomst mogelijk worden meer onderbouwde normwaarden aan te geven.

■ Contractiemogelijkheid

Door de patiënt te vragen de bekkenbodemspieren rustig aan te spannen, even vast te houden en weer los te laten, wordt inzichtelijk of de patiënt in staat is de spanning van de bekkenbodemspieren te verhogen vanaf de rustwaarde. Dit geeft informatie over het bewustzijn van de patiënt omtrent zijn/haar bekkenbodem. Een patiënt die nog heel onbekend is met de bekkenbodemspieren, kan in het begin moeite hebben om de bekkenbodemspieren te contraheren en/of te relaxeren. Ook bij een niet-functionerende bekkenbodem (ernstige spier- of zenuwschade) wordt geen verandering ten opzichte van de rustactiviteit gezien (of alleen aan één zijde bij een tweekanaalsmeting). Bij een overactieve bekkenbodem kan het verschil tussen contractie en relaxatie klein zijn, hetgeen dan samengaat met een verhoogde rustactiviteit, maar er kan juist ook een groot verschil optreden door summatie van de contractie bovenop de rustactiviteit.

■ Snelle contractie

Een snelle contractie is een korte, snel opgebouwde, maximale contractie, die maar kort (1 seconde) wordt vastgehouden, waarop een snel afgebouwde relaxatie volgt. De uitslag van de snelle contractie varieert enorm per patiënt en geeft geen indicatie voor een adequaat functioneren van de bekkenbodemspieren (patiënten met 30 µV kunnen incontinent zijn en patiënten met 4 µV kunnen continent zijn), de functionele toepassing blijkt veel relevanter te zijn; er zijn hiervoor dus geen normwaarden aan te geven. De MVC is een eenmalige, maximale, snelle contractie.

■ Duurcontractie

Een duurcontractie is een geleidelijk opgebouwde contractie tot wat op dat moment voor de patiënt maximaal haalbaar is (duurkracht); deze contractie kan een aantal seconden worden vastgehouden (contractieduur), waarna een relaxatie tot de rustactiviteit volgt. De duurkracht wordt ook wel als submaximale kracht omschreven (een term die impliceert dat je de duurkracht vergelijkt met de snelkracht, wat niet terecht lijkt: de duurkracht is immers de maximale kracht die kan worden geleverd tijdens een duurcontractie en niet de submaximale kracht van een snelcontractie). Om de contractieduur te bepalen wordt veelal aan de patiënt gevraagd om een submaximale (75%) contractie zo lang mogelijk vast te houden. Ook hierin zien we individuele variaties en zijn er geen normen voor aan te geven.

- **Onset-time**

De snelheid waarmee een contractie kan worden gemaakt (onset-time) in relatie tot de tijd, is van belang om bijvoorbeeld de drukverhoging bij hoesten tijdig te kunnen opvangen. De onset-time of reactietijd moet snel genoeg zijn om te kunnen sluiten/ondersteunen en mag niet 'getand' verlopen.

- **Release- (offset-)time**

De release-time of offset-time is de tijd die nodig is om vanuit een (maximale) contractie tot relaxatie te komen. De release-time mag niet 'getand' verlopen.

- **Contractieduur**

Over de normwaarden voor contractieduur is in de literatuur nog geen consensus bereikt: er worden wisselende waarden aangegeven. In het oude stappenprotocol werd twintig seconden gebruikt, in het hier beschreven format EMG-protocol (en palpatieprotocol) is tien seconden gehanteerd en bij het oefenschema van Bø[1] wordt acht seconden aangehouden. De contractieduur is variabel en wordt bepaald door het vermogen tot contraheren van de spier.

- **Aantal herhalingen**

Het aantal keren dat een contractie kan worden herhaald, geeft informatie over het uithoudingsvermogen van de bekkenbodemspieren. Zowel de duur van de aanspanning als het aantal herhalingen is van belang voor de steunfunctie van de bekkenbodemspieren. In de protocollen wordt hiervoor meestal tien keer gebruikt. De vermoeidheid van de spier is zichtbaar doordat het oppervlak van de contractie afneemt of door een verlies aan coördinatie.

- **Relaxatie (willekeurig)**

Na elke contractie wordt in de pauze gekeken of de rustactiviteit weer wordt bereikt en hoe lang de bekkenbodemspieren hiervoor nodig hebben. Voor de relaxatie tijdens training wordt als regel aangehouden dat de duur van de pauze tussen de contracties tweemaal zo lang moet zijn als de duur van de aanspanning. Bij een optimaal functionerende bekkenbodem (in relaxatie, coördinatie, contractie en uithoudingsvermogen) moet dit ook korter kunnen zijn (tot een contractietijd die ten minste gelijk is aan de relaxatietijd). Bij problemen met de ontspanning van de bekkenbodemspieren zien we een vertraagde relaxatie en soms zelfs een nacontractie bij het begin van de relaxatie.

- **Persreactie**

Tijdens persen zouden de bekkenbodemspieren zich reflectoir moeten ontspannen, wat van belang is bij het begin van de defecatie (en tijdens de partus); dit is een onwillekeurige relaxatie. Deze relaxatie wordt ook gebruikt om de bekkenbodemspieren te ontspannen voorafgaand aan het inwendig onderzoek (bijvoorbeeld bij het inbrengen van een speculum door de gynaecoloog of huisarts). Bij een paradoxale pers zien we de spanning juist toenemen in plaats van afnemen.

Tijdens een maximale pers (valsalva) kan er zowel een relaxatie als contractie (reflectoire reactie om de buikdrukverhoging te compenseren) van de bekkenbodemmusculatuur zichtbaar zijn. In combinatie met de voorafgaande palpatie kan deze informatie geïnterpreteerd worden.

▪ Hoestreactie

Bij hoesten worden de bekkenbodemspieren reflectoir onwillekeurig aangespannen om de drukverhoging vanuit de buik te kunnen opvangen, zodat de organen ondersteund blijven en de urine in de blaas blijft. Tijdens de EMG-meting zal er bij een adequate hoestreactie dus een toename van de spierspanning zichtbaar zijn op het beeld. Deze meting is echter niet altijd betrouwbaar, omdat er bij hoesten veel cocontracties plaatsvinden en de beweging van de probe zelf voor verandering van het signaal kan zorgen.

Bij vrouwen die een vaginale partus hebben meegemaakt, is deze hoestreactie zeer vaak verstoord, waardoor stress-urine-incontinentie kan optreden; dit kan zich echter ook al laten zien bij nullipara.

Normwaarden voor de diverse parameters van de bekkenbodemspieren zijn in de literatuur nauwelijks beschreven. Factoren die van invloed zijn op de gemeten waarden, zouden kunnen zijn: de gebruikte probe, het geslacht, wel/niet hebben meegemaakt van een vaginale partus, de invloed van omliggende musculatuur en het elektrisch veld van de omgeving. In de toekomst zal hierover uit wetenschappelijk onderzoek meer informatie beschikbaar komen[3].

8.1.2 Patiënteninstructie

De patiënt krijgt eerst uitleg over dit onderzoek, zowel mondeling als op schrift.

Uitleg aan de patiënt over het EMG-onderzoek (vaginaal)
- De patiënt ligt in ruglig of een andere uitgangshouding op de bank, met ontkleed onderlichaam, een handdoek over het bekkengebied en een grote massagerol onder de knieën.
- De bekkenfysiotherapeut zit naast de onderzoeksbank.
- De probe (met gel) wordt ingebracht (eventueel met zachtjes persen door de patiënt voor de relaxatie).
- Vervolgens bestaat het onderzoek uit een aantal stappen, waarbij de patiënt telkens een andere opdracht krijgt: aanspannen – vasthouden - ontspannen – herhalen – persen – hoesten.
- Ook kunnen er nog variaties worden getest: kort en snel aanspannen, lang aanspannen, in fasen aanspannen, combinatie BBS en uitademen of doortellen.
- Gedurende het onderzoek wordt steeds informatie gegeven over het resultaat van de tests.
- Als de patiënt vragen heeft, kunnen die gedurende het onderzoek gesteld worden.
- Het onderzoek moet in principe pijnvrij kunnen verlopen. De patiënt wordt verzocht aan te geven als zij pijn ervaart of delen van het onderzoek vervelend vindt, zodat de bekkenfysiotherapeut hierop kan reageren, veranderingen kan aanbrengen of het onderzoek voortijdig kan beëindigen.

Uitleg aan de patiënt over het EMG-onderzoek (anaal)
Idem, de patiënt ligt in zijlig of ruglig, of een andere uitgangshouding, met de benen gebogen.

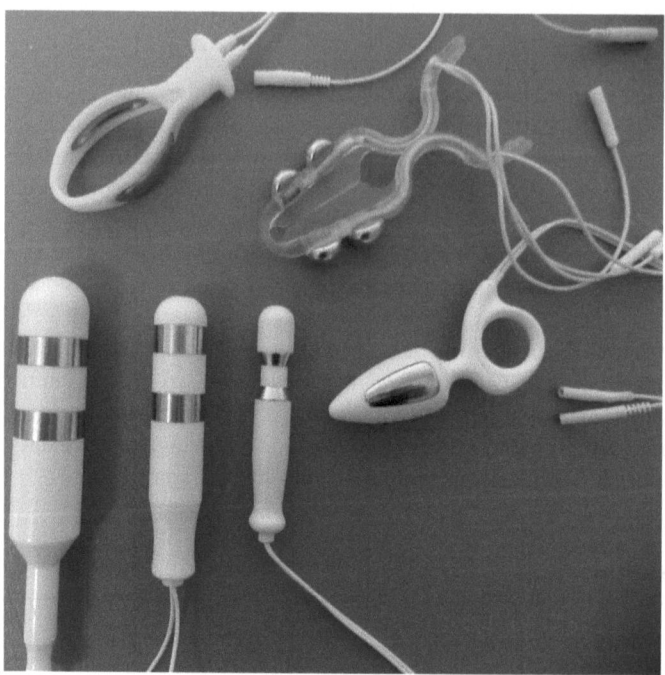

◘ **Figuur 8.5** EMG: vaginale en anale probes.

> **Patiënteninstructie**
> Afhankelijk van het meetprotocol kan voor een andere volgorde van testen worden gekozen).
> — *Wilt u de bekkenbodemspieren zo goed mogelijk ontspannen?*
> — *Wilt u de bekkenbodemspieren rustig aanspannen?*
> — *Wilt u de bekkenbodemspieren weer loslaten/ontspannen?*
> — *Wilt u de bekkenbodemspieren zo krachtig mogelijk samen/naar binnen trekken en aanspannen?*
> — *Wilt u de bekkenbodemspieren rustig en flink aanspannen en dit zo lang mogelijk vasthouden?*
> — *Wilt u zachtjes persen? Of: Wilt u eens op de handrug blazen?*
> — *Wilt u flink hoesten?*
> — *Wilt u de bekkenbodemspieren weer zo goed mogelijk ontspannen?*

8.1.3 Uitvoering onderzoek

Voor inwendig (vaginaal of anaal) gebruik zijn verschillende probes beschikbaar, met verschillen qua vorm (staaf of gebogen oppervlak), dikte (wijdte introïtus), materiaal (in verband met nikkelallergie) (◘ figuur 8.5).

Een EMG-meting kan worden uitgevoerd met een probe die in één beeld de myo-elektrische activiteiten van de (beide helften van de) bekkenbodemmusculatuur weergeeft (1-kanaalsmeting). Iedere helft wordt echter geïnnerveerd door een eigen zenuw. Een probe die tweezijdig

8.1 · Elektromyografie

meet, kan op het scherm (met twee beelden) gelijktijdig de activiteiten laten zien van zowel de linker- als de rechterhelft van de bekkenbodemspieren (2-kanaalsmeting), hetgeen bijvoorbeeld van toepassing kan zijn postpartum bij een episiotomie of een éénzijdige avulsie.

Een nieuwe probe, de multiple array probe Leiden (MAPLe), waarmee de activiteit van de bekkenbodemspieren op 24 verschillende plaatsen en niveaus kan worden gemeten, wordt in Nederland ontwikkeld[3].

Een zwakke schakel bij de door de bekkenfysiotherapeut verrichte EMG-meting is de elektrode/probe die voor de EMG-meting wordt gebruikt. Over het algemeen zijn deze moeilijk op de juiste plaats te positioneren, te fixeren en bij herhaald inbrengen te repositioneren. De keuze van de probe hangt af van de persoonlijke situatie van de patiënt en de werkwijze van de bekkenfysiotherapeut.

De NVFB-richtlijn voor het hygiënisch handelen in het bekkenbodemgebied[4] schrijft voor dat er voor elke patiënt een persoonsgebonden probe moet worden gebruikt.

Een EMG-meting wordt bij voorkeur gedaan met een lege blaas, zodat de patiënt de bekkenbodemspieren optimaal durft te ontspannen (een patiënt met stress-urine-incontinentie zal anders niet voluit durven persen of hoesten).

Voorafgaand aan een EMG-meting heeft altijd eerst het bekkenbodemfunctieonderzoek (vaginale/anale inspectie en palpatie) plaatsgevonden. Dit kan in dezelfde sessie plaatsvinden, maar het EMG-onderzoek kan ook in een aparte sessie worden gedaan. Toestemming voor inwendig handelen moet altijd door de patiënt worden gegeven voorafgaand aan de EMG-meting en in de status worden vermeld.

De patiënt krijgt allereerst uitleg over dit onderzoek (zowel mondeling als op schrift, zie patiëntenuitleg). Indien de patiënt vervolgens ermee instemt om de EMG-meting te ondergaan, wordt een afspraak gemaakt.

Bij aanvang van het onderzoek wordt wederom aan de patiënt gevraagd of deze instemt met de EMG-meting. Vervolgens wordt (kort) herhaald hoe dit onderzoek eruit gaat zien en welke instructies de patiënt gaat krijgen.

Daarna wordt de patiënt verzocht het onderlichaam te ontkleden en plaats te nemen op de onderzoeksbank. De vaginale EMG-meting van de bekkenbodem wordt standaard in ruglig uitgevoerd, maar kan ook in een andere uitgangshouding. Een anale EMG-meting vindt plaats in zijlig of ruglig. Het onderlichaam van de patiënt wordt afgedekt met een handdoek. De referentie-elektrode wordt op het onderlichaam van de patiënt geplakt of onder de bil gelegd. De bekkenfysiotherapeut zorgt intussen dat alle benodigdheden voor het onderzoek gereed zijn, reinigt de handen en doet handschoenen aan (▶ bijlage G).

De vaginale of anale probe wordt voorzichtig ingebracht met voldoende gel erop. Indien nodig (bij een erg gespannen patiënt of bij een mogelijk overactieve bekkenbodem) wordt de patiënt gevraagd om zachtjes te persen om op die manier de probe gemakkelijker te kunnen inbrengen. De probe kan tijdens het (begin van het) EMG-onderzoek vastgehouden worden door de bekkenfysiotherapeut om de beweging van de probe te kunnen volgen; dit kan ook via inspectie. Vasthouden van de probe brengt wel het risico op verstoring van het EMG-signaal met zich mee.

Bij een goede bekkenbodemcontractie maakt de probe een inwaartse en opwaartse beweging en bij persen maakt de probe een neerwaartse beweging. Indien er bij contractie een neerwaartse beweging plaatsvindt, is dit geen juiste contractie van de bekkenbodemspieren.

Gedurende het EMG-onderzoek is het belangrijk dat de bekkenfysiotherapeut zowel het EMG-scherm kan zien als de patiënt (◘ figuur 8.6).

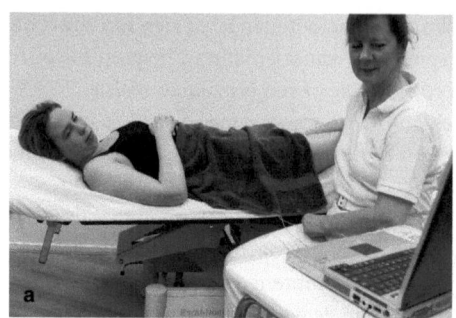 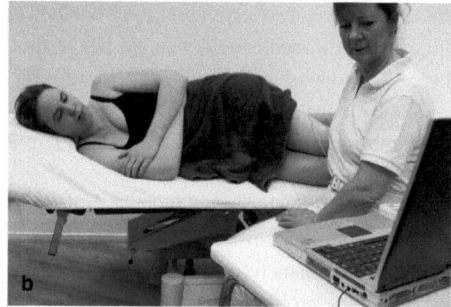

◘ Figuur 8.6   EMG-onderzoek vaginaal en EMG anaal.

Naast de informatie van het EMG-signaal is aandacht voor cocontracties en patiëntreacties steeds van belang. Het EMG-onderzoek geeft de therapeut feedback uit drie bronnen: de patiënt, het scherm en de beweging van de probe. De patiënt krijgt tijdens het EMG-onderzoek informatie van het scherm en feedback van de therapeut.

De patiënt krijgt uitleg van wat er op het scherm te zien is: op de verticale as de hoogte van de activiteit van de bekkenbodemspieren, op de horizontale as de tijd en de wisselende lijn die de spanning van de bekkenbodemspieren op dat moment weergeeft. Bij gebruik van een 2-kanaalsmeting de twee curves voor de linker- en rechterzijde van de bekkenbodemspieren of twee curves met verschillende kleuren in één scherm.

Vervolgens wordt de EMG-meting volgens een protocol afgewerkt.

Het EMG-onderzoek kan daarna ook in andere houdingen worden uitgevoerd (zit, op toilet, stand enz.) om het gedrag van de bekkenbodemspieren in andere houdingen in beeld te kunnen brengen.

8.1.4 Verslaglegging

Het binnen de bekkenfysiotherapie lange tijd gebruikte stappenmeetprotocol[5] is veranderd tot een format, waarbij de stappen minder specifiek zijn omschreven, maar waarin voornoemde elementen alle beoordeeld worden (◘ tabel 8.2).

In de praktijk worden diverse meetprotocollen gebruikt, vooral gebaseerd op eigen praktijkervaring. Het is belangrijk dat er geprotocoliseerd wordt gewerkt. Op deze manier worden er geen elementen overgeslagen, kunnen de metingen per patiënt vergeleken worden en kunnen data worden verzameld voor wetenschappelijk onderzoek. Op termijn is het wenselijk dat er consensus wordt bereikt over een uniform EMG-onderzoeksprotocol op basis van wetenschappelijk onderzoek.

8.1.5 Interpretatie

Normwaarden geven voor de diverse parameters van de bekkenbodemspieren is niet mogelijk, omdat ze in de literatuur nauwelijks zijn beschreven. Factoren die van invloed kunnen zijn op de gemeten waarden zijn: de gebruikte probe, het geslacht, de elektrische activiteit van de omgeving en het al dan niet hebben meegemaakt van een vaginale partus.

8.1 · Elektromyografie

Tabel 8.2 Format protocol EMG-meting.

protocol EMG			
datum:		tijd:	
uitgangshouding:		probe:	
rustactiviteit (x minuten)			
snelle contractie (MVC)			1 herhaling
snelle contracties		x seconden pauze	x herhalingen
rustactiviteit (x minuten)			
duurcontractie (max. 10 seconden)			x herhalingen
rustactiviteit (x minuten)			
duurcontracties (x seconden met x seconden rust)		x seconden pauze	x herhalingen
persen			
hoesten			
rustactiviteit			

De setting en timing van het EMG-onderzoek zijn van invloed op de testresultaten: als de patiënt de bekkenbodemspieren nog helemaal niet kent (een 'onwetende' bekkenbodem) kunnen contracties niet of nauwelijks zichtbaar zijn bij de aanvang van het onderzoek. Dit kan anders zijn als de patiënt zich, door de oefentherapie, al iets langer bewust is van de bekkenbodemspieren. Met een korte elektrostimulatie kan worden beoordeeld of de musculatuur tot contractie in staat is en of de patiënt deze contractie ook kan waarnemen (diagnostiek met functionele elektrostimulatie). Vervolgens wordt dan de EMG-meting herhaald (ook nu lopen diagnostiek en therapie in elkaar over). Bij een eerste EMG-meting kan de rustactiviteit in het begin ook wat verhoogd zijn, maar die neemt dan vaak af in de loop van de eerste minuten, als de patient gewend raakt aan de onderzoekssituatie.

Doordat de patiënt tijdens de EMG-meting het functioneren van de bekkenbodemspieren als een signaal ziet of hoort, kan dit de meetresultaten beïnvloeden en wordt daardoor het proces van bewustwording in gang gezet.

Ook de setting kan van belang zijn voor de meetresultaten: als de patiënt zich niet op zijn gemak voelt of zich niet veilig voelt, en de relaxatie van de bekkenbodem onvoldoende kan worden bereikt, kan de gemeten rustactiviteit hoger zijn dan wanneer de patiënt voldoende ontspannen is. Het is belangrijk dat de bekkenfysiotherapeut hier aandacht voor heeft en de praktijksetting zo inricht, dat veiligheid wordt gewaarborgd. Denk hierbij aan het afsluiten van de behandelkamer, het plaatsen van een scherm en het blinderen van ramen.

De EMG-meting is onderdeel van het totale diagnostische pakket van de bekkenfysiotherapeut. De interpretatie van de EMG-gegevens zal dus altijd plaatsvinden in samenhang met de uitslagen van de rest van de diagnostiek (anamnese, meetlijsten, lichamelijk onderzoek, palpatie en eventuele echografie of manometrie). De door het ICS omschreven *conditions* kunnen bij de EMG-meting de volgende meetgegevens opleveren.

- **Normale bekkenbodemspieren**
De bekkenbodemspieren kunnen willekeurig en onwillekeurig aanspannen en ontspannen, de contractie is normaal of sterk en de relaxatie is volledig. Onwillekeurige contractie (hoestreactie) en onwillekeurige relaxatie zijn beide aanwezig[6].

- **Niet-functionerende bekkenbodemspieren**
Er is geen bewuste of onwillekeurige aanspanning en ontspanning van de bekkenbodemspieren meetbaar[6]:
  - verlaagde of verhoogde rustactiviteit,
  - zichtbare cocontracties, ondanks instructie,
  - geen meetbare reactie bij contractie,
  - geen meetbare reactie bij relaxatie,
  - geen meetbare reactie bij hoesten,
  - geen meetbare reactie tijdens persen.

- **Onderactiviteit bekkenbodemspieren**
De bekkenbodemspieren kunnen niet voldoende willekeurig of onwillekeurig aanspannen[6]:
  - verlaagde rustactiviteit is mogelijk,
  - onvoldoende verschil tussen rustactiviteit en contractie (snel/duur),
  - verminderde contractieduur,
  - verminderd aantal herhalingen.

- **Overactiviteit bekkenbodemspieren**
De bekkenbodemspieren ontspannen niet of onvolledig of reageren juist tegengesteld (contractie in plaats van relaxatie)[6], opties hierbij zijn:
  - verhoogde rustactiviteit,
  - vergrote deviatie,
  - oplopende rustactiviteit na contractie,
  - onvoldoende verschil tussen rustactiviteit en duurkracht,
  - vertraagde onset-time,
  - vertraagde release-time,
  - onvoldoende contractieduur,
  - paradoxale pers.

- **Coördinatiestoornis bekkenbodemspieren**
Er zijn verschillende opties, zoals:
  - persreactie bij het verzoek tot contractie,
  - asymmetrie links-rechts,
  - vertraagde onset-time,
  - vertraagde release-time,
  - onvoldoende willekeurige relaxatie na contractie,
  - onwillekeurige contractie (hoestreactie) verstoord,
  - onwillekeurige relaxatie (persreactie) verstoord (paradoxale pers),
  - contractie in fasen (lift) verstoord,
  - relaxatie in fasen (lift) verstoord.

Het anale EMG-onderzoek kan (gelijktijdig) worden gecombineerd met het rectale ballononderzoek: met de ballon kan vulling in het rectum worden gesimuleerd, terwijl met de EMG-meting de reactie van de bekkenbodemspieren op deze vulling in beeld kan worden gebracht (rectoanale inhibitiereflex (RAIR).

Het blijft van belang zich te realiseren dat de EMG-meting onderdeel is van het totale diagnostische pakket van de bekkenfysiotherapeut en dat de beoordeling hiervan dus nooit op zichzelf staat. De betrouwbaarheid van EMG-metingen voor wetenschappelijke doeleinden staat ter discussie. Voor de toepasbaarheid in de praktijk van de bekkenfysiotherapeut geldt dit niet.

> Informatie uit EMG-onderzoek over de bekkenbodemspierfunctie:
> — Bewustzijn.
> — Spierfunctie:
>   – *in rust*: rustwaarde/activiteit.
>   – *in beweging*: snelkracht/snelle contractie, duurkracht/duurcontractie, contractieduur, uithoudingsvermogen, reactiesnelheid (onset/release), relaxatie, onwillekeurige contractie (hoesten), onwillekeurige relaxatie (persen) en *coördinatie:* asymmetrie.

8.2 Rectale ballon

In samenwerking met Jenneke Kalkdijk.

Het ballononderzoek kent twee toepassingen: rectaal en vaginaal, met heel verschillende doelstellingen. De rectale ballon wordt onder andere gebruikt om de sensibiliteit van het rectum te onderzoeken. De vaginale ballon kan worden toegepast bij de behandeling van vrouwen met seksuele problematiek met betrekking tot penetratie. Beide onderzoeken zullen hier apart worden besproken.

Drukfeedback (vaginaal of anaal) kan worden gebruikt om de bekkenbodemspierfunctie te meten in relatie tot drukverandering, die met een ballon kan worden bewerkstelligd. Deze methode wordt in ▶ par. 8.4.3 besproken.

Het rectale ballononderzoek is onderdeel van het anale functieonderzoek door de bekkenfysiotherapeut en hoort bij het basisonderzoek bij anale problematiek. Het rectum, het anale kanaal en de bekkenbodemspieren vormen een functionele eenheid, zodat alle elementen hiervan beoordeeld moeten worden, voor een volledige bekkenfysiotherapeutische diagnose. Het doel van het rectale ballononderzoek is de sensibiliteit en capaciteit van het rectum te bepalen door vulling na te bootsen. Tevens kan met de rectale ballon (◘ figuur 8.7) de pers-/evacuatietechniek van de patiënt worden onderzocht.

Binnen wetenschappelijk onderzoek wordt aangegeven dat er weliswaar een gebrek is aan standaardisatie, maar dat er goede *evidence* is voor het gebruik van de rectale ballon als diagnosticum bij zowel chronische obstipatie als fecale incontinentie[7].

Contra-indicaties voor het gebruik van de rectale ballon zijn:
— infecties,
— postoperatieve fase tot de nacontrole (6–8 weken),
— seksueel trauma.

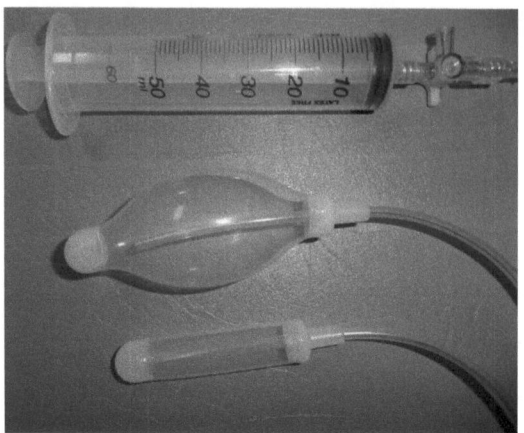

□ Figuur 8.7 Ballon.

8.2.1 Begrippen

- **Eerstevullingsensatie** (*first sensation*)
De eerstevullingsensatie is het moment waarop de patiënt aangeeft dat hij vulling voelt. Afhankelijk van de gevoeligheid van het rectum (en de gebruikte ballon) kan dit eerstevullinggevoel na het inbrengen van de rectale ballon (zonder dat deze is opgeblazen) al aanwezig zijn.

- **Eerste-aandrangsensatie** (*first desire*)
Het moment dat de patiënt aandrang voelt tijdens het geleidelijk vullen van de ballon met lucht. De score wordt uitgedrukt in milliliters.

- **Toiletsensatie** (*toilet sensation*)
Dit is de hoeveelheid lucht (in ml) waarbij de patiënt normaal gesproken naar de toilet zou gaan om te ontlasten.

- **Maximaal tolerabel volume** (*maximum tolerable volume*)
De maximale hoeveelheid lucht (in ml) die in de rectale ballon kan worden gebracht die de patiënt nog te verdragen vindt.

> **Uitkomstmaat rectale ballon[8]**
> Eerstevullingsensatie = x ml (± 10–20 ml).
> Eerste-aandrangsensatie = x ml (± 60–90 ml).
> Toiletsensatie = x ml (± 150 ml).
> Maximaal tolerabel volume = x ml (± 250–300 ml).
> Klinisch relevant zijn MTV-scores van < 60 ml en > 350 ml.

8.2.2 Patiënteninstructie

De patiënt krijgt allereerst zowel mondeling als op schrift uitleg over dit onderzoek.

8.2 · Rectale ballon

Uitleg aan de patiënt over de rectale ballon
- De patiënt ligt in zijlig op de bank, met ontkleed onderlichaam, een handdoek over het bekkengebied en de benen gebogen.
- De bekkenfysiotherapeut zit aan de zijkant van de onderzoeksbank ter hoogte van het bekken, achter de patiënt.
- De rectale ballon wordt onopgeblazen ingebracht via de anus en een stukje opgeschoven, totdat deze in de darm zit (de bekkenfysiotherapeut laat aan de patiënt zien tot hoever de ballon bij het onderzoek wordt ingebracht).
- Vervolgens vraagt de bekkenfysiotherapeut de patiënt om te ontspannen.
- Dan wordt de ballon geleidelijk gevuld met lucht, totdat er vier waarden zijn bepaald:
  a. het eerste gevoel van vulling in de darm (eerstevullingsensatie);
  b. het eerste gevoel van aandrang om te ontlasten (eerste-aandrangsensatie);
  c. het gevoel waarbij de patiënt naar de toilet zou gaan om te ontlasten (toiletsensatie);
  d. de maximaal tolerabele vulling van de darm (*maximum tolerable volume*);
- Eventueel wordt aan het eind gevraagd om zachtjes te persen (evacuatiegevoel).
- Aan het eind van het onderzoek wordt informatie gegeven over het resultaat van de tests.
- Als de patiënt vragen heeft, kunnen die gedurende het onderzoek gesteld worden.
- Het onderzoek moet in principe pijnvrij kunnen verlopen. De patiënt wordt verzocht aan te geven als hij pijn ervaart of delen van het onderzoek vervelend vindt, zodat de bekkenfysiotherapeut hierop kan reageren, veranderingen kan aanbrengen of het onderzoek voortijdig kan beëindigen.
- Er wordt zo veel mogelijk oogcontact tussen bekkenfysiotherapeut en patiënt gehouden, eventueel door het plaatsen van een spiegel voor de patiënt.

Patiënteninstructie
- *Wanneer voelt u vulling van de darm?*
- *Wanneer heeft u het gevoel dat u aandrang krijgt om te ontlasten?*
- *Wanneer wilt u naar het toilet gaan om te ontlasten?*
- *Wanneer is het maximaal draaglijke gevoel van vulling bereikt?*
- *Wilt u proberen de ballon er zachtjes uit te persen?*

8.2.3 Uitvoering onderzoek

Het rectale ballononderzoek volgt op het anale palpatieonderzoek en wordt niet gedaan zonder dat er anale palpatie is uitgevoerd. Bij het begin van het palpatieonderzoek is al toestemming voor inwendig onderzoek gevraagd aan de patiënt, zodat dit nu niet herhaald hoeft te worden. Wel wordt weer voorafgaand aan het onderzoek mondelinge uitleg gegeven over het rectale ballononderzoek en wordt aangegeven welke instructies de patiënt gaat krijgen.

Vervolgens laat de bekkenfysiotherapeut aan de patiënt zien hoe de ballon eruitziet en wat er gebeurt tijdens het vullen van de ballon. Op deze manier heeft de patiënt een goed beeld van wat er gebeurt tijdens het onderzoek en wordt tegelijkertijd de kwaliteit van de ballon getest.

Daarna wordt de patiënt verzocht het onderlichaam te ontkleden en in zijlig te komen liggen op de onderzoeksbank, de benen gebogen tot een stabiele houding.

De bekkenfysiotherapeut volgt het hygiënisch protocol (▶ bijlage G).

Indien tijdens de voorafgaande anale palpatie blijkt dat het rectum gevuld is met ontlasting, wordt dit besproken met de patiënt. Er wordt gevraagd wanneer de patiënt voor het laatst naar de toilet is gegaan voor de ontlasting en of de patiënt zelf het gevoel heeft dat er ontlasting aanwezig is. Vervolgens wordt overlegd of de patiënt dit als hinderlijk ervaart. Er wordt uitgelegd dat de aanwezigheid van ontlasting in het rectum de ballonmeting kan beïnvloeden. Indien alsnog wordt overgegaan tot de meting, wordt in de status genoteerd dat het rectum niet leeg was tijdens het onderzoek.

Er wordt voldoende gel op de ballon gedaan en de ballon wordt lichtjes gevuld, zodat deze steviger is bij het inbrengen (en niet knikt). Dan wordt de ballon rustig via de anus ingebracht, totdat de overgang van de ballon naar de slang nog net zichtbaar is. Indien het inbrengen van de ballon moeilijk verloopt, kan de bekkenfysiotherapeut de patiënt vragen om lichtjes te persen; dit veroorzaakt in het algemeen een indirecte ontspanning van de bekkenbodemspieren, zodat de ballon eenvoudiger passeert. De bekkenfysiotherapeut houdt de slang van de ballon gedurende het onderzoek vast, waardoor het mogelijk is de beweging van de ballon te volgen (inwaarts bij een goede contractie, neerwaarts bij een persreactie).

Na het inbrengen van de ballon krijgt de patiënt even de tijd om aan het gevoel te wennen en zich te ontspannen. Daarna wordt gevraagd: *Heeft u een gevoel van vulling van de darm?* Of: *Voelt u de ballon nu nog?*

Vervolgens wordt de ballon geleidelijk gevuld en worden vier fasen doorlopen, terwijl aan de patiënt de volgende vragen worden gesteld:
1. Eerstevullingssensatie (10–20 ml): *Wilt u aangeven wanneer u vulling van de darm voelt?*
2. Eerste-aandrangssensatie (60–90 ml): *Wilt u aangeven wanneer u het gevoel heeft dat u aandrang krijgt om te ontlasten?*
3. Toiletsensatie (150 ml): *Wilt u aangeven wanneer u naar het toilet wilt gaan om te ontlasten?*
4. Maximaal tolerabel volume (250–300 ml): *Wilt u aangeven wanneer het maximaal draaglijke gevoel van vulling is bereikt?*

Eventueel kan vervolgens aan de patiënt worden gevraagd de ballon uit te persen (perstechniek), hoewel dit een niet-fysiologische situatie is, omdat de interne anale sfincter (IAS) niet ontspannen is, zoals bij echte ontlastingaandrang: *Wilt u proberen de ballon er zachtjes uit te persen?*

Het rectale ballononderzoek kan ook in ruglig of zit worden uitgevoerd (bijvoorbeeld op een postoel, zodat de fysiologische ontlastingshouding wordt nagebootst) of staand/lopend bij aandrangproblematiek.

Na afloop van het onderzoek laat de bekkenfysiotherapeut de lucht eerst uit de rectale ballon weglopen (in een rustig tempo) en wordt de ballon voorzichtig verwijderd (en eventueel gereinigd, afhankelijk van de soort ballon).

De patiënt krijgt tissues om zich te reinigen, en de bekkenfysiotherapeut reinigt de handen. Als de patiënt daarna is aangekleed, worden de gegevens van het rectale ballononderzoek met de patiënt besproken.

Risico's bij het gebruik van de rectale ballon zijn:
- De ballon kan knappen, wat geen kwaad kan omdat hij bij de defecatie wordt uitgescheiden, maar vooral schrik bij de patiënt geeft.
- De ballon mag niet eindeloos gevuld worden (cave megarectum); het maximum is 300 ml.

8.2.4 Verslaglegging

De waarden (in ml) van het rectale ballononderzoek worden vastgelegd op het onderzoeksformulier. Bij een vervolgmeting kan vergeleken worden of er veranderingen zijn in de gevoeligheid en/of capaciteit van het rectum.

8.2.5 Interpretatie

De gevoeligheid van het rectum kan normaal, verhoogd en verlaagd zijn:
1. *Normale gevoeligheid rectum*: de waarden zijn conform de normwaarden.
2. *Overgevoelig rectum*: de waarden zijn lager dan de normwaarden. Dit komt voor bij fecale incontinentie, colitis ulcerosa en de ziekte van Crohn, proctitisklachten, irritable bowel syndrom (IBS), na chirurgie en bestraling.
3. *Ondergevoelig rectum*: de waarden zijn hoger dan de normwaarden. Dit zien we bij rectale ontledigingsproblematiek, obstipatie, bij rectoceles en enteroceles en bij een descenderend perineum. Ook bij patiënten met fecale incontinentie die veroorzaakt wordt door een obstipatieprobleem met veel persgedrag. Er ontstaat dan een overloopincontinentie, omdat de IAS steeds wordt geïnhibeerd door de druk vanuit het rectum.

De gevoeligheid van het rectum is trainbaar met rectaleballontherapie. Om dit te kunnen trainen is het optimaliseren van de bekkenbodemfunctie echter wel een voorwaarde. Dit kan ook worden uitgevoerd door een combinatie van rectaleballontraining en EMG (tegelijkertijd), zodat het gedrag van de bekkenbodemspieren bij vulling meetbaar is en dit in de feedbacktraining kan worden betrokken.

De doelen bij deze training zijn afhankelijk van de status van de gevoeligheid en capaciteit van het rectum. Bij een overgevoelig rectum zal de sensibiliteit moeten verminderen en de capaciteit van het rectum worden vergroot. Bij een ondergevoelig rectum zal de gewaarwording van de patiënt moeten worden gestimuleerd, zodat deze eerder de signalen van darmvulling waarneemt.

Tijdens het rectale ballononderzoek kan de rectoanale inhibitiereflex (RAIR) optreden. Door de vulling van het rectum treden contracties op in de rectumwand. Hierdoor ontspant de IAS, zodat de ontlasting in het proximale anale kanaal wordt gestuwd, waarna er een reflexmatige aanspanning van de externe anale sfincter (aangeleerd) optreedt. Hierop volgt een reflectoire aanspanning van de IAS, waardoor er een ontspanning optreedt van het rectum en dit zich kan aanpassen aan de vulling.

8.3 Vaginale ballon

De vaginale ballon (◘ figuur 8.7) wordt eigenlijk niet diagnostisch gebruikt, maar is vooral een hulpmiddel bij de bekkenfysiotherapeutische behandeling van vrouwen met seksuele problematiek, wanneer er problemen zijn met penetratie. Hierbij zijn diagnostiek en therapie nauw met elkaar verweven.

De indicaties waaraan kan worden gedacht zijn:
- dyspareunie,
- vulvodynie (gegeneraliseerd of gelokaliseerd),
- vaginistische klachten,

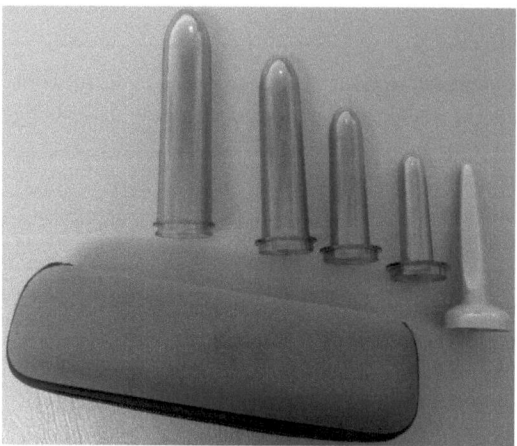

Figuur 8.8 Vaginale cones.

- littekenpijn (na partus, operatie of bestraling),
- problemen met het ondergaan van speculumonderzoek.

De stappen die hierbij worden doorlopen zijn:
- de ballon leeg (lichtjes opgeblazen) inbrengen,
- de ballon vullen (volume/rek in de vagina ervaren) met opbouwend volume,
- de rek in de vagina voelen afnemen (door ontspanning van de buik- en bekkenbodemspieren en gewenning),
- de ballon leeg verwijderen,
- de ballon gevuld verwijderen,
- de ballon gevuld inbrengen,
- de ballon gevuld bewegen in de vagina.

Er zijn geen normwaarden voor de hoeveelheid lucht en water die in de ballon moeten kunnen worden ingebracht. Bij coïtusgerelateerde problematiek is het een optie om de omvang van de opgeblazen vaginale ballon te vergelijken met de omvang van de erecte penis van de partner. Zodoende heeft de patiënte een beeld van het ballonvolume waarnaar zij in de ballontraining zou kunnen streven. Daarbij is het wel van belang dat de patiënte zich ervan bewust is dat de diameter van de vagina tijdens opwinding ruimer wordt, zodat de trainingssituatie niet vergelijkbaar is met een seksueel gerelateerde situatie.

Gedurende het doorlopen van deze fasen krijgen de bekkenfysiotherapeut en de patiënt natuurlijk wel een beeld van de (on)mogelijkheden van de patiënt, en in dat opzicht kan er van diagnostiek worden gesproken.

De vaginale-ballontraining kan niet alleen in de behandelsituatie bij de bekkenfysiotherapeut plaatsvinden, maar kan ook door de patiënte zelf worden uitgevoerd (of samen met de partner).

Een andere optie om deze training bij vrouwen met penetratieproblematiek uit te voeren is met hulp van de vaginale cones (figuur 8.8). Hierbij worden de cones met een oplopende diameter ingebracht, waarbij ook verschillende stappen kunnen worden genomen: inbrengen, even laten, uithalen of zachtjes uitpersen. Als pelotte 3 kan worden ingebracht zonder pijn, is er voldoende ruimte voor een penis.

8.4 Aanvullende onderzoeksmethoden

In de voorgaande paragrafen zijn de diagnostische opties besproken die de bekkenfysiotherapeut tijdens het diagnostische proces tot haar beschikking heeft (het diagnostische 'basispakket' van de bekkenfysiotherapeut, BCP). In deze paragraaf worden andere onderzoeksmethoden besproken, die als aanvulling op de basisdiagnostiek kunnen worden gebruikt, indien hiervoor voldoende aanvullende scholing is gevolgd.

In de Nederlandse situatie worden de echografie en de mictie-evaluatie toegepast door bekkenfysiotherapeuten. De manometrie wordt in Nederland nauwelijks toegepast, maar internationaal wel. Er is veel wetenschappelijk onderzoek naar gedaan en er wordt internationaal veel aan gerefereerd. Drukmeting wordt wel binnen de opleiding van de bekkenfysiotherapeut aangereikt en daarom wordt er in deze paragraaf aandacht aan besteed.

Aan het eind van deze paragraaf zullen de verschillende onderzoeksmethoden met elkaar worden vergeleken wat hun diagnostische opties betreft.

8.4.1 Echografie

In samenwerking met Judith Jesterhoudt en Wilma Tempelaars.

De echografie (in de Engelstalige literatuur *ultrasound* genoemd) is in de medische wereld sinds 1950 in gebruik. Bekend is de toepassing hiervan in de obstetrie (zwangerschapsecho's) en gynaecologie (buikecho's) en gastro-enterologie (endoanale echo's). Vanaf 1980 wordt de echografie ook binnen de musculoskeletale geneeskunde gebruikt. Inmiddels is de 'echo' bekend als een nauwkeurige, betrouwbare, niet-invasieve manier om spieren te evalueren naar hun volume, vorm en architectuur[9].

Er zijn verschillende toepassingen van de echo mogelijk: tweedimensionaal (2D), driedimensionaal (3D) en bewegende beelden. De echografie wordt binnen de bekkenfysiotherapie vooral tweedimensionaal (vaste en bewegende beelden) gebruikt en als bladderscan (residubepaling blaasinhoud).

De echografie kan in de bekken- en bekkenbodemregio op verschillende manieren worden toegepast:
- oppervlakkig (abdominaal),
- translabiaal (♀) of perineaal (♂),
- endo-echo (vaginaal of anaal).

In de bekkenfysiotherapie worden de abdominale en translabiale/perineale (niet-invasieve) toepassingen gebruikt. Er kan hierbij gebruik worden gemaakt van een lineaire (vlakke) of convexe probe. De vlakke probe is geschikt voor oppervlakkige structuren (buikwand) en maakt een smal beeld. De convexe kop wordt gebruikt voor het onderzoeken van diep gelegen structuren (bekkenbodemspieren, blaasresidu) en maakt een breed beeld.

In de echografie worden de beelden beschreven gezien vanuit verschillende vlakken (◘ figuur 8.9):
- frontaal vlak (verdeelt het lichaam in voor- en achtergedeelte),
- transversaal vlak (verdeelt het lichaam in boven- en ondergedeelte),
- sagittaal vlak (verdeelt het lichaam in linker- en rechterdeel).

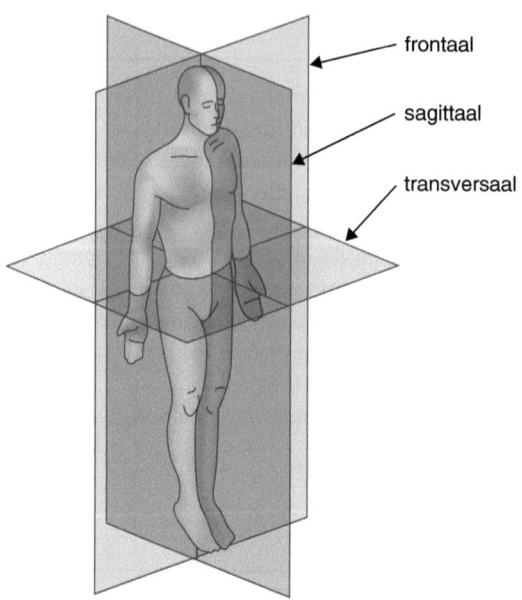

◘ Figuur 8.9   Anatomische vlakken.

In de literatuur worden echter ook andere termen gebruikt:
- longitudinaal = in de lengterichting (van bijvoorbeeld de spier),
- axiaal = in de richting van de as.

Binnen de fysiotherapie, musculoskeletale groep, is de echografie zich wereldwijd ook een plek aan het verwerven. Hierbij wordt de term RUSI gebruikt: *rehabilitative ultrasound imaging*.

» RUSI is a procedure used by physical therapists to evaluate muscle and related soft-tissue morphology and behavior during physical tasks. This includes providing feedback to the patiënt and physical therapist to improve clinical outcomes[10]. «

Fysiotherapeuten zullen geen medische diagnose (= pathologie) stellen gebaseerd op de interpretaties van een echografisch beeld, maar kunnen wel een uitspraak doen over morfologie en functionaliteit.

Binnen de fysiotherapie wordt de echografie oppervlakkig toepast. Denk hierbij aan het beoordelen van de buikspieren (laterale buikwand) en rugspieren in relatie tot lagerug- en bekkenklachten. Hierbij wordt spiervolume gemeten: spiervolume is gerelateerd aan de kracht die een spier kan ontwikkelen en dat is een indirecte maat voor sterkte (kwantitatief, structurele echografie). Afname in spiergrootte wordt gelieerd aan pathologie en disfunctie. Daarnaast is het mogelijk om een beeld te krijgen van het dynamisch *real time* functioneren van het myofasciale systeem (kwalitatief, functionele echografie). Naast diagnostiek en evaluatie kan de echografie ook als feedbackinstrument worden gebruikt voor patiënt en therapeut.

Spierfunctie-elementen die met echografie binnen de fysiotherapie kunnen worden bekeken zijn:
- spieromvang,
- dichtheid van weefsel,
- pennatiehoek (vezelrichting),

8.4 · Aanvullende onderzoeksmethoden

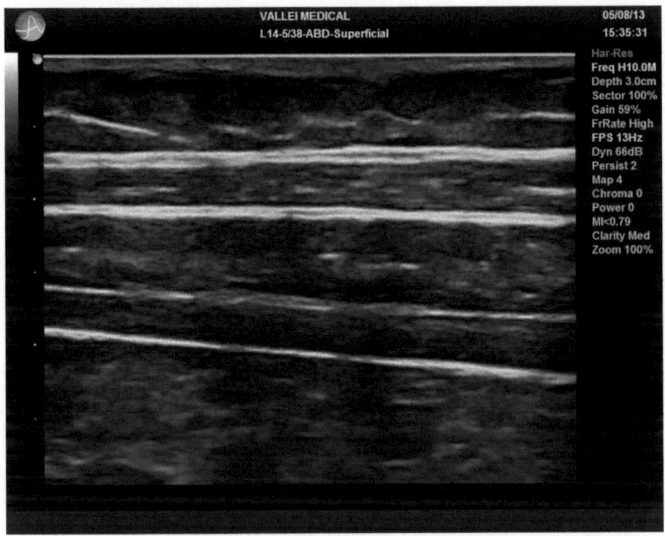

■ Figuur 8.10 Echo van de buikmusculatuur.

- rusttonus (activiteit en lengte),
- rekbaarheid/soepelheid,
- spierstructuur (parallel vs. pennate),
- externe krachten,
- cocontracties.

De echografie is (nog) niet geschikt om spierfunctie te meten, maar geeft wel een beeld van het functioneren van de spier en is op die manier therapeutisch bruikbaar[11].

Voor de bekkenfysiotherapeut biedt het gebruik van de echografie nieuwe mogelijkheden, omdat het met de echo mogelijk is om het inwendig functioneren zichtbaar te maken, zonder dat hiervoor invasief hoeft te worden gewerkt.

» Ultrasound imaging of the pelvic floor allows the investigator to perform a non invasive objective investigation of structural pelvic floor anatomy[9]. «

De echografie wordt in de bekkenfysiotherapie juist ook gebruikt om het functioneren van de bekkenbodemspieren zichtbaar te maken en als ondersteuning bij de bewustwording. Door de echografie kan er ook een beeld worden gevormd van de samenhang tussen het functioneren van bekken- en bekkenbodemmusculatuur.

■ **Indicaties**

De huidige toepassingsmogelijkheden van de echografie binnen de bekkenfysiotherapie zijn beoordeling van:
- de ventrale buikwand: breedte van de linea alba of grootte van de diastase van de RA, al dan niet in relatie tot een zwangerschap (postpartum); (lineaire probe, transversaal, max. 2 cm);
- de laterale buikwand en in het bijzonder de TA; (lineaire probe, sagittaal of transversaal) (■ figuur 8.10):
    - bewust geïsoleerde contractie (intrekken van de buikwand),
    - samenwerking met OE en OI,

- dikte (3-7 mm[12]; dikte OI = 2 × TA; TA < OE < OI),
- diktetoename en verschuiving TA bij contractie,
- verschil links en rechts,
- relaxatie,
- contractieduur,
- herhalingen/uithoudingsvermogen,
- invloed van de ademhaling,
- spiergedrag tijdens activiteiten (ASLR);
- de paravertebrale musculatuur, in het bijzonder de m. multifidi (convexe probe, sagittaal of transversaal):
  - bewust geïsoleerde contractie (lordoseren rug zonder bewegen),
  - relaxatie,
  - contractieduur,
  - herhalingen/uithoudingsvermogen,
  - spierdikte, oppervlakte en echorijkheid links-rechts,
  - spiergedrag tijdens activiteiten;
- het diafragma:
  - ademhaling (excursie),
  - intra-abdominale druk (door het effect van bewegen op de blaas);
- de bekkenbodemmusculatuur (convexe probe, transversaal of sagittaal):
  - bewust geïsoleerde contractie:
    - blaashalslift (sagittaal),
    - sluiting diastase levatoren (transversaal),
    - asymmetrie levatoren (asymmetrische vervorming blaas, abdominaal),
    - verkleining anorectale hoek (sagittaal),
    - precontractie voor drukverhoging (sagittaal),
    - onset/offset (sagittaal),
  - relaxatie:
    - daling blaashals (sagittaal),
    - verstrijken anorectale hoek (sagittaal),
  - contractieduur (sagittaal),
  - herhalingen,
  - spiergedrag tijdens activiteiten:
    - ademhaling (abdominaal/transversaal),
    - buikdrukverhoging (hoesten, persen, kracht zetten, ASLR, sagittaal liggend en staand),
  - ligging en mobiliteit organen:
    - blaashals[1],
    - diameter hiatuslevatoren (anterior-posterior en links-rechts)[1],
    - retrovesicale hoek[1],
    - avulsies van de m. puborectalis[1],
    - celes en desenderend perineum[1],
    - enterocele/rectale intussuseptie[1],
    - de grootte van de anorectale hoek[1],

---

1 Kan worden waargenomen tijdens bekkenfysiotherapeutisch onderzoek, maar beoordeling hiervan ligt niet bij de bekkenfysiotherapeut.

8.4 · Aanvullende onderzoeksmethoden

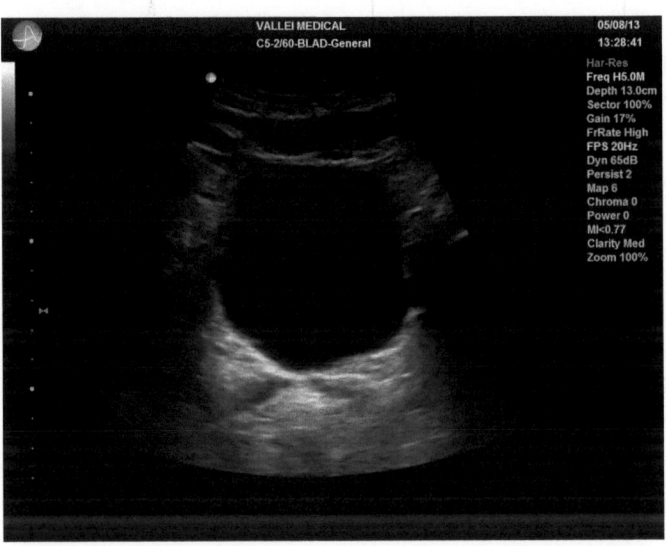

Figuur 8.11 Echo van de blaas.

- invloed van buikdrukverhoging op de ligging van de organen (valsalva),
- invloed van de bekkenbodemspieren op de ligging van de organen;
— bepaling grootte blaasinhoud, residu (voor en na mictie, **◘** figuur 8.11).

De echografie kan zowel onbelast (rug- of zijlig) als belast (zit en stand) worden uitgevoerd. En is zowel statisch (morfologie) als dynamisch (functioneel) uitvoerbaar. Binnen de bekkenfysiotherapie wordt vooral onderzoek in ruglig toegepast.

Het verschil tussen het gebruik van de echografie door de arts/verloskundige en door de fysiotherapeut is, dat de arts/verloskundige het als diagnostisch instrument zal inzetten, terwijl de fysiotherapeut het functioneel, evaluerend en vooral ook therapeutisch (als feedbackinstrument) gebruikt. Door het zien van de beelden heeft de patiënt meer informatie om het functioneren/gedrag te kunnen veranderen. Voor het gebruik door de bekkenfysiotherapeut zijn er op dit moment nog geen standaarden ontwikkeld.

In het huidige beroepscompetentieprofiel (2009) is de echografie nog niet beschreven. Aanvullende scholing (en toetsing), het opbouwen van vaardigheid en het goed leren interpreteren van de verkregen informatie zijn noodzakelijk om op een verantwoorde manier met de echografie om te gaan. Dit geldt in het bijzonder voor echo-informatie die niet binnen het domein van de bekkenfysiotherapeut valt. Het kader waarbinnen de bekkenfysiotherapeut de echografie kan inzetten en benutten, zal nauwkeurig moeten worden omschreven.

Interpretatie

Echografie kan worden gezien als aanvulling op de totale diagnostiek van de bekkenfysiotherapeut, bestaande uit anamnese, inspectie, lichamelijk onderzoek, en aanvullend onderzoek (EMG, RB). De interpretatie van de echografie vindt altijd plaats in samenhang met de rest van het bekkenfysiotherapeutische onderzoek.

Voor deze diagnostiek geldt, dat ervaring noodzakelijk is om de gegevens op een juiste manier te kunnen interpreteren. Het verdient aanbeveling om deze ervaring onder begeleiding op te doen. Tevens is het van groot belang dat de bekkenfysiotherapeut adequaat handelt bij mogelijk gesignaleerde problematiek en door- of terugverwijst.

De hoge investeringskosten van de echoapparatuur zonder vergoeding vanuit de zorgverzekering maken het op dit moment niet mogelijk om deze diagnostiek standaard te laten uitvoeren door de bekkenfysiotherapeut bij voornoemde indicaties.

8.4.2 Mictie-evaluatie

In samenwerking met Martine Hageman.

Onder de mictie-evaluatie wordt de combinatie van flowmetrie en residubepaling na mictie verstaan. Dit onderzoek wordt door de urologen, in samenwerking met de assistent urologie en/of continentieverpleegkundige, uitgevoerd als een van de onderzoeken binnen hun diagnostiek (vaak samen met een cystoscopie). De bekkenfysiotherapeut kan de flowmetrie en residubepaling gebruiken indien zij hiervoor aanvullende scholing heeft gevolgd.

Indicaties waarbij de mictie-evaluatie kan worden toegepast zijn:
- dysfunctional voiding,
- obstructieve mictie,
- recidiverende urineweginfecties (UWI's),
- lower urinary tract symptoms (LUTS), zoals frequency, urgency, verminderde straal, hesitatieklachten, mictiestops, nadruppelen, klachten over ledigingsgevoel, pijn bij de mictie),
- afwijkend mictiegedrag (persmictie, niet staand/zittend kunnen plassen, bijzondere mictiehoudingen, zoals hurkend op de pot zitten).

Bij een neurogene blaasstoornis zal deze diagnostiek door de uroloog worden uitgevoerd.

Indien de patiënt bij de bekkenfysiotherapeut is gekomen op verwijzing van de uroloog, kan deze diagnostiek al hebben plaatsgevonden, zodat de meting van de uroloog kan worden gebruikt als nulmeting. Het is dan van belang dat de bekkenfysiotherapeut de gegevens van de mictie-evaluatie kan lezen en interpreteren. Vervolgens kan daarna de mictie-evaluatie door de bekkenfysiotherapeut gebruikt worden als evaluatie gedurende het therapeutisch traject (bijvoorbeeld na 4–6 weken behandeling).

Als de patiënt niet door de uroloog maar door de huisarts is verwezen, of via DTF bij de bekkenfysiotherapeut is gekomen, zal de mictie-evaluatie niet hebben plaatsgevonden en kan de bekkenfysiotherapeut de mictie-evaluatie uitvoeren en als meetinstrument gebruiken voor de basisdiagnostiek. Bij DTF zal dit na overleg met de huisarts plaatsvinden. De bekkenfysiotherapeut kan in dat geval een signaleringsfunctie vervullen, omdat zij contact met de huisarts zal opnemen, bijvoorbeeld bij een te groot residu.

Ook kan de bekkenfysiotherapeut na een consult door de huisarts worden ingeschakeld om de mictie-evaluatie als aanvullende diagnostiek voor hem uit te voeren, om zodoende meer inzicht te verkrijgen. Zo kan de patiënt binnen de eerste lijn objectief geïnformeerd worden en hoeft de tweede lijn niet altijd te worden ingezet.

Het doel van de mictie-evaluatie door de bekkenfysiotherapeut is de mictie voor de patiënt en de therapeut inzichtelijk en meetbaar te maken (bewustwording: hoe is de curve nu en hoe zou het moeten zijn) en op basis hiervan de patiënt feedback te geven over zijn mictiegedrag. Hierdoor kan bij de patiënt een gedragsverandering in gang worden gezet en wordt zelfmanagement gestimuleerd. Deze gedragsverandering kan worden geëvalueerd aan de hand van meetgegevens.

De evaluatie van de mictie bestaat uit de volgende elementen:
- mictie-anamnese,
- mictielijst,

8.4 · Aanvullende onderzoeksmethoden

- uroflowmetrie,
- residubepaling na mictie (post-voidingresidu).

■ Mictie-anamnese

Voorafgaand aan de mictie-evaluatie heeft al een uitgebreide anamnese plaatsgevonden (▶ H. 5), waarbij gedetailleerd alle elementen van het mictiegedrag van de patiënt in kaart zijn gebracht:
- houding (rechtop of juist onderuit gezakt, zittend, staand, hurkend),
- verloop (hesitatie, stops, nadruppelen),
- straal (krachtige of slappe straal, sproeien),
- gevoel (vulling, eerste aandrang, maximaal tolerabel volume, residu),
- gedrag/gewoonte (ophouden, preventief plassen),
- beliefs (bijvoorbeeld: ik plas heel vaak, wel zeven keer per dag, of: ik mag mijn blaas nooit te vol laten worden).

Naast het domein urologie worden hierbij alle andere domeinen en hun mogelijke relatie tot de mictie uitgevraagd.

■ Mictielijst

Daarnaast is een mictielijst gemaakt (bij voorkeur over 24 uur van drie aaneengesloten dagen), die inzicht geeft in het plaspatroon van de patiënt, het mictiegedrag. Mictielijsten verschaffen op eenvoudige en goedkope wijze inzicht in het plaspatroon van de patiënt thuis en kunnen een waardevolle aanvulling zijn op de evaluatie van LUTS. Hierbij worden de volgende elementen inzichtelijk gemaakt:
- mictiefrequentie overdag,
- mictiefrequentie 's nachts,
- intervallen (verdeling van plassen over 24 uur),
- functionele of effectieve blaascapaciteit (gemiddeld mictievolume),
- verwachte blaascapaciteit (in het algemeen de ochtendplas),
- verhouding van het totale mictievolume overdag ten opzichte van de nacht (polyurie: > 1/3 nachtvolume ten opzichte van het dagvolume),
- totale vochtintake,
- verdeling vochtintake gedurende de dag (vooral aandacht voor avondintake ten opzichte van dagintake),
- hoeveelheden koffie (cafeïne), thee (theïne), alcohol en koolzuurhoudende dranken (cola) bepalen, omdat ze van invloed kunnen zijn op het mictiegedrag,
- omgang met aandrang (preventief plassen),
- incontinentie,
- relatie tot defecatie,
- omgang met opvangmateriaal.

Het invullen van een mictielijst levert inzicht in het mictiegedrag van de patiënt en meetgegevens (voor de diagnostiek). Het grootste geplaste volume op de mictielijst blijkt overeen te komen met de effectieve blaascapaciteit (cystometrische capaciteit minus residu), bepaald tijdens urodynamisch onderzoek. Het gemiddeld geplaste volume, berekend uit de mictielijst, blijkt ongeveer de helft van de effectieve capaciteit te bedragen. Daarnaast treedt veelal ook een toename op van het inzicht (bewustwording) van de patiënt in zijn gedrag rond mictie en vochtintake.

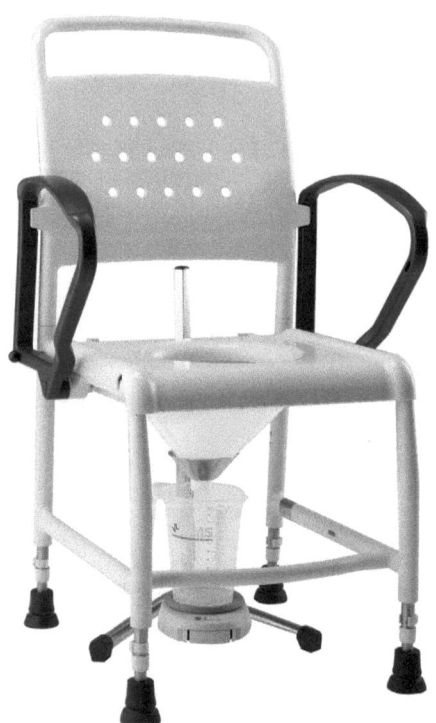

□ **Figuur 8.12** Apparatuur mictie-evaluatie.

- **(Uro)flowmetrie**

Bij de uroflowmetrie worden de kenmerken van de urinestroom (flow) tijdens de mictie elektronisch vastgelegd. Dit is een niet-invasief onderzoek. Het doel is om het blaasledigingsgedrag ofwel de efficiëntie van de lediging van de blaas in kaart te brengen, te objectiveren en te kwantificeren. Om de flowmetrie te kunnen uitvoeren zijn een po- of flowstoel en een flowmeter (flowsensor, standaard, trechter en urinebeker) noodzakelijk (□ figuur 8.12).

De procedure van de flowmetrie (in combinatie met residubepaling) is als volgt:
- De patiënt komt naar de praktijk met een (niet extreem) gevulde blaas.
- De patiënt gaat op de flowstoel zitten en krijgt de instructie om te plassen 'zoals u het thuis doet' (als het diagnostisch is), of 'zoals u het hier geleerd heeft' (als het een evaluatiemoment is).
- De therapeut laat de patiënt alleen tijdens de mictie (en kan eventueel op de monitor op afstand uitlezen wat de patiënt doet).
- De gegevens van de flowmetrie worden vastgelegd (op papier of digitaal) en de verschillende waarden worden berekend.
- Vervolgens wordt een residubepaling gedaan (in ruglig op de behandelbank).
- Na afloop wordt de uitslag van de mictie-evaluatie met de patiënt besproken.

Vanwege de intra-patiëntvariatie en de volume-afhankelijkheid van de Q_{max} wordt in internationale richtlijnen aanbevolen ten minste twee metingen te verrichten met een geplast volume > 150 ml. De flowmetrie wordt altijd in relatie met een mictielijst beschouwd: geplaste volumes in de mictielijst worden vergeleken met het geplast volume bij flowmetrie.

8.4 · Aanvullende onderzoeksmethoden

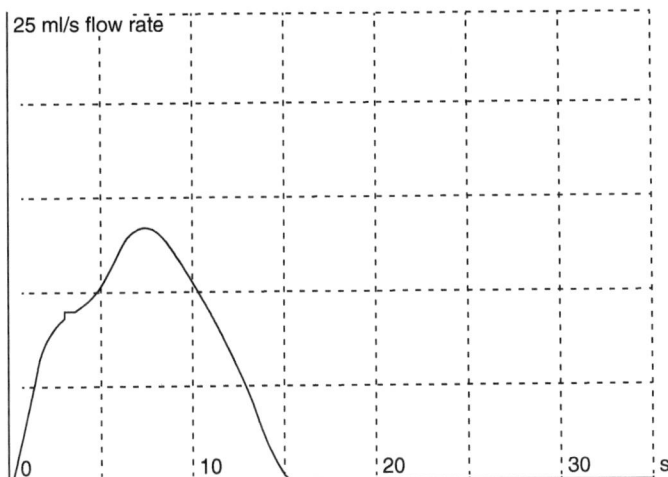

Figuur 8.13 Voorbeeld van een klokvormige flowcurve.

Tijdens dit onderzoek worden de volgende waarden gemeten en vastgelegd[13]:
- *Flow (Qura):* Flow is gedefinieerd als het volume vloeistof uitgedreven via de urethra per eenheid tijd (ml/s).
- *Gemiddelde flow (Qgem):* De gemiddelde flow is het totale geplaste volume gedeeld door de flowtijd. De gemiddelde flow heeft alleen betekenis als de flow ononderbroken is en zonder druppelen (ml/s).
- *Maximale flow (Qmax) of piekflow:* De maximale flow is de maximaal gemeten waarde van de flow na correctie van artefacten. Een Qmax van > 15 ml/s is normaal.
- *Tijd tot maximale flow:* De tijd tot de maximale flow is de tijd verstreken tussen het begin van de flow en de maximale flow (s).
- *Volume (Vvoid):* Het volume is het totale volume dat via de urethra uitgedreven wordt.
- *Flowtijd:* De flowtijd is de tijd waarin flow werkelijk gemeten kan worden. Als het plassen zonder onderbreking beëindigd wordt, is de flowtijd gelijk aan de mictietijd (s).
- *Mictietijd:* De mictietijd is de totale tijdsduur van urineren inclusief de onderbrekingen. Als het plassen zonder onderbreking beëindigd wordt, is de flowtijd gelijk aan de mictietijd (s).
- *Intervallen:* Het aantal perioden waarin een continue flow gemeten wordt.
- *Vertragingstijd:* De vertragingstijd is de tijd vanaf het begin van het onderzoek tot het moment dat de patiënt begint te plassen (s).

Deze waarden kunnen worden gerefereerd aan een nomogram = een koppeling van de maximale flow en het mictievolume[14,15].

De flowcurve kan de volgende beelden vertonen:
- klokvormig (= normaal, met een duur van ca. 15 s) (figuur 8.13), puntig (= persmictie),
- op en neer (= disfunctioneel mictiegedrag),
- lage curve (= mogelijk obstructief of luie/onderactieve blaas, neurogene blaas) (figuur 8.14),
- intermitterend met stops.

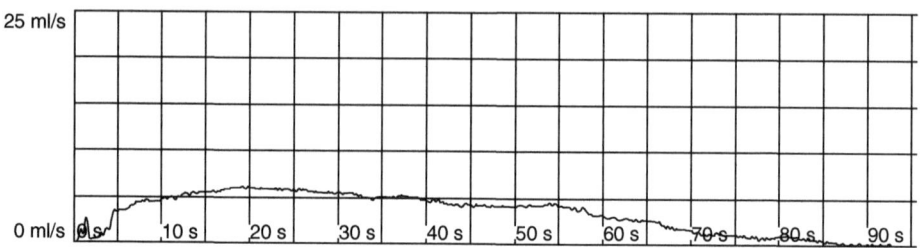

Figuur 8.14 Voorbeeld van een lage flowcurve.

Tijdens de flowmetrie wordt ook naar de beleving van de patiënt gevraagd:
- Was er sprake van een normaal vullingsgevoel?
- Verliep het plassen anders dan thuis?
- Heeft u het gevoel dat u goed heeft leeggeplast?

Residubepaling na mictie (post-voidal residu)

Met echografie of een bladderscan kan het residu worden bepaald dat achterblijft in de blaas na afloop van de mictie, ook wel resturine of post-voidal residu (PVR) genoemd. Deze meting wordt na afloop van de flowmetrie gedaan om te kijken hoe effectief de lediging van de blaas is verlopen. Dit residu mag maximaal tussen 50 en 100 ml zijn bij volwassen mannen en vrouwen (in de literatuur worden wisselende waarden aangehouden). Er moet rekening gehouden worden met kleine foutmarges bij de meting met een bladderscan.

Indien het PVR tussen 100 en 200 ml is, kan de bekkenfysiotherapeut tot behandeling overgaan met als doel het mictiegedrag te optimaliseren en daardoor het residu te verkleinen. Indien er binnen zes weken geen verbetering optreedt, dient de bekkenfysiotherapeut de patiënt terug te verwijzen (of het advies te geven door te verwijzen). Als het PVR meer dan 200 ml is, zal (terug)verwijzing naar de huisarts/uroloog plaatsvinden, omdat er behalve optimalisering van het mictiegedrag mogelijk ook andere maatregelen noodzakelijk zijn (bijv. katheteriseren).

De residubepaling wordt gedaan na de flowmetrie, maar kan ook los daarvan worden uitgevoerd (zoals in een postoperatieve situatie waarbij het residu wordt bepaald om te kijken of de patiënt naar huis mag).

Interpretatie

Steeds blijft bij de flowmetrie de vraag aan de orde of de testsituatie in de praktijk van de bekkenfysiotherapeut of in het ziekenhuis overeenkomt met de thuissituatie van de patiënt. Ofwel: levert de uitslag van de flowmetrie een realistisch beeld van het mictiegedrag van de patiënt?

De betrouwbaarheid van de onderzoeksresultaten kan worden bevorderd door de patiënt voorafgaand aan het onderzoek goed te informeren. Tevens is het van belang dat de flowstoel zoveel mogelijk op een gewoon toilet lijkt, dat er voldoende privacy is en dat de patiënt de tijd en gelegenheid krijgt om zo gewoon mogelijk te plassen in deze testsituatie. Door na afloop van het onderzoek aan de patiënt te vragen hoe het plassen tijdens de meting verliep (*Heeft u het gevoel dat u thuis net zo plast als hier?*), krijgt de bekkenfysiotherapeut een idee of de meetgegevens inderdaad een realistisch beeld geven.

De interpretatie naar aanleiding van de flowmetrie kan zijn[16]:
- normaal (een klokvormige flow, over een periode van ca. 15 s),
- obstructief (een lage piekflow),
- disfunctioneel (een flow die op en neer gaat en niet klokvormig is, of een puntige flow bij persmictie),

8.4 · Aanvullende onderzoeksmethoden

— intermitterend (bij onvoldoende relaxatie van de bekkenbodemspieren).

De beoordeling van de mictie-evaluatie vindt altijd plaats vanuit de samenhang tussen alle onderzoekselementen: anamnese, mictielijst, flowmetrie en residubepaling.

Zo kan een lage piekflow zowel door een obstructieve mictie als door een 'luie' blaas worden veroorzaakt. De 'luie' blaas zal echter vaak een lage mictiefrequentie laten zien (mictielijst), met een groot volume en een lange mictietijd (flowmetrie) en mogelijk een residu (PVR). Bij de obstructieve mictie zal er mogelijk een hoge mictiefrequentie (mictielijst) worden gevonden, een afgevlakte curve en een lange mictietijd (flowmetrie) en mogelijk een residu (PVR).

De bekkenfysiotherapeut heeft de unieke positie in de multidisciplinaire samenwerking om de mictie-evaluatie als therapeutisch instrument in te zetten bij de behandeling van patiënten met disfunctioneel of obstructief mictiegedrag op basis van bekkenbodemdisfunctie. Met hulp van flowmetrie en residubepaling kan de bekkenfysiotherapeut sneller evalueren of de toegepaste therapie effectief is en hier adequaat op inspelen, hetgeen de doelmatigheid en efficiëntie van de behandeling bevordert.

Bij de behandeling van kinderen met bekkenbodemdisfuncties en gediagnostiseerde, afwijkende flows, met/zonder residuen, zijn flowmetrie en residubepaling een zeer waardevolle toevoeging aan de therapeutische mogelijkheden van de bekkenfysiotherapeut. Visueel kunnen kinderen dan waarnemen of ze goed of niet goed geplast hebben.

Ook voor deze aanvullende diagnostiek geldt dat ervaring noodzakelijk is om de gegevens op een juiste manier te kunnen interpreteren. Het verdient aanbeveling om deze ervaring onder begeleiding op te doen. Tevens is het van groot belang dat de bekkenfysiotherapeut adequaat handelt bij gesignaleerde problematiek en door- of terugverwijst.

De hoge investeringskosten (postoel, flowmeter, echo-apparaat of bladderscan) en het gegeven dat de zorgverzekering dit onderzoek niet vergoedt, zijn de redenen dat deze diagnostiek niet standaard kan worden uitgevoerd in de bekkenfysiotherapeutische praktijk.

8.4.3 Drukmeting

In samenwerking met Maud van Rutten.

Manometrie is het meten van druk, een onderzoekstechniek die in de gastro-enterologie wordt toegepast (in rectum, slokdarm, galwegen, dunne darm). Binnen de bekkenfysiotherapie wordt internationaal gebruikgemaakt van drukmeting bij de diagnostiek (en behandeling) van bekkenbodemdisfuncties.

>> Measurement of squeeze pressure is the most commonly used method to measure pelvic floor muscle maximum strength and endurance[17]. «

Het meetinstrument dat door Kegel in 1948 werd gebruikt, was al een drukmeter (ten onrechte perineometer genoemd). Sindsdien is er veel wetenschappelijk onderzoek uitgevoerd met de drukmeter. Ook is er onderzoek gedaan naar de betrouwbaarheid van manometrie in vergelijking tot andere meetinstrumenten[18,19].

Drukmetingen kunnen urethraal, vaginaal en rectaal worden gedaan. Alleen de laatste twee methoden worden ook door de bekkenfysiotherapeut gebruikt. Er zijn verschillende probes qua grootte en lengte, die met lucht kunnen worden gevuld, zodat ze aan de diameter kun-

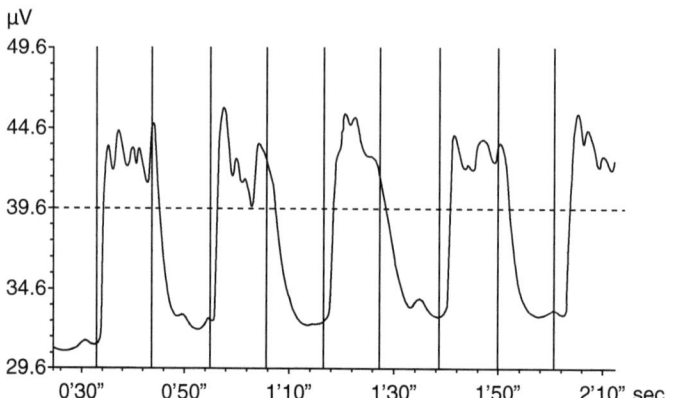

Figuur 8.15 Drukmeting duurcontracties.

nen worden aangepast. De mate van druk wordt door een drukmeter uitgedrukt in mmHg of mmH$_2$O.[2]

Drukmeting wordt binnen de bekkenfysiotherapie op twee manieren gebruikt:
1. Drukfeedbackmeting (vaginaal of anaal): de bekkenbodemspierfunctie wordt gemeten in relatie tot drukverandering.
2. Ballonmeting (rectaal of vaginaal): de sensibiliteit wordt gemeten in relatie tot vulling.

In deze paragraaf zullen we ons richten op de drukfeedback; de ballonmeting is in ▶ par. 8.2 en ▶ par. 8.3 besproken.

- **Drukmeting**

De drukmeting kan worden gebruikt als meetinstrument om de bekkenbodemspierfunctie (vaginaal of anaal) in kaart te brengen als onderdeel van het diagnostisch proces, evenals palpatie, EMG en echografie. Hierbij worden de drukveranderingen beoordeeld tijdens contractie, relaxatie (na contractie) en persen en krijgt men een beeld van de contractieduur, snelkracht/duurkracht, aantal herhalingen en onset/offset. Tijdens de behandeling kan het dienen als feedbackinstrument om het oefenen te ondersteunen met een visueel signaal.

Drukmeting duurcontracties (◘ figuur 8.15):
De patiënt krijgt de opdracht 10 seconden aan te spannen en 10 seconden te ontspannen. Het is duidelijk dat de duurkracht wel 10 seconden is, maar dat het moeite kost om dit vol te houden. De patiënt ziet dat de contractiekracht terugloopt en herstelt de contractie. De relaxatie is volledig, maar vermindert naar het eind toe iets.

Drukmeting snelle contracties (◘ figuur 8.16):
De patiënt krijgt de opdracht tien keer snel en krachtig aan te spannen. Hierbij wordt de snelkracht beoordeeld. Zichtbaar is dat de amplitude na een aantal keer vermindert en dat dus de contractiekracht vermindert. De relaxatie is de laatste driemaal ook onvolledig. Na het stoppen van de oefening is de relaxatie volledig. Deze daalt tot net onder de rustwaarde.

Drukmeting duurcontracties met extra aanspannen (◘ figuur 8.17):
De patiënt krijgt de opdracht duidelijk aan te spannen en dan nog eens extra aan te spannen. Bij de eerste curve wordt de snelkracht direct gecombineerd met duurkracht (Bø). Bij

---

2   1 mmHg = 13,595 mmH$_2$O; 1 mmH$_2$O = 9806,38 Pa = 0,9806 kPa.

8.4 · Aanvullende onderzoeksmethoden

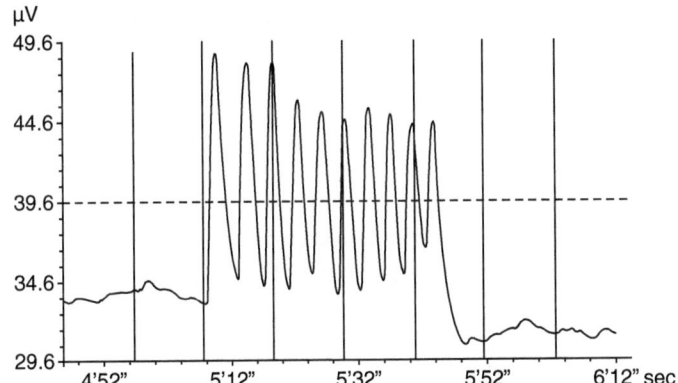

◘ Figuur 8.16 Drukmeting snelle contracties.

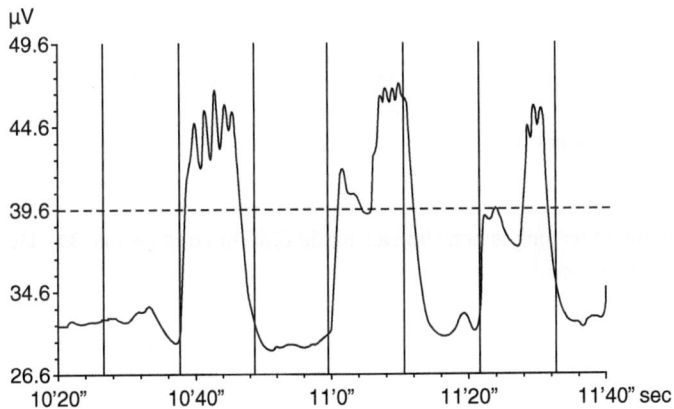

◘ Figuur 8.17 Drukmeting duurcontracties met extra aanspannen.

de tweede en derde curve wordt eerst zes seconden duurkracht gevraagd en daarna zesmaal snelkracht. Hier is te zien dat duurkracht moeilijk is voor deze patiënt. De eerste zes seconden neemt de duurkracht iets af.

- **Voordelen van drukmeting/feedback**
- Met drukfeedback wordt de aandacht gericht op de drukveranderingen (= de kracht) van de bekkenbodemspieren en de (sluitende) beweging.
- Metingen van maximale kracht en uithoudingsvermogen door drukfeedback zijn betrouwbaar gebleken[18,20,21].
- Duurkracht, snelkracht, relaxatie en coördinatie zijn goed inzichtelijk te maken met drukfeedback.
- De feedback op een goede persreactie (drukdaling) is met drukfeedback duidelijker in beeld te brengen dan bij de EMG.
- Anders dan bij EMG is de probe bij drukfeedback niet persoonsgebonden en hoeft deze niet door de patiënt te worden aangeschaft: de probe kan met een condoom hygiënisch worden beschermd.

- De probe bij de drukfeedback kan worden gevuld met lucht, zodat deze kan worden aangepast aan de diameter en goed contact maakt (bijv. bij een vaginale meting en een grote hiatus van de levatoren).
- De drukfeedbackprobe is zachter, flexibeler en kleiner in te brengen, hetgeen bij vaginistische klachten een voordeel kan zijn.

- **Nadelen van drukmeting/drukfeedback**
  - Omdat de bekkenbodemspieren onderdeel zijn van de bekken-buikholte zullen drukveranderingen vanuit de buik ook manometrisch gemeten worden bij vaginale of anale metingen (geldt ook urethraal). Door de drukfeedback te combineren met een inspectie/palpatie van de beweging van het perineum tijdens het onderzoek, kan worden beoordeeld of de patiënt perst in plaats van aanspant.
  - De drukfeedback meet alleen de sluitbeweging en niet de liftbeweging van de bekkenbodemspieren, dus als de patiënt onvoldoende sluitbeweging kan maken, is de drukfeedback niet bruikbaar.
  - Eer zijn geen normaalwaarden voor de drukfeedback, zodat vergelijking tussen patiënten onderling onmogelijk is. Veranderingen in de drukfeedbackmetingen per patiënt zijn tijdens de behandelsessie wel mogelijk, maar de waarden in een reeks behandelingen kunnen niet vergeleken worden (de probe wordt aangepast aan de ruimte op dat moment en dat kan dus per behandeling anders zijn).

- **Uitvoering**

De uitvoering van drukmetingonderzoek is hetzelfde als bij de EMG-meting (▶ par. 8.1). De volgende elementen worden beoordeeld:
- contractie,
- relaxatie (na contractie),
- contractieduur,
- snelkracht,
- duurkracht,
- aantal herhalingen,
- onset-time/release-time.

Persen is lastig te bepalen, omdat de probe door zijn vorm zich kan verplaatsen; het perineum wordt tijdens de persbeweging gepalpeerd. Hoesten geeft geen betrouwbare informatie tijdens de drukfeedback, omdat de buikdrukverhoging ook wordt gemeten met de meting.

Bij de drukfeedback wordt gebruikgemaakt van een condoom. De patiënt moet dus worden gevraagd of hij/zij geen latexallergie heeft.

- **Interpretatie**

Omdat er geen normwaarden zijn voor de drukfeedback, kunnen de resultaten van de metingen alleen als evaluatie tijdens de behandelsessie van de individuele patiënt worden gebruikt. De interpretatie van de drukmeting vindt altijd plaats in samenhang met de rest van het bekkenfysiotherapeutisch onderzoek: anamnese, vragenlijsten, inspectie, palpatie en aanvullend onderzoek (EMG, RB).

Het is opvallend dat het gebruik van de drukmeting/drukfeedback zich in de Nederlandse bekkenfysiotherapie geen duidelijke plek heeft verworven, terwijl dit internationaal wel het geval is.

De drukmeting met de ballon (▶ par. 8.2) wordt in Nederland wel toegepast, maar is vooral gericht op sensibiliteit en vullingsgraad. Door de ballon te combineren met een EMG-meting kan de relaxatie van de bekkenbodemspieren tijdens vulling (vaginaal of rectaal) inzichtelijk worden gemaakt.

8.5 Vergelijking onderzoeksmethoden

Door Janneke Rodenburg, aangevuld met recente informatie.

Er bestaan verschillende manieren om de functie van de bekkenbodemspieren te meten en de laatste jaren zijn nieuwe meetmethoden, zoals beeldvormende technieken, in ontwikkeling.

In deze paragraaf worden de vaginale meetmethoden met elkaar vergeleken die in de bekkenfysiotherapiepraktijk in Nederland frequent worden toegepast: inspectie, vaginale palpatie en EMG. Omdat er veel wetenschappelijk onderzoek is gedaan naar de drukmeting (manometrie) en echografie, zijn deze resultaten geplaatst naast die van de andere meetmethoden. Van de verschillende meetmethoden worden de mogelijkheden, de beperkingen en de bruikbaarheid voor onderzoek besproken. ◘ Tabel 8.3 geeft hiervan een overzicht.

8.5.1 Inspectie

Vanwege de lokalisatie van de bekkenbodemspieren is een observatie van de aanspanning onmogelijk. Inspectie kan zich op twee dingen richten: de bewegingen van het perineum en de cocontracties bij de aanspanning, de ontspanning, het hoesten en het persen. Inspectie kan dus alleen indirecte informatie geven over het functioneren van de bekkenbodemspieren.

- **Bruikbaarheid van inspectie als meetmethode**

Inspectie van het perineum kan bij onderzoek gebruikt worden in combinatie met andere meetmethoden. Zo is het tijdens een drukmeting van belang dat het perineum wordt ingetrokken. Ook inspectie van cocontractie is bij onderzoek succesvol te gebruiken.

- **Beperkingen van inspectie als meetmethode**

Een grote beperking van deze meetmethode is dat er niet voldoende bekend is over de relatie tussen de spierfunctie en de beweging die wordt waargenomen.

8.5.2 Vaginale palpatie

Met vaginale palpatie zijn veel elementen van de spierfunctie te beoordelen. De ICS standarsation[6] vermeldt dat een bewuste aanspanning, een bewuste ontspanning en de reflexactiviteiten met vaginale palpatie waarneembaar zijn.

- **Beperkingen van vaginale palpatie als meetmethode**

Uitkomsten uit onderzoeken met vaginale palpatie zijn erg moeilijk met elkaar te vergelijken door het gebruik van verschillende onderzoeksprotocollen. Standaardisatie zou vergelijking beter mogelijk maken. Daarnaast bestaat er discussie over de betrouwbaarheid en de volledigheid van deze schalen.

Tabel 8.3 Overzicht vergelijking meetmethoden (vaginaal).

	inspectie	vaginale palpatie	EMG	druk	echo
bewust aanspannen	X	X	X	X	X
liftbeweging		X			X
sluitbeweging		X		X	X
symmetrie		X	X		X
cocontracties	X				
mate van aanspanning		X	X	X	
duurkracht		X	X	X	
snelkracht		X	X	X	
uithoudingsvermogen		X	X	X	
bewust ontspannen	X	X	X	X	X
onbewust aanspannen	X	X			X
onbewust ontspannen	X	X		X	X
rust		X	X		
volume					X

X = onderzoekselement dat tijdens deze meting kan worden bepaald

- **Bruikbaarheid van vaginale palpatie als meetmethode**

Vaginale palpatie is erg geschikt om de kwaliteit van de aanspanning te beoordelen en kan zo in combinatie met andere meetmethoden gebruikt worden bij metingen voor wetenschappelijk onderzoek. In de klinische situatie is vaginale palpatie zeer geschikt omdat de methode snel en goedkoop is. Er bestaat een grote intra-testerbetrouwbaarheid, wat de methode bruikbaar maakt voor diagnose en behandelevaluatie.

8.5.3 Elektromyografie(EMG)-meting

Met een EMG-meting kunnen de contractie, de MVC en de duurcontractie gemeten worden. Daarnaast kan ook een waarde aan de rustactiviteit worden gegeven en kan het uithoudingsvermogen makkelijk in beeld worden gebracht. Van de kwaliteit van de beweging is de timing en sturing te meten door de onset en release te registreren.

- **Beperkingen van EMG als meetmethode**

In het algemeen wordt ervan uitgegaan dat hoe hoger de gemeten waarde is, hoe hoger de geleverde spierkracht (geldt voor een isometrische contractie). De relatie tussen kracht en gemeten EMG-waarde is per spier echter verschillend. Voor de bekkenbodemspieren is niet bekend of dit een lineaire relatie is.

De gemeten waarde is afhankelijk van veel factoren, zoals de grootte en het materiaal van de elektrode, de locatie van de probe ten opzichte van de spier, de mate van contact, de vaginale lubricatie, de dikte van het vaginale weefsel en de gebruikte meetapparatuur.

8.5 · Vergelijking onderzoeksmethoden

Ook zijn oppervlaktemetingen niet altijd specifiek. Mogelijk worden EMG-signalen van andere spieren, zoals buikspieren, bilspieren en adductoren, en vanuit de omgeving ook gemeten.

- **Bruikbaarheid van EMG als meetmethode**

EMG-metingen van de mate van aanspanning zijn in wetenschappelijke onderzoeken bruikbaar in combinatie met andere meetmethoden. In de dagelijkse praktijk is de EMG-meting een waardevol meetinstrument. Met name voor de diagnose en de effectmeting en om inzicht te krijgen in de intramusculaire coördinatie en de rustactiviteit.

8.5.4 Drukmeting (manometrie)

Bij vaginale drukmetingen wordt een met lucht gevulde probe in de vagina gebracht. Bij aanspanning van de bekkenbodemspieren zal door de knijpbeweging de druk in de probe stijgen. Vaginale drukmeting is geschikt om de maximale kracht en het uithoudingsvermogen te meten.

- **Beperkingen van drukmeting als meetmethode**

Metingen kunnen alleen vergeleken worden per patiënt en per onderzoekssessie. Er is discussie over de ideale grootte en de locatie van de probe. Het is niet duidelijk of door de probe de bekkenbodemspieren worden gerekt, waardoor de activiteit wordt geïnhibeerd, of juist wordt verbeterd door toegenomen propriocepsis.

Deze manier van knijpkracht meten is niet betrouwbaar, omdat het effect van de buikdruk op de knijpdruk niet kan worden gemeten. Persdruk kan op deze manier lijken op een goede aanspanning. Veel patiënten persen bij een verzoek tot aanspannen.

Een andere tekortkoming is dat bij drukmeting alleen de kracht van de sluitbeweging wordt gemeten en niet die van de liftbeweging (door inspectie en palpatie van de beweging van de probe tijdens de meting kan hiervan een beeld worden gevormd).

- **Bruikbaarheid van drukmeting als meetmethode**

In combinatie met voorafgaande palpatie (controle of er daadwerkelijk aanspanning wordt gemaakt) kan drukmeting worden gebuikt om de kracht, het uithoudingsvermogen, de relaxatie na contractie en coördinatie in beeld te brengen.

8.5.5 Echografiemeting

Echografie van de bekkenbodemspieren kan abdominaal of perineaal worden toegepast en is een dynamische meetmethode die in verschillende houdingen en functioneel kan worden toegepast. Bij de echografie wordt de beweging van de bekkenbodemspieren in beeld gebracht.

- **Beperkingen van echografie als meetmethode**

Echografie vraagt een uitgebreide scholing van de onderzoeker, de apparatuur is kostbaar en de metingen kosten meer tijd. De cocontracties van de buikspieren moeten goed in de gaten worden gehouden. Kracht en rustspanning van de bekkenbodemspieren is niet meetbaar. Combinatie met palpatie wordt geadviseerd.

- **Bruikbaarheid van echografie als meetmethode**
Echografie is objectief voor de liftbeweging en levert goede feedback aan de patiënt om op een juiste manier en selectief te kunnen aanspannen en ontspannen. De echo is non-invasief bruikbaar, hetgeen voor bepaalde patiënten een voordeel kan zijn (vrouwen met vaginistische klachten, meting tijdens zwangerschap of menstruatie). Er is goede intra- en interbetrouwbaarheid aangetoond.

8.5.6 Conclusies

Wanneer de bruikbaarheid voor wetenschappelijk onderzoek en voor de klinische situatie van de vijf methoden naast elkaar wordt gezet, vallen een paar dingen op (tabel 8.3):
- Veel methoden zijn geschikt om de mate van aanspanning of elementen daarvan te meten. Er lijkt dus in de diagnostiek veel aandacht voor het meten van de kracht te zijn.
- De bekkenbodemspieren hebben een complexe opbouw en een driedimensionaal bewegingstraject. Geen enkele methode kan alle elementen van de bekkenbodemspierfunctie meten. Om een complete beoordeling van het functioneren van de bekkenbodemspieren te kunnen geven, is een combinatie van meetmethoden noodzakelijk.
- Met vaginale palpatie zijn veel elementen van de bekkenbodemspierfunctie te meten voor de dagelijkse praktijk. Maar niet alle elementen zijn betrouwbaar meetbaar voor wetenschappelijk onderzoek.

Daarnaast valt uit de beperkingen van de meetmethoden te concluderen dat er meer standaardisatie nodig is bij het uitvoeren van de onderzoeken. Standaardisatie van terminologie, zoals voorgesteld door de ICS, standaardisatie van apparatuur bij onderzoeken met EMG, drukmeting en echografie en standaardisatie van het onderzoeksprotocol.

Het meten van de verschillende elementen van de bekkenbodemspierfunctie moet geen doel op zich zijn, maar moet erop gericht zijn inzicht te verkrijgen in het functioneren van de bekkenbodemspieren als geheel. Daarbij mag niet uit het oog worden verloren dat de bekkenbodemspieren slechts een onderdeel zijn van de bekkenbodem.

Onderbouwing

1. Vodusek D. Electromyography. In: Bø et al. Evidence-based Physical Therapy for the Pelvic Floor. Churchill Livingstone Elsevier; 2007, 56–68.
2. ▶ http://www.encyclo.nl/begrip/biofeedback
3. Voorham-van der Zalm PJ, Voorham JC, Bos TW van den, Ouwerkerk TJ, Putter H, Wasser MN, Webb A, Deruiter MC, Pelger RC. Reliability and differentiation of pelvic floor muscle electromyography measurements in healthy volunteers using a new device: The multiple array probe Leiden (MAPLe). Neurourol Urodyn. 2012; Sep 12.
4. NVBF. Richtlijn voor het hygiënisch handelen in het bekkenbodemgebied, 2005. ▶ http://nvfb.fysionet.nl
5. Hogen Esch F. Myofeedback – therapieboek. Delft: Enraf Nonius, 2004.
6. Messelink et al. Standardization of Terminology of Pelvic Floor Muscle Function and Dysfunction: Report from the Pelvic Floor Clinical Assessment Group of the International Continence Society. Neurourol Urodyn. 2005;24: 374–80.
7. Bols E, Berghmans B, Bie R de, Govaert B, Wunnik B van, Heymans M, Hendriks E, Baeten C. Rectal balloon training as add-on therapy to pelvic floor muscle training in adults with fecal incontinence: a randomized controlled trial. Neurourol Urodyn. 2012 Jan;31(1):132–8.
8. Bols E. Pelvic Pysiotherapy in Faecal incontinence, Proefschrift 2011.
9. Steensma A. Symposium Ultrasound Imaging of the Pelvic Floor. 2009.

10. Teyhen D. Rehabilitative Ultrasound Imaging International Consensus Statement. J Orthop Sports Phys Ther. 2006;36:A-1 – A-17.
11. Hoogstad V. Cursus NT-e. Functionele echografie van lage rug en bekken, 2012.
12. Hides J, Wilson S, Stanton W, McMahon S, Keto H, McMahon K, Bryant M, Richardson C. An MRI investigation into the function of the transversus abdominis muscle during "drawing-in" of the abdominal wall. Spine (Phila Pa 1976). 2006 Mar 15;31(6):E175–8.
13. Gebruikers- & Servicehandleiding Flowmaster – MMS, 2007.
14. Siroky MB, Olsson CA, Krane RJ. The flow rate nomogram: I. Development. J Urol. 1979 Nov;122(5):665–8.
15. Siroky MB, Olsson CA, Krane RJ. The flow rate nomogram: II. Clinical correlation. J Urol. 1980 Feb;123(2):208–10.
16. ICS Standardisation of Terminology of Lower Urinary Tract Function, 2002.
17. Bø K, Finckenhagen HB. Vaginal palpation of pelvic floor muscle strength: inter-test reproducibility and comparison between palpation and vaginal squeeze pressure. Acta Obstet. Gynecol. Scand. 2001;80:883–7.
18. Frawley HC, Galea MP, Phillips BA, Sherburn M, Bø K. Reliability of pelvic floor muscle strength assessment using different test positions and tools. Neurourol Urodyn. 2006;25(3):236–42.
19. Kerschan-Schindl K, Uher E, Wiesinger G, Kaider A, Ebenbichler G, Nicolakis P, Kollmitzer J, Preisinger E, Fialka-Moser V. Reliability of pelvic floor muscle strength measurement in elderly incontinent women. Neurourol Urodyn. 2002;21(1):42–7.
20. Thompson JA, O'Sullivan PB, Briffa NK, Neumann P. Assessment of voluntary pelvic floor muscle contraction in continent and incontinent women using transperineal ultrasound, manual muscle testing and vaginal squeeze pressure measurements. Int Urogynecol J Pelvic Floor Dysfunct. 2006 Nov;17(6):624–30.
21. Sigurdardottir T, Steingrimsdottir T, Arnason A, Bø K. Test-retest intra-rater reliability of vaginal measurement of pelvic floor muscle strength using Myomed 932. Acta Obstet Gynecol Scand. 2009;88(8):939–43.

Aanvullende informatie

- Arab AM, Behbahani RB, Lorestani L, Azari A. Correlation of digital palpation and transabdominal ultrasound for assessment of pelvic floor muscle contraction. J Man Manip Ther. 2009;17(3):e75–9.
- Auchincloss CC, McLean L. The reliability of surface EMG recorded from the pelvic floor muscles. J Neurosci Methods. 2009 Aug 30;182(1):85–96.
- Batista EM, Conde DM, Do Amaral WN, Martinez EZ. Comparison of pelvic floor muscle strength between women undergoing vaginal delivery, cesarean section, and nulliparae using a perineometer and digital palpation. Gynecol Endocrinol. 2011 Nov;27(11):910–4.
- Bø K, Finckenhagen HB. Vaginal palpation of pelvic floor muscle strength: inter-test reproducibility and comparison between palpation and vaginal squeeze pressure. Acta Obstet Gynecol Scand. 2001 Oct;80(10):883–7.
- Bø K, Sherburn M, Allen T. Transabdominal ultrasound measurement of pelvic floor muscle activity when activated directly or via a transversus abdominis muscle contraction. Neurourol Urodyn. 2003;22(6):582–8.
- Botelho S, Pereira LC, Marques J, Lanza AH, Amorim CF, Palma P, Riccetto C. Is there correlation between electromyography and digital palpation as means of measuring pelvic floor muscle contractility in nulliparous, pregnant, and postpartum women? Neurourol Urodyn. 2012 Sep 28:420–3.
- Dietz HP, Erdmann M, Shek KL. Reflex contraction of the levator ani in women symptomatic for pelvic floor disorders. Ultrasound Obstet Gynecol. 2012 Aug;40(2):215–8.
- Dietz HP, Jarvis SK, Vancaillie TG. The assessment of levator muscle strength: a validation of three ultrasound techniques. Int Urogynecol J Pelvic Floor Dysfunct. 2002;13(3):156–9; discussion 159.
- Dietz HP, Moegni F, Shek KL. Diagnosis of levator avulsion injury: a comparison of three methods. Ultrasound Obstet Gynecol. 2012 Dec;40(6):693–8.
- Dietz HP, Nazemian K, Shek KL, Martin A. Can urodynamic stress incontinence be diagnosed by ultrasound? Int Urogynecol J. 2013 Jan 12:1399–403
- Dorey G, Speakman M, Feneley R, Swinkels A, Dunn C, Ewings P. Randomised controlled trial of pelvic floor muscle exercises and manometric biofeedback for erectile dysfunction. Br J Gen Pract. 2004 Nov;54(508):819–25.
- Dougherty MC, Bishop KR, Mooney RA, Gimotty PA, Landy LB. Variation in intravaginal pressure measurements. Nurs Res. 1991 Sep-Oct;40(5):282–5.
- Enck P, Vodusek DB. Electromyography of pelvic floor muscles. J Electromyogr Kinesiol. 2006 Dec;16(6):568–77.
- Frawley HC, Galea MP, Phillips BA, Sherburn M, Bø K. Reliability of pelvic floor muscle strength assessment using different test positions and tools. Neurourol Urodyn. 2006;25(3):236–42.

- Glazer HI, Romanzi L, Polaneczky M. Pelvic floor muscle surface electromyography. Reliability and clinical predictive validity. J Reprod Med. 1999 Sep;44(9):779–82.
- Grape HH, Dedering A, Jonasson AF. Retest reliability of surface electromyography on the pelvic floor muscles. Neurourol Urodyn. 2009;28(5):395–9.
- Harris ML, Hobson AR, Hamdy S, Thompson DG, Akkermans LM, Aziz Q. Neurophysiological evaluation of healthy human anorectal sensation. Am J Physiol Gastrointest Liver Physiol. 2006 Nov;291(5):G950–8.
- Henry SM, Teyhen DS. Ultrasound imaging as a feedback tool in the rehabilitation of trunk muscle dysfunction for people with low back pain. J Orthop Sports Phys Ther. 2007 Oct;37(10):627–34.
- Hodges PW, Pengel LH, Herbert RD, Gandevia SC. Measurement of muscle contraction with ultrasound imaging. Muscle Nerve. 2003 Jun;27(6):682–92.
- Isherwood PJ, Rane A. Comparative assessment of pelvic floor strength using a perineometer and digital examination. BJOG. 2000 Aug;107(8):1007–11.
- Neumann P, Gill V. Pelvic floor and abdominal muscle interaction: EMG activity and intra-abdominal pressure. Int Urogynecol J Pelvic Floor Dysfunct. 2002;13(2):125–32.
- Pourmomeny AA, Emami MH, Amooshahi M, Adibi P. Comparing the efficacy of biofeedback and balloon-assisted training in the treatment of dyssynergic defecation. Can J Gastroenterol. 2011 Feb;25(2):89–92.
- Sapsford RR, Richardson CA, Maher CF, Hodges PW. Pelvic floor muscle activity in different sitting postures in continent and incontinent women. Arch Phys Med Rehabil. 2008 Sep;89(9):1741–7.
- Sherburn M, Murphy CA, Carroll S, Allen TJ, Galea MP. Investigation of transabdominal real-time ultrasound to visualise the muscles of the pelvic floor. Aust J Physiother. 2005;51(3):167–70.
- Sigurdardottir T, Steingrimsdottir T, Arnason A, Bø K. Test-retest intra-rater reliability of vaginal measurement of pelvic floor muscle strength using Myomed 932. Acta Obstet Gynecol Scand. 2009;88(8):939–43.
- Smith MD, Coppieters MW, Hodges PW. Postural response of the pelvic floor and abdominal muscles in women with and without incontinence. Neurourol Urodyn. 2007;26(3):377–85.
- Teyhen DS, Gill NW, Whittaker JL, Henry SM, Hides JA, Hodges P. Rehabilitative ultrasound imaging of the abdominal muscles. J Orthop Sports Phys Ther. 2007 Aug;37(8):450–66.
- Thompson JA, O'Sullivan PB. Levator plate movement during voluntary pelvic floor muscle contraction in subjects with incontinence and prolapse: a cross-sectional study and review. Int Urogynecol J Pelvic Floor Dysfunct. 2003 Jun;14(2):84–8.
- Thompson JA, O'Sullivan PB, Briffa NK, Neumann P. Assessment of voluntary pelvic floor muscle contraction in continent and incontinent women using transperineal ultrasound, manual muscle testing and vaginal squeeze pressure measurements. Int Urogynecol J Pelvic Floor Dysfunct. 2006 Nov;17(6):624–30.
- Thompson JA, O'Sullivan PB, Briffa NK, Neumann P. Comparison of transperineal and transabdominal ultrasound in the assessment of voluntary pelvic floor muscle contractions and functional manoeuvres in continent and incontinent women. Int Urogynecol J Pelvic Floor Dysfunct. 2007 Jul;18(7):779–86.
- Thompson JA, O'Sullivan PB, Briffa NK, Neumann P. Differences in muscle activation patterns during pelvic floor muscle contraction and Valsalva manoeuver Neurourol Urodyn. 2006;25(2):148–55.
- Thompson JA, O'Sullivan PB, Briffa K, Neumann P, Court S. Assessment of pelvic floor movement using transabdominal and transperineal ultrasound. Int Urogynecol J Pelvic Floor Dysfunct. 2005 Jul-Aug;16(4):285–92.
- Türker KS. Electromyography: some methodological problems and issues. Phys Ther. 1993 Oct;73(10):698–710.
- Voducek DB, Enck P. Neural Control of Pelvic Floor Muscles. Physiology of the Gastrointestinal Tract, Fourth Edition, 2006, Chapter 40.
- Whittaker J. Ultrasound imaging for rehabilitation of the lumbopelvic region. Elsevier Churchill Livingstone, 2007.

Verslaglegging en diagnostiek

De hoofddoelen van verslaglegging zijn:
1. Ondersteunen van het eigen handelen van de fysiotherapeut (een geheugensteun bieden).
2. Ondersteunen van gegevensoverdracht met anderen (een communicatiemiddel bieden)[1].

De bekkenfysiotherapeut legt de diagnostische gegevens vast in een elektronisch patiëntendossier (EPD). Omdat de bekkenfysiotherapeut specifieke diagnostische elementen heeft (specifieke domeinen in de anamnese, vaginale/anale palpatie, POP-Q, EMG-meting, rectale ballon) zijn hiervoor specifieke producten ontwikkeld. Uniformiteit in de wijze waarop de diagnostische gegevens worden vastgelegd, zal het verzamelen van data ten goede komen.

De richtlijn Fysiotherapeutische verslaglegging[1] geeft richting aan de verslaglegging middels een stappenplan. De verslaglegging van elk van deze stappen is steeds aan het eind van de bijbehorende paragraaf besproken.

Onderbouwing

1. KNGF. Richtlijn Fysiotherapeutische verslaglegging, 2011.

Diagnose en indicatiestelling

10.1 **Klinisch redeneren – 218**
10.1.1 Fase 1: verwijzing, aanmelding en initiële hypothese – 219
10.1.2 Fase IIa: anamnese en bijgestelde hypothese – 219
10.1.3 Fase IIb: onderzoek op ICF-niveau – 221
10.1.4 Fase III: definitieve hypothese, advies en behandeldoelstelling – 222

10.2 **Bekkenfysiotherapeutische diagnose – 223**
10.2.1 Resultaten bekkenfysiotherapeutisch onderzoek – 223
10.2.2 ICF- en RPS-formulier – 224
10.2.3 Bekkenfysiotherapeutische (werk)diagnose – 224
10.2.4 Indicatie bekkenfysiotherapie – 225

10.3 **Bekkenfysiotherapeutisch behandelplan – 226**
10.3.1 Behandelplan – verrichtingen – 227

10.4 **Bekkenfysiotherapeutisch proces in relatie tot diagnostiek – 229**

10.5 **Bekkenfysiotherapeutische evaluatie in relatie tot diagnostiek – 231**

Onderbouwing – 232

In dit hoofdstuk wordt allereerst aandacht gegeven aan het klinisch redeneren tijdens het diagnostisch proces om de verkregen informatie te structureren, interpreteren en analyseren. De bevindingen van het bekkenfysiotherapeutisch onderzoek vormen het uitgangspunt voor de diagnose en een eventuele indicatie bekkenfysiotherapie.

Vervolgens wordt een behandelplan opgesteld in samenspraak met de patiënt. Aan het eind van het hoofdstuk wordt de aandacht gericht op het bekkenfysiotherapeutisch proces en de evaluatie in relatie tot diagnostiek.

10.1 Klinisch redeneren

» Klinisch redeneren kan worden omschreven als het toepassen van relevante kennis (feiten procedures, concepten en principes of regels) en vaardigheden om een (beroepsspecifiek) oordeel te geven over het probleem van de patiënt, dit te diagnosticeren en te behandelen[1]. «

Klinisch redeneren is niet nieuw. Klinisch redeneren wordt binnen de fysiotherapie al heel lang gedaan. Het is het beargumenteren van en communiceren over beslissingen die genomen moeten worden in de zorg. Klinisch redeneren is de ontwikkeling van feitenkennis tot in de praktijk toepasbare kennis, hetgeen in fasen verloopt (methodisch handelen). Vanuit kennis wordt inzicht verkregen, zodat relaties kunnen worden gelegd tussen verschillende feiten of verschijnselen. Door patiënten te onderzoeken en behandelen wordt verworven kennis en inzicht omgevormd tot klinisch toepasbare kennis.

Nieuw is dat klinisch redeneren een belangrijk didactisch instrument is geworden. Er is structuur in aangebracht in de vorm van een methodiek. In Nederland werken steeds meer professionals hierbij volgens de HOAC II. De meerwaarde van de HOAC (hypothesegeoriënteerde algoritme voor clinici) is het systematisch ordenen van gegevens, waarbij huidige en te verwachten (toekomstige) problemen stapsgewijs kunnen worden geïnventariseerd, methodisch handelen dus.

De HOAC II is een model waarmee het klinisch redeneren binnen de fysiotherapiepraktijk kan worden verbeterd. Door de HOAC II te hanteren wordt het klinisch redeneerproces systematisch doorlopen en worden sterke en zwakke punten van de cognitieve en praktische vaardigheden met klinisch redeneren duidelijk.

> Het HOAC-II-model kent de volgende fasen:
> - Fase I: verwijzing, aanmelding en initiële hypothese.
> - Fase IIa: anamnese en bijgestelde hypothese.
> - Fase IIb: onderzoek op ICF-niveau.
> - Fase III: definitieve hypothese, advies en behandeldoelstelling.
> - Fase IV: meetinstrumenten, behandeling en evaluatie.

Het klinisch redeneren binnen het bekkenfysiotherapeutisch proces zal worden toegelicht aan de hand van een casus zoals die kan voorkomen in de bekkenfysiotherapeutische praktijk.

> **Casus mevrouw N.**
> Verwijzing huisarts: stressincontinentie, gaarne uw begeleiding bij bekkenbodemoefeningen.

10.1.1 Fase 1: verwijzing, aanmelding en initiële hypothese

- **Initiële hypotheses casus**

Stress-urine-incontinentie kan samengaan met:
1. *Onderactieve bekkenbodemspieren*: er is te weinig effectieve activiteit van de bekkenbodemspieren om drukverhogende momenten op te kunnen vangen.
2. *Coördinatiestoornis bekkenbodemspieren*: de bekkenbodemspieren reageren niet op het juiste moment met een contractie (timing).
3. *Niet-functionerende bekkenbodemspieren*: de bekkenbodemspieren vertonen geen enkele activiteit bij drukverhoging (bijv. bij ernstige schade postpartum of na trauma) en er wordt geen sluitdruk in de urethra opgebouwd.
4. *Overactieve bekkenbodemspieren*: de rustactiviteit van de bekkenbodemspieren is verhoogd, zodat er onvoldoende toename van activiteit kan worden ontwikkeld op drukverhogende momenten (onvoldoende bewegingsuitslag).
5. *Verhoogde buikdruk*: de opgebouwde kracht van het buikspiercomplex is groter dan die van de bekkenbodemspieren, zodat bij drukverhogende momenten een buikdrukverhoging (ademfixatie) ontstaat, die niet wordt opgevangen door de sluitdruk in de urethra, bijvoorbeeld bij patiënten met ernstige rugproblematiek of bij intensieve training van de buikspieren zonder support van de bekkenbodemmusculatuur of bij stabiliteitsproblematiek.
6. *Hypermobiele urethra*: de caudale verplaatsing van de urethra op drukverhogende momenten kan niet worden opgevangen door de bekkenbodemspieren, die zelf van goede kwaliteit zijn (dit kan ook al optreden bij meisjes of jonge vrouwen die geen bevalling hebben meegemaakt tijdens touwtjespringen of trampolinespringen).
7. *Synoviale atrofie*: als de synoviale bekleding van de urethra onvoldoende van kwaliteit is, kan de urethra niet voldoende gesloten worden ('leertje van de kraan') en wordt er niet voldoende sluitdruk van de urethra opgebouwd.
8. *Aanwezigheid van celes* (urethra, blaas, baarmoeder en darmen), die de neerwaartse druk op de urethra vergroten.
9. *Overactieve blaas*: bij drukverhogende momenten reageert de detrusor met extra activiteit, zodat de druk van de blaas groter wordt dan de sluitdruk van de urethra (stressgerelateerde urge).
10. *Postoperatief* waarbij de kwaliteit van de urethrale sfincter (tijdelijk of blijvend) is verminderd.

10.1.2 Fase IIa: anamnese en bijgestelde hypothese

Vanuit de bekkenfysiotherapeutische anamnese worden de volgende gegevens verkregen:

Mevrouw N. is 35 jaar en heeft last van urineverlies, voornamelijk tijdens sporten (bodypump en pilates), sinds de tweede bevalling. De mate van urineverlies is graad I of II en het verlies doet zich eigenlijk dagelijks voor, zodat mevrouw N. altijd wel een inlegkruisje of maandverbandje moet dragen.

Op basis van deze algemene informatie (geen postoperatieve situatie) valt optie 10 af.

Bij het uitvragen van het mictiegedrag, geeft mevrouw N. aan dat ze niet zo vaak gaat plassen (mictielijst laten maken) en dat ze niet het gevoel heeft dat ze goed uitplast; zij perst hierdoor altijd mee tijdens het plassen, vooral aan het einde. De test op een urineweginfectie door de huisarts was negatief.

Op basis van de informatie over de mictie is optie 9 (overactieve blaas) onwaarschijnlijk. Er zijn aanwijzingen voor optie 4 (overactieve bekkenbodemspieren), optie 6 (hypermobiele urethra) en optie 8 (celes).

Het urineverlies is vooral gekoppeld aan sporten. Mevrouw N. doet aan bodypump en pilates en vooral bij die laatste activiteit is het urineverlies duidelijk merkbaar. Rondom de menstruatieperiode neemt het urineverlies toe en is dan ook bij hoesten, niezen en lachen merkbaar. Mevrouw N. kan de urine goed ophouden en er is nooit urineverlies geweest bij aandrang.

Door het uitvragen van het urineverlies valt optie 9 (overactieve blaas) af. Een bekkenbodemdisfunctie (opties 1, 2, 3, 4, 5, 6) is waarschijnlijk.

Mevrouw N. is gravida III en para III (leeftijd kinderen: 5, 4 en 2 jaar). Tijdens partus I heeft ze een kleine episiotomie gehad, die ter plekke gehecht is. Er is geen kunstverlossing geweest. Gedurende de tweede en derde zwangerschap heeft zij te maken gehad met lichte bekkenklachten, waarvoor zij oefentherapie heeft gehad. Zij woonde in die periode in Amerika, waar ze na elke bevalling naar haar idee goed heeft geoefend met de bekkenbodemspieren (zelfstandig en tijdens training in de sportschool). Het urineverlies is ontstaan na partus II.

De partusinformatie (geen traumatische partus) geeft een indicatie dat optie 3 (niet-functionerende bekkenbodemspieren) niet erg waarschijnlijk is, maar dat er wel sprake zou kunnen zijn van disfunctioneren van de bekkenbodemspieren (opties 1, 2, 4, 5) of invloed vanuit de organen (optie 6 en 8).

Het defecatiegedrag is de laatste tijd wat moeizamer dan voorheen: 1 keer per 2 à 3 dagen. De ontlasting is harder (eerst keuteltjes, dan gladder) en soms wat pijnlijk bij het begin.

De informatie over de defecatie zou aanwijzing kunnen geven voor optie 4 (overactieve bekkenbodemspieren), maar kan ook met andere factoren (vocht- en vezelintake, defecatiehouding en -gedrag) te maken hebben.

Het menstruatiepatroon is regelmatig en levert geen klachten op. Er zijn recent hierin geen veranderingen opgetreden. Mevrouw N. is niet bekend met een drukkend of balgevoel. Rondom de menstruatie nemen zowel het urineverlies als de bekkenklachten wat toe. Het gebruik van een tampon tijdens sporten zorgt juist voor een afname van het urineverlies.

Op basis van de informatie over de cyclus valt optie 7 af (mevrouw N. is niet perimenopauzaal) en is optie 8 onwaarschijnlijk (aanwezigheid van celes). Er zou echter wel sprake kunnen zijn van optie 6 (hypermobiele urethra).

Bij navraag naar seksualiteit geeft mevrouw N. aan dat dit sinds de eerste bevalling licht pijnlijk is (VAS-score laten maken), aanvankelijk vooral door de 'knip'. Gedurende de tweede zwangerschap werd het vrijen pijnlijker, vooral bij aanvang voelt de vagina nauw en schraal aan.

10.1 · Klinisch redeneren

Mevrouw N. geeft aan dat er ook weinig tijd en energie voor vrijen is in een druk gezin met jonge kinderen.

De seksuele anamnese geeft aan dat een bekkenbodemdisfunctie die te maken heeft met onderactiviteit (optie 1) of niet-functioneren (optie 3) minder waarschijnlijk is.

Mevrouw N. is bekend met bekkenklachten sinds haar tweede zwangerschap. Zij werkte in die tijd als kapster in Amerika en heeft vanaf de zesde maand haar werkzaamheden moeten beëindigen. Na de tweede bevalling heeft zij haar werk niet meer hervat, omdat zij emigreerde naar Nederland. Tijdens de derde zwangerschap woonde zij in Nederland, waar zij voor haar bekkenklachten oefentherapeutische begeleiding (mensendieck) en pilates heeft gedaan. In Nederland was zij niet werkzaam tijdens de derde zwangerschap. De bekkenbodemspieren heeft ze zelfstandig flink getraind. De bekkenklachten zijn nu nauwelijks aanwezig, maar nemen licht toe rondom menstruatie en bij vermoeidheid.

De informatie over het functioneren van de bekkenregio geeft aanwijzingen dat er sprake zou kunnen zijn van optie 4 (overactieve bekkenbodemspieren) en optie 5 (stabiliteitsproblematiek).

Bij uitvragen van de algemene gezondheid worden geen bijzonderheden gerapporteerd (geen ziekten, operaties, medicatie e.d.). Na de anamnese blijven de volgende opties over:
Bijgestelde hypotheses casus mevrouw N.:
1. onderactieve bekkenbodemspieren,
2. coördinatiestoornis bekkenbodemspieren,
3. overactieve bekkenbodemspieren,
4. toegenomen buikdruk (stabiliteitsproblematiek),
5. hypermobiele urethra.

10.1.3 Fase IIb: onderzoek op ICF-niveau

Het lichamelijk onderzoek levert de informatie op zoals te vinden is in ◘ tabel 10.1.
Mevrouw N. vult vervolgens de volgende vragenlijsten in:

Mictielijst	4 × dag, 0 × nacht, intake 2,5 liter, waarvan 1 liter water
PRAFAB	12 (urineverlies 9, impact 3)
VAS (bekkenpijn)	0-20 (gerelateerd aan cyclus)

- **Samenvatting onderzoeksbevindingen**

Er is sprake van een overactiviteit in de bekkenbodemspieren samen met een hypermobiele urethra, die tijdens drukverhogende momenten niet automatisch wordt ondersteund door de bekkenbodemactiviteit (coördinatiestoornis). De overactiviteit van de bekkenbodemspieren hangt samen met inadequate training en mogelijk compensatiegedrag vanuit onvoldoende stabiliteit bekken/LWK.

Tabel 10.1 Lichamelijk onderzoek mevrouw N.

houding	actieve houding, gespannen buik, vooral borstademhaling, normaal gewicht
bekkenregio	hypermobiliteit in LWK en heupen, symmetrische bekkenstand, pijnprovocatietests SI g.b. ASLR R3 L4 (objectief en subjectief), ademfixatie tijdens ASLR-test
bekkenbodem uitwendig	kleine perineale beweging, forse cocontracties
buik	ontspannen en bollen: moeizaam
bekkenbodem inwendig	palpatie:
	– urethrocele, mobiliteit voorwand vergroot
	– partiële urethrale lift en sluiting levatoren, aanwezige levatorlift, zwakke contractie palpabel
	– onvolledige relaxatie na contractie
	– hoest: neerwaarts perineaal
	POP-Q:
	– Aa -1; Ba -2; C 9
	– Gh 3, pb 2; tvl 9
	– Ap -3; Bp -3; D 9
	EMG (probe: vaginaal standaard):
	– rustwaarde/activiteit: 6 μV
	– MCV: 12 μV
	– duurcontractie: 4-6 seconden
	– herhalingen snel: 7 keer
	– herhalingen duur: 4 keer
	– matige coördinatie
	– gedeeltelijke en vertraagde relaxatie

10.1.4 Fase III: definitieve hypothese, advies en behandeldoelstelling

- **Definitieve hypothese**

Stress-urine-incontinentie kan in deze casus samengaan met:
2. coördinatiestoornis bekkenbodemspieren,
4. overactieve bekkenbodemspieren,
5. verhoogde buikdruk (disbalans),
6. hypermobiele urethra.

- **Toelichting**

De overactiviteit in de bekkenbodemspieren en de disbalans met betrekking tot stabiliteit van de bekkenregio hangen waarschijnlijk samen met inadequate training en de bekkenklachten. De hypermobiele urethra lijkt geen aangeboren situatie (mevrouw N. kent als jong meisje geen urineverlies bij touwtjespringen of trampolinespringen), maar kan door partus en gedrag (persen tijdens mictie, disbalans in samenwerking tussen buikspieren en bekkenbodemspieren (bijv. tijdens pilatestraining) zijn veroorzaakt of toegenomen.

- **Prognose**

Het effect van bekkenbodemtraining bij stress-urine-incontinentie is uitgebreid wetenschappelijk onderbouwd[3].

10.2 Bekkenfysiotherapeutische diagnose

Aan de hand van de resultaten van het bekkenfysiotherapeutische onderzoek zal er een bekkenfysiotherapeutische diagnose worden bepaald.

» Het doel van het fysiotherapeutisch, diagnostisch proces is een indruk te verkrijgen van de aard, de ernst en de mate van beïnvloedbaarheid van het gezondheidsprobleem. Tijdens het diagnostische proces worden de gezondheidsproblemen beschreven in termen van 'stoornissen in anatomische eigenschappen en functies', 'beperkingen in activiteiten' en 'problemen met participatie' en worden relevante persoonsgebonden factoren en externe factoren in kaart gebracht.

Op basis van de hulpvraag van de patiënt en de gegevens die verzameld zijn tijdens de (aanvullende) anamnese en het (aanvullend) fysiotherapeutisch onderzoek, formuleert de (bekken)fysiotherapeut in de analysefase de fysiotherapeutische diagnose. Op basis daarvan bepaalt de (bekken)fysiotherapeut of er een indicatie is voor fysiotherapeutische behandeling en of de patiënt volgens de richtlijn kan worden behandeld. Het behandelplan stelt de (bekken)fysiotherapeut op in overleg met de patiënt[3]. «

10.2.1 Resultaten bekkenfysiotherapeutisch onderzoek

Uit het bekkenfysiotherapeutisch onderzoek is informatie verkregen over het functioneren van de patiënt met bekken- en bekkenbodemgerelateerde klachten met betrekking tot disfuncties in:
- Bekkenregio: lichaamsbesef/bewustzijn, houding, stand, mobiliteit, stabiliteit, spierlengte, spierkracht, relaxatie, coördinatie, ademhaling;
- Bekkenbodemspieren:
  - bewustzijn,
  - spierfunctie:
    - *in rust*: rustspanning/activiteit, continuïteit/avulsies, spanningstoestand,
    - *in beweging*: snelkracht/snelle contractie, duurkracht/duurcontractie, contractieduur, uithoudingsvermogen, reactiesnelheid (onset/release), relaxatie, onwillekeurige contractie (hoesten), onwillekeurige relaxatie (persen) en *coördinatie*: urethrale lift, levatorenlift, hiatussluiting, anussluiting, anorectale hoek, asymmetrie, timing, samenwerking van bekken-, buik- en bekkenbodemspieren en ademhaling;

Er wordt ook een globale indruk verkregen over de bekkenorganen (disfuncties in positie/ligging, mobiliteit, sensibiliteit) en genitaliën (disfuncties in anatomie en dermatologie).

Daarnaast zal er in zowel het bekken als het bekkenbodemgebied (bij pijngerelateerde indicaties) aandacht worden gegeven aan de beoordeling van pijn (inclusief myofasciale triggerpoints).

Op basis van deze onderzoeksgegevens zal er een bekkenfysiotherapeutische diagnose worden geformuleerd. Deze diagnose is niet gericht op het vaststellen van de aandoening, maar vooral op het vaststellen van, door de bekkenfysiotherapeut, behandelbare grootheden, met daarbij ook elementen zoals prognose, behandelresultaat, noodzakelijke gedragsverandering, mogelijke preventieve factoren[2].

10.2.2 ICF- en RPS-formulier

Bij het analyseren van de onderzoeksgegevens uit het bekkenfysiotherapeutische onderzoek wordt gebruikgemaakt van de indeling op niveaus van disfunctie volgens de ICF (*international classification of functioning, disability and health*) zoals die in de fysiotherapie wordt gehanteerd[4].

Bij de internationale classificatie van het menselijk functioneren gebruikt men de volgende begrippen:
- *Functies:* de fysiologische en mentale eigenschappen van het menselijk organisme.
- *Stoornissen:* afwijkingen in of verlies van functies of anatomische eigenschappen.
- *Activiteiten:* onderdelen van iemands handelen.
- *Beperkingen:* de moeilijkheden die iemand heeft met het uitvoeren van activiteiten.
- *Participatie:* iemands deelname aan het maatschappelijke leven.
- *Participatieproblemen:* problemen die iemand heeft met deelname aan het maatschappelijke leven.
- *Persoonlijke factoren:* factoren die het individu betreffen, zoals leeftijd, geslacht, sociale status, levenservaringen.
- *Externe factoren:* de fysieke en sociale omgeving waarin mensen leven.

In ▶ bijlage H wordt een lijst met functies, activiteiten en participaties beschreven die in relatie staan tot de bekkenfysiotherapie, aangevuld met persoonsgebonden en omgevingsfactoren.

Met behulp van deze indeling wordt het probleem van de patiënt overzichtelijk en in alle facetten in kaart gebracht. Het RPS-formulier (*rehabilitation problem solving*-formulier) is een goed hulpmiddel om deze factoren inzichtelijk te maken, waarbij zowel de visie van de therapeut (met ondersteuning van klinimetrie) als van de patiënt wordt opgenomen (▶ bijlage I).

10.2.3 Bekkenfysiotherapeutische (werk)diagnose

Tijdens de analysefase zal de complete bekkenfysiotherapeutische werkdiagnose worden bepaald. Die bevat:
- geslacht en leeftijd,
- hulpvraag, contactreden, verwachting,
- hoofdklacht (symptoom): stoornis, beperking in activiteiten, participatieprobleem,
- persoonlijke factoren en omgevingsfactoren,
- tijdsduur en beloop van de klachten.

10.2 · Bekkenfysiotherapeutische diagnose

De bekkenfysiotherapeutische diagnose is niet gericht op het vaststellen van de aandoening, maar vooral op het vaststellen van grootheden die de bekkenfysiotherapeut kan behandelen, met daarbij ook elementen als:
- prognose,
- behandelresultaat,
- noodzakelijke gedragsverandering,
- mogelijke preventieve factoren.

Deze elementen worden zoveel mogelijk SMART (specifiek, meetbaar, acceptabel, realistisch, tijdgebonden) omschreven.

> **BFT-werkdiagnose casus mevrouw N.**
> Mevrouw N., vrouw van 35 jaar met dagelijkse stress-urine-incontinentie graad I-II sinds haar tweede bevalling, G3 P3, urineverlies bij drukverhogende momenten zoals sporten (body pump en pilates) en tillen. Er is sprake van een overactiviteit van de bekkenbodemspieren, met coördinatiestoornis tijdens hoesten, een lichte urethrocele, verminderde mictiefrequentie, disbalans tussen buikspieren en bekkenbodem, bekkenpijn VAS 20, ASLR R3 en L4. Mevrouw N. is niet buitenshuis werkzaam en sport vijf keer per week intensief. Prognose is reductie van de incontinentie tot PRAFAB 5 binnen zes maanden.

10.2.4 Indicatie bekkenfysiotherapie

Na het bepalen van de bekkenfysiotherapeutische diagnose worden de volgende vragen beantwoord:
1. Welke stoornissen in functies en beperkingen in activiteiten kunnen beïnvloed worden door de bekkenfysiotherapeut?
2. Welke belemmerende en/of bevorderende factoren zijn beïnvloedbaar met bekkenfysiotherapie?
3. Kan de patiënt worden behandeld volgens een (KNGF-)richtlijn?

Indien er bij vraag 1 en 2 factoren zijn die door de bekkenfysiotherapeutische behandeling beïnvloed kunnen worden, is er sprake van een indicatie bekkenfysiotherapie.

Een positief antwoord op vraag 3 is binnen de bekkenfysiotherapie slechts beperkt mogelijk, omdat er geen specifieke richtlijnen zijn voor de bekkenfysiotherapeut. Richtlijnen die aan het vakgebied van de bekkenfysiotherapeut raken, maar geschreven zijn voor algemene fysiotherapie, zijn:
- KNGF-richtlijn Stress (urine-)incontinentie (2011)
- KNGF-richtlijn Bekkenpijn (2009)
- KNGF-richtlijn Lage-rugpijn (2005)
- KNGF-richtlijn Fysiotherapeutische verslaglegging (2011)
- LESA Incontinentie voor urine (Landelijke Eerstelijns Samenwerkings Afspraak) (2007)
- Multidisciplinaire Richtlijn Urine-incontinentie bij kwetsbare ouderen (2010)
- Multidisciplinaire Richtlijn urine-incontinentie bij vrouwen (2010)

Indien het volledig uitgevoerde bekkenfysiotherapeutisch onderzoek geen disfuncties oplevert (op functie-, activiteiten- of participatieniveau, en persoonlijke of omgevingsfactoren), is er geen indicatie bekkenfysiotherapie en dus geen reden om de patiënt te gaan behandelen met bekkenfysiotherapeutische interventies. Het starten van een 'proefbehandeling' lijkt dan geen logische keuze.

» Als er geen indicatie is voor fysiotherapie, wordt de patiënt terugverwezen naar de verwijzend arts. Als de patiënt gebruik heeft gemaakt van de directe toegankelijkheid overlegt de fysiotherapeut, met toestemming van de patiënt, met de huisarts (of verloskundige, of medisch specialist) of wordt de patiënt naar hen verwezen. Als de patiënt niet behandeld kan worden volgens onderhavige richtlijn noteert de fysiotherapeut de motivatie hiervoor in het dossier van de patiënt[5]. «

10.3 Bekkenfysiotherapeutisch behandelplan

In samenwerking met Joleen van de Vijver en diverse collega's.

Het bekkenfysiotherapeutisch, diagnostisch proces leidt tot een bekkenfysiotherapeutische diagnose en vervolgens tot een bekkenfysiotherapeutisch behandelplan. Het is dus niet mogelijk om vanuit een medische verwijsdiagnose een behandelplan op te stellen: er is geen standaardbehandeling mogelijk (bijv. oefenprogramma voor SUI). Er zal altijd sprake zijn van maatwerk.

> Proces van verwijzing naar behandeling: medische diagnose → bekkenfysiotherapeutisch onderzoek → bekkenfysiotherapeutische diagnose → bekkenfysiotherapeutische behandeling.

Na afronding van het bekkenfysiotherapeutisch, diagnostisch proces wordt een behandelplan opgesteld, dat uitgaat van de beginsituatie, de hulpvraag, het gezondheidsprobleem, de huidige gezondheidstoestand en de onderlinge relaties hiertussen, zoals verwoord in de bekkenfysiotherapeutische diagnose[1]. Dit behandelplan wordt in nauwe samenspraak met de patiënt geformuleerd.

In het behandelplan worden patiëntspecifieke behandeldoelen opgenomen. Deze worden specifiek, meetbaar, acceptabel, realistisch en tijdgebonden (SMART) geformuleerd. Dat betekent dat niet alleen het behandeldoel wordt beschreven, maar ook de mate waarin en de periode waarin dit doel kan worden bereikt. Tevens worden de diverse behandelinterventies en werkwijzen beschreven, die kunnen worden gebruikt om de behandeldoelen te bereiken. Om de behandeldoelen te evalueren worden ook meetinstrumenten in het behandelplan opgenomen. Deze werkwijze maakt het de bekkenfysiotherapeut mogelijk om gestructureerd en methodisch te handelen, zodat evaluatie van het behandelplan mogelijk is. Deze evaluatie vindt niet alleen plaats na afloop van de behandeling, maar ook tijdens het behandelproces, opdat het behandelplan indien nodig tussentijds bijgesteld kan worden.

Behandeldoelen kunnen binnen de bekkenfysiotherapie betrekking hebben op de diverse domeinen en worden onderverdeeld in hoofddoelen en subdoelen. Het *hoofddoel* zal volgen uit de hulpvraag van de patiënt en wordt SMART geformuleerd. *Subdoelen* zijn stappen die genomen worden om het hoofddoel te bereiken (bijv. om fecale continentie te bereiken, zal eerst gewerkt worden aan een goede sensibiliteit van het rectum). Subdoelen hebben te maken met disfuncties die gedurende de diagnostische fase naar voren zijn gekomen (bijv. seksuele disfunctie in verband met bekkenklachten).

10.3 · Bekkenfysiotherapeutisch behandelplan

Behandeldoelen kunnen betrekking hebben op stoornissen in functies, beperkingen in activiteiten, participatieproblemen, persoonlijke factoren en omgevingsfactoren. Het algemeen beoogde einddoel van de bekkenfysiotherapeutische behandeling is: een zo volledig mogelijk functieherstel[3].

In ► bijlage J worden de behandeldoelen van de bekkenfysiotherapie benoemd. Sommige subdoelen kunnen bij een andere patiënt juist hoofddoelen zijn. In de behandeldoelen kunnen ook de verrichtingen worden verwerkt waarmee de subdoelen kunnen worden bereikt.

10.3.1 Behandelplan – verrichtingen

Tijdens de diagnostiek (en behandeling) worden door de bekkenfysiotherapeut diverse verrichtingen toegepast, die beschreven zijn in de Classificatie Verrichtingen Paramedische Beroepen (CVPB)[6].

1. Bevragen:[1]
   a) mondeling (anamnese),
   b) schriftelijk (vragenlijsten).
2. Inspecteren en observeren.[1]
3. Palperen.[1]
4. Testen en meten.[1]
5. Begeleiden:
   a) informeren (uitleg inwendig handelen, *informed consent*),
   b) adviseren (bijv. mictiegedrag, vezelintake).
6. Oefenen (uitwendig en inwendig):
   a) zonder controle van feedback (bijv. blaastraining),
   b) met controle van feedback (manueel, EMG, druk, ballon, echo).
7. Manuele verrichtingen:
   a) uitwendig (bijv. triggerpoints, bindweefselmassage, mobilisaties bekkenregio),
   b) inwendig (bijv. triggerpoints, bekkenbodemmassage, mobilisatie os coccygis).
8. Fysische therapie i.e.z.:
   a) uitwendig (bijv. *transcutaneous electrical nerve stimulation* bij overactieve blaas),
   b) inwendig (functionele elektrostimulatie).
9. Voorzien in hulpmiddelen (bijv. incontinentiemateriaal).
10. Formuleren van een fysiotherapeutische diagnose.[1]
11. Vaststellen van een fysiotherapeutisch behandelplan.[1]
12. Vastleggen van gegevens in het dossier.[1]

Ook worden in het behandelplan de verwachtingen van de patiënt en het tijdspad betrokken.

Behandeldoelen casus mevrouw N.
D = doel; M = maat; V = verrichting; T = tijd.

Hoofddoel
Reductie van de urine-incontinentie tot PRAFAB 5 tijdens drukverhogende momenten, zoals bij sporten (body pump en pilates) en tillen binnen een termijn van zes maanden.

---

1   Deze verrichtingen worden in de diagnostische fase gebruikt.

Subdoelen

D:	Optimaliseren van toilethouding en -gedrag bij de mictie.
M:	Bij inspectie kan de patiënt de juiste mictiehouding laten zien, bij een mictiefrequentie 5 à 8 keer per dag.
V:	Begeleiden.
T:	2 weken.
D:	Verbeteren van het bewustzijn van de buikspieren.
M:	Bij palpatie is voelbaar dat de patiënt de buik kan loslaten.
T:	4 weken.
D:	Optimaliseren bekkenbodemspierfunctie (vaginaal).
M:	Bij palpatie is er een geïsoleerde urethrale lift mogelijk zonder cocontracties, volledige relaxatie, uithoudingsvermogen tot 10 seconden.
V:	Oefenen met controle van palpatie, EMG-feedback.
T:	13 weken.
D:	Optimaliseren van het gebruik van de bekkenbodemspieren tijdens buikdrukverhogende momenten.
M:	De patiënt spant de bekkenbodemspieren adequaat aan tijdens buikdrukverhogende momenten (bijvoorbeeld tijdens het hoesten).
T:	13 weken.
D:	Het passief ondersteunen van de urethra tijdens body pump en pilates ter reductie van de urine-incontinentie.
M:	Bij sporten is er een adequate ondersteuning van de urethra om urineverlies te voorkomen. PRAFAB < 5.
V:	Voorzien in hulpmiddelen, zoals een tampon, Contrelle Activeguard, incofree of pessarium.
T:	2 weken.
D:	Normaliseren van de buikdrukregulatie tijdens ADL-activiteiten.
M:	De patiënt kan de buikdruk goed opvangen (doorademen, bekkenbodem aanspannen), bijvoorbeeld tijdens tillen.
T:	6 maanden.
D:	Optimaliseren van stabilisatie tijdens ADL-activiteiten/transfers.
M:	De patiënt ademt zonder buikdrukverhoging door terwijl ze tilt.
V:	Begeleiden en oefenen.
T:	6 maanden.

De essentie is dat mevrouw N. bereid is om op een andere manier naar het trainen van haar bekkenbodemspieren te kijken: niet activeren, maar vanuit een goede relaxatie gaan coördineren. Hierdoor ontstaat er een adequate stabilisatie, geen of minder compensatiegedrag en een beter coördinatie. Vervolgens automatiseren van de hoestreactie van de bekkenbodemspieren.

Er zal een gedragsverandering noodzakelijk zijn, hetgeen inzicht, tijd en motivatie van mevrouw N. vraagt. De bekkenfysiotherapeut heeft hierbij een coachende rol. Adequate feedback is noodzakelijk, zodat er geëvalueerd kan worden.

> **Behandelplan casus mevrouw N.**
> Voor deze casus ziet het behandelplan er als volgt uit:
> a. Adequate training bekkenbodemmusculatuur.
> b. Verbeteren coördinatie tussen bekkenbodem, buikspieren en ademhaling.
> c. Verbeteren hoestreflex.
> d. Ondersteuning urethra (tijdelijk met tampon, contrelle, incofree of pessarium).
> e. Verbeteren van adequate stabilisatie.

10.4 Bekkenfysiotherapeutisch proces in relatie tot diagnostiek

De stappen in het fysiotherapeutische proces zijn beschreven door Van der Burgt en Verhulst[7] en Hoenen[8]:

» Openstaan – begrijpen – willen – kunnen – doen – blijven doen. «

Binnen de bekkenfysiotherapie worden hieraan nog *bewustwording* en *veiligheid* toegevoegd, zodat de volgende stappen kunnen worden onderscheiden:
1. openstaan
2. kennen (begrijpen) – inzicht
3. willen – motivatie
4. durven – veiligheid
5. voelen – bewustwording
6. kunnen – oefenen
7. doen – toepassen, functioneel oefenen
8. blijven doen – gedragsverandering

Om het therapeutisch proces optimaal te laten verlopen, zou er in de diagnostische fase al kunnen worden gekeken of de voorwaarden om alle stappen te doorlopen aanwezig zijn. We zullen deze stappen hier doorlopen in het licht van de diagnostiek.

- **1. Openstaan**

Bekkenfysiotherapie is bij uitstek een vak dat gebruikmaakt van een actieve participatie van de patiënt, zodat motivatie essentieel is. Om het therapeutische proces in te kunnen gaan zal de patiënt allereerst bereid moeten zijn zich open te stellen. Als de patiënt niet openstaat, kunnen de informatie, adviezen, instructies van de bekkenfysiotherapeut niet goed aankomen en zal er minder of geen nieuwe informatie worden opgenomen; het aanleren van nieuw gedrag zal niet optimaal verlopen.

- **2. Kennen**

Om een actieve rol te kunnen innemen is allereerst een goede kennis bij de patiënt noodzakelijk (▶ par. 7.1). Het bekken en bekkenbodemgebied is voor veel patiënten een onbekend gebied waarvan het bewustzijn onderontwikkeld kan zijn. De fasen van inzicht verwerven en informatieoverdracht krijgen in het (bekken)fysiotherapeutisch proces daarom veel aandacht.

In de diagnostische fase vormt de therapeut zich een beeld van het kennisniveau van de patiënt en besteedt zij aandacht aan de kennis die de patiënt al heeft uit andere informatiebronnen (leken, verwijzers, internet) en kennis die tijdens het behandelproces van invloed kan zijn: de zogenaamde *misbeliefs* (je moet veel drinken, of: je blaas mag niet te vol worden).

- **3. Willen**

Deze fase staat middels het *motivational interviewing* steeds meer in de belangstelling en er worden technieken aangereikt om deze fase professioneler te kunnen hanteren. Door de hulpvraag goed uit te diepen kunnen de verwachtingen en wensen van de patiënt duidelijk worden gemaakt: *wat wil de patiënt bereiken?* Maar vooral ook: *wat wil en kan de patiënt hiervoor doen?*

- **4. Durven**

In het bekken- en bekkenbodemgebied vinden persoonlijke en intieme functies plaats, en patiënten kunnen er negatieve ervaringen mee hebben beleefd. Het vertrouwen van de patiënt opbouwen, zodat deze zichzelf open durft te stellen is binnen de bekkenfysiotherapie een essentiële stap. Tijdens de anamnese krijgt de therapeut een indruk over de mate van veiligheid van de patiënt. Ook zal er door de therapeut al worden geprobeerd een veilige sfeer te creëren, die nodig is om problematiek in een intiem en persoonlijk deel van het lichaam te kunnen uitvragen: de bekkenbodem is een emotioneel orgaan[9].

- **5. Voelen**

Omdat visuele instructie (voordoen) en inspectie (uitwendige controle) beperkte mogelijkheden hebben binnen de bekkenfysiotherapie, is het bewustzijn van de patiënt in de bekkenregio, de buik en het bekkenbodemgebied van groot belang voor de oefentherapeutische mogelijkheden. Het leren 'voelen' in bekken, buik en bekkenbodemgebied en het bewust worden is uitgebreid beschreven in ▶ par. 7.1. Tijdens het lichamelijke onderzoek wordt hieraan gericht aandacht gegeven, zodat de bekkenfysiotherapeut kan inschatten in welke mate er moet worden gewerkt aan de bewustwording.

- **6. Kunnen**

Tijdens het lichamelijke onderzoek worden de functies en vaardigheden van de patiënt binnen het bekken- en bekkenbodemgebied beoordeeld: er wordt bekeken of de voorwaarden aanwezig zijn om de patiënt te kunnen laten oefenen.

- **7. Doen**

De behandeling houdt niet op bij het trainen van vaardigheden. Het toepassen van de vaardigheid in het dagelijkse leven en 'het juiste doen op het juiste moment' (bijv. aanspannen bij hoesten, of ondersteuning van de organen verzorgen op buikdrukverhogende momenten) is de vervolgstap, ofwel functioneel oefenen.

- **8. Blijven doen**

De behandeling is niet klaar als de vaardigheid voldoende is getraind. De patiënt naar juist gedrag en juiste gewoonten begeleiden zorgt voor implementatie in het dagelijkse leven, zodat er niet een leven lang geoefend hoeft te worden, maar de spieren door een juist gedrag in functie blijven. Al in de diagnostische fase is het van belang dat de patiënt hiervan op de hoogte is en dat is onderzocht of de patiënt bereid is om tijd en energie in dit veranderproces te steken.

Tabel 10.2 Het proces van gedragsverandering.

fase 1	onbewust – onbekwaam
fase 2	bewust – onbekwaam
fase 3	bewust – bekwaam
fase 4	onbewust – bekwaam

De fase *blijven doen* krijgt door de aandacht voor coaching ook steeds meer professionele ondersteuning. Het inslijpen van gedrag hoort hier ook bij. Als deze fase niet goed wordt doorlopen, kan het effect van de therapie geen blijvend karakter krijgen en valt de patiënt weer terug in zijn gedrag. Hier spreekt men wel eens (onterecht?) over 'therapietrouw': de patiënt moet niet trouw zijn aan de therapie, maar zal moeten worden gefaciliteerd om zijn gedrag dusdanig te veranderen, dat er nieuw gedrag voor in de plaats komt (consolidatie). Dat nieuwe gedrag moet hij zich zodanig eigen maken, dat het gecontinueerd kan worden en in verschillende situaties toepasbaar is (generalisatie).

Het doorlopen van deze fase kost tijd (6-9 maanden). In deze periode gaat de patiënt zelf aan de gang, maar is er wel coaching door de bekkenfysiotherapeut nodig om deze gedragsverandering te bereiken. Om gedragsverandering te bereiken zal de patiënt de fasen doorlopen die in ◘ tabel 10.2 zijn weergegeven.

Vanuit de diagnostiek kan niet worden uitgesproken of de laatste twee stappen (doen en blijven doen) succesvol kunnen worden doorlopen. Het is wel van belang om dit tijdens de bespreking van het behandelplan (afronding diagnostiek) met de patiënt te bespreken.

10.5 Bekkenfysiotherapeutische evaluatie in relatie tot diagnostiek

'Evaluatie' betekent letterlijk: waardeschatting of waardebepaling. Evalueren is de *value* of waarde van iets bepalen. Met het begrip evaluatie kan zowel het moment als de uitkomst van evalueren bedoeld worden. Evaluatie kan op ieder gewenst moment plaatsvinden.

Binnen de bekkenfysiotherapie lopen diagnostiek en therapie geleidelijk in elkaar over. Door het uitvoeren van interventies, zal het behandelproces in werking worden gezet, hetgeen al optreedt tijdens de diagnostische fase.

Voorbeeld: Na afloop van de anamnese wordt uitleg gegeven over een te hoge vochtintake bij een patiënt met jarenlange recidiverende urineweginfecties en urgency/frequency en vervolgens gaat de patiënt hiermee thuis aan de slag. Bij de volgende sessie blijkt de mictiefrequentie te zijn afgenomen.

Op deze manier wordt de hypothese getoetst dat de hoge mictiefrequentie te maken heeft met een verhoogde vochtintake. De patiënt gaat immers uittesten wat het effect is van de interventie: normaliseren vochtintake. Als dit tot een afname van de mictiefrequentie leidt, blijkt de hypothese te kloppen. Als dit geen effect heeft, wordt de hypothese verworpen.

Evalueren zal dus ook plaatsvinden tijdens en na afloop van het diagnostisch proces; een evaluatie gericht op de gevolgde werkwijze.

Onderbouwing

1. Brouwer T, Boiten JC, Uilenreef-Tobi FC. Diagnostiek in de fysiotherapie. Maarssen: Elzevier Gezondheidszorg, 1995.
2. Engelbert R, Wittink H. Klinisch redeneren volgens de HOAC II. Houten: Bohn Stafleu van Loghum, 2010.
3. KNGF. Richtlijn Stress (urine-)incontinentie, 2011. ► http://nvfb.fysionet.nl
4. Internationale classificatie van het menselijk functioneren. Houten: Bohn Stafleu van Loghum, 2002. ► http://www.rivm.nl/who-fic/in/ICFwebuitgave.pdf
5. KNGF. Richtlijn Zwangerschapsgerelateerde bekkenpijn, 2009. ► http://nvfb.fysionet.nl
6. Classificatie Verrichtingen Paramedische Beroepen (CVPB). ► http://www.fysionet.nl/cvpb-fysio-januari2012-02.pdf
7. Burgt M van der, Verhulst F. Doen en blijven doen. Houten/Diegem: Bohn Stafleu van Loghum, 1996.
8. Hoenen JAHJH et al. Patiëntenvoorlichting stap voor stap: suggesties voor de huisarts voor de aanpak van patiëntenvoorlichting in het consult. Uitgeverij voor de gezondheidsbevordering, Stichting O&O, 1988.
9. Laan E, Elburg L van, Lunsen RHW van. Functionele anatomie van het kleine bekken: Seksuele functie. In: Slager E (Ed.). Reproductieve geneeskunde, gynaecologie en obstetrie anno 2013 (pp.1026-1029). Haarlem: DCHG, 2013.

Deel III Specifieke informatie

Steeds meer wordt de bekkenfysiotherapeut ingezet in de diagnostische fase, waarbij een beoordeling wordt gevraagd vanuit bekkenfysiotherapeutisch oogpunt. Een specifieke vorm van diagnostiek is het bekkenfysiotherapeutisch consult. Dit consult kan in verschillende settings worden ingezet en door diverse disciplines of de patiënt zelf worden aangevraagd.

In ▶ H. 11 worden zowel de inhoud van het consult als de toepassingsmogelijkheden toegelicht.

Hoewel de bekkenfysiotherapeutische diagnostiek niet doelgroepspecifiek is, is ervoor gekozen om in ▶ H. 12 een aantal belangrijke doelgroepen nader aandacht te geven: vrouwen peripartum, vrouwen menopauzaal, mannen, adolescenten, ouderen en patiënten in een perioperatieve fase. Hierbij worden de verschillende fasen in de diagnostiek per doelgroep nader uitgewerkt.

Bekkenfysiotherapie is bij uitstek een vak waarin samenwerking met andere disciplines van groot belang is, niet alleen in de therapeutische fase, maar ook in de diagnostische fase. In ▶ H. 13 wordt beschreven in welke vormen deze samenwerking kan plaatsvinden en wat de consequenties hiervan zijn voor de bekkenfysiotherapeut.

De Nederlandse bekkenfysiotherapie heeft een ontwikkeling doorgemaakt die heeft geleid tot een eigen visie op en beoefening van het vak. ▶ H. 14 beschrijft de Nederlandse situatie in relatie tot die in andere landen.

Ten slotte komen er uit dit boek een aantal aanbevelingen voort, die in ▶ H. 15 worden beschreven en die bedoeld zijn om de verdere ontwikkeling van het vak te stimuleren.

Hoofdstuk 11   Consult bekkenfysiotherapie – 235

Hoofdstuk 12   Doelgroepen – 243

Hoofdstuk 13   Samenwerking – 303

Hoofdstuk 14   Nederland – internationaal – 313

Hoofdstuk 15   Aanbevelingen – 319

Consult bekkenfysiotherapie

11.1 Algemeen – 236

11.2 Eenmalig bekkenfysiotherapeutisch onderzoek – 238

11.3 Consult bekkenfysiotherapie binnen een bekkenbodemcentrum – 238

11.4 Intercollegiaal consult door de bekkenfysiotherapeut – 239

11.5 Consult bekkenfysiotherapie (postpartum) – 240

11.6 Competenties van de bekkenfysiotherapeut bij een consult – 241

Onderbouwing – 241

Aanvullende informatie – 242

Een specifieke plaats bij de bekkenfysiotherapeutische diagnostiek wordt ingenomen door het consult bekkenfysiotherapie. Daarom wordt hieraan een apart hoofdstuk gewijd. Het consult benut de complete diagnostische mogelijkheden van de bekkenfysiotherapeut en vraagt specifieke vaardigheden van de bekkenfysiotherapeut.

11.1 Algemeen

Een consult bekkenfysiotherapie is een bekkenfysiotherapeutisch onderzoek in een gecomprimeerd tijdsbestek naar aanleiding van een gerichte consultvraag. Na afloop van het consult wordt een consultverslag opgesteld voor de consultvrager. Het doel van een consult bekkenfysiotherapie is een bekkenfysiotherapeutische diagnose te stellen bij een patiënt. Op basis hiervan kan worden bepaald of bekkenfysiotherapie al dan niet geïndiceerd is.

Het consult bekkenfysiotherapie kan worden aangevraagd door: huisarts, medisch specialist, bekkenbodemcentrum, verloskundige, algemeen fysiotherapeut of specialistisch fysiotherapeut. Ook een patiënt kan een verzoek tot beoordeling doen (via DTF).

Er zijn verschillende consulten mogelijk:
- *Eenmalig bekkenfysiotherapeutisch onderzoek* (= consult bekkenfysiotherapie): op verwijzing van een huisarts of specialist wordt een gerichte consultvraag gesteld aan de bekkenfysiotherapeut (▶ par. 11.2).
- Een bijzondere vorm hiervan is het consult bekkenfysiotherapie dat binnen een *multidisciplinaire samenwerking* plaatsvindt (▶ par. 11.3).
- *Intercollegiaal consult*: op verzoek van een andere fysiotherapeut (algemeen of specialist) wordt de expertise van de bekkenfysiotherapeut gevraagd met een gerichte consultvraag (▶ par. 11.4).
- *Consult bekkenfysiotherapie*: een patiënt vraagt zonder verwijzing om een beoordeling van zijn huidige status en/of klachten. Dit verzoek wordt door vrouwen postpartum steeds vaker gedaan en wordt een consult bekkenfysiotherapie postpartum genoemd (▶ par. 11.5).

De verschillende consulten zullen hierna uitgebreid worden toegelicht. De term 'consult' wordt steeds vaker voor alle consultvormen gebruikt, dus inclusief het eenmalig bekkenfysiotherapeutisch onderzoek. Het consult bekkenfysiotherapie kan in een eenmalig patiënt-therapeutcontact worden uitgevoerd. Het is echter niet altijd mogelijk of wenselijk om het consult bekkenfysiotherapie in een eenmalig contact uit te voeren; het consult zal dan verspreid worden over twee of meer zittingen.

Factoren die van invloed zijn op deze keuze zijn:
- De *consultvrager*: bij een intercollegiaal consult op verzoek van een algemeen fysiotherapeut met aandachtsgebied bekken- en bekkenbodem kan al veel diagnostische informatie voorhanden zijn en het accent specifiek liggen op het bekken(bodem)functieonderzoek; dit kan dan in een eenmalige sessie worden afgerond.
- De *consultsetting*: een MDO-consult zal meestal ook een eenmalig contact zijn, omdat de diagnostiek in een kort tijdsbestek moet worden afgerond en veel diagnostiek (bijv. anamnese) al binnen het MDO heeft plaatsgevonden.
- De *hulpvraag* van de patiënt: bij complexe problematiek kan er meer tijd nodig zijn om alle diagnostische mogelijkheden van de bekkenfysiotherapeut te kunnen benutten en de consultvraag te kunnen beantwoorden.
- De *persoonlijke beleving* van de patiënt: bij een patiënt met klachten met een sterk emotionele lading of met negatieve ervaringen kan er meer tijd nodig zijn om het vertrouwen

11.1 · Algemeen

tussen patiënt en bekkenfysiotherapeut op te bouwen dat nodig is om het consult bekkenfysiotherapie goed te laten verlopen. Dan kan een consult in een eenmalige sessie onwenselijk zijn.

Het consult bekkenfysiotherapie kan bestaan uit de volgende elementen:
- Bekkenfysiotherapeutische anamnese, die afhankelijk van de setting meer of minder uitgebreid is (als er al een centrale intake is gedaan); de bekkenfysiotherapeut dient wel volledige informatie te hebben over alle domeinen.
- Relevante vragenlijsten, afhankelijk van de consultvraag (mictie- of defecatielijst, vocht- of vezellijst e.d.).
- Lichamelijk onderzoek van zowel de bekkenregio als de bekkenbodemfunctie (vaginaal, anaal).
- Aanvullend onderzoek met meetinstrumenten (EMG-meting, rectale ballon e.d.).

De patiënt dient duidelijk geïnformeerd te zijn over de inhoud van het onderzoek, en vooral dat er bij dit consult inwendig onderzoek zal gaan plaatsvinden. Het is immers nog lang niet bij iedereen bekend dat een bekkenfysiotherapeut ook inwendig onderzoek kan en mag verrichten. Het is dus belangrijk om deze informatie bij het maken van de afspraak duidelijk te verstrekken en ervoor te zorgen dat de patiënt deze informatie voorafgaand aan het consult ook schriftelijk heeft gekregen.

Het bekkenfysiotherapeutisch consult geeft antwoord op de volgende vragen:
- Is er een disfunctie aanwezig in het bekken- of bekkenbodemgebied?
- Heeft deze disfunctie een relatie tot de klachten van de patiënt?
- Is er verbetering in het klachtenpatroon te verwachten door bekkenfysiotherapeutische behandeling?

Conclusie: is er een indicatie bekkenfysiotherapie?

Na afloop van het consult zijn er de volgende opties:
- Er wordt geen disfunctie gevonden, dat wil zeggen dat er geen behandelbare grootheid is voor de bekkenfysiotherapeut en er geen resultaat van de bekkenfysiotherapeutische interventie verwacht kan worden: er is geen indicatie bekkenfysiotherapie.
- Er wordt een disfunctie gevonden die past binnen de behandelcompetentie van de bekkenfysiotherapeut: er is een indicatie bekkenfysiotherapie.
- Er wordt een disfunctie gevonden die niet past binnen de behandelcompetentie van de bekkenfysiotherapeut: er wordt advies gegeven voor nader onderzoek.

De patiënt krijgt in elk geval informatie van de bekkenfysiotherapeut over de conclusie van het consult en het advies om contact op te nemen met de verwijzer.

De consultverwijzer ontvangt een consultverslag met de bekkenfysiotherapeutische conclusie en het advies om wel/niet door te verwijzen naar de bekkenfysiotherapeut of nader onderzoek te laten plaatsvinden. De beslissing omtrent verwijzing zal te allen tijde door de verwijzer zelf, in samenspraak met de patiënt, worden genomen, ook al is er een indicatie bekkenfysiotherapie. Ook de beslissing tot vervolgacties (vragen of suggesties voor nader onderzoek) is aan de consultverwijzer, in samenspraak met de patiënt. De consultverwijzer kan telefonisch contact opnemen met de bekkenfysiotherapeut voor toelichting.

De behoefte aan een snelle beoordeling van klachten bij de patiënt met bekken- en bekkenbodemgerelateerde klachten, neemt toe (bijv. in de postpartumzorg). Dit wordt zowel door de verwijzer als door de patiënt zelf veroorzaakt. Het bekkenfysiotherapeutische consult is dan bij uitstek geschikt. Om tot een goede beoordeling te komen zijn diagnostische vaardigheden en patroonherkenning essentieel. Deze patroonherkenning wordt opgebouwd door enige jaren in het vak werkzaam te zijn en ervaring op te bouwen. Dit uitgangspunt wordt ook elders in de gezondheidszorg inmiddels gehanteerd (bijv. bij operatieve ingrepen).

11.2 Eenmalig bekkenfysiotherapeutisch onderzoek

In de prestatielijst voor fysiotherapie[1] wordt het eenmalig fysiotherapeutische onderzoek omschreven.

» Het eenmalig fysiotherapeutisch onderzoek heeft als doel om meer informatie te genereren ten behoeve van de diagnose en prognose met het oog op het (be)handelbeleid en de fysiotherapeutische (on)mogelijkheden. Een eenmalig fysiotherapeutisch onderzoek (op medische indicatie) kan alleen geleverd worden indien aan alle onderstaande voorwaarden wordt voldaan:
  Er moet sprake zijn van een gerichte, schriftelijke vraag van de verwijzer voor een eenmalig onderzoek.
  Er moet sprake zijn van een schriftelijke rapportage van de zorgaanbieder aan de verwijzer. «

Dit eenmalig bekkenfysiotherapeutisch onderzoek kan worden aangevraagd door een verwijzer (huisarts, medisch specialist of verloskundige[1]) met een gerichte, schriftelijke vraagstelling. Na afloop van het onderzoek volgt een schriftelijke rapportage. Andere (para)medische disciplines, zoals een diëtiste (bijv. bij een zwangere vrouw met obstipatieklachten), kunnen niet verwijzen naar een bekkenfysiotherapeut, maar de patiënt wel het advies geven om een afspraak te maken voor een consult bij een bekkenfysiotherapeut. In de praktijk zal dit ook veelal voor een verloskundige gelden (bijvoorbeeld een patiënt na een partus met een totaalruptuur). De patiënt kan dan rechtstreeks (dus zonder verwijzing) een afspraak maken met de bekkenfysiotherapeut voor een consult bekkenfysiotherapie (▶ par. 11.5).

11.3 Consult bekkenfysiotherapie binnen een bekkenbodemcentrum

Een bijzondere vorm van het eenmalig bekkenfysiotherapeutisch onderzoek vindt plaats binnen *multidisciplinaire samenwerking/overleg* (MDO), waarbij het bekkenfysiotherapeutisch onderzoek een onderdeel is van het totale diagnostische traject van een bekkenbodemcentrum of -poli. De samenwerking in een multidisciplinaire setting wordt beschreven in ▶ H. 13.

Hoewel de aandacht in het bekkenbodemcentrum gericht is op bekken*bodem*problematiek (incontinentie, prolapsklachten, blaas- of darmklachten) is het de taak van de bekkenfysiotherapeut om in het consult niet alleen aandacht te besteden aan het bekkenbodemspierfunctieonderzoek, maar ook aan het algemeen lichamelijk functioneren en om dus het functioneren van de bekkenregio in zijn bekkenfysiotherapeutische diagnose te betrekken. Ook wat de anamnese en vragenlijsten (bijv. VAS of PSK) betreft, kunnen er dus specifieke bekkenfysiotherapeutische aanvullingen nodig zijn.

---

1 De verloskundige heeft de juridische bevoegdheid om door te verwijzen naar de (bekken)fysiotherapeut; de verzekeraar zal echter soms alsnog vragen om een verwijzing van een (huis)arts.

De inhoud van het bekkenfysiotherapeutisch onderzoek in een multidisciplinaire samenwerking wordt in ▶ H. 13 nader toegelicht.

Alle verkregen onderzoeksgegevens van de verschillende disciplines (dus ook de informatie uit het bekkenfysiotherapeutisch consult) zullen multidisciplinair worden besproken. Vervolgens zal er een gezamenlijk behandelplan worden opgesteld. Bekkenfysiotherapie is, indien geïndiceerd, vaak de eerste behandeloptie als conservatieve behandelvorm. Bovendien kan de bekkenfysiotherapeutische behandeling voorwaarden scheppen om het effect van vervolgbehandeling te verbeteren (bijv. bij perioperatieve bekkenfysiotherapie bij prolapsoperaties, ▶ par. 12.7).

11.4 Intercollegiaal consult door de bekkenfysiotherapeut

Bij deze vorm van consult wordt het onderzoek aangevraagd door een collega-fysiotherapeut (algemeen of specialist). Dit kan zijn, omdat die collega tijdens de fysiotherapiebehandeling, in verband met een andere diagnose, signaleert dat er klachten zijn in het domein van de bekkenfysiotherapeut, en in samenspraak met de patiënt besluit dat een beoordeling van deze klacht noodzakelijk is.

Ook kan deze situatie zich voordoen indien een collega-fysiotherapeut, die geen geregistreerd bekkenfysiotherapeut is, een patiënt behandelt met bekken- of bekkenbodemgerelateerde klachten. Deze fysiotherapeut kan zelf geen inwendig onderzoek doen en kan meer informatie willen hebben over het te verwachten resultaat. Zij kan ook meer willen weten als de behandeling die zij zelf geeft, onvoldoende resultaat oplevert. Bij dit consult raadpleegt de fysiotherapeut dus een collega-bekkenfysiotherapeut met een gerichte consultvraag, waarbij alle onderzoeksinformatie die de fysiotherapeut reeds heeft verzameld, wordt aangeleverd. De collega-fysiotherapeut kan worden uitgenodigd om tijdens dit consult aanwezig te zijn, wat zowel voor de patiënt als voor de collega prettig en informatief kan zijn.

Het resultaat van het intercollegiaal consult kan zijn:
- Er wordt *geen disfunctie* gevonden.
- Er wordt een disfunctie gevonden die past binnen de behandelcompetenties van de fysiotherapeut. De patiënt en de fysiotherapeut worden geïnformeerd met eventueel aanbevelingen voor de vervolgbehandeling en een prognose over het te verwachten resultaat.
- Er wordt een disfunctie gevonden die past binnen de behandelcompetentie van de bekkenfysiotherapeut. De patiënt en de fysiotherapeut worden geïnformeerd en krijgen het advies de behandeling over te dragen aan de bekkenfysiotherapeut. De beslissing hierover zal te allen tijde door de fysiotherapeut zelf, in samenspraak met de patiënt, worden genomen.
- Er wordt een disfunctie gevonden die niet past binnen de behandelcompetentie van de fysiotherapeut of bekkenfysiotherapeut. De patiënt en de fysiotherapeut worden geïnformeerd en krijgen het advies om de patiënt (terug) te verwijzen naar de huisarts of verwijzer. Ook nu ligt de beslissing hierover te allen tijde bij de fysiotherapeut zelf, in samenspraak met de patiënt.

De fysiotherapeut kan altijd telefonisch contact opnemen met de bekkenfysiotherapeut voor toelichting. De fysiotherapeut kan ook zelf, indien de patiënt hiermee instemt, bij het consult aanwezig zijn.

Ook een beginnende, gediplomeerde bekkenfysiotherapeut kan er behoefte aan hebben om een patiënt te laten beoordelen door een ervaren collega (soms binnen de eigen praktijksetting). Het is dan zeker te overwegen om de beginnende bekkenfysiotherapeut uit te nodigen om met de patiënt mee te komen.

11.5 Consult bekkenfysiotherapie (postpartum)

Het consult bekkenfysiotherapie kan ook plaatsvinden op verzoek van een patiënt. Deze vraagt de bekkenfysiotherapeut zijn klachten te beoordelen vanuit de specifieke vakbekwaamheid van de bekkenfysiotherapeut. Dit is dus eigenlijk een consult zonder verwijzing (DTF). Steeds zal de bekkenfysiotherapeut goed in de gaten moeten houden (screenen) of de hulpvraag inderdaad bij de bekkenfysiotherapeut op zijn plaats is, of dat eerst medische beoordeling noodzakelijk is.

Een bijzondere toepassing via DTF is het *consult bekkenfysiotherapie postpartum*. Vrouwen na de bevalling zijn een bijzondere doelgroep binnen het consult bekkenfysiotherapie. Deze jonge vrouwen zijn tijdens hun zwangerschap al doordrongen van het nut van bekkenbodemoefeningen via de zwangerschapsgymnastiek, door het lezen van informatie over zwangerschap en door de adviezen van de verloskundige, gynaecoloog of kraamverzorgende. Zij vinden de informatie en oefeningen zelf wel op het internet, of hebben hier op een andere manier kennis van genomen, maar willen vooral antwoord hebben op de vraag of zij het ook echt goed doen: een concrete beoordeling en persoonlijk advies op maat.

Daarnaast kunnen deze vrouwen in meer of mindere mate te maken hebben met rug- of bekkenklachten peripartum, waarvan ze bang zijn dat het blijvend beperkingen zal geven in hun functioneren.

Vaak willen deze vrouwen hun werkzaamheden weer goed kunnen hervatten na het zwangerschapsverlof en weer zo snel mogelijk kunnen sporten na de bevalling. Hierdoor hebben ze al kort na de bevalling behoefte aan een beoordeling van het functioneren van hun bekken en bekkenbodem postpartum, zodat ze duidelijkheid krijgen in wat ze wel en niet van zichzelf kunnen vragen.

Bij deze consultaanvraag hoeven dus zelfs geen klachten aanwezig zijn, maar wil de vrouw alleen weten of er (op dat moment symptoomloze) disfuncties aanwezig zijn waar ze zelf aan moet werken.

Het doel van het consult bekkenfysiotherapie postpartum is het beoordelen van het functioneren van het bekken- en bekkengebied in zijn totale samenhang bij de vrouw na de partus door een geregistreerd bekkenfysiotherapeut. Door dit consult krijgt de vrouw goed inzicht in mogelijk aanwezige of herstellende disfuncties postpartum, zodat zij op een juiste manier aan de slag kan gaan om een optimaal herstel postpartum te bereiken.

Risicofactoren voor bekken(bodem)disfuncties zijn beschreven in ▶ par. 2.5.

Het consult postpartum wordt in het algemeen pas uitgevoerd nadat de nacontrole door de verloskundige of gynaecoloog heeft plaatsgevonden.

Indien een patiënt eerder al advies nodig heeft, kan er wel lichamelijk onderzoek en uitwendige beoordeling van de bekkenbodemspieren worden gedaan, maar zal in het algemeen nog geen inwendig onderzoek worden uitgevoerd. Dit vraagt geduld van deze patiëntengroep, die soms twee weken na de bevalling al bellen voor een afspraak. Het consult bekkenfysiotherapie postpartum kan tot 9-12 maanden na de partus plaatsvinden.

Voor de bekkenfysiotherapeut is het vakinhoudelijk interessant om bij deze patiëntengroep een consult uit te voeren: er is behoefte aan duidelijkheid en informatie, er is al voorkennis

Onderbouwing

aanwezig waarop gemakkelijk kan worden doorgewerkt, en de adviezen kunnen door deze voorkennis gemakkelijk worden opgepakt.

Bovendien kan er vanuit preventief oogpunt in deze patiëntencategorie waarschijnlijk veel effect bereikt worden. Veel vrouwen kennen hun bekkenbodemspieren wel en weten ze ook aan te spannen, maar hebben niet in de gaten dat ze dit niet of inadequaat gebruiken bij hoesten en andere buikdrukverhogingen. Door hen hiervan bewust te maken, kan er een adequate steunfunctie van de bekkenbodemspieren worden aangeleerd. Wetenschappelijk onderzoek zal nodig zijn om de effecten van bekkenfysiotherapie op preventieniveau te toetsen.

Als de cliënt zonder consultverwijzing een afspraak heeft gemaakt bij de bekkenfysiotherapeut, zal het consult bekkenfysiotherapie postpartum beginnen met een screening (▶ H. 4).

Het consult bekkenfysiotherapie postpartum geeft antwoord op de vraag: is er een indicatie bekkenfysiotherapie?

De gegevens van het postpartumconsult worden in een consultverslag vastgelegd dat naar de patiënt wordt verzonden. Indien de patiënt hiervoor toestemming geeft, kan ook de huisarts, gynaecoloog of verloskundige van de consultbevindingen op de hoogte worden gebracht.

Bij de vrouwen die tot een risicogroep behoren, kan een laagfrequente controle (6 weken – 3 maanden – 6 maanden – 12 maanden) worden voorgesteld, om ervoor te zorgen dat disfuncties die later symptomatisch kunnen worden, tijdig worden gesignaleerd en optimaal worden begeleid.

Andere suggesties voor toepassing van een consult bekkenfysiotherapie zijn: prepartum, als voorbereiding op de zwangerschap (bijv. bij vrouwen die tot een risicogroep horen), of perioperatief, als voorbereiding op een operatie om disfuncties (al dan niet symptomatisch) te screenen.

11.6 Competenties van de bekkenfysiotherapeut bij een consult

Om een consult uit te kunnen voeren is een optimale beoordeling door de bekkenfysiotherapeut noodzakelijk. Naast een goede opleiding is hiervoor ook ervaring nodig. Ervaring wordt opgebouwd tijdens patiëntencontacten, waarin de bekkenfysiotherapeut leert herkennen wat 'normaal' is en wat afwijkt van de norm. De bekkenfysiotherapeut zal, door te werken met patiënten, vaardigheid verwerven in het onderzoeken en de ervaring opbouwen om de resultaten van het onderzoek in deze compacte setting goed te interpreteren. Om een bekkenfysiotherapeutische consult goed te kunnen uitvoeren en interpreteren is enige jaren werkervaring nodig. In deze leerperiode kan consultervaring worden opgebouwd door een goede samenwerking met een ervaren bekkenfysiotherapeut.

Een consult bekkenfysiotherapie is een uitgebreide beoordeling van het functioneren van bekken en bekkenbodem, die een tijdsinvestering vraagt die groter is dan een zitting bekkenfysiotherapie en een consult fysiotherapie. Er bestaat op dit moment geen tarief voor een specialistisch consult. De benodigde extra tijdsinvestering voor het specialistisch consult wordt in de vergoeding door de verzekeraars niet meegenomen.

Onderbouwing

1. NVFB. Prestatielijst voor fysiotherapie, dec 2011 (▶ www.fysionet.nl).

Aanvullende informatie

- Aston B. Postnatal pelvic floor dysfunction: conservative treatment and management options. J Fam Health Care. 2010;20(3):90-2.
- Britnell SJ, Cole JV, Isherwood L, Sran MM, Britnell N, Burgi S, Candido G, Watson L; Canadian Physiotherapy Association; Society of Obstetricians and Gynaecologists of Canada. Postural health in women: the role of physiotherapy. J Obstet Gynaecol Can. 2005 May;27(5):493-510.
- Davis K, Kumar D. Pelvic floor dysfunction: a conceptual framework for collaborative patiënt-centred care. J Adv Nurs. 2003 Sep;43(6):555-68.
- Hermansen IL, O'Connell B, Gaskin CJ. Are postpartum women in Denmark being given helpful information about urinary incontinence and pelvic floor exercises? J Midwifery Womens Health. 2010 Mar-Apr;55(2):171-4.
- Washington BB, Raker CA, Sung VW. Barriers to pelvic floor physical therapy utilization for treatment of female urinary incontinence. Am J Obstet Gynecol. 2011 Aug;205(2):152.e1-9.

Doelgroepen

12.1 **Diagnostiek bij vrouwen peripartum – 244**
12.1.1   Preconceptieperiode – 246
12.1.2   Prepartumperiode – 248
12.1.3   Postpartumperiode – 250

12.2 **Diagnostiek bij vrouwen rond de menopauze – 256**

12.3 **Diagnostiek bij mannen – 259**

12.4 **Diagnostiek bij adolescenten – 265**

12.5 **Diagnostiek bij ouderen – 270**
12.5.1   Invloed van het ouder worden – 271
12.5.2   Ouderen (65-plussers) – 272
12.5.3   Kwetsbare ouderen – 272

12.6 **Diagnostiek bij seksuele problematiek – 278**
12.6.1   Seksuele problematiek – 280
12.6.2   Onderzoek bij seksuele problematiek – 282

12.7 **Diagnostiek perioperatief – 292**
12.7.1   Diagnostiek bekkenfysiotherapie bij preoperatieve instructie – 293
12.7.2   Diagnostiek bekkenfysiotherapie in de perioperatieve fase – 294
12.7.3   Diagnostiek bekkenfysiotherapie in de postoperatieve fase – 295

Onderbouwing – 296

Aanvullende informatie – 300

De bekkenfysiotherapeutische diagnostiek is in zijn geheel in deel II beschreven; dit is de basis van het diagnostisch proces zoals dit bij elke patiënt zal kunnen verlopen, waarbij steeds bekeken wordt of alle elementen van de basisdiagnostiek relevant zijn bij de hulpvraag of klacht van de patiënt. Bezien vanuit de samenhang van de domeinen blijft de brede blik tijdens het diagnostische proces noodzakelijk. Op deze manier worden geen disfuncties gemist die een relatie kunnen hebben met de klacht, of die op termijn tot nieuwe klachten kunnen leiden.

Zowel een 'ongecompliceerde' stress-incontinentie graad I postpartum, als een complexe chronische bekkenbodempijnklacht zal volgens ditzelfde diagnostisch proces beoordeeld worden, waarbij delen van het onderzoek meer of minder uitgebreid aan de orde komen. Daaruit zal een volledige bekkenfysiotherapeutische diagnose volgen, waarin alle disfuncties zijn meegenomen. Diagnostiek is derhalve noch aandoeningspecifiek, noch geslachtsspecifiek, noch conditiespecifiek (geen diagnostiek 'voor een overactieve bekkenbodem'), maar casusspecifiek. Wel zullen er binnen de specifieke casus keuzes worden gemaakt en accenten worden gelegd.

In dit hoofdstuk wordt het diagnostisch proces bij specifieke doelgroepen nader beschreven. Hiervoor is gekozen omdat er specifieke problematiek bij de doelgroep voorkomt, omdat er specifieke tests gebruikt worden, of omdat de diagnostiek een specifieke attitude van de onderzoeker vraagt. De doelgroepen die apart aandacht krijgen zijn: vrouwen peripartum, vrouwen perimenopauzaal, mannen, adolescenten, ouderen, patiënten met seksuele problematiek en patiënten perioperatief.

Het onderzoek (en ook de behandeling) van patiënten met pijnklachten is een uitgebreid onderwerp waarvoor specifieke expertise van de onderzoeker noodzakelijk is. Er is besloten om deze doelgroep (nog) niet in dit boek op te nemen.

12.1 Diagnostiek bij vrouwen peripartum

In samenwerking met Helga Hentzepeter.

Rondom de zwangerschap en geboorte kunnen drie perioden worden onderscheiden, waarbij elke periode specifieke aandachtspunten kent met betrekking tot de bekkenfysiotherapeutische diagnostiek:
1. *Preconceptie*: de periode voor de bevruchting (de periode tussen het besluiten tot en het ontstaan van de zwangerschap).
2. *Prepartum*: de periode van zwangerschap (9 maanden).
3. *Postpartum*: de periode na de bevalling (9 maanden).

De bekkenfysiotherapeut heeft in de peripartumbegeleiding niet alleen een rol bij vrouwen die bekken(bodem)klachten vertonen tijdens de zwangerschap of na de bevalling. Ook de begeleiding van de fysiologische zwangerschap (de gezonde zwangere), de voorbereiding op de bevalling en het postpartumherstel horen tot het domein van de bekkenfysiotherapeut.

>> Bekkenfysiotherapie is als specialisatie ontstaan uit de fysiotherapie in de pre- en postpartumgezondheidszorg. Deze zorg ontstond in de jaren zestig. Vanaf het einde van de jaren tachtig is het aandachtsgebied van de bekkenfysiotherapie uitgebreid met aandoeningen die een gevolg zijn van zwangerschap of bevalling, bekkenbodemdisfunctie en bekkenpijn[1]. ««

12.1 · Diagnostiek bij vrouwen peripartum

Er zijn verschillende manieren waarop de vrouw in de peripartumperiode in contact kan komen met de bekkenfysiotherapeut:

— Via de cursus *NVFB-ZwangerFit®*. Hierbij wordt een aparte intake gedaan[2], waarbij de risicofactoren voor bekken(bodem)disfuncties in kaart worden gebracht. Indien hierbij aanwijzingen zijn dat er daadwerkelijk disfuncties aanwezig zijn bij de zwangere vrouw (zoals urineverlies, verzakkingsklachten, obstipatie, fecaal verlies, en/of bekkenpijn), wordt begonnen met algemene adviezen en bekken(bodem)oefeningen. Bij onvoldoende effect wordt het advies gegeven om een afspraak te maken bij de geregistreerde bekkenfysiotherapeut voor onderzoek en aansluitend gerichte behandeling.

» NVFB-ZwangerFit® is een actieve vorm van zwangerschapsbegeleiding, waarin de nadruk ligt op fit zijn en blijven, met specifieke aandacht voor preventie en verminderen van bekken(bodem)klachten zoals urineverlies of bekkenpijn. Vrouwen kunnen al vroeg in de zwangerschap deelnemen (vanaf 16 weken) tot zolang het gaat. Postpartum kunnen pasbevallen vrouwen weer deelnemen vanaf 4-6 weken tot (indien gewenst) 9 maanden na de bevalling. Nadruk ligt hierbij op herstel van fitheid en spierkracht, preventie of verminderen van bekkenbodemdisfuncties (stress-urine-incontinentie, milde verzakkingsklachten) en herstel van een goede stabiliteit en coördinatie rond lage rug en bekken. NVFB-ZwangerFit® is een product van de Nederlandse Vereniging voor Fysiotherapie bij Bekkenproblematiek en Pré- en Postpartum Gezondheidszorg (NVFB). Een docent/trainer NVFB-ZwangerFit® kan zowel een bekkenfysiotherapeut als fysiotherapeut zijn, mits aanvullend geschoold tot geaccrediteerd NVFB-ZwangerFit® docent/trainer[2]. «

— Via een *verwijzing* naar de bekkenfysiotherapeut: de vrouw met bekken(bodem)klachten tijdens de zwangerschap kan door haar gynaecoloog, verloskundige[1] of de eigen huisarts verwezen worden naar de bekkenfysiotherapeut. Er zal onderzoek plaatsvinden om te bepalen of er (bekkenfysiotherapeutisch) behandelbare disfuncties aanwezig zijn (► H. 3).
— Door rechtstreeks een afspraak bij de bekkenfysiotherapeut te maken. De vrouw in de peripartumperiode met bekken(bodem)klachten kan zonder verwijzing contact opnemen met de bekkenfysiotherapeut voor een consult (DTF). Dit kan bijvoorbeeld op advies van de begeleidend verloskundige of NVFB-ZwangerFit®-docent, maar ook als de vrouw zelf vermoedt dat er sprake is van bekken(bodem)klachten. Eerst zal er gescreend worden of er een indicatie bekkenfysiotherapie is en vervolgens zal er via een bekkenfysiotherapeutisch onderzoek gekeken worden of er behandelbare disfuncties aanwezig zijn (► H. 4).

In alle eerdergenoemde perioden kunnen bekken- en/of bekkenbodemdisfuncties optreden. Klachten door zwangerschapsgerelateerde bekkenpijn komen in pre- en postpartumperiode voor, maar kunnen ook daarna aanwezig blijven of in latere levensfasen recidiveren (bijv. in de menopauze). Lagerugklachten kunnen in al voor de zwangerschap aanwezig zijn en peripartum veranderen.

Ook in de preconceptieperiode kunnen bekkenbodemdisfuncties al een (latente) rol spelen die kan toenemen in de peripartumperiode. Zoals bij vrouwen die al vóór hun eerste zwangerschap last hebben van stress-urine-incontinentie of urgency-incontinentie of bij vrouwen die geen speculumonderzoek kunnen ondergaan (door vaginistische klachten).

---

1 De verloskundige heeft de juridische bevoegdheid om door te verwijzen naar de (bekken)fysiotherapeut. Verzekeraars vragen soms alsnog een verwijzing van een (huis)arts.

Bij vrouwen in de peripartumperiode zal tijdens de diagnostiek ook steeds de samenhang tussen het functioneren van het bekken en de bekkenbodemspieren in ogenschouw worden genomen.

De *diagnostiek* bij tienerzwangerschappen wijkt in essentie niet af van de diagnostiek bij volwassen zwangere vrouwen. Toch vraagt dit specifieke ervaring van de bekkenfysiotherapeut, omdat er tijdens de anamnese extra aandacht zal zijn voor de persoonlijke omstandigheden (ouders, woonsituatie, school of studie) en de beleving van de tiener. De *begeleiding* van een zwangere tiener vraagt ook specifieke kennis en kunde van de bekkenfysiotherapeut, die hierbij functioneert in een multidisciplinaire samenwerking. De bekkenfysiotherapeut maakt in het licht hiervan een realistische inschatting van haar eigen competenties voordat zij besluit een zwangere tiener te gaan beoordelen en behandelen.

12.1.1 Preconceptieperiode

Steeds meer jonge vrouwen zijn al in de preconceptieperiode bezig om zich optimaal voor te bereiden op hun komende zwangerschap. Dit geldt voor vrouwen die al eerder een bevalling hebben meegemaakt, maar ook voor vrouwen die nog niet eerder zwanger zijn geweest.

Dit is een ontwikkeling waarop de gezondheidszorg inspeelt: het preconceptieconsult verwerft zich een plek in de zorg rondom de geboorte; zowel de verloskundige als de huisarts bieden deze zorg.

In het KNOV-standpunt Preconceptiezorg stelt de beroepsvereniging van verloskundigen dat preconceptiezorg vanuit verloskundigen en huisartsen voor de algemene bevolking voor de hand ligt. Zij streeft naar een preconceptioneel consult in de eerste lijn voor elk paar dat kinderen wil krijgen

>> Preconceptiezorg beoogt een goede uitkomst van de zwangerschap te bevorderen door tijdige risicoselectie, (aanpassing van) behandeling en voorlichting.

De preconceptieperiode biedt een unieke gelegenheid om gedragsveranderingen in gang te zetten die behalve aan een gezonde zwangerschapsuitkomst ook bijdragen aan de gezondheid van de toekomstige ouder(s) en het kind op lange termijn[3,4]. <<

In de huidige richtlijn voor het preconceptieconsult is de rol van de bekkenfysiotherapeut niet opgenomen. Indien de huisarts of verloskundige via een screening de risicofactoren van de vrouw (en partner) met kinderwens in kaart brengt, kan de samenwerking met de bekkenfysiotherapeut optimaler benut worden (tabel 12.1).

Vrouwen die zich ter voorbereiding op een zwangerschap willen laten adviseren, kunnen zich ook rechtstreeks melden bij de bekkenfysiotherapeut. Hierbij moet vooral worden gedacht aan vrouwen die al eerder met bekken- of bekkenbodemdisfuncties te maken hebben gehad (al dan niet in relatie tot een eerdere zwangerschap of partus):
- dyspareunieklachten,
- vaginistische klachten,
- urine- of ontlastingsincontinentie,
- chronische obstipatie,
- verzakkingsklachten,
- zwangerschapsgerelateerde bekkenpijn in verband met eerdere zwangerschap,
- lagerugklachten,

Tabel 12.1 Risicofactoren pre- en postpartum[5].

	SUI	POP	FI	ZGBP	SD*
multipariteit	X	X	X	X	
familiehistorie	X	X	X		
fysiek zware belasting	X	X	X	X	
obstipatie en/of verkeerd persgedrag	X	X	X		
obesitas (BMI > 30)	X	X	X	X	
lagerug- en/of bekkenpijn in voorgeschiedenis	X	X		X	
bekkenbodemdisfunctie in voorgeschiedenis	X	X	X	X	X
COPD/roken	X	X	X	X	
geboortegewicht > 4000 g	X	X	X		
uitdrijvingsfase > 1 uur	X	X	X		
kunstverlossing (vacuümextractie, tangverlossing)	X	X	X		X
derde- en vierdegraadsrupturen	X	X	X		X
seksueel misbruik	X	X	X	X	X

SUI = stress-urine-incontinentie; POP = verzakking/prolaps; FI = fecale incontinentie; ZGBP = zwangerschapsgerelateerde bekkenpijn; SD = seksuele disfunctie
* FysioGroep Haaglanden
X = risicofactor die op deze aandoening van invloed is

- status na een sub- of totaalruptuur (gradatie IIIa-IV volgens Sultan) na een eerdere zwangerschap,
- vrouwen die met hulp van IVF of ICSI zwanger willen worden en problemen hebben met inwendig onderzoek of het inbrengen van een speculum.

Het bekkenfysiotherapeutisch onderzoek tijdens de preconceptieperiode bestaat uit een compleet consult, waarbij zowel de bekken- als bekkenbodemregio wordt beoordeeld.

Bij de *anamnese* is specifieke aandacht nodig voor:
- partusanamnese: zijn er eerdere zwangerschappen en bevallingen geweest, hoe zijn deze verlopen, hoe heeft de vrouw deze ervaren?;
- de risicofactoren voor bekken(bodem)disfuncties (tabel 12.1);
- dyspareunie of vaginistische klachten;
- de vrouwen waarbij er sprake is van een IVF- of ICSI-traject.

Bij het *inwendig onderzoek* is er specifieke aandacht voor:
- de bekkenbodemspieren van een niet-bevallen en niet-zwangere vrouw laten een ander beeld zien dan die van een wel eerder bevallen vrouw (ruimte introïtus, rustactiviteit, (a)symmetrie).

Ook bij een disfunctie die zich alleen in de bekkenregio of alleen in het bekkenbodemgebied lijkt te presenteren, is een zo volledig mogelijke diagnostiek van belang om de samenhang tussen het functioneren van bekken- en bekkenbodemspieren in kaart te brengen.

12.1.2 Prepartumperiode

In de prepartumperiode is de rol van de (bekken)fysiotherapeut al veel langer bekend. Het vak bekkenfysiotherapie is vanuit deze basis ontwikkeld: het voorbereiden van de gezonde zwangere vrouw op de bevalling en het begeleiden van het herstel van de pasbevallen vrouw na de bevalling (NVFB-ZwangerFit®).

- **De gezonde zwangere vrouw en bekkenfysiotherapie**

De gezonde zwangere vrouw kan tijdens de zwangerschap in aanraking komen met de diagnostiek door de NVFB-ZwangerFit®-docent. Deze diagnostiek bestaat uit het afnemen van een, veelal schriftelijke intake[2], waarmee er een beeld wordt gevormd van:
- het verloop van de zwangerschap tot nu toe,
- de mogelijke aanwezigheid van risicofactoren (◘ tabel 12.1),
- eerder doorgemaakte zwangerschappen en bevallingen,
- eventuele al bestaande bekken- en bekkenbodemklachten,
- algemene gezondheid (o.a. aandacht voor body mass index),
- omstandigheden (werk, sport, thuissituatie).

Indien uit deze screening risicofactoren naar voren komen, waardoor de cursist niet geschikt is voor deze vorm van groepsgewijze zwangerschapsbegeleiding, of indien individuele begeleiding van de cursist door de bekkenfysiotherapeut wenselijk is, kan de NVFB-ZwangerFit®-docent de zwangere vrouw adviseren om contact op te nemen met een bekkenfysiotherapeut voor persoonlijke zwangerschapsbegeleiding. Aan een individuele zwangerschapsbegeleiding kan ook worden gedacht wanneer er persoonlijke omstandigheden zijn waardoor groepsgewijze training minder geschikt is (zoals bij een zwangere zonder partner, een dove zwangere of bij een tienerzwangerschap).

Het advies om contact op te nemen met een bekkenfysiotherapeut kan ook worden gegeven voor de specifieke behandeling van klachten van de cursist die buiten de groepsgewijze zwangerschapsbegeleiding vallen, zoals klachten van dyspareunie, ontlastingsverlies, verzakkingsklachten of angst voor de bevalling.

- **De zwangere vrouw met klachten en bekkenfysiotherapie**

Bij de zwangere met klachten wordt de diagnostiek en behandeling gedaan door de bekkenfysiotherapeut. Dit kan na een verwijzing van de huisarts, verloskundige of gynaecoloog, of op advies van de NVFB-ZwangerFit®-docent die de vrouw begeleidt gedurende haar zwangerschap. De zwangere die een hulpvraag heeft met betrekking tot bekken(bodem)klachten, kan echter ook rechtstreeks een afspraak maken met de bekkenfysiotherapeut (DTF).

Een screeningslijst met risicofactoren is opgesteld om diegene die de zwangerschap begeleidt (verloskundige, gynaecoloog, huisarts) ervan bewust te maken welke groep vrouwen een vergroot risico heeft op het krijgen van klachten gedurende de zwangerschap (► bijlage F). Door het hanteren van deze screeningslijst kunnen de zorgverleners/begeleiders een belangrijke signaleringsfunctie vervullen en vrouwen tijdig doorsturen voor gericht advies en behandeling. Tevens kan hiermee uitbreiding van het klachtenpatroon worden voorkomen. Preventie van bekken(bodem)klachten geeft een besparing in kosten en persoonlijk leed.

Symptomen waarmee de vrouw in de prepartumperiode de bekkenfysiotherapeut kan consulteren zijn:
- mictieklachten (o.a. stress- of urgency-incontinentie, recidiverende urineweginfecties, *dysfunctional voiding*);

12.1 · Diagnostiek bij vrouwen peripartum

- defecatieklachten (o.a. fecale incontinentie, veelal na eerder doorgemaakt totaal ruptuur, chronische obstipatie of recidiverende hemorroïden);
- prolapsklachten (niet alleen voorkomend bij multipara);
- genitale varices (vaak bij reeds bekende varicesklachten in benen);
- (zwangerschapsgerelateerde) lagerug- en bekkenpijn, stuitpijn;
- pijnklachten in de genitale regio, al dan niet door de zwangerschap (dyspareunie, proctalgia fugax).

Het bekkenfysiotherapeutisch onderzoek zal ook nu zo volledig mogelijk zijn en zich moeten richten op zowel de status van de bekkenregio als de bekkenbodemfunctie, ook bij een disfunctie die zich alleen in de bekkenregio of alleen in het bekkenbodemgebied lijkt te presenteren. Ook nu is het van belang om de samenhang tussen bekken en bekkenbodem in kaart te brengen door een zo volledig mogelijke diagnostiek.

Hoewel zwangerschap op zich geen contra-indicatie is voor een inwendig bekkenfysiotherapeutisch onderzoek (vaginaal), zal de bekkenfysiotherapeut in de regel alleen kiezen voor een vaginaal bekkenbodemfunctieonderzoek als de vrouw meer dan 14-16 weken zwanger is, en minder dan 34 weken. Dit om zelfs maar de verdenking van aanzetten tot een miskraam of vroeggeboorte te vermijden.

De bekkenfysiotherapeut die een inwendig vaginaal onderzoek uitvoert bij een zwangere vrouw, zal zich richten op het functioneren van de bekkenbodemmusculatuur (alle bekkenbodemfuncties, maar ook aanwezigheid van buikpers of compensatiemechanismen) en niet zozeer op de exacte vaststelling van de mate van een prolaps met de POP-Q (om te veel persdruk tijdens de zwangerschap te vermijden). Wel kan een inschatting van de mate en locatie van de prolaps worden gemaakt (voorwand of achterwand).

Afhankelijk van de persoonlijke beleving van de vrouw, de periode van de zwangerschap en de specifieke hulpvraag, kan het inwendig onderzoek ook nu een meerwaarde hebben en zal in samenspraak met de patiënt worden besloten of inwendig onderzoek van belang is voor een optimale diagnostiek, een optimaal behandelresultaat of een optimaal prognostisch inzicht. De bekkenfysiotherapeut zal zich in de prepartumperiode licht terughoudend opstellen met betrekking tot inwendig vaginaal onderzoek en zo nodig overleg plegen met diegene die de zwangerschap begeleidt. Anaal functieonderzoek is een alternatief. Uitwendig bekkenbodemfunctieonderzoek levert weliswaar minder informatie op, maar is ook een optie.

- **Specifieke aandachtspunten bij bekkenfysiotherapeutisch onderzoek bij zwangere vrouwen**

Tijdens de *screening* (▶ bijlage D) zullen bepaalde vragen positief worden beantwoord, hoewel dit niet automatisch betekent dat dit rode vlaggen zijn:
- Pijn die 's nachts blijft of zelfs erger wordt. Deze vraag zal bij vrouwen met zwangerschapsgerelateerde bekkenpijn (ZGBP) positief beantwoord worden voor lagerug- en bekkenpijn (niet voor uitstralende pijn of bekkenbodempijn) en bewegingsafhankelijk zijn (bij omdraaien in bed).
- Mictiefrequentie in korte tijd gewijzigd. Veel zwangere vrouwen hebben een toegenomen plasfrequentie, overdag en/of 's nachts.
- Veranderd defecatiepatroon. Obstipatie is een klacht die bij veel zwangere vrouwen voorkomt, ten gevolge van de vertraagde werking van de darmen of het gebruik van medicatie (staalpillen). Van belang is om altijd te vragen of de mictie- en defecatieklachten (urineverlies, obstipatie) zijn begonnen tijdens de zwangerschap of al eerder aanwezig waren.

Bij de *anamnese* is specifieke aandacht nodig voor:
- Prepartumanamnese. Dit is de normale bekkenfysiotherapeutische anamnese, echter met specifiek aandacht voor de vraag of deze bekken(bodem)klacht te maken heeft met de zwangerschap. Zo ja, wat zijn de risicofactoren voor deze klacht en was die er ook al voor deze zwangerschap? Zo nee, was de zwangere vrouw al eerder bekend met deze klachten en zo ja waarom?
- Partusanamnese (indien van toepassing): Hoe is/zijn die verlopen, hoe heeft de vrouw dit ervaren?
- Risicofactoren (◘ tabel 12.1) met het oog op de prognose.

Bij het *lichamelijk onderzoek*:
- Bij de inspectie van een zwangere in stand lijkt een versterkte lumbale lordose veel voor te komen. Dit kan echter visueel bedrog zijn door de curve van de zwangere buik, de lordose vlakt bij een zwangere vrouw vaak eerder af.
- De tests van de ligamenten van het SI-gewricht kunnen snel en heftig provocerend werken, zodat vervolg van het onderzoek nauwelijks meer mogelijk is. Hiermee kan rekening worden gehouden bij de kracht die wordt gebruikt bij het uitvoeren van de tests en het moment van testen (einde onderzoek). Tevens dient de vrouw te worden verteld dat de klachten na het onderzoek tijdelijk kunnen toenemen.
- Specifieke aandacht voor transfers (lig naar zit, naar stand en vice versa).

Indien tot *inwendig onderzoek* wordt besloten:
- Door de kwetsbaarheid van het vaginale slijmvlies en de cervix kan na afloop van vaginaal onderzoek wat lichtroze afscheiding ontstaan. Om ongerustheid te voorkomen is het goed om de patiënt hiervan op de hoogte te stellen.
- De bekkenbodemregio wordt gedurende de zwangerschap beter doorbloed en het weefsel wordt door de invloed van de hormonen weker. Hierdoor zal bij het palpatieonderzoek rekening moeten worden gehouden met meer mobiliteit van de vaginawanden en organen. Ook de bekkenbodemspieren kunnen bij palpatie wat weker aanvoelen, vooral na de dertigste week. Daarom is het geen goede keuze om een POP-Q te doen: ten eerste is de meting erg subjectief, omdat ze afhankelijk is van de zwangerschap(sduur); ten tweede kan de POP-Q juist een verzakkingsklacht provoceren, hetgeen in deze fase vermeden moet worden. Om de plaats van de prolaps (VW of AW) te lokaliseren is lichte pers al voldoende.
- Bij een hoogzwangere vrouw kan bij palpatie worden gevonden dat de levatoren niet meer zo goed sluiten (verminderde hiatussluiting).
- Bij vrouwen die met behulp van IVF of ICSI zwanger zijn geworden, is het risico op bekken- en bekkenbodemdisfuncties groter (hormonale factor is groter).
- Anaal bekkenbodemfunctieonderzoek is in principe altijd mogelijk. Wel dient de bekkenfysiotherapeut zich ervan bewust te zijn dat de zwangere vrouw ook in de anale regio meer druk of stuwing ervaart (prolapsklacht), waardoor ze een minder goed bekkenbodemgevoel heeft of minder goed kan aanspannen.

12.1.3 Postpartumperiode

De hedendaagse zwangere vrouw is zich door de diverse vormen en mogelijkheden van zwangerschapsbegeleiding en alle informatie die tegenwoordig gemakkelijk via het internet voorhanden is, vaak goed bewust van de noodzaak van optimaal herstel na de bevalling.

12.1 · Diagnostiek bij vrouwen peripartum

■ **De gezonde pasbevallen vrouw en bekkenfysiotherapie**

NVFB-ZwangerFit® zet de bekkenfysiotherapeutische begeleiding van vrouwen prepartum voort na de bevalling, dus postpartum. Ook nu bestaat de diagnostiek uit het afnemen van een veelal schriftelijke intake[2] door de NVFB-ZwangerFit®-docent, waarmee er een beeld wordt gevormd van:

- verloop van de zwangerschap(en), bevalling(en) en kraamtijd;
- mogelijke risicofactoren tijdens of na de zwangerschap of gedurende de partus;
- bekken- en bekkenbodemklachten pre-, peri- of postpartum;
- algemene gezondheid (BMI, roken, COPD);
- omstandigheden (werk, sport, thuissituatie).

Indien uit deze screeningsfactoren blijkt dat de vrouw niet geschikt is voor deze vorm van groepsgewijze begeleiding, of als blijkt dat individuele begeleiding van de bekkenfysiotherapeut wenselijker is, kan de NVFB-ZwangerFit®-docent adviseren om contact op te nemen met een bekkenfysiotherapeut voor een individuele training.

Aan individuele nazorg kan ook worden gedacht wanneer er persoonlijke omstandigheden zijn waardoor groepsgewijze training minder geschikt is (zoals een alleenstaande moeder, een dove moeder, een moeder met een gehandicapte baby). Hieraan kan ook worden gedacht bij een vrouw die een doodgeboren baby heeft gekregen. Deze vrouwen kennen ook een postpartumperiode, met de daarbij horende fysieke verschijnselen en klachten, waarvoor zij vaak geen begeleiding krijgen of zoeken, omdat ze niet in de postpartumgroep willen deelnemen. Individuele begeleiding door een bekkenfysiotherapeut kan dan zeker een optie zijn, waarbij aandacht is voor het fysieke herstel na de zwangerschap met aandacht voor de psychosociale factoren.

Omdat steeds meer vrouwen zich bewust zijn van de noodzaak tot een actieve inzet voor maximaal herstel postpartum, zijn zij ook meer geneigd om snel na de bevalling contact op te nemen met de bekkenfysiotherapeut met vragen of vermoedens van bekken(bodem)- disfuncties.

■ **De pasbevallen vrouw en de nacontrole**

Een lijst met risicofactoren is opgesteld om diegene die de zwangerschap begeleidt (verloskundige, gynaecoloog, huisarts) te wijzen op welke vrouwen een vergroot risico op klachten hebben na de bevalling (❏ tabel 12.1). Door deze lijst te hanteren kunnen deze begeleiders een belangrijke signaleringsfunctie vervullen en vrouwen tijdig doorsturen. Daarmee kunnen ze ook preventief functioneren.

Als de verloskundige, gynaecoloog of huisarts tijdens de nacontrole actief vraagt naar disfuncties die zes weken postpartum nog bestaan, kan dat ertoe leiden dat vrouwen eerder adequate begeleiding zoeken.

De volgende vragen over het functioneren van de bekkenbodemspieren kunnen worden gesteld om disfuncties te inventariseren:

- *Heeft u wel eens urine- of ontlastingsverlies?*
- *Heeft u last van een moeizame stoelgang?*
- *Heeft u een balgevoel in de vagina?*
- *Heeft u pijn bij het vrijen?*
- *Heeft u last van lagerugpijn of bekkenpijn?*

Deze vragen leveren nog maar beperkte informatie op; een uitgebreidere vragenlijst is als ▶ bijlage F opgenomen.

Tevens biedt de nacontrole door verloskundige of gynaecoloog een goede mogelijkheid om de bekkenbodemfunctie bespreekbaar te maken en een globale indruk te krijgen van het functioneren tijdens een vaginaal (indien onmogelijk: anaal) toucher:
- bewustzijn (cave: persen in plaats van aanspannen);
- indruk van de contractie en relaxatie van de bekkenbodemspieren;
- persen: geen paradoxale pers en de mate van prolaps (hooguit een milde graad I-II, die 'normaal' is kort na de bevalling;)
- adequate hoestreactie (aanspannen bekkenbodem in plaats van ontspannen).

Het zou wenselijk zijn dat alle jonge moeders bij nacontrole gevraagd wordt naar het functioneren van de bekkenbodem en standaard een vaginaal toucher krijgen, waarmee een indruk wordt verkregen over het functioneren van de bekkenbodemspieren. In de praktijk is het inmiddels niet meer standaard dat een inwendig onderzoek bij de nacontrole wordt uitgevoerd.

Daarnaast is er de mogelijkheid van een postpartumconsult (▶ par. 11.5) door een bekkenfysiotherapeut indien:
- geen postpartumbeoordeling van de bekkenbodemfunctie heeft plaatsgevonden bij de nacontrole;
- bij de nacontrole risicofactoren voor bekkenbodemdisfuncties zijn geconstateerd;
- bekken(bodem)klachten zes weken postpartum aanwezig zijn;
- bij de nacontrole (door verloskundige, gynaecoloog of huisarts) stoornissen in het functioneren van het bekken of de bekkenbodemspieren zijn geconstateerd;
- de vrouw postpartum duidelijkheid/ inzicht wil hebben in het functioneren van haar eigen bekkenbodemspieren.

De bekkenfysiotherapeut zou dan idealiter de beschikking hebben over informatie met betrekking tot de gezondheidstoestand van de vrouw postpartum en de consequenties voor belasting van haar bekken- en bekkenbodemregio (ADL, werkhervatting en sportbeoefening).

In Frankrijk is het al langer gebruikelijk dat vrouwen postpartum op hun bekkenbodem(dis)functies worden gecontroleerd en op het belang van een goed herstel na de bevalling worden geattendeerd. Vrouwen volgen daardoor ook vaker een postpartumcursus waarin aandacht wordt besteed aan bekkenbodem(dis)functies.

Als de vrouw een zwangerschapscursus heeft gevolgd, kan deze worden voortgezet na de bevalling met een postpartumcursus/nagym. Ook de NVFB ZwangerFit®-begeleiding kan na de bevalling doorgaan in een postpartumcursus of MoederFit-concept.

- **De pasbevallen vrouw met klachten en bekkenfysiotherapie**

Bekken(bodem)disfuncties die specifiek in het kraambed kunnen voorkomen, zijn:
- slechte of geen aandrang voor mictie voelen;
- stress- of urgency-urine-incontinentie;
- slechte of geen aandrang voor defecatie voelen;
- fecaal verlies;
- obstipatie, vaak in combinatie met angst om te persen;
- bekkenbodempijn (beurs gevoel, aambeien, gezwollen, trekkend litteken);
- pijn *op* de symfyse: je voelt postpartum een 'deukje' (verbreding) in de gewrichtsspleet; als je hier je vinger (in het verlengde van de symfyse) in kunt leggen, kan de symfyse pijn doen bij omdraaien door onvoldoende stabilisatie. Pijn in de symfyse kan ook ontstaan op basis van een distorsie van de symfyse tijdens de partus;

12.1 · Diagnostiek bij vrouwen peripartum

- pijn links-rechts op het os pubis: vaak aanspanningspijn van de adductoren bij verminderde stabilisatie of angst;
- pijn in de lage buik en bekkenbodemregio: kan worden veroorzaakt door te veel spanning van de bekkenbodem bij onvoldoende of inadequate stabilisatie.

Symptomen waarmee de vrouw in de postpartumperiode te maken kan krijgen en waarbij zij hulp van een bekkenfysiotherapeut kan vragen, zijn:
- mictieklachten (o.a. stress- of urge-incontinentie, recidiverende urineweginfecties, onvolledige lediging);
- defecatieklachten (o.a. fecale incontinentie, veelal na (sub)totaalruptuur, langdurige obstipatie of terugkerende aambeien);
- prolapsklachten (niet alleen voorkomend bij multipara);
- pijnklachten in het genitale gebied, onder meer door een litteken na een episiotomie of ruptuur (bij zitten, fietsen of vrijen), dyspareunie, anale pijn;
- zwangerschapsgerelateerde lagerugpijn en bekkenpijn (ZGBP) die bestond tijdens de zwangerschap of ontstaan is na een bevalling met risicofactoren voor ZGBP (o.a. zwaar kind, lange persfase);
- lagerugklachten (vaak bij eerder bekende rugklachten);
- stuitklachten.

Ook nu is een volledige beoordeling van de bekkenregio en bekkenbodemspierfunctie geïndiceerd, ook als er anamnestisch wordt aangegeven dat er geen klachten zijn in bekkenregio of bekkenbodem. Een beoordeling kan worden uitgevoerd in een aantal sessies of in een postpartumconsult (▶ par. 11.5), waarbij de totale diagnostiek in een (uitgebreide) sessie wordt afgerond. De keuze hiervan is afhankelijk van de uitgebreidheid van het klachtenpatroon, het aantal weken postpartum, het verwachtingspatroon van de patiënt en de voorkeur van de bekkenfysiotherapeut.

De bekkenfysiotherapeut kan de NVFB-Zwangerfit®-docent van adviezen voorzien om de postpartumtraining optimaal te laten verlopen voor de deelneemster die specifieke aandachtspunten kent (bijv. de bekkenbodemspieren trainen van een deelneemster met een totaalruptuur postpartum).

Bij bekkenbodemdisfuncties wordt in principe eerst het natuurlijk herstel (kraamperiode: 6 weken postpartum) afgewacht, waarbij de vrouw in deze periode wel rustige bekkenbodemoefeningen mag doen om de spieren weer beter te leren voelen en de circulatie te verbeteren; krachttraining zal pas later kunnen volgen. Bij ernstige bekkenbodemklachten (fors urineverlies, niet kunnen plassen of ontlasten) kan een bekkenfysiotherapeutisch consult al in de kraamperiode zinvol zijn (al dan niet aan huis). Ook bij vrouwen met bekkenklachten postpartum zal niet tot 6 weken na de bevalling worden gewacht met bekkenfysiotherapeutische diagnostiek. Indien de patiënte niet ambulant is in verband met haar klachten, zal de bekkenfysiotherapeut de patiënte thuis bezoeken. De diagnostiek zal in die situatie vooral gericht zijn op de stabiliteit rondom het bekken, pijnprovocerende acties en de ADL-activiteiten van de vrouw. Door gerichte advisering met betrekking tot gedoseerde opbouw van belasting-belastbaarheid kan hier veel winst worden geboekt.

Het inwendig (vaginaal) bekkenfysiotherapeutisch onderzoek bij een vrouw postpartum zal in principe pas plaatsvinden, nadat de nacontrole (zes weken postpartum) door de verloskundige, gynaecoloog of huisarts heeft plaatsgevonden. Tot zes weken na de partus is er een verhoogde kans op een infectie. Als er nog bloedverlies is, is dat een contra-indicatie voor vaginaal onderzoek. De bekkenbodemfunctie is ook nog dusdanig door hormonen beïnvloed, dat het onderzoek binnen zes weken na de bevalling nog beperkte relevante informatie geeft.

Afhankelijk van het verloop van de partus, de persoonlijke beleving van de postpartumvrouw, en de specifieke hulpvraag zal het inwendig bekkenfysiotherapeutisch onderzoek vroeg of later in het diagnostische traject kunnen plaatsvinden om een optimale diagnostiek, informatie over het mogelijke behandelresultaat en een prognose over de behandeltermijn te kunnen verschaffen.

- **Specifieke aandachtspunten bij het bekkenfysiotherapeutisch onderzoek bij pasbevallen vrouwen**

Tijdens de *screening* (▶ bijlage E) zullen bepaalde vragen positief beantwoord kunnen worden, hoewel dit niet automatisch betekent dat dit rode vlaggen zijn.
- De vraag naar pijn die 's nachts blijft of zelfs erger wordt zal door vrouwen met ZGBP bevestigend beantwoord worden voor lagerug- en bekkenpijn, niet voor uitstralende pijn of bekkenbodempijn.
- Bij nycturie > 3 × moet gevraagd worden of de vrouw gaat plassen omdat zij aandrang heeft (zo ja, was dit voor de zwangerschap ook al zo?), of omdat ze uit bed is gegaan vanwege de baby.
- Bloed in de urine of bij de ontlasting is lastig te beoordelen zolang een vrouw nog vloeit.

Bij de *anamnese* is specifieke aandacht nodig voor:
- partusanamnese: hoe is de partus verlopen en hoe heeft de vrouw die ervaren? Met name aandacht voor persduur (langer dan 1 uur?), kunstverlossing (vacuümextractie, tangverlossing?), gewicht baby (meer dan 4000 g?), (forse) fundusexpressie?
- Specifieke aandacht voor de risicofactoren (◻ tabel 12.1) met het oog op de prognose.

Aandachtspunten bij het *lichamelijk onderzoek* zijn:
- Bij de inspectie van een pasbevallen vrouw zal nog weefselslapte te zien zijn in de buikwand. Dit moet niet worden verward met zwakte van de buikspieren. Lichte, actieve contractie van de buikwand (in ruglig, zijlig, zit of kruiphouding, eventueel met bewuste expiratie) geeft hier antwoord op. Wel is na een partus vaak het aanspangevoel veranderd.
- De tests van de ligamenten van het SI-gewricht kunnen snel provoceren, zodat vervolg van het onderzoek nauwelijks meer mogelijk is. Hiermee kan rekening worden gehouden bij het moment van testen (einde onderzoek). Tevens dient de vrouw te worden verteld dat na het onderzoek de klachten tijdelijk kunnen toenemen.
- Specifieke aandacht voor transfers (lig naar zit, naar stand en andersom).

Indien tot *inwendig onderzoek* wordt besloten:
- Door de kwetsbaarheid van het vaginale slijmvlies en de cervix kan na afloop van vaginaal onderzoek wat lichtroze afscheiding ontstaan. Om ongerustheid te voorkomen is het goed om de patiënt hiervan op de hoogte te stellen.
- De bekkenbodemregio was gedurende de zwangerschap beter doorbloed en het weefsel is door de invloed van de hormonen weker geworden; postpartum zal dit langzamerhand weer veranderen. Hierdoor zal bij het palpatieonderzoek rekening moeten worden gehouden met meer mobiliteit van de vaginawanden en organen. Ook de bekkenbodemspieren kunnen bij palpatie wat weker en verzwakter aanvoelen. Dit is bijvoorbeeld merkbaar bij de hiatussluiting tegen weerstand in (vingers bekkenfysiotherapeut), die wel mogelijk is, maar alleen tegen zwakke weerstand.

12.1 · Diagnostiek bij vrouwen peripartum

- Anaal bekkenbodemfunctieonderzoek is in principe altijd mogelijk.
- Anaal bekkenbodemfunctieonderzoek is aan te raden na een (sub)totaalruptuur (graad IIIa-IV), ook als er op dat moment geen klachten zijn.
- De POP-Q-uitslag kan bij vrouwen kort na de partus afwijkend zijn doordat het steun- en ophangapparaat nog verzwakt is (hormonaal en door vaginale baring). Ook na een keizersnede zal de bekkenbodem zwakker zijn dan bij een niet-bevallen en niet-zwangere vrouw (hormonaal, gewicht uterus gedurende de zwangerschap).

Indien de bekkenstand bij het onderzoek stoornissen vertoont, zoals een SI-disfunctie, zullen deze eerst gecorrigeerd moeten worden voordat een goede beoordeling van de bekkenbodemfunctie kan plaatsvinden.

De beoordeling van een bekkenklacht postpartum kan soms op zeer korte termijn na de bevalling noodzakelijk zijn, omdat de vrouw zoveel klachten heeft, dat ze niet kan functioneren en zich ernstige zorgen maakt. Bij de diagnostiek van de vrouw met heftige bekkenklachten zal met beleid moeten worden omgegaan met de SI-tests, omdat die het klachtenbeeld dusdanig kunnen intensiveren, dat verder onderzoek niet meer mogelijk is. Tevens kan het bij acute, heftige bekkenpijnklachten die direct postpartum optreden of na de bevalling intensiveren, zinvol zijn om de vrouw in de thuissituatie te beoordelen. Naast het onderzoeken van de situatie in de bekkenregio is het van belang om een beeld te krijgen van hoe haar ADL-activiteiten verlopen. Dit kan het best beoordeeld worden door een behandeling aan huis met de patiënt af te spreken.

Een compleet postpartum bekkenfysiotherapeutisch consult (inclusief inwendig onderzoek) wordt in het algemeen pas uitgevoerd nadat de nacontrole door de gynaecoloog of verloskundige heeft plaatsgevonden (minimaal zes weken na de bevalling, ▶ par. 11.5).

Disfuncties in de bekken- en bekkenbodemregio die kunnen voorkomen in de preconceptie- en peripartumperiode zijn:
- Onderactieve bekkenbodemspieren, bijvoorbeeld bij vrouwen die na een vorige partus onvoldoende herstel hebben vertoond of onvoldoende aandacht aan het herstel hebben gegeven, of te veel buikpers creëren, of bij vrouwen met lichamelijk zware werkzaamheden.
- Overactieve bekkenbodemspieren, bijvoorbeeld bij vrouwen met (eerder bekende) vaginistische klachten of dyspareunie, of bij vrouwen met veelvuldige urineweginfecties, bij langdurige obstipatieklachten of prolapsklachten (kan ook tijdens de zwangerschap), of bij vrouwen die te maken hebben met persoonlijke stressfactoren of met negatieve ervaringen in het bekkenbodemgebied, of bij vrouwen met lagerug- en bekkenpijnklachten (al dan niet na eerdere zwangerschap of bevalling) en een veranderde stabiliteit rondom de lage rug en het bekken.
- Niet-functionerende bekkenbodemspieren, bijvoorbeeld bij vrouwen met ernstig letsel postpartum of bij een neurologische aandoening, of bij vrouwen die geen enkel bekkenbodembewustzijn hebben opgebouwd (of dit zichzelf afgeleerd hebben), zoals dat kan ontstaan bij langdurige persoonlijke stressfactoren of negatieve ervaringen in het bekkenbodemgebied (bijv. misbruik), of bij langdurige obstipatie en negeren van aandrang.
- Coördinatiestoornis bekkenbodemspieren, bijvoorbeeld bij vrouwen die onvolledig functieherstel hebben vertoond na een eerdere partus, of bij een verkeerd aangeleerd bekkenbodemgedrag, zoals persmictie, langdurig negeren van aandrang, langdurige buikpers, of bij een disfunctie in de samenwerking tussen dwarse buikspieren, bekkenbodem en ademhaling.

- Zwangerschapsgerelateerde lagerug- en bekkenpijn die zijn ontstaan en zijn blijven bestaan tijdens of na een eerder doorgemaakte zwangerschap of bevalling.
- Lagerug-, bekken- of stuitpijn die niet zwangerschapsgerelateerd is (zoals na een val op het stuitje of een (auto)ongeval).
- Aspecifieke zwangerschapsgerelateerde bekkenpijn of lagerugklachten die zijn blijven bestaan na een eerder doorgemaakte zwangerschap of bevalling.

De mogelijke *behandeldoelen* tijdens de preconceptie en peripartumperiode zijn:
- Het vergroten van inzicht in het functioneren van bekken- en bekkenbodemgebied in relatie tot de klachten.
- Het (postpartum opnieuw) bewust worden van de bekkenbodemspieren, zowel met betrekking tot aanspannen en ontspannen als in relatie met de ademhaling.
- Het gericht oefenen ter vermindering van bekkenbodemdisfuncties die mogelijk zijn ontstaan ten gevolgde van een eerdere partus.
- Verbeteren van bekkenbodemgedrag (toiletgedrag, vocht- en vezelintake, til- en perstechniek).
- Het (weer) goed kunnen verdragen van vaginaal contact tijdens coïtus of inwendig onderzoek, al dan niet met een speculum.
- Het verbeteren van de stabilisatie en coördinatie rondom lagerug en bekken.
- Het in balans brengen van de belasting en belastbaarheid (fysiek, psychisch) voor de pasbevallen vrouw en haar voorbereiden op een terugkeer naar haar dagelijkse werkzaamheden (binnen- en buitenshuis) en (sport)activiteiten.

12.2 Diagnostiek bij vrouwen rond de menopauze

In samenwerking met Marijke Slieker.

Rond de menopauze kunnen we de volgende perioden onderscheiden (figuur 12.1)[6].
1. *Premenopauze*: de levensfase voor de menopauze.
   In deze fase neemt de oestrogeenproductie af, zodat er allereerst een verkorting van de menstruatiecyclus optreedt: in plaats van 27-28 dagen wordt deze cyclus nu 23-25 dagen. Bij een verdere afname van de oestrogeenproductie blijft de eisprong uit en treedt er een onregelmatig menstruatiepatroon op. Als er uiteindelijk helemaal geen hormonen meer worden geproduceerd, stopt de vrouw met menstrueren.
2. *Perimenopauze, climacterium of de overgang*: de periode vanaf de laatste menstruatie tot en met één jaar daarna.
   In deze periode komen de verschijnselen van de afnemende oestrogeenproductie (overgangsklachten, zie hieronder symptomen) duidelijk naar voren.
3. *Menopauze*: de laatste menstruatie als gevolg van een natuurlijke endogene hormonale invloed uit het ovarium.
   Dit begrip wordt ook vaak (foutief) gebruikt voor de periode na de menopauze, de postmenopauze. De laatste menstruatie is pas achteraf te bepalen, nadat de vrouw één jaar niet gemenstrueerd heeft.
4. *Postmenopauze*: de levensfase na de menopauze.
   Overgangsklachten blijven bij sommige vrouwen veel langer dan één jaar na het beëindigen van de menstruatie nog optreden.

12.2 · Diagnostiek bij vrouwen rond de menopauze

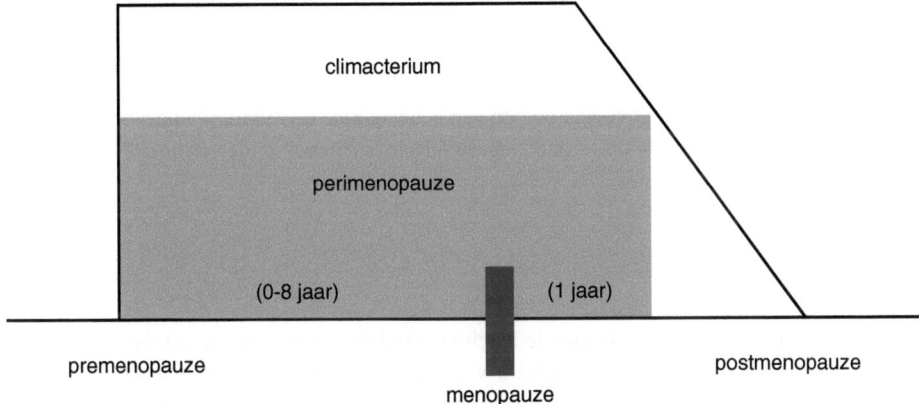

Figuur 12.1 Perioden tijdens de overgang.

Rondom de menopauze ondergaat het lichaam van de vrouw grote veranderingen, die te maken hebben met de afname van de oestrogeenproductie door de ovaria. Deze hormonale veranderingen kunnen verschijnselen (*signs*) en/of klachten (*symptoms*) geven.

De gemiddelde duur van de overgang is vier tot acht jaar en de meeste vrouwen komen tussen hun 45ste en 60ste levensjaar in de overgang. In Nederland ligt de gemiddelde leeftijd van de vrouw die de menopauze achter de rug heeft op dit moment op 52 jaar. Ongeveer 10% van de vrouwen heeft de menopauze voor het 46ste levensjaar doorgemaakt, en ook 10% van de vrouwen heeft op de leeftijd van 56 jaar nog regelmatig menstruaties[7].

Deze cijfers worden niet beïnvloed door ras, door de leeftijd waarop de menstruatie is begonnen, door lichaamsgewicht, gebruik van orale anticonceptiva of socio-economische factoren, maar wel door lichaamslengte (langere vrouwen hebben een iets latere menopauze), roken (1 à 2 jaar eerdere menopauze) en operatief ingrijpen waarbij de uterus en/of ovaria om medische redenen zijn verwijderd.

Veranderingen (*signs*) die optreden als gevolg van de oestrogeendaling en die van belang zijn voor de het bekkenfysiotherapeutisch onderzoek zijn[7,8,9,10,11,12]:
- Atrofie van het oppervlakte-epitheel (synoviale atrofie), waardoor de rugae (vaginale plooien) verdwijnen en het epitheel dun en kwetsbaar is (voor aanraking en infecties).
- Atrofie van het urethra-epitheel (urethrale sluitdruk neemt met 30% af).
- Collageengehalte van het bindweefsel vermindert (steunweefsel rond urethra en blaashals).
- Circulatie van het bindweefsel (ondersteuningsfunctie buikorganen) wordt minder.
- Circulatie van de vasculaire plexus rond de urethra neemt af (vermindering sfincterfunctie).
- Circulatie van de vagina vermindert (verminderde lubricatie en vaginale droogheid).
- Kwaliteitsafname van de bekkenbodemspieren[8,9].

Symptomen die tijdens het climacterium kunnen ontstaan en waarmee patiënten zich kunnen presenteren of worden verwezen naar de bekkenfysiotherapeut, zijn:
- dyspareunie ten gevolge van de vaginale atrofie,
- verhoogde afscheiding, vaginale jeuk,
- frequente mictie,

- toename van urineweginfecties,
- stress-urine-incontinentie,
- prolaps[13],
- prolapsklachten, zoals het voelen of zien van een vaginale uitstulping (balgevoel), zwaar en drukkend gevoel in de onderbuik, lagerugklachten, toenemende vermoeidheid, dyspareunie[13],
- vaginale flatus[14],
- fecale urgency,
- fecale incontinentie[15,16].

Andere algemene en veel voorkomende klachten rond de menopauze waarmee patiënten te maken kunnen krijgen, zijn: gejaagdheid, vermoeidheid, prikkelbaarheid, hartkloppingen, slapeloosheid, opvliegers, nachtelijke transpiratie, vergeetachtigheid, verminderd libido. Deze klachten kunnen tijdens de anamnese ter sprake komen, maar zijn niet behandelbaar door de bekkenfysiotherapeut. Voor behandeling hiervan dient de patiënt te worden verwezen naar de huisarts of gynaecoloog, begeleiding kan ook plaatsvinden door de overgangsconsulente.

De vrouw die goed functionerende bekkenbodemspieren heeft wanneer zij aan het begin van de overgang staat, heeft een betere uitgangspositie in relatie tot de negatieve effecten op het functioneren van het urogenitale systeem, dan de vrouw die op dat moment al een bekkenbodemdisfunctie heeft. Zo kan een disfunctie die veel eerder is ontstaan, maar asymptomatisch was, nu in deze levensfase klachten veroorzaken (symptomatisch worden). Het lijkt erop dat de klachten in de overgangsperiode ontstaan, maar de basis ervan is al na de bevallingen gelegd.

Ook een ongecompliceerde zwangerschap en bevalling kunnen kwaliteitsverlies opleveren voor de bekkenbodemspieren, zonder dat het klachten veroorzaakt (asymptomatisch). Deze spieren worden lang niet altijd correct en bewust gebruikt of hertraind door de vrouw, vooral niet bij de groep die voor de jaren zeventig van de twintigste eeuw zwanger was[2]. Dit betekent dat er in de groep van vrouwen die nu in de overgangsfase zitten nog veel vrouwen zijn die zich niet bewust zijn van hun bekkenbodemspieren, ze niet hebben leren kennen (bijvoorbeeld bij de zwangerschapsgymnastiek). Bekkenbodemspiertraining is gelukkig in elke levensfase mogelijk en zinvol.

- **Specifieke aandachtspunten bij het bekkenfysiotherapeutisch onderzoek bij vrouwen in het climacterium**

Tijdens de *screening* zijn er geen specifieke screeningsvragen bij deze doelgroep.

Bij de *anamnese* wordt specifieke aandacht gegeven aan:
- Veranderingen in het mictiepatroon: frequente mictie, urineweginfecties.
- Ontstaan of toename van stress-urine-incontinentie.
- Verhoogde afscheiding, jeuk, droogheid, bloedverlies, urineweginfecties.
- Ontstaan of toename van prolaps of prolapsklachten.
- Aanwezigheid van vaginale flatus.
- Veranderingen bij de coïtus (door de synoviale atrofie): pijn bij het vrijen (verminderde lubricatie), vermindering van libido.
- Klachten van fecale urgency/incontinentie.
- Eerder bekkenklachten gehad (peripartum).
- Aanwezigheid van lagerugklachten.
- Veranderingen in emotionele stabiliteit.

Specifieke aandachtspunten bij het *lichamelijk onderzoek*:
- Stabiliteitsproblemen met betrekking tot het bekken kunnen in het verleden niet herkend en behandeld zijn en zijn blijven bestaan, en in de overgangsperiode weer recidiveren of toenemen door de hormonale impact op bind- en spierweefsel.
- Tijdens de vaginale inspectie kan bij een vrouw in het climacterium het volgende opvallen: verhoogde afscheiding, droogheid van de synovia, bloedverlies.
- Bij de vaginale palpatie: rugae (vaginale plooien) zijn verdwenen en het epitheel is dun en kwetsbaar (voorzichtig tijdens palpatie).
- Zeker aandacht voor de POP-Q.

Disfuncties die kunnen voorkomen in de overgangsperiode zijn:
- Onderactieve bekkenbodemspieren, bij vrouwen die na hun peripartumperiode onvoldoende herstel hebben vertoond, of hier onvoldoende aandacht aan hebben gegeven of die in een algeheel mindere conditie verkeren.
- Overactieve bekkenbodemspieren, bij vrouwen met dyspareunie, bij vrouwen met eerdere negatieve ervaringen, bij vrouwen met 'oude' bekkenklachten en bij vrouwen met prolapsklachten die hun bekkenbodem hebben ingeschakeld om te compenseren en bij wie dit mechanisme nu faalt. Overactiviteit kan ook voorkomen bij urine/fecale incontinentie.
- Niet-functionerende bekkenbodemspieren, bij vrouwen met ernstig letsel postpartum, of die geen bewustzijn in dit gebied hebben ontwikkeld.
- Coördinatiestoornis bekkenbodemspieren, bij vrouwen die geen volledig functieherstel hebben vertoond na een eerdere partus en bij vrouwen met een avulsie (asymmetrie).
- Bekken- of lagerugklachten die wellicht nog terug te voeren zijn op een zwangerschapsgerelateerde bekkenpijn die niet hersteld is.

De mogelijke *behandeldoelen* tijdens de overgangsperiode:
- Het vergroten van inzicht in het functioneren van bekken- en bekkenbodemgebied in relatie tot de klachten (hetgeen bij deze generatie nog vaak slecht ontwikkeld is).
- Het (opnieuw) bewust worden van de bekkenbodemspieren, zowel bij aanspanning als ontspanning.
- Het gericht oefenen van de bekkenbodemspieren om bekkenbodemdisfuncties op te heffen of te reduceren die zijn ontstaan ten gevolge van een eerdere partus.
- Het corrigeren van inadequaat gedrag (tijdens buikdrukverhogende momenten en bij aandrang).
- Adviezen over vrijen in relatie tot een veranderende vaginale status.
- Het optimaal corrigeren van lagerug- of bekkenklachten.
- Het in balans brengen van de belasting en belastbaarheid van het bekken.

12.3 Diagnostiek bij mannen

In samenwerking met Dorien Bennink.

In de historische ontwikkeling van het vak bekkenfysiotherapie is het besef pas later doorgedrongen, dat mannen ook een bekkenbodem hebben en dat bekkenbodemdisfuncties bij mannen dus ook klachten kunnen geven. Bij het ontwikkelen van een bekkenfysiotherapeutisch patiëntenbestand en de daarbij behorende verwijsrelaties binnen een bekkenfysiotherapeutische praktijk, ziet men deze ontwikkeling ook steeds weer terug: eerst dienen zich de vrouwelijke patiënten aan en pas later komen de mannen binnen. De informatiefolder van de NVFB haakt hierop in door antwoord te geven op een vraag die nog vaak door mannen wordt gesteld: *Mannen hebben ook een bekkenbodem?*[17]

Er zijn duidelijk verschillen in de anatomie, fysiologie en bekkenfysiotherapeutische indicaties tussen mannelijke en vrouwelijke patiënten, die in deze paragraaf zullen worden beschreven. Binnen het bekkenfysiotherapeutisch onderzoek zijn de stappen bij mannen echter niet wezenlijk anders dan die bij vrouwen. De benaderingswijze (attitude) van de bekkenfysiotherapeut bij mannen vraagt echter specifieke aandacht, evenals de informatie en communicatie die al vanaf het moment van aanmelding begint.

Mannelijke patiënten hebben nogal eens het idee dat zij de enige man zijn die bekkenbodemklachten heeft. De vraag: *heeft u al eerder mannen behandeld*, wordt dan ook regelmatig gesteld, zelfs als de bekkenfysiotherapeut al heel wat jaren in het vak werkzaam is. Inmiddels kan binnen een langer bestaande bekkenfysiotherapeutische praktijk de populatie mannen (afhankelijk van de verwijsrelaties in de regio en specifieke expertise van de bekkenfysiotherapeut) zich ontwikkelen naar 50% of meer. Dit antwoord stelt veel mannen gerust.

Het valt op dat mannen bij het aanmelden voor een eerste afspraak bekkenfysiotherapie vaak minder wachttijd accepteren. Soms is dit logischerwijs gebonden aan de klachten (preoperatieve instructie voor een prostatectomie, waarbij de datum al vastligt). Dit gedrag laat zich ook zien bij mannen na een radicale prostatectomie die postoperatief incontinent zijn geworden, hetgeen een enorme impact op hun kwaliteit van leven heeft[18]. Ook de mannen met bekken(bodem)pijn willen het liefst vandaag al een afspraak als ze zich aanmelden, hoewel de klachten vaak al jarenlang bestaan. Mannen lijken meer 'in nood' te zijn. Snel een eerste afspraak kunnen maken kan bij de mannelijke patiëntengroep dus een voordeel zijn.

Het overgrote deel van de bekkenfysiotherapeuten is vrouw (in 2013 was in Nederland minder dan 2% van de bekkenfysiotherapeuten een man). Bij de opleiding bekkenfysiotherapie hebben zich al een flink aantal jaren geen mannelijke studenten aangemeld. Bekkenfysiotherapie is dus een vrouwenvak, hetgeen voor de meeste mannelijke patiënten geen probleem blijkt te zijn. Beginnende, vrouwelijke bekkenfysiotherapeuten kunnen wel een 'drempel' voelen om mannelijke patiënten te gaan behandelen. Dit heeft te maken met:
– minder persoonlijke herkenning van de mannelijke problematiek;
– minder inleving in de belevingswereld van de man;
– lading/spanning in verband met het sekseverschil;
– onhandigheid of onervarenheid om te praten over seks;
– mannen verwachten een 'zakelijke' aanpak, geen 'vriendinnengevoel'.

Naarmate de bekkenfysiotherapeut meer ervaring opdoet in de begeleiding van mannelijke patiënten wordt het verschil tussen mannelijke en vrouwelijke patiënten in haar beleving steeds kleiner. Een professionele houding van de bekkenfysiotherapeut met behoud van distantie draagt ertoe bij dat het sekseverschil in de praktijk geen problemen hoeft op te leveren. Begrip voor de impact van bekkenbodemdisfuncties op de kwaliteit van leven (QOL) van de mannelijke patiënt is van belang.

▪ Bekkenfysiotherapeutische indicaties bij mannen

Behandelindicaties waarmee mannen zich kunnen presenteren bij een bekkenfysiotherapeut zijn divers en voor een groot deel overeenkomstig met die van de vrouwelijke patiëntenpopulatie. De indicaties rond de prostaat en erectiele disfuncties zijn mannenspecifiek.
1. Prostaatproblematiek (met bekkenbodemdisfunctie):
    – prostatodynie (pijn in de prostaat),

12.3 · Diagnostiek bij mannen

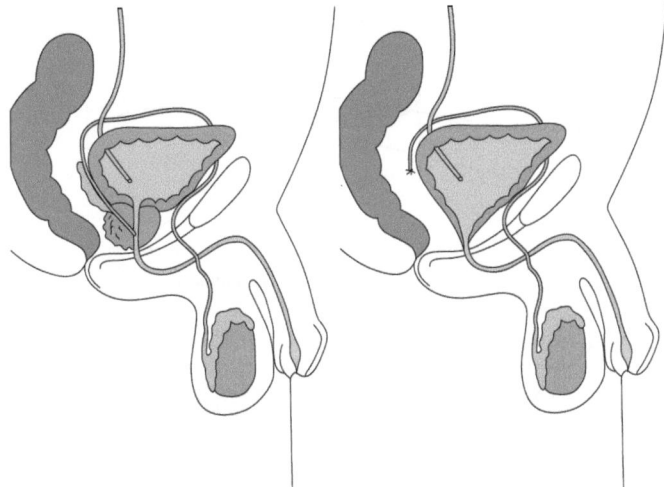

Figuur 12.2 Radicale prostatectomie.

- prostatitis (ontsteking van de prostaat),
- benigne prostaathyperplasie (BPH) vergroting van de prostaat).
2. Pre- en postoperatieve bekkenfysiotherapeutische begeleiding bij prostaatoperaties (voor de preoperatieve diagnostiek ▶ par. 12.7):
   a. bij een benigne prostaatvergroting:
      - transurethrale resectie van de prostaat (TURP),
      - transurethrale echogeleide laser-induced prostatectomie (TULiP),
      - vaportrodemethode (via elektrische stroom),
      - totale prostatectomie (indien de prostaat te groot is, zie b).
   b. totale of radicale prostatectomie (◘ figuur 12.2):
      - supra- of retropubische prostatectomie (Millin),
      - perineale prostatectomie,
      - laparoscopische prostatectomie,
      - RALP (robotgeassisteerde laparoscopische radicale prostatectomie).
3. Bekkenbodemklachten na andere ingrepen aan de prostaat:
   - cryochirurgie (bij BPH),
   - brachytherapie (inwendige bestraling),
   - radiotherapie (uitwendige bestraling),
   - HIFU (high-intensity focused ultrasound).
4. Bekkenbodemklachten bij testisproblematiek:
   - hydrocele scrotum (waterbreuk = ophoping van vocht rond de testes),
   - varicocele (zakaderbreuk, verzameling van verwijde bloedvaten in het scrotum).
5. Bekkenbodemklachten bij andere operatieve ingrepen:
   - *male sling* (bij urine-incontinentie),
   - sfincterprothese (kunstsfincter bij erectieproblematiek),
   - hernia inguinalis (liesbreuk),
   - vasectomie (sterilisatie),
   - circumcisie (besnijdenis).
6. Seksuele indicaties (met bekkenbodemdisfunctie):
   - erectiele disfunctie (ED),

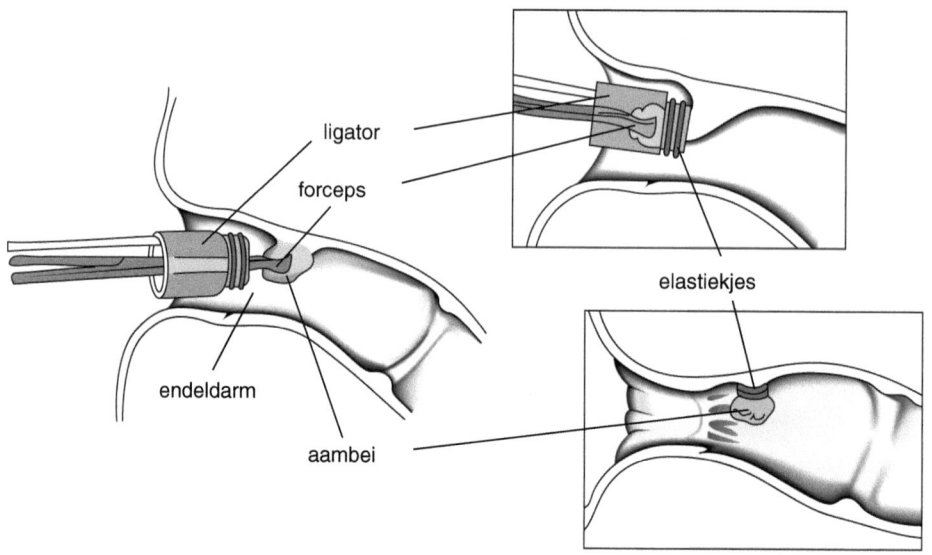

Figuur 12.3 Bandligatie.

- premature ejaculatie (voortijdige zaadlozing),
- retrograde ejaculatie, niet ontstaan op basis van operatief ingrijpen (zaadlozing naar de blaas in plaats van naar buiten via de penis),
- pijnklachten rondom erectie, ejaculatie of orgasme.
7. Postmicturition dribbling (nadruppelen van urine na de mictie).

De volgende bekkenfysiotherapeutische indicaties kunnen voorkomen bij mannen, maar zijn niet mannenspecifiek:
8. Urologische indicaties:
   - LUTS (lower urinary tract symptoms),
   - OAB (overactieve blaas), frequency-, urgency-, urge-incontinentie, nycturie (verhoogde urineafscheiding gedurende de nacht),
   - incontinentie urinae (stress, urgency of gemengd) of na ingreep bij urethrastricturen,
   - urgency, frequency,
   - dysfunctional voiding,
   - mictieproblematiek (hesitatie, stops, niet zittend/staand kunnen plassen, residu),
   - neoblaas (problematiek bij mictiegedrag en (nachtelijke) incontinentie).
9. Gastro-enterologische indicaties:
   - obstipatie,
   - fecale urgency en frequency,
   - fecale incontinentie of incontinentia alvi, soiling,
   - proctalgia fugax (anuskramp),
   - rectumprolaps,
   - irritable bowel syndrome (IBS),
   - pruritis ani (anale jeuk),
   - bandligatie bij hemorroïden ('elastiekje') (figuur 12.3).

10. Pijnklachten in het bekken- en bekkenbodemgebied:
    - lagerugklachten of bekkenpijn,
    - chronic pelvic pain syndrome (CPPS), klachten kunnen voorkomen in scrotum, perineum, liezen, onderbuik, penis, urethra.
11. Bekkenbodemproblematiek op basis van neurogene pathologie (urologisch en seksuologisch, zoals bij MS, M. Parkinson, CVA, diabetes mellitus)

■ Bekkenfysiotherapeutisch onderzoek bij mannen
De fase van informeren verloopt bij mannelijke patiënten vaak anders dan bij vrouwelijke patiënten: mannen hebben behoefte aan duidelijke, concrete informatie, liefst visueel ondersteund, voordat ze aan de slag kunnen gaan. Zij willen ook inzicht hebben in wat ze van de bekkenfysiotherapeut kunnen verwachten, voordat ze over kunnen gaan tot behandeling. Mannen willen eerst goed geïnformeerd worden.

Ook bij de diagnostiek kan visuele ondersteuning van groot belang zijn, zodat het gebruik van de EMG-apparatuur (of echografie) bij mannelijke patiënten zeer te overwegen is: zien wat er gebeurt, motiveert mannen enorm en maakt de vertaalslag naar zelf voelen voor hen gemakkelijker. Mannen zijn in het algemeen meer gericht op resultaat en dat is zichtbaar en meetbaar te maken met EMG (of echo)[20].

■■ Rode vlaggen
Er zijn geen specifieke screeningsvragen bij deze doelgroep.

■■ Anamnese
- Mictieanamnese: houding en verloop van het plassen uitgebreid uitvragen (flow, hesitatie, restgevoel, nadruppelen).
- Postoperatief: operatieverloop, complicaties, aantal dagen van de katheter, hervatten ontlasten, pijn, urineverlies dag/nacht/continu.
- Katheteriseren postoperatief, frequentie, productie?
- Seksuele anamnese: erectie, orgasme, ejaculatie, coïtus. Deze dient uitgebreid uitgevraagd te worden, wellicht in een tweede sessie. Hoewel het niet altijd betrekking heeft op de primaire klacht van de patiënt, komt het gaande het diagnostisch/therapeutisch proces ter sprake.
- Medicijngebruik (in verband met blaas, prostaat, hoge bloeddruk, hartklachten, antidepressiva, slaapmedicatie, anti-epileptica, antihistaminica, antipsychotica, diuretica).
- Leefstijlfactoren (alcoholgebruik, koffie, roken, drugs, beweging, werk, relatie).

■■ Lichamelijk onderzoek bekkenregio
- Specifieke aandacht is noodzakelijk voor de mobiliteit en coördinatie van de LWK, het bekken en de heupen, omdat deze bij mannen vaak minder soepel en ontwikkeld zijn.
- Lengte en spanning van de spieren rond het bekken (hamstrings, adductoren, piriformis, iliopsoas, diepe heupspieren, quadratus lumborum, multifidi).

■■ Bekkenbodemspierfunctieonderzoek
- Via inspectie en palpatie van het perineum kan een globale indruk worden verkregen van het functioneren van de bekkenbodemspieren.
- Afhankelijk van de indicatie zal een inspectie in ruglig (genitaliën) en/of zijlig (bekkenbodem, perineum en anus) worden uitgevoerd.

- Het inwendig onderzoek bij mannen kan alleen via de anus plaatsvinden. Een beoordeling van het functioneren van het ventrale complex kan plaatsvinden door de palperende vinger naar ventraal te draaien en tegen de urethra te positioneren. Op deze manier wordt een indruk verkregen van de functie van het urethrale deel van de bekkenbodemmusculatuur.
- De rustactiviteit/waarde van de mannelijke bekkenbodemspieren lijkt in het algemeen hoger dan bij de vrouw die een zwangerschap en vaginale partus heeft meegemaakt[19].
- Bij ventrale palpatie kan de prostaat worden gevoeld. De uroloog beoordeelt op deze manier de grootte van de prostaat. Dit behoort niet tot de competentie van de bekkenfysiotherapeut.

Mogelijke disfuncties bij mannelijke patiënten

- Overactieve bekkenbodemspieren, bij mannen met CPPS, bij een OAB, bij prostaatklachten, bij mannen met erectiele disfuncties, bij *dysfunctional voiding*, maar ook bij mannen met eerdere negatieve ervaringen, bij mannen met bekkenklachten of chronische lagerugklachten, ophoudgedrag (vertegenwoordigers, vrachtwagenchauffeurs), algehele lichaamsspanning (op de tenen lopen, burn-out), sporten (krachttraining, vechtsporten, wielrennen, mountainbiken, spinning, paardrijden, pilates).
- Coördinatiestoornis bekkenbodemspieren, bij mannen met premature ejaculatie, bij mictieproblemen (niet staand of niet zittend kunnen plassen, persmictie), defecatieproblemen (paradoxale pers).
- Onderactieve bekkenbodemspieren, komt minder voor bij mannen (geen partusschade, wel bij het ouder worden, of bij veel tillen), wel een onderactief sfinctercomplex (bij langdurige obstipatie, of foutief en veel persgedrag, anale penetratie en seksueel misbruik) bij fecale incontinentie of rectumprolaps.
- Niet-functionerende bekkenbodemspieren, komt zelden voor, alleen bij trauma's in het bekken- of bekkenbodemgebied (paalverwonding, motorongeluk).
- Bekken- of lagerugklachten, ook bij mannen kan een bekkenklacht optreden die het gevolg is van problematiek bij de stabiliteit van het bekken.

Mogelijke behandeldoelen bij mannen

- Het inzicht in het functioneren van bekken- en bekkenbodemgebied in relatie tot de klachten vergroten. Dit inzicht is bij mannen vaak slecht ontwikkeld; zij hebben nooit informatie gekregen, zoals veel vrouwen die wel kregen bij de zwangerschapsgymnastiek, of denken dat alleen vrouwen bekkenbodemspieren hebben.
- Het bewust worden van de bekkenbodemspieren, zowel bij aanspanning als ontspanning.
- Het verbeteren van de relaxatie van de bekkenbodemspieren.
- Het inzetten van de bekkenbodemspieren als compensator voor (tijdelijke) disfunctie van het urethrale sluitcomplex postoperatief.
- Het corrigeren van inadequaat gedrag met betrekking tot de bekkenbodemspieren (tijdens mictie, erectie en ejaculatie en bij aandrang).
- Adviezen met betrekking tot mictie en defecatie.
- Het optimaal corrigeren van lagerug- of bekkenklachten.
- Het in balans brengen van belasting en belastbaarheid van het bekken.
- Pijndemping.

12.4 Diagnostiek bij adolescenten

In samenwerking met Netty Bluyssen.

Naast volwassenen kan de bekkenfysiotherapeut ook kinderen onderzoeken en behandelen. Bekkenfysiotherapie bij kinderen vraagt om specifieke scholing van de bekkenfysiotherapeut en valt buiten het kader van dit boek. Aan de bekkenfysiotherapeutische diagnostiek bij adolescenten wordt in dit boek wel specifiek aandacht gegeven.

Adolescentie is de periode tussen kinderjaren en volwassenheid [21], de overgang in de ontwikkeling tussen de puberteit (begin van de adolescentie) en volledige volwassenheid (einde van de adolescentie). Het is een periode waarin veranderingen plaatsvinden op biologisch, cognitief en emotioneel gebied, die ook sociaal-cultureel bepaald zijn (de lichamelijke veranderingen zijn in de puberteit al grotendeels afgerond).

De *puberteit* is de periode waarin het kind geslachtsrijp wordt (hormonale onrust). De ontwikkeling van het kind is naarbinnen gericht.

De *adolescentie* is de periode waarin het kind doorgroeit naar volwassenheid en vooral naarbuiten gericht is. De adolescentie onderscheidt zich van de puberteit met betrekking tot ontluikende seksualiteit.

In Nederland wordt de leeftijd van de puberteit gesteld op 12 tot 17 jaar en die van de adolescentie op 17 tot 22 jaar[21]. De gehele leeftijdsperiode vanaf ongeveer twaalf jaar tot midden twintig wordt ook wel de adolescentie genoemd, maar meestal wordt de term adolescentie alleen gebruikt voor het laatste deel van deze periode. Dit is ook de doelgroep waarnaar in deze paragraaf zal worden gekeken (17-22 jaar).

Bekkenfysiotherapeutische indicaties in de adolescentieperiode kunnen in twee groepen worden verdeeld:
1. Indicaties die al sinds de kindertijd bestaan, die blijven voortbestaan in de adolescentieperiode (of verergeren door de lichamelijke veranderingen, of op jongere leeftijd niet afdoende behandeld zijn). De adolescent zit in de transitiefase (de periode dat een kind uit de kindergeneeskunde doorstroomt naar de volwassenenzorg). De adolescent kan in deze periode zelf met een hulpvraag komen. Hierbij kan worden gedacht aan:
    - Enuresis nocturna (bedplassen). Dit komt voor bij 0,5-2,6%[22]. Bij adolescenten kan dit gaan over enuresis waarvoor nog niet eerder een behandeling is ingezet, omdat aanvankelijk werd gedacht dat het wel over zou gaan, en waarvoor later uit schaamte niet meer gedurfd is hulp te vragen. Of om adolescenten die in de kindertijd van alles geprobeerd hebben, maar toen niet 'droog' zijn geworden.
    - Klachten op basis van anatomische disfuncties (urethrale kleppen, obstructieve membranen, reflux, epispadie, hypospadie, blaasextrofie, anusatresie, tethered spinal cord, hirschsprung).
    - Overactieve blaas, dysfunctional voiding, recidiverende urineweginfecties.
    - Obstipatie: van de kinderen, die met obstipatie te maken hebben, zal 5% dit in de volwassenheid ook nog hebben[23]. 25-30% van de kinderen bij de MDL-kinderarts heeft obstipatie[24].
    - Chronische buikpijn: 19% van de kinderen bij de MDL-arts hoort in deze groep[24]. Deze problematiek behoort niet tot het competentiegebied van de bekkenfysiotherapeut, omdat hiervoor aanvullende scholing noodzakelijk is. Deze groep adolescenten zal onderzocht en behandeld worden door een specifiek geschoolde bekkenfysiotherapeut (met aandachtsgebied kinderen) of kinderfysiotherapeut (met aandachtsgebied

bekken) of een samenwerking tussen deze twee, en veelal in een multidisciplinaire setting. Deze groep adolescenten valt buiten het bestek van dit boek.

2. Indicaties die zich in de adolescentiefase kunnen ontwikkelen zijn:
   - Overactieve blaas met urgency en urgency-incontinentie.
   - Onderactieve blaas (vroeger lazy bladder) met uitstelgedrag, slecht leegplassen, te lage vochtintake, vaak samengaand met obstipatie.
   - Stress-urine-incontinentie, vlak na de menarche (hormonaal) en bij meisjes die bekend zijn met blaashalsinsufficiëntie.
   - Giechelincontinentie, kan al op jonge leeftijd ontstaan en kan rond de menarche erger worden. Gaat meestal na de puberteit vanzelf weer over, vaak familiair bekend, de etiologie is niet bekend.
   - Urineweginfecties.
   - Dysfunctional voiding.
   - Problematiek bij beginnen met het gebruik van tampons.
   - Dermatologische aandoeningen die ook op deze leeftijd kunnen ontstaan (lichen sclerosis, vitiligo, eczeem, schimmelinfecties).
   - Menstrual disorder of teenagers (MDOT), bestaande uit pijn, krampen, emotionele labiliteit. Dit kan tot onbegrepen buikpijn leiden, verhoging van de buikdruk veroorzaken en de activiteit van de bekkenbodemspieren verhogen[25].
   - Obstipatie, op basis van veranderingen van eetpatroon, uitstelgedrag op school, hormonale veranderingen.
   - Fecale incontinentie, kan ontstaan door sfincterletsel bij anaal geslachtsverkeer.
   - Irritable bowel syndrome, vaak ook in relatie tot een ongezonde levensstijl[23].
   - Chronische buikpijn (viscerale hypersensitiviteit).
   - Chronische infectieziekten van de darm (inflammatory bowel disease), zoals colitis ulcerosa of ziekte van Crohn.
   - Chronische ziekten (bijv. cystische fibrose), die invloed kunnen hebben op de ontwikkeling van seksualiteit bij adolescenten (conditieprobleem) en waarbij de bekkenfysiotherapeut kan begeleiden in samenwerking met de seksuoloog.
   - Systemische klachten (bijv. MS) en de invloed ervan op bekkenbodemfuncties (bijv. mictie).

De eerste ervaring met de coïtus (in Nederland gemiddeld op 16,6 jaar) kan ook binnen de adolescentieperiode vallen. Voor het onderzoek van bekkenbodemklachten bij deze adolescenten wordt verwezen naar ▶ par. 12.6.

Tienerzwangerschappen kunnen ook binnen de adolescentieperiode vallen. De diagnostiek bij tienerzwangerschappen komt aan de orde in ▶ par. 12.1.

De bekkenfysiotherapeut kan bij de adolescent ook te maken krijgen met seksueel misbruik; niet als directe verwijsindicatie, maar omdat dit tijdens de diagnostiek in verband met een andere indicatie (in het bijzonder tijdens de inspectie of inwendig onderzoek) duidelijk wordt. In een dergelijk geval moet verplicht de Meldcode huiselijk geweld en kindermishandeling[26] worden gebruikt.

» De KNGF-Meldcode Huiselijk Geweld & Kindermishandeling bevat een stappenplan dat de fysiotherapeut stap voor stap door het proces leidt vanaf het moment dat hij signaleert tot aan het moment dat hij een beslissing neemt over het eventueel doen van een melding. De stappen maken de fysiotherapeut duidelijk wat er van hem wordt verwacht bij signalen van huiselijk geweld of kindermishandeling en hoe hij, rekening houdend met zijn geheimhoudingsplicht, op een verantwoorde wijze komt tot een besluit over het doen van een melding. »

De bekkenfysiotherapeut dient op de hoogte te zijn van het juridische kader bij de diagnostiek en behandeling van adolescenten, die omschreven is in de Wet op de geneeskundige behandelingsovereenkomst (WGBO).

Artikel 447 (van WGBO)

1	Een minderjarige die de leeftijd van zestien jaren heeft bereikt, is bekwaam tot het aangaan van een behandelingsovereenkomst ten behoeve van zichzelf, alsmede tot het verrichten van rechtshandelingen die met de overeenkomst onmiddellijk verband houden.
2	De minderjarige is aansprakelijk voor de daaruit voortvloeiende verbintenissen, onverminderd de verplichting van zijn ouders tot voorziening in de kosten van verzorging en opvoeding.
3	In op die behandelingsovereenkomst betrekking hebbende aangelegenheden is de minderjarige bekwaam in en buiten rechte op te treden.

Dat betekent dat er vanaf 16 jaar toestemming van de adolescent nodig is om met anderen te overleggen; dat is dus niet alleen de huisarts of een andere verwijzer, maar dat zijn ook de ouders. Bij een kind onder de 16 jaar is er toestemming van zowel het kind als de ouders nodig voor overleg met anderen. Bij een kind van gescheiden ouders moeten beide ouders die toestemming geven.

De vraag die de bekkenfysiotherapeut (altijd) aan zichzelf moet stellen bij een hulpvraag van een adolescent is: ben ik hier de aangewezen onderzoeker/behandelaar? Zo niet, dan is verwijzing naar een specifiek geschoolde collega de juiste weg. Dit kan zijn:
- Een bekkenfysiotherapeut met aandachtsgebied kinderen, of
- Een kinderfysiotherapeut met aandachtsgebied bekken/bekkenbodem.

- **Specifieke aandachtspunten bij bekkenfysiotherapeutisch onderzoek bij adolescenten**

De inhoud van de diagnostiek bij adolescente patiënten is niet wezenlijk anders dan die bij volwassen patiënten, maar de benaderingswijze (attitude) van de bekkenfysiotherapeut vraagt wel specifieke kennis en aandacht.

Dit speelt al een rol bij het leggen van het eerste contact tijdens de anamnese. Hierbij kan, in goed overleg en met toestemming van de adolescent, een ouder of een partner aanwezig zijn. De anamnese zal op de adolescent zelf gericht worden, indien nodig aangevuld door de ouder/partner[27]. Bij de woordkeuze zal zoveel mogelijk aansluiting worden gezocht bij de termen die door de adolescent zelf worden gebruikt.

Zoals in ▶ H. 5 al is aangegeven, is het afnemen van de bekkenfysiotherapeutische anamnese meer dan het verzamelen van informatie over de adolescent en zijn klacht; het is ook de allereerste stap in het contact maken tussen de bekkenfysiotherapeut en de adolescent, met zijn gedachten, beleving en overtuiging. Met de anamnese begint het opbouwen van de vertrouwensrelatie tussen de bekkenfysiotherapeut en de adolescent. Dit vertrouwen is van groot belang, omdat gewerkt wordt met klachten in een gebied dat persoonlijk en intiem is, en dat een grote emotionele lading kan hebben. Er wordt gewerkt aan het opbouwen van een veilige setting.

Vervolgens is het gebruikelijk om *uitleg* te geven, omdat het vak bekkenfysiotherapie voor veel patiënten onbekend is. Deze uitleg begint met wat de adolescent de eerste keer kan verwachten:
- De klacht/hulpvraag duidelijk krijgen.
- Alle factoren die van belang zijn voor de behandeling analyseren.
- De verschillende domeinen waarmee de bekkenbodem te maken heeft uitvragen.
- Uitleg geven over wat bekkenfysiotherapie in kan houden.
- De volgende stappen in het diagnostische proces bespreken.
- Indien mogelijk een voorlopige bekkenfysiotherapeutische diagnose geven.
- De actieve rol van de adolescent zelf benadrukken.

Tijdens de bekkenfysiotherapeutische *anamnese* worden alle domeinen uitgevraagd. Specifieke aandacht is er voor:
- de ontwikkeling van de adolescent,
- zindelijkheid voor mictie en defecatie (dag en nacht),
- verloop van de zindelijkheidstraining,
- mictie- en defecatiegedrag,
- urineweginfecties,
- menstruatieverloop,
- seksueel functioneren,
- familiaire aandoeningen.

Het is de vraag of het domein seksualiteit in het bijzijn van de ouders volledig bespreekbaar is. Hierop kan in een volgende sessie (in afwezigheid van de ouder) worden teruggekomen.

Gedurende en na afloop van de anamnese geeft de bekkenfysiotherapeut *informatie* die aansluit bij de belevingswereld van de adolescent. Voor de adolescent zijn er geen specifieke boeken, wel voor de tiener of volwassene. Per persoon zal worden ingeschat wat het beste aansluit bij deze patiënt. Informatieve boeken die voor deze doelgroep geschikt lijken, zijn de boeken van Goedele Liekens: Het vaginaboek, Haar penisboek, Ons seksboek, Haar orgasmeboek[28,29,30,31].

Een *mictielijst en/of defecatielijst* levert ook bij deze groep patiënten veel diagnostische informatie op (▶ H. 6), draagt bij aan de bewustwording van de adolescent en kan worden gebruikt om het effect van de behandeling te evalueren. Zo'n lijst bijhouden is een *must*, de verantwoordelijkheid ervoor ligt bij de adolescent zelf. Hierbij is er bijzondere aandacht voor nycturie, (verminderde) vochtintake en (verwachte) blaascapaciteit.

De adolescent is (in tegenstelling tot de puber) niet meer in fysieke verwarring en is in de fase waarin ontwikkeling van het bewustzijn plaatsvindt. Tijdens het *lichamelijke en uitwendig bekkenbodemfunctieonderzoek* kan hier dan ook naar worden gevraagd (*kun je waarnemen wat er gebeurt?*). Ook de eigen grenzen, die in de puberteit nog worden onderzocht, kunnen door de adolescent beter worden aangegeven.

De adolescent is wel in staat om het *inwendig onderzoek* toe te laten, en kan erover in gesprek gaan. Indien dit aan de orde komt, kunnen er enkele vragen aan de adolescent worden gesteld, die hem of haar kunnen helpen om de beslissing over inwendig onderzoek overwogen te nemen, uiteraard nadat hierover eerst uitgebreid informatie is gegeven:
- *Wat levert inwendig onderzoek je op?*
- *Wat zou maken dat je nee of ja zegt?*
- *Als je geen inwendig onderzoek wilt, heeft dat dan te maken met angst?*

- *Waar heeft die angst mee te maken?*
- *Ben je bang voor inbreuk op jouw intimiteit?*

De bekkenfysiotherapeut zal de adolescent duidelijk maken dat het bekkenfysiotherapeutisch, inwendig onderzoek gericht is op de functie van het bekken- en bekkenbodemgebied en niet op de beleving of gevoelens van intimiteit of seksualiteit. Die kunnen er wel zijn, en die kunnen worden besproken als dat nodig is, maar dat is niet de reden van het onderzoek. Beide partijen zijn zich bewust van de kwetsbaarheid van dit gebied en gaan daar met respect mee om.

Vaginaal onderzoek zal in het algemeen pas plaatsvinden als de adolescent seksueel actief is (waarbij goed moet worden nagevraagd wat zij hieronder verstaat), of bij de adolescent die regelmatig tampons gebruikt. De bekkenfysiotherapeut mag niet de eerste zijn die 'naar binnen' gaat. Dit is een ongeschreven regel die door alle artsen wordt gehanteerd en waarvan alleen bij noodzakelijk medisch onderzoek kan worden afgeweken.

Inspectie (in rust en tijdens beweging) is wel mogelijk, en zal worden uitgevoerd samen met de adolescent en indien de adolescent dat wil met gebruik van een spiegel. Ook nu is het vooral de benaderingswijze van de bekkenfysiotherapeut, die aandacht behoeft.

Heb je zelf wel eens gekeken? Hoe vond je dat?

Er wordt veel informatie gegeven terwijl het onderzoek wordt uitgevoerd en vragen worden gestimuleerd en beantwoord.

Het spreiden van de labiae kan zowel door de adolescent zelf als door de bekkenfysiotherapeut worden uitgevoerd, in overleg met de adolescent. De adolescent wordt steeds met opdrachten bij het onderzoek betrokken. Zowel via oogcontact als verbaal blijft de bekkenfysiotherapeut in contact met de patiënt. De dialoog is van waarde om de kans op dissociëren te verkleinen.

Anaal onderzoek wordt gebruikt bij jongens en is ook mogelijk bij meisjes als alternatief wanneer vaginaal onderzoek geen optie is, of wanneer de klachten te maken hebben met een anale disfunctie.

De *EMG-meting* kan ook perineaal worden uitgevoerd (met plakelektroden op het perineum), hetgeen wel minder betrouwbaar is dan EMG met een inwendige probe. Een EMG-meting kan ook anaal bij adolescenten worden toegepast.

Ook het gebruik van *echografie* is bij adolescenten een goede optie, omdat dit zowel abdominaal als translabiaal/perineaal kan worden toegepast. Hiermee kan de blaasinhoud voor en na de mictie of de vulling van het rectum worden bepaald en kan het functioneren van de bekkenbodemmusculatuur worden gevisualiseerd.

Uroflowmetrie is bij adolescenten met een disfunctie in het urologische domein een veel gebruikt meetinstrument, dat tevens feedback geeft en therapeutisch kan worden ingezet. In de International Children's Continence Society (ICCS) Standardisation behoort de uroflowmetrie tot de basisdiagnostiek.

» A noninvasive approach in these children allows us to select patients who will need a more invasive assessment (ICCS). «

Steeds blijft bij de diagnostiek natuurlijk gelden: als de adolescent *nee* zegt, is het *nee*. De autonomie van de adolescent moet worden gewaarborgd en de regie mag niet worden overgenomen door de bekkenfysiotherapeut.

De mogelijke behandeldoelen bij adolescente patiënten zijn:
- Het inzicht in het functioneren van bekken- en bekkenbodemgebied in relatie tot de klachten vergroten door voorlichting/informatie (waaronder ook seksuele educatie) te geven. Dit inzicht is bij adolescente patiënten vaak nog onderontwikkeld.

- De adolescent ondersteunen bij het leren herkennen, aangeven en respecteren van de eigen grenzen, gevoelens en angsten in relatie tot het bekken- en bekkenbodemgebied.
- De adolescent bewust leren worden van de houding, ademhaling en bekkenbodemspieren (leren voelen), zowel bij aanspanning als ontspanning.
- Het corrigeren van inadequaat gedrag tijdens mictie en defecatie, bij aandrang bijvoorbeeld van de buik- (buikdruk, buik inhouden) en/of bekkenbodemspieren.
- Adviseren over mictie en defecatie.
- Adviseren over vocht en voeding (denk aan lijnen, anorexia, boulimia).
- Het optimaliseren van de bekkenbodemspierfunctie.
- Het optimaal beïnvloeden van het functioneren bij lagerug- of bekkenklachten.

Adolescente patiënten zijn niet een geschikte doelgroep voor de directe toegankelijkheid fysiotherapie (DTF) indien er sprake is van complexe pathologie die niet alleen op het terrein van de bekkenfysiotherapeut ligt. Indien de adolescente patiënt zich via DTF aanmeldt, zal de bekkenfysiotherapeut zich afvragen of contact met de huisarts of medisch specialist wenselijk is en vervolgens hiervoor toestemming vragen aan de adolescent.

Zowel bij diagnostiek als bij behandeling heeft een multidisciplinaire samenwerking bij adolescenten de voorkeur, afhankelijk van de aard en omvang van de problematiek en hulpvraag.

Er is een significant verband tussen mictie- en defecatieproblematiek bij kinderen en het ontstaan van klachten bij volwassenen[22,24,32,33]. Bekkenbodemproblematiek bij adolescenten heeft impact op hun autonomie, recreatieve en sociale activiteiten en daardoor op hun gevoel van eigenwaarde[22]. Het is zaak om bekken(bodem)problematiek dus zo vroeg mogelijk te diagnosticeren en te behandelen. Het verschil met de volwassene zit vooral in de voorzichtigere aanpak, omdat de adolescent zich nog ontwikkelt en daardoor extra kwetsbaar is.

12.5 Diagnostiek bij ouderen

In samenwerking met Daniëlle van Reijn.

De gemiddelde leeftijd van de Nederlanders neemt nog steeds toe en is nu bij mannen 78,8 en bij vrouwen 82,7 jaar[34]. Door de hogere leeftijdsverwachting zal een steeds groter deel van de populatie in Nederland tot de ouderengroep behoren en kunnen steeds meer ouderen met bekkenbodemdisfuncties te maken krijgen. In deze paragraaf komen de veranderingen bij de ouder wordende mens en de consequenties voor de diagnostiek aan bod. Specifieke aandacht is er voor de kwetsbare ouderen.

Het verouderingsproces begint in feite al vanaf het moment dat iemand geboren wordt en gaat onverminderd door in de loop van het leven, waardoor de prevalentie van disfuncties toeneemt met het stijgen van de leeftijd.

Urine-incontinentie komt het meest voor bij vrouwen, maar fecale en dubbele incontinentie (urine en feces) komen bij mannen en vrouwen even vaak voor[35]. Fecale incontinentie komt voor bij 12% van de mensen ouder dan 80 jaar.

Bij 66% van de mensen boven de 70 jaar komen seksuele disfuncties voor. En bij de kwetsbare ouderen (ouder dan 80 jaar) is de prevalentie[36]:
- urine-incontinentie (UI): vrouwen 29%, mannen 9%;
- fecale incontinentie (FI): vrouwen 6%, mannen 7%;
- soiling: vrouwen 29%, mannen 60%;
- FI plus UI: vrouwen 4%, mannen 2%.

Bekkenbodemdisfuncties komen niet alleen voor bij ouderen in een verzorgings- of verpleeghuis, maar ook bij thuiswonende ouderen. De mate van urine-incontinentie (de meest voorkomende bekkenbodemdisfunctie bij ouderen) neemt toe bij ouderen die niet zelfstandig wonen[37]:
- 30% van de thuiswonende ouderen;
- 50,5% van de mensen die thuiszorg ontvangen;
- 26,9% van de patiënten in een algemeen ziekenhuis;
- 56,5% van de cliënten in een verzorgingshuis;
- 75% van de cliënten in een verpleeghuis;
- 20% van de ouderen wordt incontinent binnen drie maanden na intrek in een verpleeghuis.

12.5.1 Invloed van het ouder worden

Het verouderingsproces heeft invloed op het bekken- en bekkenbodemgebied. De veranderingen ten gevolge van het ouder worden, vinden plaats in verschillende structuren die met het functioneren van de bekkenbodem samenhangen[38,39]:
- oppervlakte-epitheel,
- collageen bindweefsel (o.i.v. afname oestrogeen[40]),
- circulatie van alle structuren (bindweefsel, vasculaire plexus, urethra),
- spierweefsel.

Een van de veranderingen die optreedt bij het ouder worden is verlies van spiermassa (sarcopenie). Het verlies van spiermassa is te wijten aan een vermindering van het aantal spiervezels van zowel type I als type II en een afname in omvang van de overblijvende spiercellen, waarbij type II-vezels voorkeur hebben te atrofiëren. Een meer uitgesproken atrofie van type II-vezels in vergelijking met type I-vezels kan het belangrijke verlies aan spierkracht en explosiviteit bij sarcopenie verklaren. Dit geeft een verlies van absolute kracht.

Dwarsgestreept spierweefsel van ouderen heeft er 35% meer tijd voor nodig om dezelfde kracht te ontwikkelen dan dat van jongeren. De maximale kracht die geleverd kan worden is 35% minder dan bij jongeren[41,42].

De bekkenbodemmusculatuur bestaat voornamelijk uit type I-vezels. Type I-vezels zijn minder gevoelig voor veroudering dan type II-vezels. Onderzoek van Morris laat zien dat de m. levator ani minder snel veroudert dan de m. obturatorius internus en de sfincters, omdat de m. levator ani slechts tussen 5 en 33% uit type II-vezels bestaat. Dit in tegenstelling tot skeletspieren, waarin de verhouding veelal 50-50% is. Dit betekent dat de diepe bekkenbodemmusculatuur relatief traag veroudert; de sfincters verouderen sneller[43].

Uit metingen blijkt dat er bij incontinente oudere vrouwen (> 60 jaar) sprake is van meer laxiteit van de bekkenbodem, daarbij zijn de rusttonus en de fasciale support verminderd in vergelijking met continente vrouwen. Continente vrouwen kunnen krachtiger en efficiënter aanspannen dan incontinente vrouwen[44].

Veroudering leidt tot een fysiologische afname van de sfincterdruk, door afname van het aantal dwarsgestreepte spiervezels in de ventrale wand van de urethra[41,45]. Deze veranderingen kunnen invloed hebben op alle domeinen die bekkenbodemgerelateerd zijn: urologie, gynaecologie, gastro-enterologie, seksualiteit en het musculoskeletale bewegingssysteem.

Door de fysieke veranderingen kunnen klachten optreden in deze levensfase. Het kan echter ook zijn dat eerder ontstane disfuncties (door partus of menopauze) die in die periode nog asymptomatisch waren, door de extra veranderingen in deze levensperiode nu alsnog voor klachten gaan zorgen en dus symptomatisch worden (bijvoorbeeld het ontstaan van flatusincontinentie na een eerder opgelopen totaalruptuur tijdens de partus).

De problematiek van het ouder worden, betreft niet alleen de kwetsbare ouderen; ook de problematiek van een andere groep ouderen, de 65-plussers, wordt kort belicht.

12.5.2 Ouderen (65-plussers)

De term oudere heeft niet alleen te maken met de leeftijd (> 65 jaar), maar vooral met het begin van een nieuwe levensfase, waarin het werkende leven wordt afgerond, de balans wordt opgemaakt en er gelegenheid is om nieuwe doelen te formuleren.

Bij vrouwen is de menopauze inmiddels afgerond en is er hormonale stabiliteit bereikt (hoewel sommige vrouwen tot op hoge leeftijd overgangsklachten blijven houden). De invloed hiervan wordt in ▶ par. 12.2 besproken.

Bij mannen zien we dat de hypertrofie van de prostaat nog steeds doorgaat, hetgeen tot klachten kan leiden. De gevolgen hiervan zijn beschreven in ▶ par. 12.3.

De hedendaagse oudere blijft over het algemeen lang actief, zowel fysiek als sociaal, en is veelal ook nog bezig met zorgtaken (oppasoma's en -opa's). De impact van bekkenbodemgerelateerde problematiek op hun kwaliteit van leven is hierdoor waarschijnlijk groter dan in de generaties voor hen.

Hoewel de reclame over het gebruik van opvangmateriaal er zeker toe heeft bijgedragen dat daar niet meer zo'n groot taboe op rust, is het vooruitzicht van een leven lang incontinentiemateriaal dragen niet aantrekkelijk. De informatie dat er 'iets aan te doen is' komt bij de ouderen binnen via de media, maar ook via hun eigen dochters, bij wie het bekkenbodembesef, onder meer door de zwangerschapsgymnastiek, op een ander niveau is gebracht. Daarnaast kan ook de huisarts een signaleringsfunctie vervullen (tijdens het maken van een uitstrijkje bijvoorbeeld) om patiënten erop te attenderen dat bekkenbodemproblematiek bij ouderen niet zomaar geaccepteerd hoeft te worden (▶ bijlage F). In diagnostisch opzicht kan volledig worden aangesloten bij de hiervoor beschreven diagnostiek, met specifieke aandachtspunten voor vrouwen (▶ par. 12.2) en mannen (▶ par. 12.3).

12.5.3 Kwetsbare ouderen

Kwetsbare ouderen worden gedefinieerd als mensen die 65 jaar of ouder zijn en bij wie sprake is van fysieke beperkingen, beperkte mobiliteit, problemen met het evenwicht, verminderde spiersterkte, problemen met de cognitie of verslechterde conditie. Ze hebben bovendien vaak chronische aandoeningen, gebruiken vaak (verschillende) medicijnen en hebben ondersteuning nodig van anderen bij dagelijkse activiteiten[46].

» Uitgaande van een brede definitie van kwetsbaarheid waren er in Nederland in 2007 naar schatting ruim 600.000 kwetsbare personen van 65 jaar en ouder. De meesten van hen, ruim 500.000 ouderen, wonen zelfstandig; de rest verblijft in een verzorgingshuis of verpleeghuis. Van de zelfstandig wonende 65-plussers is ongeveer een kwart kwetsbaar. In instellingen is dit percentage veel hoger: driekwart van de verzorgingshuisbewoners en praktisch alle verpleeghuisbewoners zijn kwetsbaar. Kwetsbare ouderen zijn vaker hoogbejaard, vrouw of alleenstaand en ze komen vaker uit lage sociaaleconomische klassen. Doorslaggevend voor hun kwetsbaarheid is echter het hebben van meer dan een aandoening (multimorbiditeit) en het hebben van matige of ernstige functiebeperkingen (in bewegen, zelfverzorging en/of huishoudelijk werk). Het aantal kwetsbare personen van 65 jaar en ouder zal volgens het scp-bevolkingsmodel tussen 2010 en 2030 naar verwachting toenemen van bijna 700.000 tot meer dan 1 miljoen[47]. **«**

Bij kwetsbare ouderen is er sprake van fysieke beperkingen, beperkte mobiliteit, problemen met het evenwicht, verminderde spiersterkte, problemen met de cognitie of verslechterde conditie. Ze hebben bovendien vaak chronische aandoeningen, gebruiken vaak (verschillende) medicijnen en hebben ondersteuning nodig van anderen bij dagelijkse activiteiten[46].

Naast het verouderingsproces, dat de lokale fysieke kwaliteit van het bekken(bodem)gebied beïnvloedt, hebben we bij de ouderen nog te maken met andere factoren die het functioneren van het bekken- en bekkenbodemgebied kunnen beïnvloeden, de zogenaamde attributieve factoren[46].

- **Attributieve factoren**
- mobiliteit,
- spierkracht,
- evenwicht,
- overgewicht,
- obstipatie,
- medicatie,
- oogfunctie,
- handfunctie,
- transfers,
- bedieningsgemak kleding,
- bedieningsgemak incontinentiemateriaal,
- toilettraject/obstakels onderweg,
- toiletsituatie (hoogte, bezetsignaal, veiligheid, privacy),
- aanwezigheid toiletvervangers (urinaal, postoel, po),
- afhankelijkheid van hulp,
- klachten overdag/'s nachts,
- cognitieve functies (apraxia).

Er zijn door deze factoren klachtenbeelden (bijvoorbeeld functionele incontinentie) die specifiek optreden bij de ouderen. De woonsituatie van de ouderen (verpleeg- of verzorgingshuis) kan van invloed zijn op de klachten en de mate waarin men hier last van ondervindt.

Ook neurologische ziektebeelden kunnen een rol spelen bij het ontstaan van bekken(bodem) gerelateerde klachten bij ouderen (MS, Parkinson, CVA, wervelkanaalstenose, diabetes mellitus). Het gebruik van medicatie kan het ontstaan van problematiek bij ouderen ook beïnvloeden.

- **Bekkenfysiotherapeutische indicaties bij ouderen**

Indicaties die zowel bij vrouwen als mannen kunnen voorkomen, zijn:
- functionele incontinentie (wanneer mensen niet in staat zijn zelfstandig naar het toilet te gaan door lichamelijke of praktische beperkingen. De oorzaak van de urine-incontinentie is dus niet alleen urogenitaal van aard)[37],

- urgency en urgency-incontinentie (de remmende werking van de cortex op de blaas neemt af met het stijgen van de leeftijd),
- pollakisurie (vaak kleine beetjes plassen overdag),
- nycturie (toegenomen productie van urine gedurende de nacht) en nachtelijke frequency,
- neurogene incontinentie,
- flatus en/of fecale incontinentie (anale sluitdruk neemt af, onvoldoende compensatie via de externe anale sfincter),
- obstipatie (door minder vocht- en vezelintake en minder bewegen).

Indicaties die bij oudere vrouwen kunnen worden gezien, zijn:
- stress-urine-incontinentie (synoviale atrofie, toegenomen mobiliteit van het bindweefsel, aanwezigheid van celes),
- urineretentie (op basis van celes),
- urineweginfecties (synoviale atrofie),
- prolapsklachten,
- dyspareunie (synoviale atrofie).

Indicaties die bij oudere mannen kunnen voorkomen, zijn:
- prostaatproblematiek (obstructie voor urine, irritatieve klachten, nachtelijke frequency),
- problematiek na prostatectomie (incontinentie, erectiele disfuncties),
- postmicturition dribbling,
- erectiele disfuncties,
- obstipatie,
- chronic pelvic pain syndrome.

Diagnostiek en behandeling van ouderen kent extra aandachtspunten:
- De kennis over dit gebied is bij veel ouderen niet ontwikkeld (de zwangerschapsgymnastiek heeft zich pas in de jaren zeventig op grotere schaal ontwikkeld), zodat we vaker te maken hebben met een 'onwetende' patiënt en een 'onbekende' bekkenbodem[48].
- Schaamte kan een grote rol spelen bij de overweging om hulp te vragen (onterechte associatie met verlies van zindelijkheid).
- De kennis van de mogelijkheden tot behandelen kan bij de ouderen minder aanwezig zijn.
- De rol van de bekkenfysiotherapeut is veelal onbekend, en vooral het feit dat deze inwendig onderzoek kan en mag verrichten.
- Het taboe dat op het bekkenbodemgebied rust, kan bij deze leeftijdsgroep een grotere rol spelen dan bij de jongere generaties, zodat de benadering (bijv. zorgvuldige voorbereiding voorafgaand aan inwendig onderzoek) extra aandacht vraagt.
- De impact van de klachten op de beleving van de patiënt is groot en dagelijks aan de orde en kan onder andere samengaan met depressie, schaamte en lage eigenwaarde. Tevens kan dit een risico zijn voor institutionalisering en vallen[49,50].
- De impact van de klachten op de mantelzorg (indien aanwezig) is groot en dat beseft de oudere ook zelf.
- Door de comorbiditeit is de aandacht van hulpverleners vaak meer gericht op andere aandoeningen, die levensbedreigend kunnen zijn[38].

12.5 · Diagnostiek bij ouderen

- **Specifieke aandachtspunten bij het bekkenfysiotherapeutisch onderzoek bij ouderen**

Screening:
- Gezien het feit dat comorbiditeit bij veel ouderen een rol speelt als factor bij bekken- en bekkenbodemdisfuncties, is het advies om bij voorkeur via een verwijzing te werken (of overleg te plegen met de huisarts na de screening).
- Bij incontinentie: bij een beginnende of verergerende incontinentie altijd verwijzen naar de huisarts voor urineonderzoek in verband met een mogelijke urineweginfectie.

Bij de *anamnese* (eventueel met verzorger) wordt de aandacht, gezien de attributieve factoren, ook gericht op:
- mobiliteit,
- apraxie (het onvermogen om doelbewuste handelingen uit te voeren),
- handfunctie,
- hanteren van kleding,
- verminderd gezichtsvermogen,
- toiletfaciliteiten (toegankelijkheid, obstakels, verlichting),
- toiletsubstituten (urinaal, postoel, po, ondersteek),
- gebruik van medicatie (invloed van medicatie op de klachten zoals blaasonrust, obstipatie).

Vragenlijsten die gebruikt kunnen worden bij ouderen om meer informatie over cognitie en impact van klachten op de beleving te krijgen, zijn:
- Bristol Female LUTS: symptomen LUTS bij vrouwen,
- ICS male: symptomen incontinentie bij mannen,
- OAB-Q: symptomen van overactieve blaas (is niet specifiek voor ouderen, maar wel bruikbaar bij deze groep),
- Abbreviated Mental Test Score (AMTS): cognitieve beperkingen bij ouderen[51],
- Mini Mental State Examination (MMSE): cognitieve beperkingen[52],
- PRAFAB (Protection Amount Frequency Adjustment Body Image): mate en frequentie van UI en impact op de kwaliteit van leven.

Deze lijsten worden zoveel mogelijk door de patiënt zelf ingevuld, omdat ze informatie verzamelen over de beleving van de patiënt zelf.

Ook bij ouderen zijn mictie- en defecatiedagboeken een goed hulpmiddel om het gedrag van blaas en darm inzichtelijk te maken en het effect van de behandeling te evalueren. Ondersteuning hierbij door verzorgenden kan noodzakelijk zijn.

Het gebruik van een mictie-evaluatie (uroflowmetrie en residubepaling) is zinvolle diagnostiek indien er aanwijzingen zijn voor het bestaan van een residu.

Het gebruik van *palpatie* bij de ouderen om de bekkenbodemfunctie te kunnen beoordelen en het maximale effect van interventies te kunnen bereiken, wordt geadviseerd[48,49,53].

Toepassing van ondersteuning met behulp van *EMG of functionele elektrostimulatie* behoort tot de mogelijkheden, totdat de patiënt in staat is zelfstandig te oefenen. Door de kwetsbare huid intravaginaal en rectaal is extra aandacht hiervoor van belang[46].

Bij het *lichamelijk onderzoek* is extra aandacht gewenst voor:
- handfunctie,
- kleding (knopen, ritsen, bretels e.d.),

- verminderd gezichtsvermogen,
- mobiliteit,
- apraxie (het onvermogen om doelbewuste handelingen uit te voeren),
- conditie van de huid (zowel kwetsbaarder door het ouder worden, als door gebruik van opvangmateriaal vanwege incontinentie),
- verzorging van de huid (zeepresten goed wegwerken, goed drogen),
- hanteren van opvangmaterialen (bijv. gebruik dubbel materiaal),
- toiletfaciliteiten (toegankelijkheid, obstakels, verlichting).

Extra tests die kunnen worden gebruikt bij ouderen:
- Timed up and go test, de oudere patiënt wordt hierbij gevraagd om binnen 11-20 seconden van een stoel op te staan, 3 meter te lopen, al of niet met behulp van hulpmiddelen, om te draaien, terug te lopen en weer te gaan zitten.
- Padtest (24 uur), het totale gewicht van gebruikt opvangmateriaal van 24 uur minus het gewicht van dezelfde hoeveelheid ongebruikt opvangmateriaal = de hoeveelheid urineverlies in 24 uur.
- Wet checks: elke 2 uur controle of het opvangmateriaal nat is geworden, en dan vervangen[46].

Disfuncties die kunnen voorkomen bij ouderen, zijn:
- Onderactieve bekkenbodemspieren: bij oudere vrouwen die na hun peripartumperiode onvoldoende zijn hersteld of onvoldoende aandacht aan het herstel hebben gegeven; bij oudere patiënten met een anale sfincterdisfunctie; bij oudere patiënten die te veel buikpers creëren (langdurige obstipatie), zware werkzaamheden hebben verricht, een hoge BMI hebben of in slechte conditie zijn.
- Overactieve bekkenbodemspieren: bij oudere vrouwen met vaginistische klachten of dyspareunie; bij oudere patiënten met negatieve ervaringen; bij oudere vrouwen met 'oude' bekkenklachten of prolapsklachten, die hun bekkenbodem lang hebben ingeschakeld om te compenseren en waarbij dit mechanisme nu toch gaat falen; bij oudere patiënten met een anale sfincterdisfunctie die dit met de rest van de bekkenbodem compenseren.
- Niet-functionerende bekkenbodemspieren: bij oudere vrouwen met ernstig letsel postpartum; bij oudere patiënten die hun bekkenbodemspieren nooit hebben leren kennen; bij oudere patiënten met een neurologische stoornis; bij oudere patiënten met langdurige obstipatie en het negeren van aandrang.
- Coördinatiestoornis bekkenbodemspieren: bij oudere vrouwen die geen volledig functieherstel hebben vertoond na een eerdere partus; bij oudere vrouwen met een avulsie (asymmetrie); bij oudere patiënten met een foutief aangeleerd bekkenbodemgedrag (zoals persmictie); bij oudere patiënten met een disfunctie in de samenwerking tussen dwarse buikspieren, bekkenbodem en ademhaling.
- Bekken- of lagerugklachten die bij oudere vrouwen soms nog terug te voeren zijn op een zwangerschapsgerelateerde bekkenpijn die nooit goed hersteld is. Lagerug- of stuitpijn bij oudere patiënten.

Uit onderzoek blijkt dat bekkenbodemspiertraining bij kwetsbare ouderen met bekkenbodemdisfuncties effectiever is dan geen behandeling.
Voorwaarden om te kunnen trainen met kwetsbare ouderen, zijn[46]:
- enige mate van bewustzijn van de bekkenbodemspieren (dit is ook mogelijk bij mensen die rolstoelafhankelijk zijn);

- selectief spieren kunnen aanspannen (goede uitleg en instructie);
- instrueerbaar zijn (cognitieve mogelijkheden);
- zelfstandig kunnen trainen (cognitieve mogelijkheden);
- gemotiveerd zijn om te trainen.

Contra-indicaties om te kunnen trainen (niet alleen) bij kwetsbare ouderen zijn:
- onduidelijke diagnose,
- onvoldoende cognitieve vermogens,
- ernstige neurologische afwijkingen,
- onvoldoende communicatie,
- onvoldoende motivatie.

Beperkingen voor het trainen van kwetsbare ouderen, zijn:
- beperkt geestelijk aanleervermogen, zodat er langere behandeltijd, een rustiger oefenritme en meer herhalingen nodig zijn;
- gebrek aan ondersteuning door de (thuis)omgeving;
- fysieke beperkingen;
- leeftijd is *geen* beperkende factor voor trainingsmogelijkheden.

De mogelijkheden om met bekkenfysiotherapie disfuncties te behandelen in deze leeftijdsgroep zijn zeker aanwezig, omdat bekkenbodemmusculatuur tot op hoge leeftijd trainbaar is[54]. Des te groter de voldoening als de patiënt in staat is om zelf (onder begeleiding van de bekkenfysiotherapeut) het probleem op te lossen: *deze klachten hoef ik gelukkig niet te leren accepteren,* is een vaak gehoorde opmerking door ouderen.

Mogelijke behandeldoelen bij de kwetsbare ouderen:
- Het inzicht in het functioneren van het bekken- en bekkenbodemgebied in relatie tot de klachten vergroten. Doordat de aandacht voor de bekkenbodem zich pas recent is gaan ontwikkelen, kan er bij ouderen een achterstand in kennis en ervaring zijn.
- Het bewust worden van de bekkenbodemspieren, zowel bij aanspanning als ontspanning.
- Het optimaliseren van de toilethouding en het mictie- en defecatiegedrag om een effectieve blaas- en darmlediging te krijgen, nadruppelen te verminderen, de mictie- en defecatiefrequentie te verlagen en de kans op urineweginfecties de reduceren.
- Het gericht oefenen om bekkenbodemdisfuncties die zijn ontstaan onder invloed van partus, menopauze, foutief mictie- of defecatiegedrag te verbeteren.
- Het corrigeren van inadequaat gedrag met betrekking tot de bekkenbodemspieren (tijdens buikdrukverhogende momenten).
- Beïnvloeden van de urgency door blaastraining (eventueel aangevuld met elektrostimulatie) met inzet van de bekkenbodemspieren.
- Optimaal gebruikmaken van opvangmateriaal (juiste materiaal en hanteerbaarheid voor de oudere) om de impact van de incontinentie te verminderen.
- Verbeteren van de huidverzorging (sudocrème, barrièrecrème, vaseline, droogföhnen van de huid).
- Beïnvloeden van de negatieve invloed van leefstijlinterventies (vocht- en vezelintake, cafeïnegebruik, BMI, roken, alcoholgebruik)[46,55], 'kopje water bij de koffie'.
- Reductie van de negatieve invloed van attributieve factoren.

Specifieke behandelmogelijkheden bij ouderen (gericht op het voorkomen van incontinentie) die (ook) op het terrein van de verpleging/verzorging liggen:

- Vaste toiletrondes (*timed voiding*): Het doel is dus niet om de patiënt weer continent te maken, maar om incontinentie te voorkomen door naar het toilet te gaan voordat er aandrang is.
- Toiletgang na attentie (*prompted voiding*): Hierbij moet de oudere zelf het initiatief te nemen voor de toiletgang door om hulp bij de toiletgang te vragen. Regelmatig vragen zorggevers aan de ouderen of ze naar het toilet moeten. De zorggevers geven positieve feedback wanneer patiënten door tijdig naar het toilet te gaan incontinentie voorkomen.
- Verbeteren toiletgang (*habit retraining*): De interventie is vooral gericht op mensen die ondersteuning nodig hebben door fysieke en/of cognitieve beperkingen. Bij deze interventie wordt het toiletschema van de patiënt achterhaald, waarna toegesneden op die patiënt een nieuw schema wordt ontwikkeld. Het interval tussen de toiletbezoeken wordt verminderd dan wel vergroot, met als doel dat een zo groot mogelijk interval ontstaat zonder dat er incontinentie optreedt[46].

12.6 Diagnostiek bij seksuele problematiek

In samenwerking met Ellen Hawinkels en Tine van den Bos.

De bekkenbodemspieren hebben een functie bij plassen, poepen en vrijen. De bekkenfysiotherapeut krijgt dus ook (direct of indirect) te maken met seksuele problematiek. Direct zoals bij mannen met erectiele disfuncties of bij vrouwen met dyspareunie. Indirect bijvoorbeeld bij vrouwen die verwezen zijn voor prolapsklachten en die geen opwinding meer ervaren tijdens coïtus vanwege een negatief beeld van hun vagina en onvoldoende vaginaal contact; of bij mannen met CPPS bij wie tijdens de anamnese blijkt dat ze al jaren te maken hebben met premature ejaculatie.

De bekkenfysiotherapeut kan bij deze problematiek worden ingeschakeld op verwijzing van een seksuoloog, huisarts of andere specialist. De patiënt kan zich ook rechtstreeks met een hulpvraag wenden tot de bekkenfysiotherapeut (DTF), dus ook met seksuologische klachten.

Seksuele problemen komen zowel bij mannen als bij vrouwen voor. De prevalentiecijfers lopen sterk uiteen, afhankelijk van de gehanteerde definitie (40-45% van de volwassen vrouwen en 20-30% van de volwassen mannen heeft regelmatig tot altijd te maken met een of meer seksuele functieproblemen)[56].

Seksuele problematiek komt in alle leeftijdscategorieën voor, maar de problematiek kan in de diverse levensfasen wel anders zijn of andere oorzaken hebben (bijv.: dyspareunie kan bij jonge vrouwen ontstaan op basis van overactiviteit en beperkte seksuele kennis en ervaring; bij vrouwen na de menopauze kan dyspareunie samenhangen met het optreden van synoviale atrofie, of kan het ontstaan als complicatie na prolapschirurgie).

Het seksueel functioneren bestaat, zowel voor mannen als vrouwen uit diverse fasen:
- seksueel verlangen,
- seksuele opwinding,
- orgasme.

In de seksuele responscyclus (figuur 12.4) zijn de verschillende fasen van seksueel functioneren overzichtelijk in beeld gebracht.

We spreken van een seksuele disfunctie wanneer wordt voldaan aan de voorwaarden zoals omschreven in de DSM IV (Diagnostic and Statistical Manual of Mental Disorders-IV-TR):
1. seksuele functiestoornis (verlaagd verlangen, verlaagde opwinding, geen, te traag of te snel orgasme of pijn bij het vrijen);

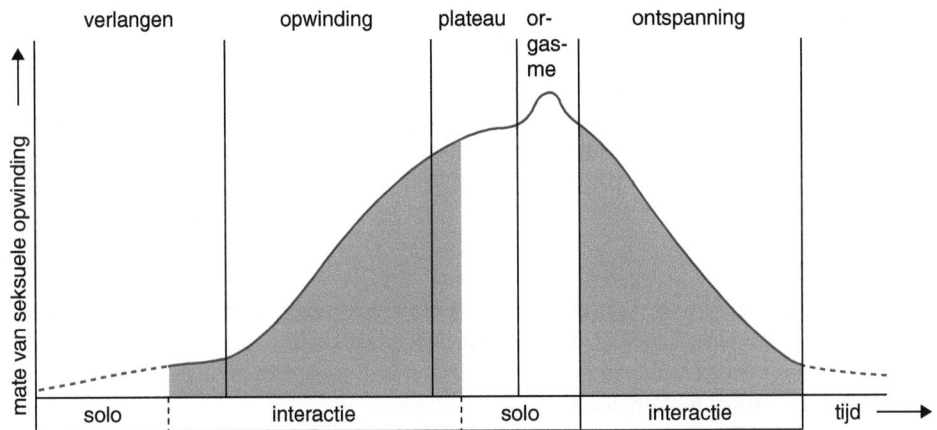

◘ **Figuur 12.4** Seksuele responscyclus van Masters en Johnson, 1982.

2. de persoon ervaart last als direct gevolg van deze stoornis (persoonlijk lijden, distress, relationele problemen).

Het lijkt logisch dat mensen een seksuele functiestoornis als last ervaren. Toch blijkt uit onderzoek[57,58] dat niet iedereen met een seksuele functiestoornis daar last of hinder van heeft en dus (per definitie) een seksuele disfunctie heeft.

Een bekkenfysiotherapeut die met deze groep patiënten gaat werken, krijgt te maken met begrippen en mogelijke reacties van patiënten die samenhangen met het onderzoek en behandeling van deze patiëntengroep.

Een *erectie* is een opzwelling of oprichting van de penis (of de clitoris) door maximale vulling van de zwellichamen met bloed, veelal als reactie op seksuele opwinding (stijf worden).

Het *orgasme* is een ontlading van (de) lustgevoelens bij seksuele opwinding (klaarkomen).

Ejaculatie is het uitstoten van zaadvloeistof (sperma) vanuit de penis bij de man (zaadlozing); ook vrouwen kunnen bij een orgasme een ejaculatie vertonen.

Hoewel erectie, orgasme en ejaculatie vaak tegelijkertijd optreden, zijn het verschillende gebeurtenissen. Dit wordt geïllustreerd door de volgende voorbeelden:
- Mannen kunnen een goede erectie hebben, maar toch geen orgasme krijgen.
- Mannen kunnen een goede erectie hebben en orgasme beleven zonder zaadlozing (bijv. na TURP).
- Na een totale prostatectomie kunnen mannen die geen erectie meer kunnen krijgen, wel een orgasme beleven maar zonder ejaculaat.
- Mannen kunnen zonder erectie een zaadlozing hebben.

Vulvodynie is een brandende, irriterende pijn die optreedt zonder visuele tekenen of specifieke klinisch-neurologische disfunctie (waarschijnlijk op neuropathische basis), die constant kan optreden (niet geprovoceerd) of niet constant (geprovoceerd bijv. door coïtus). De ISSVD-terminologie en classificatie van vulvaire pijn hanteert de volgende indeling:
1. Gegeneraliseerd:
   a. geprovoceerd (seksueel, niet-seksueel of beide),
   b. niet geprovoceerd,
   c. gemengd (a en b).

2. Gelokaliseerd (vestibulodynie, clitorodynie et cetera).
Vestibulodynie is een gelokaliseerde pijn, die meer dan zes maanden aanwezig is bij aanraking van het vestibulum of de vagina-ingang, zonder infectie, maar wel met de verschijnselen ervan (roodheid, zwelling e.d.). De pijn kan primair zijn (altijd aanwezig) of secundair (voorgeschiedenis zonder pijn tijdens coïtus):
   a. geprovoceerd (seksueel, niet-seksueel of beide),
   b. niet geprovoceerd,
   c. gemengd (a en b).

Vaginisme is een onvrijwillig samentrekken van de spieren rond de vagina, waardoor het (bijna) onmogelijk wordt om geslachtsgemeenschap te hebben (ICD-10).

Dyspareunie is de klacht van persisterende of terugkerende pijn of ongemak geassocieerd met een poging tot of na complete vaginale penetratie.
Classificatie van dyspareunie:
I = ongemak, geen belemmering voor coïtus,
II = belemmert regelmatig coïtus,
III = belemmert coïtus volledig.

Dissociatie is een passende verdedigingsreactie op hoge stress of trauma, gekarakteriseerd door geheugenverlies en een gevoel van buiten jezelf en de omgeving te staan.

Herbeleven komt voor bij patiënten met traumatische ervaringen. Zij kunnen in de onderzoeks- of behandelsituatie het trauma als het ware opnieuw beleven (*flashback*).

12.6.1 Seksuele problematiek

Hoewel seksuele klachten zowel bij vrouwen als mannen voorkomen, zijn de klachten wel geslachtsgebonden. Daarom bespreken we de problematiek bij vrouwen en mannen apart.

- **Mannen en seksuele problematiek (◘ figuur 12.5)**

Elementen die van belang zijn bij het seksuele functioneren van mannen, zijn[53]:
- opwinding,
- verlangen,
- erectiele functie,
- orgasme,
- ejaculatie.

Seksuele indicaties voor bekkenfysiotherapie bij mannen zijn:
- erectiele disfuncties,
- ejaculatiestoornissen (premature/vroegtijdige, vertraagde, anejaculatie, retrograde ejaculatie)[59],
- orgasmeproblematiek (anorgasmie),
- ontbrekend libido,
- pijnklachten tijdens erectie, orgasme, ejaculatie of erna,
- dyspareunie (ongemak of pijn die samenhangt met de coïtus, bijvoorbeeld als de partner een overactieve bekkenbodem heeft, hetgeen pijnklachten kan geven aan de penis),
- seksuele problematiek na operaties (prostaat) of bestraling (retrograde ejaculatie, of erectiele disfunctie, anejaculatie, anorgasmie).

12.6 · Diagnostiek bij seksuele problematiek

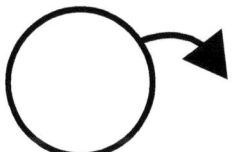

Figuur 12.5 Seksuele problematiek bij mannen

In de afgelopen jaren lijkt de hoeveelheid mannelijke patiënten binnen de bekkenfysiotherapeutische patiëntenpopulatie steeds verder toe te nemen. Dit heeft ook te maken met de toename van de kennis over bekkenbodemgerelateerde disfuncties bij de urologen en andere verwijzers. Het inzicht dat urologische pijnklachten in het bekkenbodemgebied (prostatitis, chronic pelvic pain syndrome) een relatie kunnen hebben met het functioneren van de bekkenbodemspieren is de achtergrond hiervan[60,61]. Hierbij kan sprake zijn van een overactieve bekkenbodem, die naast invloed op het urologische en proctologische domein ook effect heeft op de seksualiteit.

Niet-seksueelgebonden symptomen van een overactieve bekkenbodem bij mannen kunnen zijn: chronische onderbuikpijn, IBS, spastische darm, obstipatie, dysfunctional voiding, prostatitis, scrotale of perineale pijn, hemorroïden, anale kramp, coccygodynie, varicocele, dermatologische genitale aandoeningen, lagerugklachten, hyperventilatie, spraakstoornissen, tandenknarsen.

- **Vrouwen en seksuele problematiek (** figuur 12.6**)**

Elementen die bij vrouwen van belang zijn voor het seksuele functioneren[53]:
- verlangen,
- opwinding,
- intimiteit,
- lubricatie,
- orgasme.

Seksuele indicaties voor bekkenfysiotherapie bij vrouwen zijn:
- vulvodynie (vroeger ook wel genoemd vulvair vestibulitissyndroom (VVS) of focale vulvitis (FVS),
- vaginistische klachten, primair of secundair,
- seksuele problematiek bij dermatologische problemen (bijv. eczeem, lichen sclerosis, psoriasis, phimosis)[62,63,64],
- dyspareunie al dan niet in relatie tot een partus (bijv. na episiotomie) of de menopauze (bijv. synoviale atrofie),
- seksuele pijnproblematiek na operaties (hysterectomie, voorwand/achterwandplastiek, mesh-operaties) of bestraling,
- seksuele problematiek na IVF-behandeling,
- seksuele problemen na besnijdenis of reconstructie hymen,
- orgasmeproblematiek (status na operatief ingrijpen, zoals mesh-interventies[65,66], hysterectomie en radiotherapie,
- persistent sexual arousal syndrome (PSAS), een aandoening (pas bekend sinds 2001) waarbij de vrouw zich voortdurend seksueel opgewonden voelt (restless genital syndrome)[67].

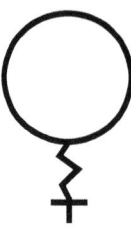

Figuur 12.6 Seksuele problematiek bij vrouwen

Door de toenemende bekendheid van de behandelmogelijkheden door de bekkenfysiotherapeut komen meer vrouwen voor diverse klachten in aanraking met dit vakgebied. Urologische en gynaecologische/obstetrische klachten zijn nog steeds de meest voorkomende redenen voor een bezoek aan de bekkenfysiotherapeut. De toename van het aantal verwijzingen heeft ook te maken met de toename van kennis (en onderbouwing ervan door wetenschappelijk onderzoek) over bekkenbodemgerelateerde disfuncties bij urologen en gynaecologen, verloskundigen en huisartsen. Veel van deze problematiek heeft echter ook een seksuologische component.

Niet-seksueelgebonden symptomen van een overactieve bekkenbodem bij vrouwen kunnen zijn: chronische onderbuikpijn, irritable bowel syndrome, spastische darm, obstipatie, dysfunctional voiding, genitale pijnklachten, hemorroïden, anuskramp, coccygodynie, dermatologische vulvaire aandoeningen (zoals lichen sclerosis, lichen planus en acne inversa), lagerugklachten, hyperventilatie, spraakstoornissen en tandenknarsen.

12.6.2 Onderzoek bij seksuele problematiek

Bij seksuele klachten kunnen zowel fysieke[68], psychische als relationele factoren een rol spelen. Wanneer er sprake is van een multifactoriële oorzaak wordt een multidisciplinaire aanpak aanbevolen.

De bekkenfysiotherapeut zal bij deze klachten dus zelden de enige behandelaar zijn, maar samenwerken met een seksuoloog, psycholoog en psychotherapeut. Het is van groot belang dat men op de hoogte is van elkaars competenties, bevoegdheden, beroepsvisie en specifieke individuele mogelijkheden en onmogelijkheden. Werkafspraken horen gemaakt te worden over waar elke specifieke discipline zich op richt tijdens onderzoek en behandeling. Vakinhoudelijke grensbewaking is belangrijk. Deze samenwerking kan bij uitstek vormgegeven worden in een multidisciplinaire werksetting, maar is ook realiseerbaar binnen een goed opgebouwd en zorgvuldig onderhouden netwerk.

De bekkenfysiotherapeut is bij uitstek geschikt om vanuit haar brede basis (*bottom-up*) en holistische visie, in samenwerking met de patiënt, primair naar de fysieke elementen van seksuele klachten te kijken. Door bekkenfysiotherapeutisch onderzoek kan worden bepaald of er sprake is van een disfunctie van de bekkenbodemspieren en wordt beoordeeld of deze disfunctie een relatie heeft met de seksuele problematiek van de patiënt.

Bij elk onderzoek is een veilige setting noodzakelijk (▶ par. 1.4), maar bij deze patiëntengroep zal hieraan extra aandacht besteed moet worden[69].

Grensbewaking zowel door de patiënt als de therapeut staat centraal. De vakinhoudelijke begrenzingen dienen in het oog te worden gehouden. Hierover moeten met de patiënt goede afspraken worden gemaakt, maar de therapeut blijft de verantwoordelijkheid houden om de

12.6 · Diagnostiek bij seksuele problematiek

veiligheid van de patiënt te bewaken en te signaleren wanneer de patiënt zich onveilig voelt en mogelijk over zijn eigen grenzen gaat.

Open communicatie is een essentiële voorwaarde. Transparantie van de bekkenfysiotherapeut over wat de patiënt van haar kan verwachten en hoe het behandelplan eruitziet. Voortdurend afstemmen of dit nog klopt met de huidige situatie en samen evalueren. Aan de patiënt wordt een grote rol gegeven en er zal steeds een appèl worden gedaan op zijn beleving. Dit geldt voor elk bekkenfysiotherapeutisch onderzoek en behandeling, maar zal bij deze doelgroep extra aandacht behoeven.

Het bekkenbodemfunctieonderzoek kan diagnostisch, educatief en therapeutisch worden ingezet, zowel door de seksuoloog als door de bekkenfysiotherapeut.

> Het diagnostisch onderzoek dient ter vaststelling of ter uitsluiting van lichamelijke factoren die het seksuele probleem veroorzaken, eraan bijdragen of een uiting zijn van het probleem.
> Het educatief onderzoek heeft vooral als doel de patiënt te informeren over de normaliteit van de eigen seksuele anatomie en fysiologie, hem of haar voor te lichten over genitale functies, inzicht te verschaffen in de oorzaken van het seksuele probleem, om vragen te beantwoorden enzovoort.
> Het therapeutisch onderzoek is in het algemeen bedoeld om de patiënt iets te leren of om samen met de onderzoeker bepaalde stappen in de behandeling te evalueren. Voorbeelden zijn het leren voelen, controleren en relaxeren van de bekkenbodemspieren[69].

- **Specifieke aandachtspunten bij bekkenfysiotherapeutisch onderzoek bij seksuele problematiek**

De rol van de bekkenfysiotherapeut bij de behandeling van seksuele problematiek is nog niet bij iedereen bekend, zodat vaak een (korte) uitleg op zijn plaats is van de inhoud van het vak bekkenfysiotherapie en wat de patiënt van de bekkenfysiotherapeut kan verwachten. Hierbij kan ook al informatie worden gegeven over de samenhang tussen seksualiteit, pijn en bekkenbodemfuncties.

De manier waarop de bekkenfysiotherapeut over seksualiteit praat, de terminologie die zij gebruikt en de wijze waarop zij vragen aan de patiënt stelt, creëren een sfeer waarin de patiënt wordt uitgenodigd om vrijuit over zijn eigen seksualiteit te praten. De bekkenfysiotherapeut kan hierbij een voorbeeldfunctie hebben, maar ze zal ook moeten proberen aan te sluiten bij de manier waarop de patiënt hier zelf mee omgaat en over praat (het woord 'kut' is voor de ene patiënt heel confronterend en voor de andere juist heel herkenbaar).

Bij deze problematiek is het zaak om in het diagnostisch en therapeutisch proces kleine stappen te nemen, aangepast aan waar de patiënt aan toe is. Concreet betekent dit dat de diagnostiek vaak over een aantal sessies verspreid zal worden. Ook kan meer tijd nodig zijn tussen de sessies om met gerichte opdrachten de voorwaarden te ontwikkelen om stapsgewijs (in de diagnostiek of therapie) verder te kunnen gaan.

Inwendig onderzoek kan alleen plaatsvinden als de patiënt eraan toe is en ervoor openstaat (*hands-on*). Bij patiënten met negatieve ervaringen kan dit gedeelte van het onderzoek dus niet altijd worden uitgevoerd (*hands-off*), of pas na een lang voortraject in combinatie met andere disciplines. De patiënt is en blijft hierin de bepalende factor qua tempo en soort interventie.

Zowel tijdens onderzoek als behandeling kan de partner worden betrokken bij de bekkenfysiotherapeutische sessies. Dat kan zijn op verzoek van de patiënt, de partner of de bekkenfysiotherapeut. Ook hierin is en blijft de patiënt zelf de bepalende factor en zal de bekkenfysiotherapeut grensbewaking extra in de gaten houden.

- **Anamnese**

Bij het begin van de anamnese wordt in het algemeen als eerste gevraagd wat de klacht is waarvoor de patiënt komt (▶ par. 5.1). Indien de patiënt met een verwijzing komt, zal wat de verwijzer heeft opgeschreven vaak als eerste worden besproken (bijv. dyspareunie of erectieproblemen). Op deze manier kan de intieme problematiek waarvoor de patiënt komt direct aan de orde zijn.

Op dat moment wordt er door de bekkenfysiotherapeut gewerkt aan het creëren van een vertrouwenssfeer, door de patiënt op zijn gemak te stellen. Dit kan bijvoorbeeld door het gesprek te beginnen met: *Ik begrijp dat u hier komt voor heel persoonlijke en intieme zaken. Zoals u weet, is het mijn vak om hierover te praten met patiënten, dus ik hoop dat u mij zoveel mogelijk informatie over uw klachten kunt geven, zodat ik hierover een zo duidelijk mogelijk beeld kan krijgen.*

Het kan echter ook gebeuren dat de patiënt met een verwijsindicatie komt die niet seksueel gebonden is (bijvoorbeeld urineverlies), omdat de patiënt een andere klacht heeft gebruikt om een verwijzing te krijgen in verband met seksuele problematiek, of omdat hij expliciet aan de verwijzer heeft gevraagd dit niet op te schrijven. De bekkenfysiotherapeut zal zich in dat geval moeten realiseren dat het voor deze patiënt extra moeilijk is om over zijn klachten te praten. Dit kan consequenties hebben voor de snelheid en grootte van de stappen die tijdens het onderzoek kunnen worden genomen. Een vraag die in deze situatie gesteld zou kunnen worden is: *Vindt u het goed dat ik u een paar vragen stel over seksualiteit?*

Ook kan een seksueel probleem ter sprake komen bij de patiënt met een andere indicatie voor bekkenfysiotherapie (bijvoorbeeld recidiverende urineweginfecties of bekkenpijn), waarbij het domein seksualiteit wordt uitgevraagd.

Indien de patiënt zich specifiek met seksuele problematiek presenteert, zal een gedetailleerde seksuele anamnese noodzakelijk zijn. Het zal niet altijd mogelijk zijn om dit volledig tijdens de eerste sessie te doen. Het kan zijn dat daar onvoldoende tijd voor is, maar het is ook mogelijk dat de veilige setting, die noodzakelijk is om deze vragen op het zeer persoonlijk vlak en over een zeer intiem gebied te kunnen stellen (en daar ook eerlijke antwoorden op de krijgen) in de eerste sessie nog niet voldoende is opgebouwd. Soms weet de patiënt zelf ook nog niet zo goed welke klachten zouden kunnen samenhangen met de oorspronkelijke hulpvraag. De bekkenfysiotherapeut zal derhalve ook een gedeelte van de tweede sessie of vervolgsessies kunnen gebruiken om gedetailleerder informatie over de seksualiteit van de patiënt te verkrijgen. Door aan het begin van de tweede sessie te vragen: *Zijn er naar aanleiding van de vorige afspraak nog vragen gerezen? Wilt u nog iets kwijt? Zijn er dingen waarop u terug wilt komen?'* wordt de patiënt uitgenodigd om aanvullende informatie te verstrekken.

In de eerste sessie zullen in elk geval alle andere domeinen (urologie, gynaecologie, obstetrie, proctologie en lagerug/bekken) worden uitgevraagd. Een toelichting voor de patiënt waarom ook het functioneren van deze domeinen in kaart moet worden gebracht, is zeker op zijn plek (▶ par. 5.2).

Specifieke aandachtspunten hierbij bij mannen zijn:
- Mictie: altijd gedetailleerd uitvragen (zittend of staand kunnen plassen, sproeiend plassen).
- Defecatie: idem (frequentie, aandrang, houding, pijn).

12.6 · Diagnostiek bij seksuele problematiek

- Verzorging genitaliën (voorhuid).
- Ondergoed (strak, wijd).
- Bent u besneden?

Specifieke aandachtspunten hierbij bij vrouwen zijn:
- Mictie: heel gedetailleerd uitvragen.
- Defecatie: idem.
- Tampongebruik.
- Verzorging genitaliën (bijv. intiemsprays, vochtige doekjes, wassen, vegen, poetsen).
- Gebruik van inlegkruisjes (gekleurd, gegeurd e.d.).
- Ondergoed (strings/boxers, katoen).
- Plassen na het vrijen (niet doen als u niet hoeft).
- Recidiverende urineweginfecties, schimmels, jeuk (diagnostiek, behandeling, nacontrole, welke adviezen gekregen).
- Bij allochtone vrouwen: *Bent u besneden? Op welke leeftijd? Door de dokter of iemand anders?*

Tevens zal de bekkenfysiotherapeut kennis willen maken met de persoon die voor haar zit door open vragen te stellen, bijvoorbeeld:
- *Wie bent u?*
- *Hoe heeft u zich ontwikkeld?*
- *Wat doet u in het dagelijks leven (school, werk)?*
- *Wat doet u voor sport? Hoe bedreven of fanatiek bent u hierin?*
- *Hoe leuk vindt u zichzelf?*
- *Wat vindt u van uw eigen lichaam?*
- *Wat heeft u voor een relatie?*
- *Bent u in uw leven situaties tegengekomen waarin u angstig was?*
- *Of situaties waarin u zich onveilig voelde?*

In een multidisciplinaire samenwerking zullen deze vragen veelal door de seksuoloog of psycholoog worden gesteld. Er zal ook specifiek gevraagd worden naar het diagnostisch traject tot nu toe. Bij seksuologische klachten is er vaak sprake van multidisciplinaire begeleiding van de patiënt, waarbij afstemming van de aandachtsgebieden waarmee de verschillende behandelaars zich bezighouden, van groot belang is:
- Op welke manier is de patiënt bij deze verwijzer gekomen?
- Welke onderzoeken zijn er tot nu toe gedaan?
- Wat is er afgesproken over het behandelbeleid?
- Zijn er nog vervolgafspraken? In welke frequentie?
- Zijn er nog vervolgonderzoeken?

In dit eerste stuk van de anamnese gaat het aanvankelijk vooral over 'technisch handelen' met betrekking tot seksualiteit en nog minder over de beleving en emotie. Er mag niet van worden uitgegaan dat het seksueel-technisch handelen al door de verwijzer is uitgevraagd.

De emotionele elementen van seksualiteit zullen vervolgens (volgende sessie?) in kaart gebracht worden. Dit levert uiteindelijk een totaalbeeld op van de context waarin de seksuele klacht van de patiënt staat. Elementen die hierbij aandacht zullen krijgen, zijn:
- Aard van het seksuele probleem (pijn, opwinding, orgasme).

- Huidige seksuele status (wel/geen partner, wisselende contacten, homo-/heterorelatie, transgenderproblematiek).
- Seksuele ervaring: seksuele carrière (eerste relatie of vervolg):
    - *Wat zijn uw seksuele ervaringen?*
    - *Wanneer heeft seks zijn intrede in uw leven gedaan?*
- Aanraking: mogelijkheden en beperkingen:
    - *Kunt u naar uw lichaam/genitale gebied kijken in de spiegel? En heeft u dat ook wel eens gedaan?*
    - *Raakt u uw lichaam/genitale gebied aan (bijvoorbeeld onder de douche)?*
- Opwinding: mogelijkheden en beperkingen:
    - *Wat is prettig en wat niet? Kijkt u naar porno? Hoe vaak doet u dat (pornoverslaving)?*
- Erectie: mogelijkheden en beperkingen, ochtenderectie?
- Orgasme/masturbatie: mogelijkheden en beperkingen.
- Penetratie: mogelijkheden en beperkingen, vaginaal, anaal.
- Gebruik glijmiddel? Welk? Wanneer?
- Gebruik hulpmiddelen? Welk? Wanneer?
    - *Denk hierbij aan een seksuele speeltjes (vibrator).*
- Gebruik seksueel gerelateerde medicatie, (Viagra, Cialis, Kamagra).
- Partner: seksuele mogelijkheden, beperkingen, wensen.
- Geen partner:
    - *Is de klacht een belemmering voor een nieuwe relatie?*
- Ervaring met verschillende partners:
    - *Was er verschil? Hoe? Wanneer?*
- Relatie: invloed van de relatie op deze klachten.
- Bij pijn:
    - *Wanneer is er pijn?*
    - *Is er ooit pijnvrije seks mogelijk geweest?*
    - *Wat doet u als er pijn is? Gaat u door met vrijen of stopt u? Waarom? Hoe lang duurt de pijn?*
- Menstruatie: invloed op het klachtenpatroon.
- Negatieve ervaringen (misbruik, verkrachting, relationeel, tijdens medisch onderzoek of bij gebruik van hulpmiddelen).
- Wenselijk resultaat.

Ook bij deze klachten zal er tijdens de anamnese informatie worden gegeven, waardoor er een geleidelijke overgang van onderzoek naar behandeling ontstaat.
Informatie (seksuele educatie) kan worden gegeven over:
- de anatomie en fysiologie mannelijke en vrouwelijke genitale regio;
- de relatie tussen bekkenbodemspieren en seksualiteit;
- de buik als emotioneel centrum (kinderen reageren op spanning met buikpijn, vlinders in je buik hebben als je verliefd bent);
- seksuele responscyclus (◘ figuur 12.4);
- model van Vlaeyen (◘ figuur 12.7): gedachten – gevoel – gedrag – gevolgen;
- cirkel van Bancroft (◘ figuur 12.8).

De patiënt inzicht geven in zijn problematiek, naar hem luisteren en hem laten merken dat de bekkenfysiotherapeut het klachtenpatroon herkent en kennis van de problematiek heeft, leidt

12.6 · Diagnostiek bij seksuele problematiek

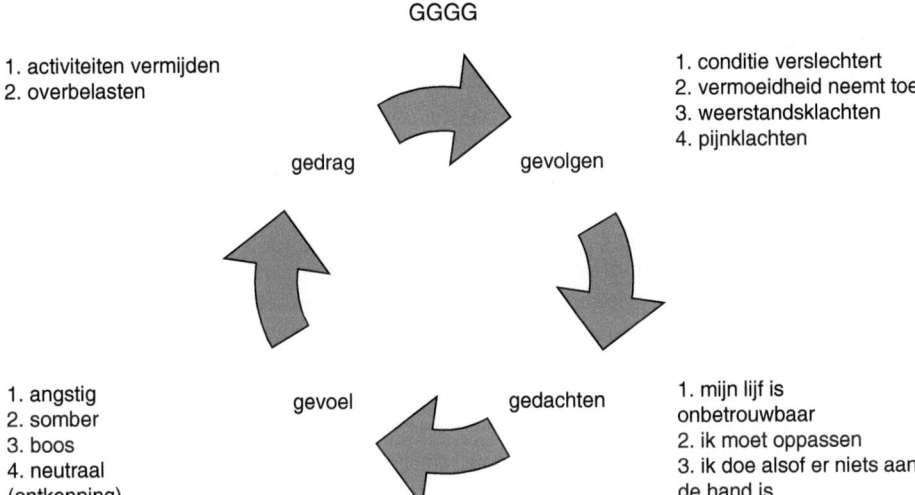

GGGG

1. activiteiten vermijden
2. overbelasten

gedrag

gevolgen

1. conditie verslechtert
2. vermoeidheid neemt toe
3. weerstandsklachten
4. pijnklachten

1. angstig
2. somber
3. boos
4. neutraal
(ontkenning)

gevoel

gedachten

1. mijn lijf is onbetrouwbaar
2. ik moet oppassen
3. ik doe alsof er niets aan de hand is

Figuur 12.7 Model van J.W. Vlaeyen.

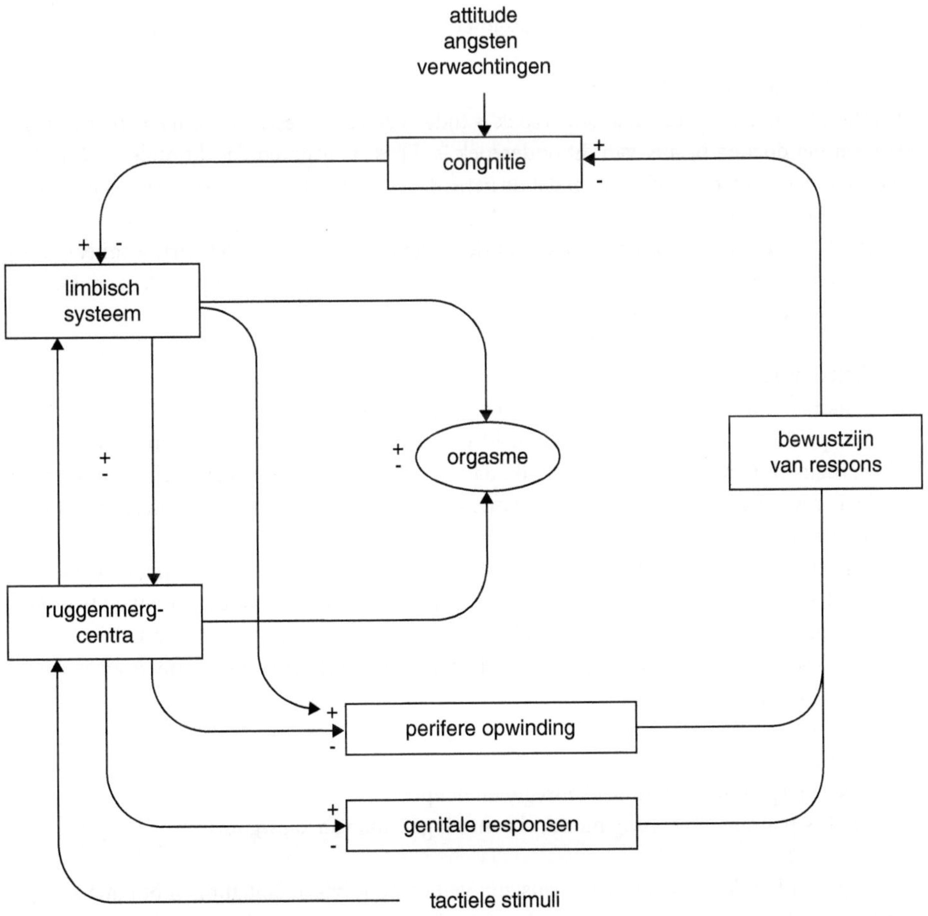

Figuur 12.8 Cirkel van Bancroft.

veelal tot ontspanning bij de patiënt na de anamnese, hetgeen een belangrijke voorwaarde is voor het vervolg van het onderzoek.

Inzicht geeft opluchting geeft ontspanning.

- **Vragenlijsten**

Er zijn een aantal vragenlijsten specifiek ontworpen om het seksuele functioneren van patiënten in kaart te brengen:
- AHBBS (Amsterdamse hyperactieve bekkenbodemschaal),
- PelFIs (Pelvic Floor Inventories Leiden, alle domeinen),
- Griss (Golombok Rust Inventory of Sexual Satisfaction: man- of vrouwversie),
- FSFI (Female Sexual Function Index),
- FSDS-R (Female Sexual Distress Scale),
- IIEF (International Index of Erectile Function) of IIEF-5,
- VSD (Vragenlijst voor het signaleren van seksuele disfuncties, vroege),
- ESF (Elf vragen over het seksueel functioneren, vroege),
- Vragenlijst vulvapoli,
- RAND 36.

Deze vragenlijsten worden ook wel gebruikt als leidraad voor de anamnese, waarbij ze door de bekkenfysiotherapeut en de patiënt gezamenlijk, tijdens de eerste sessie worden ingevuld.

- **Lichamelijk onderzoek**

De inhoud van het lichamelijke onderzoek is tijdens de eerste sessie besproken en er is uitgelegd wat het doel en belang van dit onderzoek is. Er is aangegeven dat dit onderzoek tijdens de tweede sessie zal plaatsvinden en dat de patiënt zich hierbij tot op het ondergoed moet ontkleden. Ook nu wordt weer vooraf overlegd of de patiënt hiermee (nog steeds) akkoord gaat.

Steeds weer zal worden benadrukt, dat de patiënt bepaalt wat er gebeurt, wanneer en op welke manier. De patiënt blijft de baas over de situatie en bewaakt zijn eigen grenzen. De bekkenfysiotherapeut zal zich hieraan aanpassen.

- - **Bekkenregio**

Het lichamelijk onderzoek van de bekkenregio wordt uitgebreid beschreven in ▶ par. 7.3. Bij seksuele problematiek zal een globaal beeld worden verkregen van het functioneren van de bekkenregio. Indien uit de anamnese blijkt dat in dit gebied problemen zijn, zal het onderzoek specifieker worden uitgevoerd, of zal de patiënt worden verwezen naar een collega-fysiotherapeut of een manueel therapeut.

Inspectie van de patiënt vindt ook plaats als deze vanuit de wachtkamer met de bekkenfysiotherapeut naar de praktijkruimte gaat. Ook tijdens de anamnese, als de patiënt zit te praten, zal de bekkenfysiotherapeut zich een beeld vormen van zijn fysieke functioneren.

Specifieke aandachtspunten tijdens het lichamelijke onderzoek bij mannen en vrouwen met seksuele klachten zijn:
- houding,
- bewustzijn (adem, buik),
- spanning spieren rondom bekkenregio en heupen,
- gezichtsspanning (spanning mond, chronisch gebruik van kauwgom).

Een uitgebreid onderzoek van het bewustzijn van de buik (via ademhaling of buikmassage) is een belangrijke fase van het bekkenbodemfunctieonderzoek; hierbij leert de patiënt beter te voelen wat hij in de bekken- en bekkenbodemregio doet in het dagelijks leven.

■■ Bekkenbodemregio

Het functieonderzoek van de bekkenbodemspieren kan zowel uitwendig als inwendig plaatsvinden. De tests van het bekkenbodemfunctieonderzoek zijn hetzelfde als bij patiënten met andere klachten, maar de snelheid van stappen kan anders zijn. Bij elke stap zal de bekkenfysiotherapeut zich afvragen of dit past bij de fase waarin de patiënt is, of het mogelijk is om een volgende stap te maken, of dat het onderzoek voor dat moment genoeg is.

Tijdens het onderzoek probeert de bekkenfysiotherapeut oogcontact te houden met de patiënt. Elke stap wordt beschreven, en de patiënt wordt gevraagd of hij het goed vindt. Nadat de patiënt goed geïnformeerd is, kan worden gevraagd of hij wil meekijken met een spiegel. (Cave: dit kan ook heel confronterend zijn voor de patiënt en bedenk dat de patiënt dit niet altijd zelf goed kan inschatten).

Bij mannen:
- Inspectie in rust uitwendig, zowel in zijlig (anaal) als in ruglig (perineaal/genitaal): aandacht voor de huidconditie en -verzorging, de ligging van de anus (nulstand).
- Inspectie tijdens beweging: aanspannen, ontspannen, hoesten, persen (AOHP). Is er enige beweging van de bekkenbodem zichtbaar?
    - Geen beweging zichtbaar → niet verdergaan, maar eerst gaan werken met ademhaling en ontspanning (oefeningen of buikmassage).
    - Wel beweging zichtbaar → verder gaan met palpatie.
- Palpatie met indexvinger (met handschoen) van bekkenfysiotherapeut tegen perineum → AOHP met goede verbale instructie (▶ par. 7.4).
- Palpatie met indexvinger bekkenfysiotherapeut intra-anaal (anale sfincter) met gebruik van veel gel → AOHP (▶ par. 7.6).
- Vervolg palpatie (m. puborectalis) → AOHP: hoe is de bekkenbodemfunctie (contractie/relaxatie)? Zijn er triggerpoints aanwezig (▶ (par. 7.6 en 7.8))?

Verdere diagnostiek (en behandeling) kan plaatsvinden door het gebruik van:
- EMG (echografie), werkt bij mannen vaak zeer illustratief en effectief voor de bewustwording (▶ par. 8.1).
- Mictie-evaluatie (bij combinatie met plasproblemen) (▶ par. 8.4.2).

Bij mannen (en vrouwen), die anale seks hebben, kan bij het bekkenbodemfunctieonderzoek worden gezien, dat er disfuncties zijn in de anale sfincter (verlaagde rustwaarde) en de puborectalis (reactief een verhoogde rustwaarde).

Bij vrouwen:
- Inspectie in rust uitwendig (zowel in ruglig (vaginaal) als in zijlig (perineaal, anaal), eventueel met spiegel: vooral aandacht voor de huidconditie en -verzorging.
- Inspectie tijdens beweging (AOHP): Is er enige bekkenbodembeweging zichtbaar?
    - Geen beweging zichtbaar → niet verdergaan, maar eerst gaan werken met ademhaling en ontspanning (met oefeningen of buikmassage).
    - Wel beweging zichtbaar → verder gaan met palpatie (*hands-on*).
- Inspectie in rust inwendig, eventueel ook met spiegel: aandacht voor synoviale atrofie, vulvodynie en dermatologische aandoeningen (eczeem, lichen sclerosis, lichen planus, hidradenitis suppurativa).
- Palpatie met indexvinger (met handschoen) van bekkenfysiotherapeut tegen perineum → AOHP met goede verbale instructie (▶ par. 7.4).

- Palpatie met indexvinger bekkenfysiotherapeut intravaginaal met gebruik van veel gel → AOHP (▶ par. 7.5).
- Vervolg palpatie: Kom je tegen de pijnplek aan: A-O, soms zachte druk die een tijdje wordt vastgehouden, zodat de patiënt kan proberen te ontspannen (niet terugtrekken, maar ernaar toe gaan met de aandacht en voelen). Hoe is de rekbaarheid van de musculatuur (▶ par. 7.5)?
- De patiënt kan deze palpatie eventueel ook in behandelsessie zelf doen. Dit kan al dan niet met een handschoen worden gedaan en is afhankelijk van de persoonlijke beleving van de patiënt (niet noodzakelijk vanuit hygiënische overwegingen).
- Het inbrengen van de wijsvinger (al dan niet met handschoen) moet de patiënt ook zelf gaan doen, of samen met de partner, of oefenen met inbrengen van een tampon.

Verdere diagnostiek (en behandeling), onder begeleiding van de bekkenfysiotherapeut, kan plaatsvinden door het gebruik van:
- Touch test/Q-tip test (bij verwijzing door een medisch specialist zal dit al gedaan zijn, ▶ par. 7.5).
- EMG (objectief beeld van rustwaarde en functioneren bekkenbodemspieren ▶ par. 8.1).
- Bekkenbodemmassage (patiënt zelf of samen met partner).
- Vaginale ballon: stappen die hierbij kunnen worden genomen (▶ par. 8.3):
  - Kan de ballon worden ingebracht?
  - Tot welk volume kan de ballon worden gevuld? Is dit pijnlijk?
  - Kan de ballon opgeblazen worden teruggehaald of zachtjes worden uitgeperst?
  - Kan de ballon gevuld weer worden ingebracht?
  - Met dezelfde vulling als bij uitpersen of met minder?

Als de ballon met 30 cc kan worden gevuld, kan er met de kleinste pelotte worden gewerkt,
- Pelottes (oplopende diameter, inbrengen, even zo laten, uithalen of zachtjes uitpersen, ▶ par. 8.3). Als pelotte 3 kan worden ingebracht zonder pijn, kan er voldoende ruimte zijn voor een penis.
- Vibrator (celebrator en diverse andere soorten bij winkels in erotische artikelen).
- Epi-no, bij deze problematiek onder begeleiding van een deskundige (seksuoloog, bekkenfysiotherapeut,).

Ook hier gaan onderzoek en behandeling geleidelijk in elkaar over. Steeds zal de bekkenfysiotherapeut alert moeten blijven op signalen: goed blijven luisteren en kijken naar de patiënt.

Bij patiënten met seksuele klachten, zowel mannen als vrouwen, kunnen de volgende bekkenbodemdisfuncties voorkomen:
- Overactieve bekkenbodemmusculatuur, bijvoorbeeld bij vrouwen met vaginistische klachten of dyspareunie; bij patiënten met negatieve ervaringen in het bekkenbodemgebied; bij patiënten met lagerug- en bekkenpijnklachten (veranderde stabiliteit); bij patiënten met langdurige persoonlijke stressfactoren (privé- of werkgerelateerd); bij specifieke sporten (ballet, turnen, dansen, pilates, spinning, wielrennen, mountainbiken, paardrijden, motorsport en krachttraining).

Maar ook onderstaande disfuncties kunnen voorkomen:
- Niet functionerende bekkenbodemmusculatuur[70], bijvoorbeeld vrouwen met geen enkel (of een afgeleerd) bekkenbodembewustzijn, zoals bij langdurige persoonlijke stressfacto-

ren of negatieve ervaringen in het bekkenbodemgebied; bij langdurige obstipatie en negeren van aandrang; bij patiënten met een neurologische aandoening of bij vrouwen met ernstig letsel postpartum.
- Onderactieve bekkenbodemmusculatuur[70], bijvoorbeeld bij het creëren van te veel buikpers of bij patiënten met zware lichamelijke werkzaamheden; bij vrouwen die na een vorige partus onvoldoende herstel hebben vertoond, of hier onvoldoende aandacht aan hebben gegeven. Hierdoor kunnen problemen ontstaan bij opwinding en orgasme (onvoldoende vaginaal contact door vaginale laxiteit) bij zowel bij de vrouw als de partner.
- Coördinatiestoornis bekkenbodemmusculatuur, bijvoorbeeld bij een verkeerd aangeleerd bekkenbodemgedrag, zoals persmictie, langdurig negeren van aandrang, bij langdurige buikpers; bij een disfunctie in de samenwerking tussen dwarse buikspieren, bekkenbodem en ademhaling.
- Lagerug- en bekkenpijn of stuitpijn.

Bekkenfysiotherapeutische behandeldoelen bij patiënten met seksuele problematiek (zowel mannen als vrouwen) kunnen zijn:
- Het optimaliseren van de seksuele kennis (seksuele educatie).
- Het inzicht vergroten in het functioneren van de bekkenregio (met specifieke aandacht voor de buik) en het bekkenbodemgebied in relatie tot seksualiteit.
- Het verbeteren van inzicht, gedachten en gevoelens van de patiënt over de mogelijkheden en onmogelijkheden van seksualiteit en het verminderen van angst (multidisciplinair).
- Het bewust worden van de buik- en bekkenbodemspieren, zowel aangespannen als ontspannen, in relatie tot de ademhaling.
- Het gericht oefenen (aan- en ontspanning) om het functioneren van de bekkenbodemspieren te verbeteren.
- Verbeteren van bekkenbodemgedrag (toiletgedrag, normaliseren vocht- en vezelintake, houding en beweging, til- en perstechniek).
- Het verbeteren van de stabilisatie, coördinatie en relaxatie rondom lagerug en bekken.

Bekkenfysiotherapeutische behandeldoelen specifiek bij vrouwen:
- Optimaliseren van huidverzorging en hygiëne (gebruik inlegkruisjes, wassen, strings, katoenen ondergoed, scheergedrag e.d.).
- Desensitiseren van het bekkenbodemgebied (sensate focus, sensitisatieoefeningen, graded exposure).
- Verbeteren toegankelijkheid van de introïtus bij vrouwen met vaginistische klachten.

Adviezen met betrekking tot huidverzorging (▶ par. 5.2). Het doel hiervan is vet (en daarmee elasticiteit) in de huid terugbrengen dat weggewassen wordt door water en of zeep. Het insmeren heeft tevens invloed op de circulatiebevordering en desensitisatie.

Glijmiddelen, die kunnen worden geadviseerd zijn: Ritex (in Duitsland verkrijgbaar), Sensilube, Durex, K-Y-gel (soms branderig na een tijdje omdat dit op een waterige basis is gefabriceerd), eigen huismiddelen drogisten (vaak wateriger), vaseline-paraffinezalf (wordt eigenlijk gebruikt voor huidverzorging), olijfolie.

Het doel van de bekkenfysiotherapeutische behandeling bij de patiënt met seksueel gerelateerde pijnproblematiek is: de patiënt beter leren omgaan met zijn pijn. Dat kan ook betekenen dat de patiënt/het paar leert om de seks op een andere manier leuk te maken, dan via penetratie.

Voor elk bekkenfysiotherapeutisch handelen geldt: *onbevoegd = onbekwaam*.
Voor deze specifieke patiëntengroep is het echter belangrijk om je als hulpverlener te realiseren dat je nog niet automatisch bekwaam bent als je bevoegd bent. Van de bekkenfysiotherapeut wordt dus gevraagd dat ze kritisch is op de eigen competenties. Zij moet bij zichzelf blijven, het behandelen van patiënten met seksuele problematiek moet je liggen.

12.7 Diagnostiek perioperatief

In de bekkenfysiotherapeutische begeleiding rond een operatie zijn drie fasen te onderscheiden:
1. *Preoperatief:* de periode voorafgaand aan de opname.
2. *Perioperatief:* de periode in het ziekenhuis zowel voor als na de operatie.
3. *Postoperatief:* de periode na ontslag uit het ziekenhuis.

Er zijn verschillende operaties waarmee bekkenfysiotherapeuten binnen hun patiëntenpopulatie te maken kunnen krijgen. Voorbeelden zijn:
— Urologie: TVT (tension free vaginal tape), TVT-O, TVT-S, prostatectomie, TURP, neoblaas.
— Gynaecologie: VW/AW-plastiek, Manchester-Fothergilloperatie, colposacropexie, sacrospinale fixatie, uterusextirpatie (abdominaal (AUE) of vaginaal (VUE), Wertheim-Okabayashi-operatie, sectio caesarea, mesh-operaties, vulvachirurgie (cyste van Bartholini, lichen sclerosis).
— Chirurgie: perineumrepair, hymenhersteloperatie, reconstructieoperatie na besnijdenis.
— Colorectaal: bandlegering, procedure voor prolaps en hemorroïden (PPH), hemorrectomie, rectumprolapsoperatie, sfincterplastiek, anusamputatie.
— Bekken: bekkenfixatie, hersteloperatie diastase m. rectus abdominus, herniaoperatie, kanaalstenoseoperatie, spondylodese.

Binnen de standaarden van het Nederlands Huisartsen Genootschap (NHG) en diverse (multien monodisciplinaire) richtlijnen heeft bekkenfysiotherapie zich in de afgelopen jaren een duidelijk omschreven plek verworven. Indien de bekkenfysiotherapie voldoende resultaat oplevert, kan operatief ingrijpen worden voorkomen of uitgesteld. Indien er niet voldoende of geen resultaat optreedt, kan operatief ingrijpen alsnog noodzakelijk zijn.
Afhankelijk van de aandoening en het beleid van de verwijzer of het ziekenhuis kan bekkenfysiotherapeutische begeleiding dus al hebben plaatsgevonden voorafgaand aan de beslissing tot operatief ingrijpen, om maximaal conservatief herstel te bewerkstelligen. Diagnostiek is hiervan een vanzelfsprekend onderdeel en die zal in principe overeenkomen met de algemene diagnostiek die in deel II is beschreven.
De combinatie van operatief ingrijpen en bekkenfysiotherapie wordt veel toegepast om op anatomisch niveau en functioneel gezien optimaal resultaat te bereiken. Op deze manier kunnen de klachten van de patiënt niet alleen op korte, maar ook op lange termijn worden beïnvloed (bijvoorbeeld de combinatie bekkenfysiotherapie bij prolapsoperaties, om de kans op recidiverende prolapsproblematiek en vervolgoperaties te verkleinen)[70,71,72,73,74,75,76,77].
De bekkenfysiotherapeut kan postoperatief worden ingeschakeld als de patiënt nog (rest)-klachten heeft of als er nieuwe klachten zijn ontstaan (zoals de novo urine-incontinentie na een prolapsoperatie).

Doelen van de bekkenfysiotherapeutische begeleiding gedurende de operatieperiode zijn:
- optimaal behoud van het operatieresultaat,
- voorkomen van recidieven postoperatief,
- bevorderen van het herstelproces postoperatief,
- (tijdige begeleiding bij complicaties).

We zullen de diagnostische mogelijkheden in de verschillende fasen van de operatie hierna afzonderlijk bespreken.

12.7.1 Diagnostiek bekkenfysiotherapie bij preoperatieve instructie

De patiënt kan worden verwezen voor een preoperatieve (veelal kortdurende) bekkenfysiotherapeutische instructie (bijvoorbeeld voorafgaand aan een prostatectomie).

Het doel van deze preoperatieve instructie is om de patiënt optimaal voor te bereiden op de operatie, de risico's perioperatief te verkleinen en het herstel na de operatie optimaal te laten verlopen. Indien de patiënt postoperatief klachten heeft of krijgt, kan de bekkenfysiotherapeutische behandeling gemakkelijker worden opgepakt.

In deze situatie is er sprake van een beperkte bekkenfysiotherapeutische diagnostiek in verband met:
- de bekkenfysiotherapeutische doelen (die preoperatief gericht zijn op operatieve ondersteuning);
- de veelal korte tijd tussen verwijzing en operatiedatum;
- het feit dat er preoperatief niet altijd klachten zijn op het terrein van de bekkenfysiotherapeut (bijvoorbeeld bij mannen zonder mictieklachten voorafgaand aan een prostatectomie). Tijdens het onderzoek kan blijken dat er asymptomatische disfuncties zijn (de patiënt die altijd perst bij het ontlasten), die preoperatief gecorrigeerd kunnen worden.

De bekkenfysiotherapeut zal preoperatief een beeld van de patiënt willen krijgen met betrekking tot:
- kennis van en inzicht in functioneren bekken/bodemgebied,
- mictie- en defecatiegedrag,
- buikademhaling,
- bekkenbodembewustzijn,
- regulatie buikdruk,
- uitvoering ADL-activiteiten,
- afstemming belasting-belastbaarheid in de postoperatieve fase,
- invloed van lifestylefactoren (BMI, roken e.d.).

Tijdens het bekkenfysiotherapeutisch onderzoek zal er specifieke aandacht zijn voor:
- *Anamnese:*
  - Een anamnese zal plaatsvinden om het functioneren van alle domeinen in kaart te brengen, ook de domeinen die niet direct met de operatie te maken lijken te hebben. (Bijvoorbeeld defecatie bij een voorwandplastiek). De uitgebreidheid van de anamnese hangt samen met de disfuncties die de patiënt al dan niet beschrijft in de verschillende domeinen, en met wat er al aan anamnese is gedaan. Bij een samenwerking binnen de bekkenbodempoli bijvoorbeeld zal er al een anamnese zijn afgenomen en zal de bek-

kenfysiotherapeut vooral de opvallende punten daaruit bespreken met de patiënt en zal zij beoordelen of alle domeinen voldoende in kaart zijn gebracht.
- Inventarisatie van de kennis en het inzicht in het functioneren van bekken en bekkenbodem.
- Specifieke instructie van de *do's and don'ts* rondom de operatie (in samenhang met het beleid van het ziekenhuis).
– *Lichamelijk onderzoek*:
  - Inspectie van houding en ADL-functies (specifiek drukverhogende activiteiten zoals hoesten en niezen, en bukken en tillen).
  - Inventarisatie van mictie- en defecatiegedrag.
  - Beoordeling van het functioneren van de bekkenbodem, uitwendig/inwendig (en instructie).
  - Beoordeling buikademhaling, ontspanning, regulatie buikdruk.

Inwendig onderzoek zal in deze preoperatieve instructie niet altijd aan de orde komen (afhankelijk van de mate van disfuncties en de tijdsfactor). Als de patiënt postoperatief (nog) klachten heeft, kan het inwendig onderzoek alsnog worden uitgevoerd, na de nacontrole door de specialist.

In het preoperatief bekkenfysiotherapeutisch onderzoek kunnen disfuncties aan het licht komen, waarvoor een aanzet tot behandeling wordt gegeven en vooral een optimaal gedrag worden geïnstrueerd. Postoperatief kan de bekkenfysiotherapie, indien nodig, verder worden voortgezet.

Bij de begeleiding in de preoperatieve fase zullen diagnostiek en therapie geleidelijk in elkaar overlopen, omdat het gaat om een kortdurend traject en omdat de diagnostiek erop gericht is dat de patiënt snel aan de slag moet kunnen gaan met de aangeboden instructies.

Het verdient aanbeveling om de instructies van de bekkenfysiotherapeut op schrift mee te geven aan de patiënt, gezien de korte tijdsduur van de preoperatieve instructie. Daarnaast is de patiënt preoperatief vaak wat gespannen en komt er veel op hem af, zodat niet alle informatie voldoende wordt opgenomen. De schriftelijke instructie kan worden meegenomen naar het ziekenhuis als naslagwerk. De informatie die het ziekenhuis meegeeft en de informatie van de bekkenfysiotherapeut moeten (vanzelfsprekend) op elkaar zijn afgestemd.

12.7.2 Diagnostiek bekkenfysiotherapie in de perioperatieve fase

In het ziekenhuis kan perioperatieve begeleiding worden gegeven door een (bekken)fysiotherapeut.

In de fase dat de patiënt in het ziekenhuis is opgenomen, zal er beperkte diagnostiek worden uitgevoerd in verband met de beschikbare tijd per patiënt en de bekkenfysiotherapeutische doelen (risico's verkleinen en herstel optimaal laten verlopen).

De anamnese zal vooral gericht zijn op de operatieperiode en het lichamelijk onderzoek vindt plaats tijdens de instructies (inspectie). Ook nu zullen diagnostiek en behandeling dus weer nauw met elkaar verweven zijn en geleidelijk in elkaar overlopen.

De aandacht van de (bekken)fysiotherapeut is, mede afhankelijk van het postoperatieve verloop (complicaties), gericht op:
- optimaliseren van kennis van en inzicht in functioneren van het bekken- en bekkenbodemgebied in relatie tot de operatie;

- mictie- en defecatiegedrag (nadruk op het belang hiervan herhalen);
- aandacht voor buikademhaling (ter ontspanning, circulatiebevordering en optimaliseren van de beweeglijkheid en het functioneren van de bekkenorganen);
- aandacht voor bewustzijn van de bekkenbodem (ontspannen, ademhaling);
- regulatie buikdruk (reductie druk op het bekkenbodemgebied);
- uitvoering ADL-activiteiten (transfers, bukken, aankleden e.d.);
- afstemming belasting-belastbaarheid postoperatief;
- herhaling instructies thuis postoperatief.

Het moment van ontslag uit het ziekenhuis wordt bij sommige operaties (mede) bepaald door het weer zelf kunnen plassen en ontlasten van de patiënt. Het hervatten van deze functies wordt hierdoor extra belangrijk. Een uitgebreide mictie- en defecatie-instructie preoperatief (bij voorkeur op schrift meegegeven) kan de patiënt helpen om dit proces te vergemakkelijken. Specifieke aandacht zal gericht worden op het ontspannen durven plassen en ontlasten zonder hierbij kracht te zetten (behoud operatieresultaat, bijvoorbeeld bij de defecatie na een achterwandplastiek).

Het postoperatieve beleid met betrekking tot bekkenbodemoefeningen kan verschillen per ziekenhuis: van helemaal geen oefentherapie, tot na de nacontrole van de specialist, tot gedoseerde oefentherapie onder begeleiding soms al kort na de ingreep. Beleid hierover zal worden afgestemd tussen de specialist en de (bekken)fysiotherapeut. De aandacht zal wel gericht worden op het goed uitvoeren van de ADL-activiteiten (zonder verhoging buikdruk) en afstemming tussen belasting en belastbaarheid. Schriftelijke instructies verdienen de voorkeur, zodat de patiënt ze thuis rustig kan (her)lezen.

12.7.3 Diagnostiek bekkenfysiotherapie in de postoperatieve fase

Afhankelijk van de aandoening, het beleid van de verwijzer of het ziekenhuis en het verloop van het herstel kan de patiënt postoperatief door de bekkenfysiotherapeut worden beoordeeld. Dit kan zijn als voorzetting van een preoperatief traject, als standaardbeleid van het ziekenhuis, of omdat er postoperatief klachten zijn ontstaan (complicaties, zoals een residu na mictie) of omdat klachten persisteren.

Afhankelijk van de persoonlijke situatie van de patiënt en het resultaat van de operatie kan de bekkenfysiotherapie postoperatief worden begonnen of voortgezet. Soms begint de bekkenfysiotherapie na de nacontrole door de specialist (6 tot 8 weken na de operatie), in andere ziekenhuizen is het beleid dat er al voor de nacontrole met bekkenfysiotherapie kan worden begonnen (om de postoperatieve fase optimaal te begeleiden). In de 6 tot 8 weken na ontslag uit het ziekenhuis kan er ook telefonisch of per e-mail begeleiding worden geleverd bij bekkenfysiotherapeutisch gerelateerde vragen (bijvoorbeeld over afstemming belasting-belastbaarheid). Hierbij kan nogmaals de nadruk worden gelegd op de aandacht van de patiënt voor mictie en defecatie, buikademhaling en dergelijke.

Soms is het eerste contact postoperatief met de bekkenfysiotherapeut al kort na ontslag uit het ziekenhuis noodzakelijk (bijvoorbeeld bij een patiënt met veel restklachten postoperatief of bij complicaties). Dit kan betekenen dat de patiënt in de thuissituatie moet worden bezocht. In dat geval krijgt de bekkenfysiotherapeut de gelegenheid om de patiënt te zien functioneren in zijn dagelijkse omgeving. De thuissituatie kan echter ook beperkingen opleveren voor de diagnostiek (vooral met betrekking tot inwendig handelen en het gebruik van apparatuur).

Ook als er preoperatief al diagnostiek heeft plaatsgevonden zal er postoperatief opnieuw zorgvuldig moeten worden gekeken naar (veranderingen in) de klachten van de patiënt en mogelijke disfuncties (na een TURP kan de blaas nog een tijdlang overactief blijven reageren, hetgeen kan leiden tot de novo frequency- en urgencyklachten).

Anamnese:
- Voor alle domeinen worden de veranderingen ten opzichte van de preoperatieve fase in kaart gebracht, ook voor de domeinen die niet direct met de operatie te maken lijken te hebben (bijvoorbeeld seksuele veranderingen na een TVT-O). De uitgebreidheid van de anamnese is afhankelijk van wat er eerder is gedaan.
- Inventarisatie van de kennis van en het inzicht in het functioneren van bekken en bekkenbodem postoperatief (het gevoel van plassen na een suspensie-ingreep kan veranderd zijn).
- Specifieke instructie over *do's and don'ts* rondom de operatie (in samenhang met het beleid van het ziekenhuis).

Lichamelijk onderzoek:
- Inspectie van houding en ADL-functies (specifiek drukverhogende activiteiten zoals hoesten of niezen en bukken of tillen).
- Inventarisatie van het huidig mictie- en defecatiegedrag.
- Beoordeling van het functioneren van de bekkenbodem (uitwendig en inwendig).
- Beoordeling van buikademhaling, ontspanning en regulatie buikdruk.

Inwendig onderzoek zal meestal pas na de nacontrole van de specialist plaatsvinden.

In de postoperatieve periode zijn de behandeldoelen:
- optimaal herstel postoperatief.
- behoud van operatieresultaat.
- reductie van disfuncties (die reeds preoperatief bestonden of complicaties die postoperatief zijn ontstaan).

Als de patiënt postoperatief geen klachten heeft en het bekkenfysiotherapeutisch onderzoek geen disfuncties oplevert, zal er geen bekkenfysiotherapeutisch behandeltraject volgen. In een eindverslag zal de behandelende arts (of huisarts bij DTF) hiervan op de hoogte worden gesteld.

Indien de patiënt postoperatief met klachten voor het eerst in contact komt met de bekkenfysiotherapeut, zal het volledige diagnostisch proces, worden doorlopen. In zowel de pre- als postoperatieve fase kan het bekkenfysiotherapeutisch consult worden ingezet door de specialist om te bepalen of er een indicatie voor bekkenfysiotherapie is.

Onderbouwing

Vrouwen peripartum
1. NVFB. Beroepscompetentieprofiel Bekkenfysiotherapeut, 2009 ► http://nvfb.fysionet.nl
2. Hentzepeter-van Ravensberg HD. ZwangerFit. Houten: Bohn Stafleu van Loghum, 2008.
3. ► http://www.henw.org/archief/volledig/id858-het-preconceptieconsult.html
4. ► http://www.knov.nl/docs/uploads/Standpunt_preconceptiezorg_zonder_witte_paginas.pdf
5. Hentzepeter-van Ravensberg HD. BekkenbodemFit. Houten: Bohn Stafleu van Loghum, 2010.

Onderbouwing

Vrouwen rondom menopauze

6. Heineman MJ, Bleker OP, Evers JHL, Heintz APM. Obstetrie en gynaecologie. Maarssen: Elzevier Gezondheidszorg, 2001.
7. Wend K, Wend P, Krum SA. Tissue-Specific Effects of Loss of Estrogen during Menopause and Aging. Front Endocrinol (Lausanne). 2012;3:19.
8. Zbucka-Kretowska M, Marcus-Braun N, Eboue C, Abeguile G, Wolczynski S, Kottler ML, Von Theobald P. Expression of estrogen receptors in the pelvic floor of pre- and post-menopausal women presenting pelvic organ prolapse. Folia Histochem Cytobiol. 2011;49(3):521–7.
9. Scheiner D, Betschart C, Perucchini D. Aging-related changes of the female pelvic floor. Ther Umsch. 2010 Jan;67(1):23–6.
10. Lee J. The menopause: effects on the pelvic floor, symptoms and treatment options. Nurs Times. 2009 Dec 8-14;105(48):22–4.
11. Tinelli A, Malvasi A, Rahimi S, Negro R, Vergara D, Martignago R, Pellegrino M, Cavallotti C. Age-related pelvic floor modifications and prolapse risk factors in postmenopausal women. Menopause. 2010 Jan-Feb;17(1):204–12.
12. Noguti AS, Jarmy-Di Bella ZI, de Oliveira E, Castro RA, Lima GR, Baracat EC, Sartori MG, Girão MJ. Ultrasonographic and doppler velocimetric evaluation of the levator ani muscle according to the hormonal status. Eur J Obstet Gynecol Reprod Biol. 2008 Dec;141(2):183-5. Epub 2008 Aug 26.
13. Slieker-ten Hove MC, Pool-Goudzwaard AL, Eijkemans MJ, Steegers-Theunissen RP, Burger CW, Vierhout ME. Prediction model and prognostic index to estimate clinically relevant pelvic organ prolapse in a general female population. Int Urogynecol J Pelvic Floor Dysfunct. 2009 Sep;20(9):1013–21.
14. Slieker-ten Hove MC, Pool-Goudzwaard AL, Eijkemans MJ, Steegers-Theunissen RP, Burger CW, Vierhout ME. Vaginal noise: prevalence, bother and risk factors in a general female population aged 45-85 years. Int Urogynecol J Pelvic Floor Dysfunct. 2009 Aug;20(8):905–11.
15. Slieker-ten Hove MC, Pool-Goudzwaard AL, Eijkemans MJ, Steegers-Theunissen RP, Burger CW, Vierhout ME. Prevalence of double incontinence, risks and influence on quality of life in a general female population. Neurourol Urodyn. 2010 Apr;29(4):545–50.
16. Slieker-ten Hove MC, Pool-Goudzwaard AL, Eijkemans MJ, Steegers-Theunissen RP, Burger CW, Vierhout ME. The prevalence of pelvic organ prolapse symptoms and signs and their relation with bladder and bowel disorders in a general female population. Int Urogynecol J Pelvic Floor Dysfunct. 2009 Sep;20(9):1037–45.

Mannen

17. ► http://nvfb.fysionet.nl
18. Nahon I, Dorey G, Waddington GS, Adams R. Perceptions of embarrassment for men with and without urinary incontinence. Urol Nurs. 2009 May-Jun;29(3):164–70.
19. Voorham-van der Zalm PJ, Voorham JC, Bos TW van den, Ouwerkerk TJ, Putter H, Wasser MN, Webb A, Deruiter MC, Pelger RC. Reliability and differentiation of pelvic floor muscle electromyography measurements in healthy volunteers using a new device: The multiple array probe Leiden (MAPLe). Neurourol Urodyn. 2012 Sep 12. doi: 10.1002/nau.22311.
20. Nahon I, Waddington G, Adams R, Dorey G. Assessing muscle function of the male pelvic floor using real time ultrasound. Neurourol Urodyn. 2011 Sep;30(7):1329–32. doi: 10.1002/nau.21069.

Adolescenten

21. Slot W, Aken M van. Psychologie van de adolescentie. Amersfoort: Thieme Meulenhoff, 2010.
22. Bower WF, Swithinbank L, Jong T de, Kort LM de, Marschall-Kehrel D. Assessment of non-neurogenic incontinence and lower urinary tract symptoms in adolescents and young adults. Neurourol Urodyn. 2010 Jun;29(5):702–7.
23. Bongers ME, Wijk MP van, Reitsma JB, Benninga MA. Long-term prognosis for childhood constipation: clinical outcomes in adulthood. Pediatrics. 2010 Jul;126(1):e156–62.
24. Berg M van de, Benninga M, Di Lorenzo MD. Epidemiology of Childhood Constipation: A Systematic Review. Am J Gastroenterol. 2006;101:2401–9.
25. Parker MA, Sneddon AE, Arbon P. The menstrual disorder of teenagers (MDOT) study: determining typical menstrual patterns and menstrual disturbance in a large population-based study of Australian teenagers. BJOG. 2010 Jan;117(2):185–92.
26. ► http://www.fysionet.nl/webleesversie_2011-03_meldcode-k-m.pdf
27. Hoebeke P, Bower W, Combs A, Jong T de, Yang S. Diagnostic Evaluation of Children With Daytime Incontinence J Urol. 2010 Feb;183(2):699–703.

28. Liekens G. Het vaginaboek. Antwerpen: Standaard Uitgeverij, 2010.
29. Liekens G. Haar penisboek. Antwerpen: Standaard Uitgeverij. 2010.
30. Liekens G. Ons seksboek. Antwerpen: Standaard Uitgeverij, 2007.
31. Liekens G. Haar orgasmeboek. Antwerpen: Standaard Uitgeverij, 2011.
32. Fitzgerald MP, Thom DH, Wassel-Fyr C, Subak L, Brubaker L, Eeden SK van den, Brown JS. Reproductive Risks for Incontinence Study at Kaiser Research Group. Childhood urinary symptoms predict adult overactive bladder symptoms. J Urol. 2006 Mar; 175(3 Pt 1):989–93.
33. Khan S, Campo J, Bridge JA, Chiappetta LC, Wald A, di Lorenzo C. Long-term outcome of functional childhood constipation. Dig Dis Sci. 2007 Jan;52(1):64–9.

Ouderen

34. Nationaal Kompas Volksgezondheid, versie 4.8, 14 juni 2012 ▶ http://www.nationaalkompas.nl/
35. Slieker-ten Hove MC, Pool-Goudzwaard AL, Eijkemans MJ, Steegers-Theunissen RP, Burger CW, Vierhout ME. Pelvic floor muscle function in a general female population in relation with age and parity and the relation between voluntary and involuntary contractions of the pelvic floor musculature. Int Urogynecol J Pelvic Floor Dysfunct. 2009 Dec;20(12):1497–504.
36. Teunissen TA, Bosch WJ van den, Hoogen HJ van den, Largo-Janssen AL. Prevalence of urinary and faecal incontinence among community-dwelling elderly patients in Nijmegen, The Netherlands, January 1999-July 2001. Ned Tijdschr Geneeskd. 2006 Nov 4;150(44):2430–4.
37. Landelijke Prevalentiemeting Zorgproblemen 2008 ▶ http://nld.lpz-um.eu/
38. Scheiner D, Betschart C, Perucchini D. Aging-related changes of the female pelvic floor. Ther Umsch. 2010 Jan;67(1):23–6.
39. Chen GD. Pelvic floor dysfunction in aging women. Taiwan J Obstet Gynecol. 2007 Dec;46(4):374–8.
40. Zong W, Meyn LA, Moalli PA. The Amount and Activity of Active Matrix Metalloproteinase 13 Is Suppressed by Estradiol and Progesterone in Human Pelvic Floor Fibroblasts. Biol. Reprod. 2009 Feb;80(2):367-74. Published online before print 5 November 2008.
41. Deschenes MR. Effects of aging on muscle fibre type and size. Sports Med. 2004;34(12):809–24.
42. Jenkins KR, Fultz NH. Functional impairment as a risk factor for urinary incontinence among older Americans. Neurourol Urodyn. 2005;24(1):51–5.
43. Dautmans I, Puyvelde K van, Mets T. Sarcopenia and functional decline: pathophysiology, prevention and therapy. Acta Clin Belg. 2009 Jul-Aug;64(4):303–16.
44. Pelvic floor morphology in older continent and urinary incontinent women: an MRI study. 2010 (ICS/IUGA Poster).
45. Teunissen TA, Bosch WJ van den, Hoogen HJ van den, Lagro-Janssen AL. Prevalence of urinary, fecal and double incontinence in the elderly living at home. Int Urogynecol J Pelvic Floor Dysfunct. 2004 Jan-Feb;15(1):10-3; discussion 13.
46. CBO. Multidisciplinaire Richtlijn Urine-incontinentie bij kwetsbare ouderen (2009). ▶ http://www.cbo.nl/Downloads/1143/100625%20Urine_incontinenti
47. ▶ www.scp.nl/dsresource?objectid=27484&type=org].
48. Talasz H, Gosch M, Enzelsberger H, Rhomberg HP. Female geriatric patiënts with urinary incontinence symptoms and their control over pelvic floor muscles. Z Gerontol Geriatr. 2005 Dec;38(6):424–30.
49. Talasz H, Jansen SC, Kofler M, Lechleitner M. High prevalence of pelvic floor muscle dysfunction in hospitalized elderly women with urinary incontinence. Int Urogynecol J. 2012 Sep;23(9):1231–7. doi: 10.1007/s00192-011-1628-4.
50. Du Moulin MF, Hamers JP, Ambergen AW, Janssen MA, Halfens RJ. Prevalence of urinary incontinence among community-dwelling adults receiving home care. Res Nurs Health. 2008 Dec;31(6):604–12.
51. Hodkinson HM. Evaluation of a mental test score for assessment of mental impairment in the elderly. Age and Ageing. 1972;1(4):233–8.
52. Folstein MF, Folstein SE, McHugh PR. Mini-mental state. A practical method for grading the cognitive state of patients for the clinician. Journal of Psychiatric Research. 1975;12(3):189–98.
53. Bø K, Berghmans B, Morkved S, Kampen M van. Evidence-based physical therapy for the pelvic floor. Churchill Livingstone: Elsevier, 2007.
54. Trowbridge ER, Wei JT, Fenner DE, Ashton-Miller JA, Delancey JO. Effects of aging on lower urinary tract and pelvic floor function in nulliparous women. Obstet Gynecol. 2007 Mar;109(3):715–20.
55. Bradley CS, Kennedy CM, Nygaard IE. Pelvic floor symptoms and lifestyle factors in older women. J Womens Health (Larchmt). 2005 Mar;14(2):128–36.

Seksuele problematiek

56. Lewis RW, Fugl-Meyer KS, Bosch R, Fugl-Meyer AR, Laumann EO, Lizza E. Definitions, classification, and epidemiology of sexual dysfunction. J Sex Med. 2010 Apr; 7(4 Pt 2):1598–607.
57. Fugl-Meyer AR, Fugl-Meyer KS. Sexual disabilities, Problems and Satisfaction in 18-74 Year Old Swedes. Scandinavian Journal of Sexology. 1999;2:79–105.
58. Christensen BR, Grønbæk M, Osler M, Pedersen BV, Graugaard C, Frisch M. Sexual Dysfunctions and Difficulties in Denmark: Prevalence and Associated Sociodemographic Factors. Arch Sex Behav. 2011 Feb;40(1):121–32.
59. Leusink P, Waldinger M, Laan E, Lankveld J van, Meuleman E, Reisman C, Incrocci L. Practice guideline 'Premature ejaculation'. Ned Tijdschr Geneeskd. 2012;156(41):A5344.
60. Anderson RU, Wise D, Sawyer T, Chan C. Integration of myofascial trigger point release and paradoxical relaxation training treatment of chronic pelvic pain in men. J Urol. 2005 Jul;174(1):155–60.
61. Anderson RU, Wise D, Sawyer T, Chan CA. Sexual dysfunction in men with chronic prostatitis/chronic pelvic pain syndrome: improvement after trigger point release and paradoxical relaxation training. J Urol. 2006 Oct;176(4 Pt 1):1534-8; discussion 1538–9.
62. Kurek A, Peters EM, Chanwangpong A, Sabat R, Sterry W, Schneider-Burrus S. Profound disturbances of sexual health in patients with acne inversa. J Am Acad Dermatol. 2012 Sep;67(3):422-8, 428.e1. doi: 10.1016/j.jaad.2011.10.024.
63. Ermertcan AT. Sexual dysfunction in dermatological diseases. J Eur Acad Dermatol Venereol. 2009 Sep;23(9):999–1007.
64. Duijts SF, Beurden M van, Oldenburg HS, Hunter MS, Kieffer JM, Stuiver MM, Gerritsma MA, Menke-Pluymers MB, Plaisier PW, Rijna H, Lopes Cardozo AM, Timmers G, Meij S van der, Veen H van der, Bijker N, Widt-Levert LM de, Geenen MM, Heuff G, Dulken EJ van, Boven E, Aaronson NK. Efficacy of cognitive behavioral therapy and physical exercise in alleviating treatment-induced menopausal symptoms in patients with breast cancer: results of a randomized, controlled, multicenter trial. J Clin Oncol. 2012 Nov 20;30(33):4124–33.
65. Bekker MD, Hogewoning CR, Wallner C, Elzevier HW, DeRuiter MC. The somatic and autonomic innervation of the clitoris; preliminary evidence of sexual dysfunction after minimally invasive slings. J Sex Med. 2012 Jun;9(6):1566–78. doi: 10.1111/j.1743-6109.2012.02711.x.
66. Meeuwis KA, Hullu JA de, Nieuwenhof HP van de, Evers AW, Massuger LF, Kerkhof PC van de, Rossum MM van. Quality of life and sexual health in patients with genital psoriasis. Br J Dermatol. 2011 Jun;164(6):1247–55.
67. Waldinger MD, Venema PL, Gils AP van, Schweitzer DH. New insights into restless genital syndrome: static mechanical hyperesthesia and neuropathy of the nervus dorsalis clitoridis. J Sex Med. 2009 Oct;6(10):2778–87.
68. Bekker M. Female Sexual Function and Urinary Incontinence. Proefschrift 2011.
69. Lankveld J van, Kuile M ter, Leusink P. Seksuele disfuncties, diagnostiek en behandeling. Houten: Bohn Stafleu van Loghum, 2010.

Peri-operatief

70. Haylen BT, Ridder D de, Freeman RM, Swift SE, Berghmans B, Lee J, Monga A, Petri E, Rizk DE, Sand PK, Schaer GN. An International Urogynecological Association (IUGA)/International Continence Society (ICS) joint report on the terminology for female pelvic floor dysfunction. Int Urogynecol J. 2010 Jan;21(1):5–26.
71. Hagen S, Stark D, Maher C, Adams E. Conservative management of pelvic organ prolapse in women. Cochrane Database Syst Rev. 2006.
72. Pakbaz M, Rolfsman E, Mogren I, Lofgren M. Vaginal prolapse-perceptions and healthcare seeking behaviour among women prior to gynaecological surgery. Acta Obste Gynecol Scand. 2011Oct; 90(10):1115–20.
73. Frawley HC. Perioperative physiotherapy as an adjunct to prolapse surgery: an in-depth analysis of a study with a negative result. Current Bladder Dysfunction Reports 2010; 5:48–55.
74. Barber MD, Brubaker L, Menefee S. Operations and pelvic muscle training in the management of apical support loss (OPTIMAL) trial: Design and methods; CCT. 2009 Mar;30(2):178–89.
75. Jarvis SK, Hallam TK, Lujic S, Abbott JA, Vancaillie TG. Peri-operative physiotherapy improves outcomes for women undergoing incontinence and of prolapse surgery: results of a randomised controlle trial. Aust N Z J Obstet Gynaecol. 2005 Aug;45(4):300–3.
76. Vakili B, Yong T, Zheng MD. Levator contraction strength and genital hiatus as risk factors for recurrent pelvic organ prolapse; Am J Obste Gynecol. 2005 May;192(5):1592–8.
77. Lakeman MM, Koops SE, Berghmans BC, Roovers JP. Peri-operative physiotherapy to prevent recurrent symptoms and treatment following prolapse surgery: supported by evidence or not? Int Urogynecol J. 2012 Nov;14.

Aanvullende informatie

- Abrams P, Andersson KE, Birder L, Brubaker L, Cardozo L, Chapple C, Cottenden A, Davila W, Ridder D de, Dmochowski R, Drake M, Dubeau C, Fry C, Hanno P, Smith JH, Herschorn S, Hosker G, Kelleher C, Koelbl H, Khoury S, Madoff R, Milsom I, Moore K, Newman D, Nitti V, Norton C, Nygaard I, Payne C, Smith A, Staskin D, Tekgul S, Thuroff J, Tubaro A, Vodusek D, Wein A, Wyndaele JJ; Members of Committees; Fourth International Consultation on Incontinence. Fourth International Consultation on Incontinence Recommendations of the International Scientific Committee. Evaluation and treatment of urinary incontinence, pelvic organ prolapse, and fecal incontinence. Neurourol Urodyn. 2010;29(1):213–40.
- Akse J, Hale WW 3rd, Engels RC, Raaijmakers QA, Meeus WH. Stability and change in personality type membership and anxiety in adolescence. J Adolesc. 2007 Oct;30(5):813–34.
- Baytur YB, Serter S, Tarhan S, Uyar Y, Inceboz U, Pabuscu Y. Pelvic floor function and anatomy after childbirth. J Reprod Med. 2007 Jul;52(7):604–10.
- Beji NK, Yalcin O, Erkan HA.The effect of pelvic floor training on sexual function of treated patients. [abstract] Int Urogynecol J Pelvic Floor Dysfunct. 2003 Oct;14(4):234–8.
- Berger MY, Gieteling MJ, Benninga M. Chronic abdominal pain in children. BMJ. 2007;334:997–1002.
- Bø K, Berghmans B, Morkved S, Kampen M van (Eds). Evidence-based physical therapy for the pelvic floor. Edinburgh: Elsevier, 2007.
- Bols EMJ, Hendriks EJM, Berghmans BCM, Baeten CGMI, Nijhuis JG, Bie RA de. A systematic review of etiological factors for postpartum fecal incontinence. Acta Obstetrica et Gynecologica Scandinavica. 2010 March;89(3):302–14.
- Boyer SC, Goldfinger C, Thibault-Gagnon S, Pukall CF. Management of female sexual pain disorders. Adv Psychosom Med. 2011;31:83–104.
- Bradley CS, Zimmerman MB, Wang Q, Nygaard IE. Women's Health Initiative. Vaginal descent and pelvic floor symptoms in postmenopausal women: a longitudinal study. Obstet Gynecol. 2008 May;111(5):1148–53.
- Burgio KL. Behavioral treatment of urine incontinence, voiding dysfunction and overactive bladder. Obstet Gynecol Clin N Am 2009 36:475–91.
- Dietz HP. Prolapse worsens with age, doesn't it? Aust N Z J Obstet Gynaecol. 2008 Dec;48(6):587–91.
- Dorey G. Conservative treatment of male urinary incontinence & erectile dysfunction. London and Philadelphia: Whurr Publishers, 2004.
- Dorey G. Post-micturition dribble: aetiology and treatment. Nurs Times. 2008 Jun 24-30;104(25):46–7.
- Dumoulin C, Hay-Smith J. Pelvic floor muscle training versus no treatment, or inactive control treatments, for urinary incontinence in women. Cochrane Database Syst Review. 2010 Jan 20;(1).
- Eason E, Labrecque M, Marcoux S, Mondor M. Effects of carrying a pregnancy and of method of delivery on urinary incontinence: a prospective cohort study. BMC Pregnancy Childbirth. 2004 Febr.19;4(1):4.
- Fitzgerald CM, Mallinson T, The association between pelvic girdle pain and pelvic floor muscle function in pregnancy. Int Urogynecol J 2012, jan 31.
- Haefner HK. Report of the International Society for the Study of Vulvovaginal Disease terminology and classification of vulvodynia. J Low Genit Tract Dis. 2007 Jan;11(1):48–9.
- Handa VL, Harvey L, Cundiff GW, Siddique SA, Kjerulff KH. Sexual function among women with urinary incontinence and pelvic organ prolapse.Am J Obstet Gynecol. 2004 Sep;191(3):751–6.
- Houten P van, Achterberg W, Ribbe M. Urinary Incontinence in disabled elderly women: a RCT on the effect of training mobility and toileting skills to achieve independent toileting. Gerontology 2007;53:205–10.
- Hurley BF, Roth SM. Strength training in the elderly: effects on risk factors for age-related diseases. Sports Med. 2000 Oct;30(4):249–68.
- ISSVD Terminology and Classification of Vulvair Pain (2003) 2012 Bibliography current ISSVD terminology.
- Jenkins KR, Fultz NH. Functional impairment as a risk factor for urinary incontinence among older Americans. Neurourology and urodynamics. 2005;24:51–5.
- Kampen M van. In addition to usual care, pelvic floor exercises commenced preoperatively reduce incontinence after prostatectomy. The Australian journal of physiotherapy. 2006;52(4):305.
- Kampen M van, Weerdt W de, Claes H, Feys H, Maeyer M de, Poppel H van. Bekkenfysiotherapie als behandeling voor erectiestoornissen. Tijdschrift voor seksuologie. 2005;29(2):82–7.
- Kampen M van, Weerdt W de, Claes H, Feys H, Maeyer M de, Poppel H van. Treatment of erectile dysfunction by perineal exercise, electromyographic biofeedback, and electrical stimulation. Physical therapy. 2003;83(6):536–43.

- Kampen M van, Weerdt W de, Poppel H van, Ridder D de, Feys H, Baert L. Effect of pelvic-floor re-education on duration and degree of incontinence after radical prostatectomy: a randomised controlled trial. Lancet. 2000;355 (9198), 98-102.
- Kampen M van, Weerdt W de, Poppel H van, Feys H, Castell Campesino A, Stragier J, Baert L. Prediction of urinary continence following radical prostatectomy. Urologia internationalis. 1998;60(2):80-4.
- Kampen M van, Weerdt W de, Poppel H van, Baert L. Urinary incontinence following transurethral, transvesical and radical prostatectomy. Retrospective study of 489 patiënts. Acta urologica Belgica. 1997;65(4):1-7.
- Kampen M van, Geraerts I, Weerdt W de, Poppel H van. An Easy Prediction of Urinary Incontinence Duration After Retropubic Radical Prostatectomy Based on Urine Loss the First Day After Catheter Withdrawal. Journal of urology. 2009;181(6):2641-6.
- Lukacz ES, Lawrence JM, Contreras R, Charles W, Luber KM. Parity, Mode of Delivery, and Pelvic Floor Disorders. Obstetrics & Gynecology. 2006;107:1253-60.
- MacLennan AH, Taylor AW, Wilson DH, Wilson D. The prevalence of pelvic floor disorders and their relationship to gender, age, parity and mode of delivery. BJOG. 2000;1460-70.
- Lynch PJ, Moyal-Barracco M, Bogliatto F, Micheletti L, Scurry J. 2006 ISSVD classification of vulvar dermatoses: pathologic subsets and their clinical correlates. J Reprod Med. 2007 Jan;52(1):3-9.
- Lynch PJ, Moyal-Barracco M, Scurry J, Stockdale C. 2011 ISSVD Terminology and Classification of Vulvar Dermatological Disorders: An Approach to Clinical Diagnosis. J Low Genit Tract Dis. 2012 Oct;16(4):339-44.
- Meyer S, Schreyer A, De Grandi P, Hohlfeld P. The effects of birth on urinary continence mechanisms and other pelvic floor characteristics. Obstetrics & Gynecology. 1998;613-8.
- Nurko S, Di Lorenzo C. Functional Abdominal Pain: Time to get together and move forward. Journal of Pediatric Gastroenterol. 2008;47:679-715.
- Piassarolli VP, Hardy E, Andrade NF, Ferreira Nde O, Osis MJ. Pelvic floor muscle training in female sexual dysfunctions. Rev Bras Ginecol Obstet. 2010 May;32(5):234-40.
- Reissing ED, Brown C, Lord MJ, Binik YM, Khalifé S. Pelvic floor muscle functioning in women with vulvar vestibulitis syndrome. J Psychosom Obstet Gynaecol. 2005 Jun;26(2):107-13.
- Risk factors for genital prolapse in non-hysterectomized women around menopause. Results from a large cross-sectional study in menopausal clinics in Italy. Progetto Menopausa Italia Study Group. Eur J Obstet Gynecol Reprod Biol. 2000 Dec;93(2):135-40. [No authors listed]
- Sarton J. Assessment of the pelvic floor muscles in women with sexual pain. J Sex Med. 2010 Nov;7(11):3526-9.
- Schnelle JF, Alessi C, Simmons SF et al, Translating clinical research into practice: a RCT of exercise and incontinence care with nursing home residents. J of the American Geriatrics Society. 2002;50:1476-83.
- Slieker-ten Hove MC, Pool-Goudzwaard AL, Eijkemans MJ, Steegers-Theunissen RP, Burger CW, Vierhout ME. Pelvic floor muscle function in a general female population in relation with age and parity and the relation between voluntary and involuntary contractions of the pelvic floor musculature. Int Urogynecol J Pelvic Floor Dysfunct. 2009 Dec;20(12):1497-504.
- Slob AK, Vink CW, Moors JPC, Everaerd W. Seksuologie voor de arts. Houten/Diegem: Bohn Stafleu van Loghum, 1995.
- Stuge B, Saetre K, Braekken IH. The association between pelvic floor muscle function and pelvic girdle pain – a matched case control 3D ultrasound study. Man Ther. 2012 Apr;17(2):150-6.
- Sugurdardottir T, Steingrimsdottir T, Arnason A, Bø K. Pelvic floor muscle function before and after first childbirth. Int Urogynecol J. 2011 Dec;22(12):1497-503.
- Sutton KS, Boyer SC, Goldfinger C, Ezer P, Pukall CF. To lube or not to lube: experiences and perceptions of lubricant use in women with and without dyspareunia. J Sex Med. 2012 Jan;9(1):240-50.
- Sze EH, Hobbs G. A prospective cohort study of pelvic support changes among nulliparous, multiparous, and pre- and post-menopausal women. Eur J Obstet Gynecol Reprod Biol. 2012 Feb;160(2):232-5.
- Teunissen TA, Jonge A de, Weel C van, Lagro-Janssen AL. Treating urinary incontinence in the elderly-conservative therapies that work: a systematic review. J Fam Pract. 2004 Jan; 53(1):25-30,32.
- Trowbridge ER, Wei JT, Fenner DE, Ashton-Miller JA, Delancey JO. Effects of aging on lower urinary tract and pelvic floor function in nulliparous women. Obstet Gynecol. 2007 Mar;109(3):715-20.
- Vermani E, Mittal R, Weeks A. Pelvic Girdle Pain and Low Back Pain in Pregnancy: A review. Pain Pract 2010 Jan-Feb; 10(10): 60-71
- Voorham-van der Zalm PJ, Stiggelbout AM, Aardoom I, Deckers S, Greve IG, Lycklama à Nijeholt GA, Pelger RC. Development and validation of the pelvic floor inventories Leiden (PelFIs). Neurourol Urodyn. 2008;27(4):301-5.
- Wijma J, Potters AEW, Wolf BT de, Tinga DJ, Aarnoudse JG. Anatomical and functional changes in the lower urinary tract during pregnancy. BJOG. 2001;108:726-32.

Samenwerking

13.1 Vormen van samenwerking en bekkenfysiotherapeutische diagnostiek – 304

13.2 Samenwerking in een multidisciplinaire setting – 304

13.3 Samenwerking met de arts (huisarts of medisch specialist) – 307

13.4 Samenwerking met de verloskundige – 308

13.5 Samenwerking met een andere paramedicus – 308

13.6 Samenwerking met de algemeen of specialistisch fysiotherapeut – 309

13.7 Samenwerking met algemeen fysiotherapeut met aandachtsgebied bekken en bekkenbodem of bekkenoefentherapeut – 310

Aanvullende informatie – 311

De verschillende vormen van samenwerking tussen de bekkenfysiotherapeut en andere disciplines worden in dit hoofdstuk toegelicht. De consequenties van deze samenwerkingsvormen voor de diagnostiek van de bekkenfysiotherapeut krijgen specifieke aandacht.

13.1 Vormen van samenwerking en bekkenfysiotherapeutische diagnostiek

De bekkenfysiotherapeut kent verschillende vormen van samenwerking met diverse disciplines die betrokken zijn bij bekken- en bekkenbodemgerelateerde problematiek:
- een multidisciplinair bekkenbodemteam,
- de huisarts of medisch specialist,
- de verloskundige,
- een andere paramedicus (bijv. continentieverpleegkundige of diëtiste),
- de algemeen fysiotherapeut of andere specialistische fysiotherapeut,
- een algemeen fysiotherapeut met aandachtsgebied bekken en bekkenbodem of een bekkenoefentherapeut.

Elke samenwerkingsvorm heeft zijn eigen specifieke aandachtspunten, die in de volgende paragrafen zullen worden besproken.

De verschillende disciplines die betrokken zijn bij patiënten met bekken- en bekkenbodemklachten, hebben verschillende mogelijkheden voor diagnostiek en therapie, voortkomend uit hun beroepsspecifieke aandachtsgebieden en competenties. Delen van de diagnostiek en therapie zullen door meerdere disciplines uitgevoerd kunnen worden, andere delen zijn beroepsspecifiek voor een bepaalde discipline. Het beroeps(competentie)profiel van de verschillende betrokken disciplines zal hierbij leidraad kunnen zijn.

Een voorbeeld van samenwerking is de multidisciplinaire zorg bij patiënten met urine-incontinentie, waarbij een huisarts, uroloog, continentieverpleegkundige en bekkenfysiotherapeut betrokken kunnen zijn. In ◘ tabel 13.1 is aangegeven wat de diagnostische mogelijkheden zijn van de diverse disciplines bij de patiënt met urine-incontinentie, waaraan ook de diagnostische mogelijkheden van de fysiotherapeut met aandachtsgebied bekken- en bekkenbodem (of bekkenoefentherapeut) zijn toegevoegd.

Binnen een samenwerking is het van belang dat de diverse disciplines op de hoogte zijn van elkaars onderzoeks- en behandelmogelijkheden (en onmogelijkheden), zodat het duidelijk is wie wat wel of niet kan. Dit boek hoopt hieraan een bijdrage te leveren.

13.2 Samenwerking in een multidisciplinaire setting

De afgelopen jaren zijn er in veel ziekenhuizen bekkenbodemcentra of -poliklinieken opgericht. In deze bekkenbodemcentra vindt in een multidisciplinair team onderzoek, behandeling en begeleiding plaats van patiënten met bekkenbodemgerelateerde klachten, met multidisciplinair overleg. Door de multidisciplinaire samenwerking krijgt de patiënt een totale beoordeling van zijn klachten en een advies over de optimale behandelmogelijkheden, gezien vanuit een totaalvisie van het hele team.

◘ Figuur 13.1 toont de disciplines die in dit multidisciplinaire team vertegenwoordigd kunnen zijn.

13.2 · Samenwerking in een multidisciplinaire setting

Tabel 13.1 Diagnostische mogelijkheden van de diverse disciplines bij patiënten met urine-incontinentie.

	huisarts	uroloog	BFT	FT/OT	CV
urinetest	X	X			
anamnese	X	X	X	X	X
mictiedagboek	X	X	X	X	X
vragenlijsten	X	X	X	X	X
LO buik/bekken/perineum	X	X			
VT	X	X			
POP-Q	X	X	X		
FO bekkenregio			X	X	
FO bekkenbodem - uitwendig			X	X	
FO bekkenbodem - inwendig			X		
EMG			X		
drukmeting/ballon			X		
flowmetrie/mictie-evaluatie		X	X		X
echografie		X	X		
cystoscopie		X			
UDO		X			

BFT = bekkenfysiotherapeut
FT/OT = fysiotherapeut met aandachtgebied bekken en bekkenbodem/bekkenoefentherapeut
CV = continentieverpleegkundige
LO = lichamelijk onderzoek door arts
VT = vaginaal toucher, tijdens het VT kan ook een beoordeling van het aan- en ontspannen van de bekkenbodemspieren door de arts worden gevraagd
FO = functieonderzoek

Voordelen van deze samenwerking zijn:
- De patiënt kan in een kortere tijd het diagnostisch traject doorlopen.
- Directe communicatie is mogelijk tussen de diverse disciplines, hetgeen de kennis over elkaars vakinhoudelijke competenties vergroot.
- Er kan gebruik worden gemaakt van elkaars onderzoeksgegevens (en behandelmogelijkheden).
- Er hoeven geen onderzoeken dubbel te worden gedaan of over het hoofd worden gezien.
- Er wordt een gezamenlijk behandelplan opgesteld.
- Er kan voor de patiënt een aanspreekpunt (centrale persoon) zijn (geldt niet voor elke multidisciplinaire samenwerking).
- Informatie aan de patiënt kan op elkaar worden afgestemd, zodat deze uniform is of op elkaar aansluit.

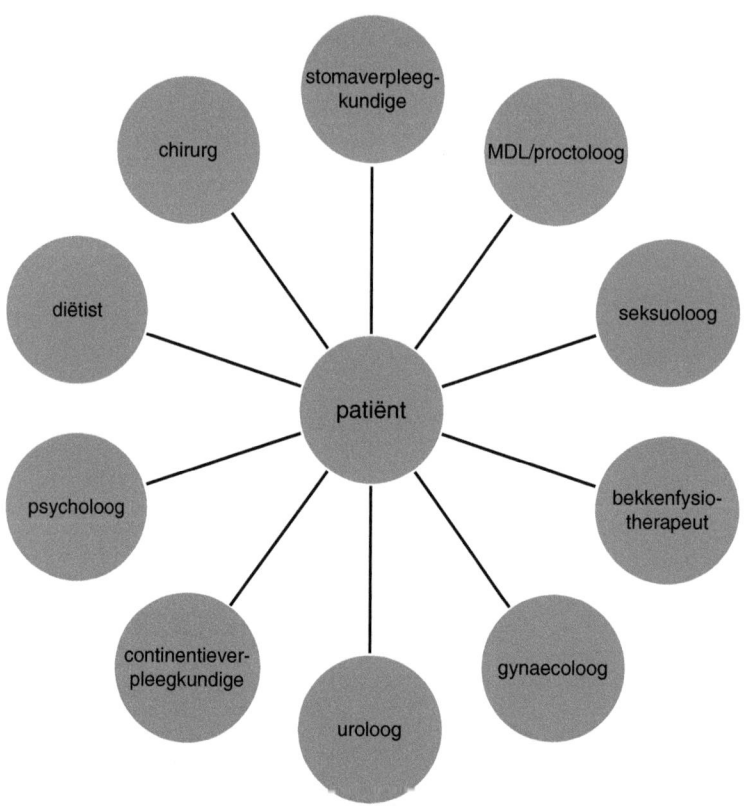

Figuur 13.1 Samenstelling multidisciplinair team.

In een bekkenbodemcentrum wordt in het algemeen een centrale intake gedaan via vragenlijsten. Deze intake gaat vaak vooraf aan het eerste bezoek aan het centrum of wordt uitgevoerd tijdens een bezoek aan het centrum. Vervolgens vindt er een gesprek plaats (triage) met de centrale contactpersoon (continentieverpleegkundige, andere gespecialiseerde verpleegkundige of soms de bekkenfysiotherapeut). Aan de hand van dit gesprek en de antwoorden op de vragenlijsten wordt bepaald welke onderzoeken er moeten plaatsvinden en welke disciplines hierbij betrokken worden.

De bekkenfysiotherapeut, die in dit team participeert kan zowel intern (in het ziekenhuis) als externe (praktijk elders) werkzaam zijn. Als de bekkenfysiotherapeut intern is, kan het bekkenfysiotherapeutische onderzoek op dezelfde dag plaatsvinden als het onderzoek door de uroloog en/of gynaecoloog, soms zelfs in een gezamenlijke setting. Als de bekkenfysiotherapeut niet in het ziekenhuis werkzaam is, zal het consult elders plaatsvinden (praktijk van de bekkenfysiotherapeut). De inhoud van het consult binnen de multidisciplinaire samenwerking is beschreven in ▶ par. 11.3.

Als de *intake* binnen een multidisciplinair team centraal verloopt (en niet door de bekkenfysiotherapeut zelf), zullen de uitkomsten van de intake nog kort met de patiënt worden besproken voorafgaand aan het bekkenfysiotherapeutisch onderzoek en kunnen specifieke vragen op het bekkenfysiotherapeutisch domein worden gesteld. Op deze manier kan nader worden bepaald wat de specifieke aandachtspunten zullen zijn tijdens het functieonderzoek door de bekkenfysiotherapeut. Daarnaast speelt het gesprek met de patiënt een rol bij het opbouwen van de veilige setting die noodzakelijk is voor het bekkenbodemfunctieonderzoek (▶ par. 1.4).

Het *bekkenbodemspierfunctieonderzoek* door inspectie en palpatie (eventueel de POP-Q), zo nodig aangevuld met een EMG-meting, behoort tot de expertise van de bekkenfysiotherapeut, die daarmee een belangrijke bijdrage levert aan de diagnostische informatie binnen het multidisciplinaire team.

Hoewel de aandacht in het bekkenbodemcentrum gericht is op bekkenbodemproblematiek (incontinentie, prolapsklachten, blaas- of darmklachten) is het de taak van de bekkenfysiotherapeut om in het consult ook aandacht te besteden aan het musculoskeletale functioneren en de samenhang tussen de verschillende domeinen. Dit leidt tot een totale bekkenfysiotherapeutische diagnose.

Na afloop van het consult worden de consultgegevens verwerkt in het elektronische patiëntendossier (EPD) van de bekkenbodempoli en wordt hiervan een (gezamenlijk) verslag gemaakt. In een externe setting wordt het verslag door de bekkenfysiotherapeut naar het ziekenhuis verzonden.

Nadat de diagnostiek door alle betrokken disciplines is verricht, is het van belang om alle factoren in kaart te brengen die mogelijk een rol spelen bij de klachten, zodat er een optimale behandeling plaats kan vinden. Vervolgens moet bekeken worden welke factoren behandelbaar zijn en in welke volgorde en door welke discipline dit moet gebeuren.

Dit kan plaatsvinden in een multidisciplinair overleg (MDO), waarbij de bij deze patiënt betrokken disciplines aanwezig zijn. In dit MDO worden de uitslagen besproken en wordt gezamenlijk het optimale behandeltraject voor de patiënt bepaald. De uitkomst van dit overleg wordt door de centrale contactpersoon aan de patiënt meegedeeld en vervolgens worden afspraken gemaakt voor de behandeling.

Bekkenfysiotherapie is een van de conservatieve behandelopties die vooraf kan gaan aan operatief ingrijpen. Ook is een tweesporenbeleid mogelijk, waarbij bekkenfysiotherapie alvast wordt ingezet om de patiënt optimaal voor te bereiden op de operatie en tegelijkertijd het operatietraject wordt ingezet. Indien noodzakelijk kan bekkenfysiotherapie postoperatief worden vervolgd (▶ par. 12.7).

13.3 Samenwerking met de arts (huisarts of medisch specialist)

Cijfers over de prevalentie van bekkenbodemdisfuncties laten zien dat het veel voorkomende problemen zijn (▶ par. 2.4). Voor slechts een deel van deze klachten wordt hulp gevraagd. Sommige disciplines kunnen een functie vervullen bij het tijdig signaleren van bekkenbodemdisfuncties door hierin een actief beleid te voeren. Gedacht kan worden aan de huisarts, gynaecoloog, verloskundige of fysiotherapeut.

Signaleringsvragen die deze disciplines aan de patiënt kunnen stellen, zijn:
- *Heeft u wel eens urine- of ontlastingsverlies?*
- *Heeft u last van een moeizame stoelgang?*
- *Heeft u een balgevoel in de vagina?*
- *Heeft u pijn bij het vrijen?*
- *Heeft u last van lagerug- of bekkenpijn?*

Deze vragen leveren nog maar beperkte informatie op; een uitgebreidere vragenlijst is als ▶ bijlage F opgenomen.

De samenwerking tussen arts en bekkenfysiotherapeut kan plaatsvinden op verwijzing of via een consult (▶ H. 11). Indien de patiënt via DTF bij de bekkenfysiotherapeut komt, wordt hij gescreend (▶ H. 4). Is er een indicatie bekkenfysiotherapie ('pluis') dan wordt begonnen met een behandeling en zal de arts aan het eind van het behandeltraject een verslag hiervan krijgen. Als er geen indicatie bekkenfysiotherapie ('niet-pluis') is, wordt de patiënt met een screeningsverslag naar de huisarts verwezen. Een directe verwijzing van de bekkenfysiotherapeut naar de specialist is (nog) niet mogelijk.

13.4 Samenwerking met de verloskundige

Naast de huisarts en gynaecoloog kan ook de verloskundige een belangrijke signaleringsfunctie vervullen met betrekking tot bekken(bodem)disfuncties bij vrouwen peripartum. Zowel tijdens de zwangerschap als na de bevalling (nacontrole) kan de vrouw met gerichte vragen worden uitgenodigd om over bekkenbodemklachten te praten.

De verloskundige kan de zwangere vrouw verwijzen naar de bekkenfysiotherapeut. Hoewel de verloskundige dus de juridische bevoegdheid heeft om door te verwijzen naar de bekkenfysiotherapeut, vraagt de verzekeraar soms alsnog om een verwijzing van een huisarts. Het verslag over de behandeling kan zowel aan de huisarts als aan de verloskundige worden toegestuurd.

De verloskundige kan ook om een eenmalig bekkenfysiotherapeutisch onderzoek of consult vragen (▶ H. 11) waarin de bekkenfysiotherapeut onderzoekt of er een indicatie is voor bekkenfysiotherapie.

In de praktijk blijkt dat vrouwen van de verloskundige wel het advies krijgen om contact op te nemen met de bekkenfysiotherapeut, maar dat dit zonder verwijzing of schriftelijke informatie plaatsvindt.

13.5 Samenwerking met een andere paramedicus

De bekkenfysiotherapeut kan ook samenwerken met een andere paramedicus. Denk hierbij bijvoorbeeld aan de vrouw met ernstige, chronische bekkenklachten postpartum die met huisaanpassingen te maken krijgt, waarbij de ergotherapeut een functie kan vervullen.

Bij de behandeling van bijvoorbeeld patiënten met obstipatie of bij patiënten met fecale incontinentie die diabetes mellitus hebben (verminderde rectale sensibiliteit) kan de samenwerking met een diëtiste aan de orde komen. Er kan ook samenwerking zijn met de continentieverpleegkundige (bijv. in verband met het gebruik van incontinentiemateriaal of katheteriseren). De andere disciplines kunnen ook de bekkenfysiotherapeut consulteren om specifieke diagnostische informatie te verkrijgen. Paramedici kunnen niet naar elkaar verwijzen, dit zal verlopen via de huisarts of via directe toegankelijkheid (geldt ook voor de ergotherapeut).

13.6 Samenwerking met de algemeen of specialistisch fysiotherapeut

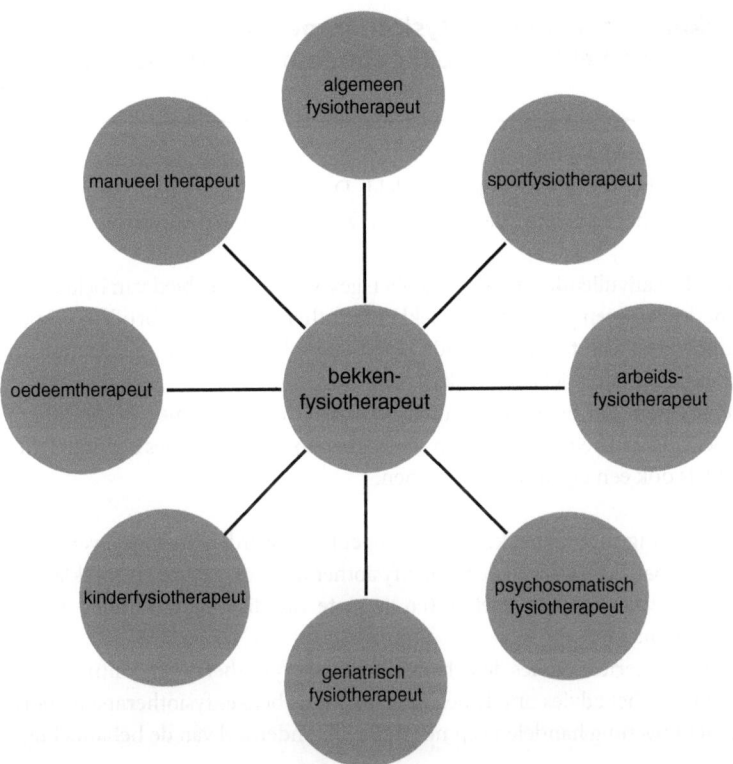

Figuur 13.2 Samenwerking binnen de fysiotherapie.

13.6 Samenwerking met de algemeen of specialistisch fysiotherapeut

Ook voor de algemeen fysiotherapeut en de specialistisch fysiotherapeut geldt dat zij een rol kunnen spelen bij het tijdig signaleren van bekken(bodem)disfuncties, door tijdens het onderzoek en de behandeling hierop alert te zijn.

Dat kan zowel actief (door gerichte vragen te stellen aan de patiënt) als door attent te zijn op signalen van de patiënt (zoals bij een zwangere die voor een andere klacht komt en moeite heeft met lopen, of bij een MS-patiënt die incontinentiemateriaal blijkt te dragen).

Zoals in ◘ figuur 13.2 is weergegeven, kent de bekkenfysiotherapie raakvlakken met diverse andere fysiotherapeutische disciplines. Enkele voorbeelden daarvan zijn:

- Algemeen fysiotherapeut: zwangerschapsgerelateerde bekkenpijn.
- Sportfysiotherapeut: liesklachten bij voetballers.
- Arbeidstherapeut: een vrachtwagenchauffeur met coccygodynie.
- Psychosomatisch fysiotherapeut: CPPS bij burn-out.
- Geriatrisch fysiotherapeut: fecale incontinentie bij kwetsbare oudere.
- Kinderfysiotherapeut: adolescent met obstipatie.
- Oedeemtherapeut: oncologische problematiek in het bekkengebied.
- Manueel therapeut: chronische lagerugklachten en overactieve bekkenbodem.

13.7 Samenwerking met algemeen fysiotherapeut met aandachtsgebied bekken en bekkenbodem of bekkenoefentherapeut

Patiënten met bekken- en bekkenbodemdisfuncties worden zowel door de algemeen fysiotherapeut als door de bekkenfysiotherapeut behandeld. De KNGF-richtlijnen (stress-urine-incontinentie en zwangerschapsgerelateerde bekkenpijn) zijn dan ook voor de algemeen fysiotherapeut geschreven.

Fysiotherapeuten, die aanvullende cursussen hebben gevolgd op het gebied van bekken- en bekkenbodemdisfuncties, en geen geregistreerd bekkenfysiotherapeut zijn, gebruiken nog wel eens andere benamingen om zich te onderscheiden (bekkenbodemtherapeut, bekkenbodemfysiotherapeut, bekkentherapeut of iets dergelijks).

Bekkenoefentherapeuten zijn oefentherapeuten (voorheen cesar- en mensendiecktherapeuten) die zich gespecialiseerd hebben in bekken- en bekkenbodemdisfuncties en binnen hun beroepsgroep inmiddels ook een eigen register hebben.

Diagnostische samenwerking met de bekkenfysiotherapeut kan worden vormgegeven in het intercollegiale consult (▶ par. 11.4), waarbij de bekkenfysiotherapeut de patiënt en zijn klachten onderzoekt. Aan de hand van deze beoordeling (en de mate van disfunctie) kunnen zich de volgende situaties voordoen:

- De patiënt kan met een gericht advies de behandeling bij de fysiotherapeut continueren.
- De fysiotherapeut krijgt het advies om de behandeling bij de bekkenfysiotherapeut voort te zetten, omdat het inwendig handelen een noodzakelijk onderdeel van de behandeling wordt.
- De fysiotherapeut wordt geadviseerd de patiënt terug te verwijzen naar de huisarts of specialist, in verband met aanvullend onderzoek of behandeling (bijv. het verzoek te overwegen een pessarium te plaatsen bij prolapsproblematiek).

Ook hiervoor geldt dat kennis van de eigen en elkaars mogelijkheden en onmogelijkheden de samenwerking ten goede komt.

Binnen het beroepscompetentieprofiel van de psychosomatische fysiotherapeut zijn niveaus van complexiteit beschreven, die elk steeds een breder arsenaal van competenties vereisen. Wellicht is het binnen het beroepsprofiel van de bekkenfysiotherapeut ook mogelijk om niveaus van complexiteit te beschrijven, zodat inzichtelijker wordt welke patiënten met bekken- en bekkenbodemdisfuncties specifiek door de bekkenfysiotherapeut moeten worden beoordeeld (hoog of zwaar gecompliceerd) en welke patiënten ook bij de algemeen fysiotherapeut op hun plaats zijn (laag of ongecompliceerd). De patiënten in het tussengebied (matig gecompliceerd) zouden bij beide disciplines terechtkunnen.

Steeds weer geldt dat elke hulpverlener zich realiseert: *onbekend = onbekwaam = onbevoegd*.

Voor de bekkenfysiotherapeut is het van het grootste belang te zorgen voor een goed multidisciplinair netwerk. De werksetting van de bekkenfysiotherapeut kan ertoe bijdragen dat zij in toenemende mate niet alleen therapeutisch wordt benut, maar dat zij ook wordt ingezet in het diagnostische proces bij patiënten met bekken- en bekkenbodemdisfuncties.

Aanvullende informatie

- Competentieprofiel van de huisarts, 2009. ► http://80.101.238.146/download/attachments/3113188/Eindtermen+en+Competentieprofiel+van+de+Huisarts.pdf?version=1&modificationDate=1352212017353
- Incontinentieverpleegkundige beroepsdeelprofiel, 2010. ► http://continentie.venvn.nl/LinkClick.aspx?fileticket=WLWHJWK1oR8%3D
- Beroepscompetentieprofiel Bekkenfysiotherapeut, 2009. ► http://nvfb.fysionet.nl
- Landelijke multidisciplinaire richtlijn Urine incontinentie bij kwetsbare ouderen, 2009. ► http://www.venvn.nl/LinkClick.aspx?fileticket=Yxcf468Hnrc%3D&tabid=1852
- Landelijke multidisciplinaire richtlijn Urine-incontinentie bij de vrouw, 2010. ► http://nvog-documenten.nl/uploaded/docs/Urine-incontinentie%20bij%20vrouwen/nieuwe%20versie%20Definitieve%20richtlijn%20urine%20incontinentie%20bij%20vrouwen.pdf

13

Aanvullende informatie

Nederland – internationaal

14.1 Ontwikkeling, naamvoering en positie bekkenfysiotherapie – 314

14.2 Visie Nederlandse bekkenfysiotherapie – 315

14.3 Opleiding bekkenfysiotherapie – 315

14.4 Patiëntenpopulatie – 315

14.5 Werksetting – 316

14.6 Bereikbaarheid – 316

14.7 Werkwijze – 316

14.8 Internationale uitwisseling – 317

14.9 Ontwikkeling bekkenfysiotherapie internationaal – 317

Onderbouwing – 318

Aanvullende informatie – 318

In samenwerking met Fetske Hogen Esch en Marijke Slieker.

Dit hoofdstuk beschrijft de positie van de Nederlandse bekkenfysiotherapie in vergelijking met de internationale situatie en hoe dit historisch is gegroeid. De Nederlandse bekkenfysiotherapeut heeft een eigen visie op het onderzoek en de behandeling van bekken- en bekkenbodemdisfuncties, vanuit het opleidingsniveau ontwikkeld, die in de werkwijze tot uiting komt. Het hoofdstuk wordt afgesloten met een beschrijving van de internationale contacten.

14.1 Ontwikkeling, naamvoering en positie bekkenfysiotherapie

In Nederland is de bekkenfysiotherapie ontstaan vanuit de pre- en postpartumgezondheidszorg. Deze 'zwangerschapseducatie' kwam sterk op in de jaren zestig van de twintigste eeuw, vanuit de samenwerking tussen de gynaecoloog en de fysiotherapeut (vroeger heilgymnast genoemd). Vanaf het einde van de jaren tachtig is de aandacht voor het bekkenbodemgebied binnen de zwangerschapseducatie toegenomen en begon de bekkenfysiotherapie zich te ontwikkelen. Sinds 2003 is bekkenfysiotherapie een erkende specialisatie binnen de algemene fysiotherapie, met een eigen register bekkenfysiotherapie.

De geregistreerd bekkenfysiotherapeut is in Nederland een algemeen fysiotherapeut die gespecialiseerd is na een driejarige post-hbo-opleiding. Vanaf 2012 is elke gediplomeerde bekkenfysiotherapeut ook *professional master*. De bekkenfysiotherapeut is opgeleid in diagnostiek en therapie (curatief en preventief) bij mannen en vrouwen, van jong tot oud, op het gebied van bekken- en bekkenbodem(dis)functies en pre- en postpartumgezondheidszorg. Het behandelen van kinderen vraagt specifieke vervolgscholing van de bekkenfysiotherapeut.

In Nederland is bewust is gekozen voor de term 'bekkenfysiotherapeut' en niet voor 'bekkenbodemfysiotherapeut', die in veel andere landen gehanteerd wordt. De term *pelvic physical therapist* (een letterlijke vertaling van 'bekkenfysiotherapeut') wordt internationaal niet overal gehanteerd, omdat het aandachtsgebied en de achtergrond van de beoefenaar elders vaak anders is dan in Nederland. Dit heeft verschillende oorzaken en leidt internationaal tot andere benamingen voor de beroepsbeoefenaren.

In sommige landen (Engeland, Australië, Nieuw-Zeeland en sommige ontwikkelingslanden) wordt de behandeling van patiënten met urine-incontinentie (en soms ook fecale incontinentie) al sinds jaar en dag door gespecialiseerde verpleegkundigen uitgevoerd (*nurse incontinence specialist*). Dit is historisch zo gegroeid omdat er te weinig fysiotherapeuten beschikbaar waren, of omdat de *nurses* gestimuleerd zijn door een fysiotherapeut, zoals in Engeland (Jo Laycock). In andere landen is het vak sterk ontwikkeld vanuit de aandacht voor bekkenbodemdisfuncties en is er minder aandacht voor de relatie met bekkendisfuncties (*pelvic floor physiotherapist*).

Fysiotherapeuten die zich met bekken(bodem)disfuncties bezighouden, werken in veel landen binnen de *women's health*. Dat betekent dat deze fysiotherapeuten alleen vrouwen behandelen. Zij richten zich niet alleen op bekken(bodem)disfuncties, maar ook op andere vrouwgerelateerde klachten (zoals mammacarcinomen, osteoporose en andere hormoongerelateerde aandoeningen). Wel zie je, bijvoorbeeld in Amerika, dat *women's health physiotherapists* ook mannen gaan behandelen na prostaatoperaties, zodat de benaming zo langzamerhand niet meer dekkend is. Binnen de International Organization of Physical Therapists in Women's Health (IOPTWH) wordt hierover gediscussieerd op dringend verzoek van de NVFB.

14.2 Visie Nederlandse bekkenfysiotherapie

De Nederlandse bekkenfysiotherapeut kijkt met een brede blik naar bekken- en bekkenbodemgerelateerde problematiek en naar de samenhang hiertussen vanuit een holistische visie. Ook bij bekkenbodemklachten is het niet wenselijk om de aandacht alleen op de bekkenbodem te richten, zonder ook een beeld te vormen van het functioneren van de bekkenregio. Deze visie is in het Beroeps(competentie)profiel Bekkenfysiotherapeut duidelijk herkenbaar[1].

Al vanaf 1990 heeft Jan Mens vanuit Nederland bijgedragen aan de ontwikkeling van onderzoek en behandeling van rug- en bekkenklachten die tijdens of na de zwangerschap zijn ontstaan[2]. In 2005 is door Annelies Pool-Goudszwaard de relatie aangetoond tussen bekkenklachten, bekkenbodemactiviteit en bekkenbodemdisfuncties[3]. De bekkenfysiotherapie in Nederland is dus al vanaf haar jongste ontwikkeling in aanraking geweest met zowel bekken- als bekkenbodemdisfuncties en de samenhang hiertussen.

14.3 Opleiding bekkenfysiotherapie

De ontwikkeling van de bekkenfysiotherapie vanuit de fysiotherapie heeft ertoe geleid dat de Nederlandse bekkenfysiotherapeut niet universitair is opgeleid, terwijl er internationaal veelal wel een universitair niveau wordt bereikt.

> Vanaf 1970 bestaat er een opleiding voor zwangerschapseducatie. In diezelfde periode ontstonden er ook cursussen voor fysiotherapie bij gynaecologische klachten (Rotterdam o.l.v. Eef Versprille). In 1991 werd de eerste cursus voor fysiotherapeuten over bekkenbodemdisfuncties gegeven, waarbij het inwendig handelen werd gedoceerd (Deventer o.l.v. Fons Ypma).
> De opleiding bekkenfysiotherapie heeft zich vanaf 1993 steeds verder uitgebreid (Hogeschool Breda o.l.v. Fetske Hogen Esch en Marijke Slieker) tot een driejarig post-hbo-traject sinds 2003 (Erasmus Medisch Centrum, Rotterdam). Vanaf 2006 wordt hier de opleiding *Master of specialized physical therapy* aangeboden voor geregistreerde bekkenfysiotherapeuten. Sinds 2012 zijn alle gediplomeerde bekkenfysiotherapeuten *professional master* (SOMT, Amersfoort).

De bekkenfysiotherapeut in Nederland is een breed theoretisch opgeleide practicus. De opleiding biedt een geïntegreerde kijk op bekkenfysiotherapie aan, waarbij er veel aandacht is voor intervisie en reflectie om een professionele attitude te kunnen ontwikkelen bij de behandeling van patiënten met problematiek in een intiem en kwetsbaar gebied van het lichaam. Door de masteropleiding is er extra aandacht gekomen voor *evidence based practice*.

De *professional master* bestaat alleen in Nederland. De invalshoek van de Nederlandse bekkenfysiotherapeut is meer op de praktijk dan op de wetenschap gericht. Het Nederlands curriculum bekkenfysiotherapie is internationaal gezien het meest uitgebreid. Er bestaat in Nederland op dit moment slechts één opleiding bekkenfysiotherapie. De nascholing van bekkenfysiotherapeuten wordt door meer organisaties verzorgd.

14.4 Patiëntenpopulatie

De bekkenfysiotherapeut in Nederland onderzoekt en behandelt vrouwen en mannen, van jong tot oud, met klachten op urologisch, gynaecologisch, obstetrisch, seksuologisch, gastro-enterologisch en musculoskeletaal (bekkenregio) gebied. Internationaal is de behandeling van mannen met bekken(bodem)disfuncties niet in alle landen in dezelfde mate ontwikkeld als in Nederland.

14.5 Werksetting

Bekkenfysiotherapie wordt in Nederland zowel binnen de eerstelijn als de tweede- en derdelijn beoefend. Het merendeel (ca. 90%) van de bekkenfysiotherapeuten is extramuraal werkzaam[1]. Ook daarin verschilt de Nederlandse situatie van die in andere landen, waar bekkenfysiotherapie veel meer intramuraal wordt uitgevoerd.

De eerstelijnssetting van de Nederlandse bekkenfysiotherapeut heeft als gevolg dat een multidisciplinaire samenwerking lastiger te realiseren is dan in een intramurale setting, waarbij bekkenfysiotherapeuten en medisch specialisten onder een dak werken. De Stichting Pelvic Floor Netherlands (PFN) is in 1995 begonnen met de promotie van een multidisciplinaire benadering van bekkenbodempathologie: *multidisciplinarity needs co-operation and co-ordination*.

Als gevolg hiervan werd er langzamerhand door de medisch specialisten gevraagd om een bekkenfysiotherapeut in de tweedelijn aan te stellen. In 2000 bleek de missie volbracht te zijn en is de PFN opgeheven. Wel heeft de PFN nog het initiatief genomen om een patiëntenvereniging op te richten: Stichting Bekkenbodem Patiënten (SBF). Deze stichting is uniek in de wereld omdat er verder alleen *continence societies* bestaan.

De fysiotherapeut in Nederland is zelf verantwoordelijk voor het fysiotherapeutisch handelen (diagnostisch en therapeutisch). Mede daardoor heeft de bekkenfysiotherapie in Nederland gelegenheid gehad om het praktisch handelen, onder eigen verantwoording, breed te ontwikkelen. In veel andere landen werkt de fysiotherapeut nog in opdracht van de arts.

14.6 Bereikbaarheid

Patiënten kunnen in Nederland op twee manieren bij een fysiotherapeut in behandeling komen. Zij kunnen rechtstreeks een afspraak maken (DTF), dus zonder tussenkomst van een medicus, of zij kunnen verwezen worden door een huisarts, medisch specialist of verloskundige (▶ H. 3).

Door de kleine afstanden in Nederland en de spreiding van praktijken over het land is de bekkenfysiotherapie inmiddels overal vrij goed bereikbaar, zodat een diagnostisch/therapeutisch traject, dat uit een aantal afspraken bestaat praktisch uitvoerbaar is. In landen waar de afstanden groter zijn en de bekkenfysiotherapie vooral aan de ziekenhuizen is verbonden, zal de bereikbaarheid anders zijn. Hierdoor kan een individuele instructie (bestaande uit een aantal sessies) praktisch minder makkelijk uitvoerbaar zijn en wordt er meer gebruikgemaakt van mogelijkheden als groepsgewijze training ondersteund met digitale instructie en oefenmateriaal voor thuis.

14.7 Werkwijze

De Nederlandse bekkenfysiotherapeut kijkt vanuit een brede blik en opleidingsbasis naar bekken- en bekkenbodemdisfuncties en de samenhang daartussen. De bekkenfysiotherapeut is zelf verantwoordelijk voor het eigen handelen en beslist zelf welke diagnostische en therapeutische interventies worden gebruikt. Inwendig handelen kan worden toegepast in overleg met de patiënt, zonder de verplichting tot overleg met de verwijzer.

De bekkenfysiotherapie heeft zich hierdoor in Nederland al pionierend en met een *open mind* klinisch ver door kunnen ontwikkelen, zonder zich steeds af te (hoeven) vragen of er *evidence* voor het handelen beschikbaar was. In Nederland is de ontwikkeling vanuit de praktijk richting de wetenschap verlopen. Daar waar landen een universitaire opleiding fysiotherapie kennen, lijkt de praktijk veelal meer vanuit de wetenschap te zijn ontwikkeld. Door de talrijke internationale contacten beginnen deze verschillende ontwikkelingen elkaar goed aan te vullen.

Door de introductie van het masterniveau binnen de bekkenfysiotherapie kan dit gaan veranderen. De master bekkenfysiotherapie heeft ook mogelijkheden om in wetenschappelijk onderzoek te participeren. Daardoor kan er meer aandacht gaan naar onderbouwing van het handelen en kunnen data worden verzameld.

Binnen de bekkenfysiotherapeutische interventies is opvallend dat de manometrie (drukmeting om spierfunctie te trainen) in Nederland geen duidelijke plaats heeft verworven, noch als onderzoeks- noch als behandeloptie. Door de grotere aandacht in Nederland voor de fecale problematiek wordt de rectale ballon hier meer toegepast dan in andere landen. Met betrekking tot het gebruik van de bekkenfysiotherapie bij neurologische indicaties heeft Nederland nog een achterstand.

14.8 Internationale uitwisseling

Sinds het begin van de ontwikkeling van het vak (1985) ontmoeten de bekkenfysiotherapeuten elkaar op internationale congressen (International Continence Society, International UroGynecological Association). De Nederlandse opleiders van het eerste uur (Marijke Slieker-ten Hove en Fetske Hogen Esch) zijn vanaf het begin van de jaren negentig hieraan gaan deelnemen en hebben gaandeweg de Nederlandse collega-bekkenfysiotherapeuten hierin gestimuleerd (sinds 2002). Tijdens deze congressen is er in een aparte bijeenkomst gelegenheid om vakinhoudelijke ontwikkelingen met elkaar uit te wisselen (*Round Table Physiotherapy*). Deze internationale contacten hebben ertoe geleid dat de Nederlandse bekkenfysiotherapie op de hoogte was van de internationale ontwikkelingen en ook de eigen visie kon uitdragen. De Nederlandse bekkenfysiotherapeut kon binden en verzamelen.

Binnen deze internationale organisaties heeft de bekkenfysiotherapie inmiddels een duidelijke plaats, respect en erkenning gekregen (2008 Physiotherapy Commitee ICS en in 2012 ook binnen de IUGA).

14.9 Ontwikkeling bekkenfysiotherapie internationaal

Met betrekking tot wetenschappelijke publicaties heeft Nederland internationaal gezien een achterstand, hetgeen vanuit het opleidingsniveau en de werksetting van de Nederlandse bekkenfysiotherapeut verklaarbaar is.

Bij de behandeling van mannen met bekken(bodem)disfuncties (prostatectomie, erectiele disfuncties, pijnklachten) speelt Nederland een vooraanstaande rol.

De Nederlandse bekkenfysiotherapeut heeft een uitgebreide klinische expertise en een brede blik en *open mind* om het vak te ontwikkelen. Als deze ervaring wordt gebruikt om wetenschappelijk onderzoek te voeden, kan steeds meer onderbouwing worden verkregen. Op die manier kan in studies worden bewezen wat in de praktijk met goed resultaat al gehanteerd wordt en kan de werkwijze van de Nederlandse bekkenfysiotherapeut worden getoetst.

Onderbouwing

1. NVFB. Beroepscompetentieprofiel Bekkenfysiotherapeut, 2009. ▶ http://nvfb.fysionet.nl
2. Mens J. Bekkeninstabiliteit; Diagnose en therapie. Houten: Bohn Stafleu van Loghum, 2007.
3. Pool-Goudzwaard AL, Slieker ten Hove MC, Vierhout ME, Mulder PH, Pool JJ, Snijders CJ, Stoeckart R. Relations between pregnancy-related low back pain, pelvic floor activity and pelvic floor dysfunction. Int Urogynecol J Pelvic Floor Dysfunct. 2005 Nov-Dec;16(6):468–74.

Aanvullende informatie

- Monz B, Hampel C, Porkess S, Wagg A, Pons ME, Samsioe G, Eliasson T, Chartier-Kastler E, Sykes D, Papanicolaou S. A description of health care provision and access to treatment for women with urinary incontinence in Europe – a five-country comparison. Maturitas. 2005 Nov 30;52 Suppl 2:S3–12.
- Papanicolaou S, Pons ME, Hampel C, Monz B, Quail D, Schulenburg MG, Wagg A, Sykes D. Medical resource utilisation and cost of care for women seeking treatment for urinary incontinence in an outpatient setting. Examples from three countries participating in the PURE study. Maturitas. 2005 Nov 30;52 Suppl 2:S35–47.

Aanbevelingen

- Consensus in de bekkenfysiotherapeutische terminologie zal zorgen voor uniformiteit in het taalgebruik bij informatieoverdracht en wetenschappelijk onderzoek. Dit zal de transparantie ten goede komen.
- Consensus met betrekking tot het hanteren van meetinstrumenten en protocollen die binnen de bekkenfysiotherapie worden gebruikt, kan bijdragen tot meer uniformiteit en transparantie in de werkwijze van de bekkenfysiotherapeut. Ook wordt het hierdoor mogelijk data te verzamelen die gebruikt kunnen worden voor wetenschappelijk onderzoek.
- De bekkenfysiotherapeut is de discipline die binnen de bekken- en bekkenbodemregio een breed scala aan diagnostische mogelijkheden heeft om disfuncties in de diverse domeinen en hun samenhang te beoordelen. De bekkenfysiotherapeut heeft daarmee een unieke plek tussen de andere disciplines. Zij zal dit inzichtelijk moeten maken en zich moeten laten zien.
- De bekkenfysiotherapeut heeft een breed arsenaal aan diagnostische en therapeutische mogelijkheden tot haar beschikking. Elke therapeut ontwikkelt haar eigen 'gereedschap' waarmee zij het meest vaardig is en het beste effect bereikt: de expertise van de ervaren bekkenfysiotherapeut. Dit ervaringsfeit staat op gespannen voet met de behoefte aan consensus binnen de bekkenfysiotherapie.
- De huidige en toekomstige patiënt van de bekkenfysiotherapeut kan meer voorkennis, bewustzijn en ervaring opgebouwd hebben binnen het bekken- en bekkenbodemgebied, zodat maatwerk in de behandeling steeds meer noodzakelijk is. Om dit te kunnen uitvoeren is een goed diagnostisch proces onontbeerlijk.
- Nieuwe technieken voor de beoordeling en behandeling van bekken- en bekkenbodemproblematiek zullen aan het diagnostische arsenaal kunnen worden toegevoegd indien ze passen binnen de competenties van de bekkenfysiotherapeut.
- Niveaus van complexiteit benoemen binnen de indicaties bekken- en bekkenbodemgerelateerde problematiek kan verduidelijken wanneer de bekkenfysiotherapeut moet worden ingezet vanaf het eerste patiëntencontact. Op deze manier kan bereikt worden dat de patiënt zo snel mogelijk bij de juiste hulpverlener terechtkomt.
- Het functioneren van de bekkenbodemspieren is afhankelijk van de subjectieve beleving van de patiënt in de (onderzoeks)situatie. Het bekkenfysiotherapeutisch consult vraagt specifieke vaardigheden en ervaring van de bekkenfysiotherapeut met betrekking tot haar attitude ten opzichte van de patiënt om deze in de gelegenheid te stellen tijdens het consult zijn optimale mogelijkheden te tonen wat het functioneren van de bekkenbodemspieren betreft.
- 'Beter voorkomen dan genezen' zal meer aandacht in de gezondheidszorg krijgen. De bekkenfysiotherapeut kan disfuncties diagnosticeren (*signs*) voordat ze tot symptomen (*symptoms*) leiden en dus op preventieniveau functioneren.
- Een volledige bekkenfysiotherapeutische behandeling begeleidt de patiënt tot gedragsverandering (zijnde een leven lang goed gebruiken van de bekkenbodem) en niet 'een leven lang oefenen'.

Bijlagen

Bijlage A   Afkortingenlijst – 323

Bijlage B   Bekkenfysiotherapeutische screening: rode vlaggen – 327

Bijlage C   Bekkenfysiotherapeutische screening: gele vlaggen – 331

Bijlage D   Rode vlaggen tijdens de zwangerschap – 333

Bijlage E   Rode vlaggen na de bevalling – 335

Bijlage F   Screeningsvragen voor andere disciplines – 337

Bijlage G   Hygiënisch handelen – 339

Bijlage H   ICF en bekkenfysiotherapie – 343

Bijlage I   RPS-formulier casus – 347

Bijlage J   Behandeldoelen binnen de bekkenfysiotherapie – 349

Bijlage K   Bekkenbodemspierfunctieonderzoek – 357

Dankwoord – 363

Over de auteur – 367

Register – 369

Bijlage A Afkortingenlijst

AOHP	aanspannen, ontspannen, hoesten, persen
AUE	abdominale uterusextirpatie
AW	achterwand
BB	bekkenbodem
BBS	bekkenbodemspieren
BBFO	bekkenbodemfunctieonderzoek
BCP	beroepscompetentieprofiel
Bft	geregistreerde bekkenfysiotherapeut, die in het register bekkenfysiotherapie (KNGF) is opgenomen
BFT	bekkenfysiotherapie
BFTO	bekkenfysiotherapeutisch onderzoek
BP	beroepsprofiel
BPH	benigne prostaathyperplasie
CPPS	chronic pelvic pain syndrome
CV	continentieverpleegkundige
DTF	directe toegankelijkheid fysiotherapie
ED	erectiele disfunctie
EPD	elektronisch patiëntendossier
EMG	elektromyografie
FES	functionele elektrostimulatie
FI	fecale incontinentie
FT	fysiotherapeut (met aandachtsgebied bekken/bekkenbodem)
GUI	gemengde urine-incontinentie
IBS	irritable bowel syndrome
IC	interstitiële cystitis
ICF	international classification of functioning, disability and health
ICS	International Continence Society
IH	Inwendig handelen
IUGA	International Urogynecological Association
KNGF	Koninklijk Nederlands Genootschap voor Fysiotherapie
LAR	low anterior resectie (rectumresectie)
LUTS	lower urinary tract symptoms
LWK	lumbale wervelkolom
NVFB	Nederlandse Vereniging voor Fysiotherapie bij Bekkenproblematiek en Pré- en Postpartum Gezondheidszorg
OAB	overactieve blaas
OE	m. obliquus externus abdominis
OI	m. obliquus internus abdominis
OT	oefentherapeut (met aandachtsgebied bekken/bekkenbodem)
POP	pelvic organ prolapse (prolapsklachten)
POPQ	pelvic organ prolapse quantification
QoL	quality of life
RA	m. rectus abdominis
RB	rectale ballon
SD	seksuele disfunctie
SIAS	spina iliaca anterior superior
SIPS	spina iliaca posterior superior
SMART	specifiek, meetbaar, acceptabel, realistisch, tijdgebonden

Bijlage A Afkortingenlijst

SUI	stressurine-incontinentie
TA	m. transversus abdominis
TVT	tensionfree vaginal tape
TURP	transurethrale resectie van de prostaat
UUI	urge-urine-incontinentie
UWI	urineweginfectie
VB	vaginale ballon
VUE	vaginale uterusextirpatie
VW	voorwand
VVS	vulvair vestibulitissyndroom
ZGBP	zwangerschapsgerelateerde bekkenpijn

Bijlage B
Bekkenfysiotherapeutische screening: rode vlaggen

aandachtsgebieden		symptomen of tekenen	ja	nee
1	algemeen	(al langer bestaande) koorts		
		significant (recent) trauma		
		recent onverklaard gewichtsverlies (> 5 kg/maand)		
		patiënt voelt zich ziek en onwel		
		maligne aandoeningen in voorgeschiedenis		
		acute buikklachten		
		ernstige, niet eerder gediagnosticeerde longproblemen		
		discrepantie tussen leeftijd en klacht		
2	medicatie	langdurig gebruik van corticosteroïden		
		intraveneuze medicatie		
3	lage rug	eerste periode met LRP < 20 jr. of > 50 jr.		
		deformiteiten (b.v. lumbale kyfose)		
		aanhoudende, ernstige beperking lumbale flexie		
		bilaterale uitvalsverschijnselen in benen		
		rijbroekanesthesie		
		ernstig beperkt gangbeeld		
		onverklaarbare peripartum bekkenpijn		
		liesklachten: temperatuurverschil benen, kleur		
4	pijn	progressie niet-houdings- of bewegingsafhankelijke pijn		
		pijn die 's nachts blijft of zelfs erger wordt		
5	urologie	veranderd mictiepatroon		
		nycturie > 3		
		mictiefrequentie in korte tijd gewijzigd		
		pijn bij mictie		
		niet kunnen plassen		
		bloed in urine		
		kleur en geur urine veranderd		
		ontstekingsklachten		
		lage buikpijn		
		medicatie		
		trauma's psychisch/fysiek		
6	proctologie	veranderd defecatiepatroon		
		aanhoudend natte flatus > 3 weken		
		pijn bij defecatie		
		niet kunnen defeceren		

Bijlage B Bekkenfysiotherapeutische screening: rode vlaggen

	aandachtsgebieden	symptomen of tekenen	ja	nee
		acuut verlies van ontlasting		
		bloedverlies bij ontlasting		
		bloedverlies per anum		
		onverklaarbare verandering kleur/consistentie feces		
		onverklaarbare anale jeuk		
7	gynaecologie	onbegrepen bloedverlies		
		onverklaarbaar uitblijven menstruatie		
		vaginale jeuk, veranderde geur		
		ernstige verzakkingklachten, wijzend op POPQ 3-4		
		mammaeklachten, lekken		
		bij zwangerschap: onverklaarbare harde buiken		
8	seksuologie	onverklaarbare pijn bij de coïtus		
		onverklaarbare libidoverandering		
		geen ejaculatie		
9	eet- en drinkpatroon	eetstoornissen		
		sterk verhoogde vochtintake		
10	kinderen	kinderen met bekkenbodemfunctiestoornissen altijd doorverwijzen voor analyse!		
11	jong volwassenen	jong volwassenen met gecorrigeerde congenitale afwijkingen in het bekkengebied altijd doorverwijzen voor analyse!		

Bijlage C
Bekkenfysiotherapeutische screening: gele vlaggen

	aandachtsgebieden	symptomen of tekenen	ja	nee
1	algemeen	veelvuldige behandelingen met ongewenste neveneffecten		
		pijnmedicatie zonder effect op de klachten		
		de patiënt ervaart in toenemende mate functionele beperkingen		
		niet alleen BFT-klachten, maar allerlei lichamelijke klachten		
		afnemend psychisch en emotioneel welbevinden		
		toenemend sociaal isolement		
		verlies van vertrouwen of zelfs conflicten met hulpverleners en/of mensen in de eigen werkomgeving		
2	distress (angst, onzekerheid, gevoelens van depressiviteit)	de patiënt benoemt zijn klachten in superlatieven		
		de patiënt heeft angst voor pijn en letsel en gaat daardoor minder bewegen		
		toenemend gevoel van hulpeloosheid, machteloosheid, depressiviteit		
		afnemend gevoel van eigenwaarde en zelfvertrouwen		
		afnemend vermogen om bekrachtigers van gezond gedrag te ontlenen aan dagelijkse activiteiten		
3	uitgangspunten / overtuigingen	voortdurende fixatie op een mogelijk ernstige, lichamelijke afwijking als verklaring van de klachten		
		steeds weer vragen om specialistisch onderzoek		
		cognities als: 'ik kan niet' en 'ik kan er niets aan doen'		
4	gedragsverandering (vermijdingsdrang)	overmatig medicijngebruik		
		'shopping'-gedrag		
		toenemende conflicten met omgeving, behandelaars, werkgever en dergelijke		
		afnemende sociale participatie		
		langdurig ziekteverzuim, arbeidsongeschiktheid		
		inadequaat pijngedrag		

Bijlage D Rode vlaggen tijdens de zwangerschap

- **Rode vlaggen tijdens de zwangerschap**
  - Persisterende onbegrepen pijn in het gebied van bekken en lage rug.
  - Klachten elders in het lichaam: buik, organen kleine bekken (bijvoorbeeld leverafwijking of nierklachten).
  - Uitstralende pijn in een of beide benen, die verder reikt dan de knie.
  - Toenemende of ernstige motorische uitval.
  - Toenemende of ernstige sensibele uitval.
  - Algehele malaise.
  - Historie van maligniteit of trauma.

Alert zijn op trombose, zwangerschapsvergiftiging (hoge bloeddruk).

- **Belangrijkste symptomen**
  - De pijn is niet provoceerbaar of reduceerbaar bij het uitoefenen van functies of het uitvoeren van activiteiten.
  - De pijn in de benen overheerst die in bekken en lage rug.
  - Toenemend krachtverlies in een of beide benen die te objectiveren is.
  - Veranderde sensibiliteit in de benen of rijbroekanesthesie.
  - Gevoel van ziek-zijn, eventueel met koorts.

Bijlage E Rode vlaggen na de bevalling

- **Rode vlaggen na de bevalling**
  - Persisterende onbegrepen pijn in het gebied van bekken en lage rug.
  - Klachten elders in het lichaam; buik, organen kleine bekken.
  - Uitstralende pijn in een of beide onderbenen die verder reikt dan de knie.
  - De pijn in de benen overheerst die in bekken en lage rug.
  - Toenemende of ernstige motorische uitval.
  - Toenemende of ernstige sensibele uitval.
  - Algemene malaise.
  - Historie van maligniteit of trauma.

- **Belangrijkste symptomen**
  - De pijn is niet provoceerbaar of reduceerbaar bij het uitoefenen van functies of het uitvoeren van activiteiten.
  - Toenemend krachtverlies in een of beide benen die te objectiveren is.
  - Veranderde sensibiliteit in de benen of rijbroekanesthesie.
  - Gevoel van ziek-zijn, eventueel met koorts.
  - Zwaar gevoel in onderbuik en bekkenbodem; problemen met ophouden van urine en ontlasting.
  - Gynaecologische klachten, zoals aanhoudend bloedverlies, toegenomen fluor met veranderde kleur of geur.
  - Onverklaard gewichtsverlies.

Bijlage F Screeningsvragen voor andere disciplines

- **Screeningsvragen**

Deze vragen kunnen worden gesteld aan patiënten om te bepalen of ze moeten worden doorverwezen naar een geregistreerd bekkenfysiotherapeut.
- Hoe vaak plast u per dag?
- Heeft u een leeg gevoel in de blaas na het plassen?
- Heeft u regelmatige urineweginfecties?
- Heeft u last van ongewild urineverlies?
- Moet u persen om de urine kwijt te raken?
- Heeft u last van overmatige aandrang om te plassen?
- Hoe vaak gaat u voor de stoelgang naar het toilet?
- Verliest u ongewild ontlasting?
- Moet u vaak hard persen en heeft u moeite om de ontlasting kwijt te raken?
- Heeft u last van een niet te onderdrukken aandrang voor de ontlasting?
- Heeft u een balgevoel in de vagina?
- Heeft u wel eens pijn bij het vrijen?

De patiënt wordt geadviseerd contact op te nemen met een geregistreerd bekkenfysiotherapeut indien:
- er op minstens 1 punt duidelijk met 'ja' wordt geantwoord of er afwijkend antwoord wordt gegeven;
- er op verschillende punten sprake is van een lichte verandering.

Bijlage G Hygiënisch handelen

- **Hygiënisch handelen**
De bekkenfysiotherapeut zorgt ervoor dat alle benodigdheden voor het onderzoek gereed zijn:
  - onderlegger + grote handdoek op de onderzoeksbank;
  - handdoek om over het onderlichaam van de patiënt te leggen;
  - handschoenen (latexvrij);
  - handalcohol;
  - Biotex/Mediclean;
  - alcohol (70%);
  - tissue/gaasje met gel;
  - wattenstokje (tip-test);
  - (hand)spiegel;
  - probe/ballon;
  - tissues zodat de patiënt zich na het onderzoek kan reinigen;
  - gaasjes om de probe te reinigen;
  - afvalbak.

- **Handen wassen**
  - Alleen bij zichtbaar vuil is het nodig om de handen te wassen.

- **Algemeen**
  - Draag geen handsieraden (ringen, armbanden of horloges).
  - Ga ervan uit dat handschoenen altijd vies kunnen zijn.
  - Raak geen apparaten, kranen, gelflacons aan met handschoenen.
  - Desinfecteer de handen aan het begin en aan het eind van het onderzoek met handalcohol. Dat is niet nodig bij het wisselen van handschoenen om een probe te verwijderen.
  - Desinfecteer de handen extra als er een handschoen beschadigd raakt tijdens het onderzoek.
  - Leg het gaasje met gel op een oppervlak dat na het onderzoek gereinigd kan worden. Dus niet op de hoes van de bank leggen, eventueel wel op de handdoek waar de patiënt op ligt.
  - Gebruik gaasjes (*non-woven*) voor de reiniging van probe/ballon en geen papieren handdoekjes in verband met het achterblijven van vezels op de probe bij de overgang tussen kunststof en metaal.
  - Zorg dat er tissues en een afvalbakje staan waar de patiënt zich aankleedt.
  - Respecteer de privacy van de patiënt tijdens uitkleden, reinigen en aankleden.

- **Voorafgaand aan het onderzoek**
  - Leg een gaasje met gel klaar.
  - De gelfles kan met niet-gehandschoende handen worden aangeraakt.
  - Leg, indien er een probe/ballon wordt gebruikt, deze klaar in de verpakking.
  - Desinfecteer de handen met handalcohol en laat ze drogen.
  - Trek de handschoenen aan.
  - Voer het inwendig palpatieonderzoek uit.
  - Trek de handschoenen voorafgaand aan het gebruik van een probe of ballon uit en werp ze weg.
  - Breng de probe/ballon met schone handschoenen in.
  - Het aansluiten van snoeren/bediening van de spuit vindt plaats met niet-gehandschoende handen.

Bijlage G Hygiënisch handelen

- **Tijdens het onderzoek**
  - De handschoenen kunnen worden uitgetrokken en weggeworpen indien de probe/ballon niet meer wordt aangeraakt.
  - Desinfecteer de handen met handalcohol.
  - Het apparaat wordt zonder handschoenen bediend.
  - Geef de patiënt handalcohol of een alcoholdoekje om de handen te reinigen indien de patiënt de genitaliën heeft aangeraakt tijdens het onderzoek.

- **Na afloop van het onderzoek**
  - Trek schone handschoenen aan.
  - Verwijder de probe/ballon met gehandschoende handen.
  - Pak een schoon gaasje, breng er Biotex/Mediclean op aan en reinig de probe.
  - Zet de kraan aan (zonder deze met de handen aan te raken) en spoel de probe/ballon goed af met lauw water. Zet de kraan van tevoren aan als deze niet zonder handen kan worden bediend.
  - Droog de probe/ballon met een schoon gaasje.
  - Maak de probe/ballon goed nat met alcohol en laat deze aan de lucht drogen. Doe de probe/ballon dan pas terug in de verpakking.
  - Geef de patiënt tissues om zich te reinigen.

Gebaseerd op het Stappenplan opgesteld door de SOMT en de richtlijn Hygiënisch Handelen (2009).

Bijlage H ICF en bekkenfysiotherapie

- **Functies (→ stoornis)**

In de onderstaande opsomming van functies worden na elke functie voorbeelden genoemd die binnen de bekkenfysiotherapie van toepassing zijn.
  - mentale functies: bewustzijn, angst, motivatie
  - sensorische functies: tast, proprioceptie, pijn
  - functies van ademhalingsstelsel: ademhaling
  - andere functies en gewaarwording van hart en bloedvatenstelsel en ademhalingsstelsel: inspanningstolerantie, conditie
  - functies van bloedvatenstelsel: circulatie in bekken/bekkenbodemregio
  - functies van spijsverteringsstelsel: defecatie
  - functies gerelateerd aan urine: productie en opslag van urine, functies gerelateerd aan urinelozing, gewaarwordingen gepaard gaande met urinelozing
  - genitale en reproductieve functies: seksuele functies, functies gerelateerd aan voortplanting, gewaarwordingen gepaard gaande met genitale en reproductieve functies
  - functies van gewrichten en botten: mobiliteit, stabiliteit, stand, houding
  - spierfuncties: spiersterkte, spiertonus, spieruithoudingsvermogen, spierlengte
  - bewegingsfuncties: motorische reflexfuncties, controle van willekeurige bewegingen, onwillekeurige bewegingen, gangpatroon, gewaarwordingen verband houdend met spieren en bewegingsfuncties
  - functies van de huid: beschermende functies van de huid, herstelfuncties van de huid, gewaarwording verband houdend met de huid

- **Activiteiten (→ beperkingen)**
  - **Activiteiten dagelijks leven**
  - aan en uitkleden
  - in bed liggen
  - omdraaien in bed
  - opstaan uit bed
  - opstaan uit een stoel
  - gaan zitten op een stoel
  - tijd (x min/uur) achtereen zitten
  - in/uit de auto stappen
  - rijden in een auto
  - tijd (x min/uur) filerijden
  - fiets op-/afstappen, fietsen
  - openbaar vervoer in-/uitstappen
  - bukken
  - tillen
  - hurken
  - voorover buigen
  - licht werk in en om het huis
  - zwaar werk in en om het huis
  - een voorwerp (x kilo) dragen
  - een voorwerp (x kilo) optillen
  - verzorging baby, kind(eren)
  - seksuele activiteiten
  - hoesten
  - niezen

- lachen
- plassen
- ontlasten
- douchen
- in/uit bad gaan
- naar het toilet lopen
- wachten voor een bezet toilet
- wastafel-/douchekraan aanzetten

Huishouden
- koken
- afwassen
- poetsen
- wassen
- strijken
- ramen wassen
- bed opmaken
- stofzuigen
- vegen
- boodschappen doen
- winkelen

Loopfuncties
- staan
- tijd (x min/uur) achtereen staan
- tenenstand
- in huis lopen
- traplopen
- wandelen buitenshuis op effen terrein
- wandelen buitenshuis op oneffen terrein
- berg op/af lopen
- huppen
- hardlopen, rennen
- sprintje trekken

Activiteiten buitenshuis
- op bezoek gaan bij familie, vrienden of kennissen
- uitgaan
- werken
- hobby's (tuinieren, handwerken, lezen, knutselen) uitvoeren
- sporten
- op reis gaan (afstand, vervoermiddel)

Participatie (→ participatieproblemen)
- zelfverzorging
- huishouden
- werk, studieactiviteiten
- sport, hobby, recreatieactiviteiten

– sociaal verkeer

- **Persoonsgebonden factoren**
  – gezondheidsstatus
  – psychische status (b.v. angst, depressiviteit)
  – coping
  – cognities
  – communicatiemogelijkheden, b.v. taalbeheersing Nederlandse taal

- **Omgevings- of externe factoren**
  – werksatisfactie
  – werkomstandigheden
  – materialen
  – financiële aspecten
  – externe relaties (ondersteuning)
  – voorzieningen
  – attitudes van de omgeving
  – cultuur

Bijlage I RPS-formulier casus

Naam: Mw. N. Formulier		Geb.datum: patiënte is 35 jaar
	Aandoening/ziekte	
volgens patiënt	– urineverlies graad I-II – bekkenpijn bij vermoeidheid en menstruatie	– urineverlies met pilatus en bodypump – urineverlies met hoesten, niezen en lachen tijdens menstruatie – pijn bij gemeenschap
	functies en anatomische eigenschappen	**activiteiten en participatie**
volgens therapeut	– urine-incontinentie: PRAFAB-score 12 – bekkenpijn: variërend tussen VAS 0-20/100 – ASLR rechts 3, links 4 – bekkenbodemspierfunctieonderzoek: zwakke contractie, onvolledige relaxatie, geen reflexcontractie tijdens het hoesten, urethrocele – EMG: rustwaarde is 6 µV, vertraagde relaxatie, duurvermogen 4 sec 4-6 µV, matige coördinatie	– urine-incontinentie: PRAFAB-score 12 – patiënte wordt niet gehinderd in haar dagelijkse of sportieve activiteiten
	persoonlijke factoren	**omgevingsfactoren**
volgens therapeut	– P3, G3, episiotomie bij P1 – heeft bekkenbodemspieren zelfstandig flink getraind met onvoldoende aandacht voor de relaxatie – neiging tot gespannen houding met aangespannen buikspieren – 5 × per week intensief sporten	– patiënte heeft jong gezin, met 3 kinderen – partner is veel in buitenland in verband met werk

Bijlage J Behandeldoelen binnen de bekkenfysiotherapie

Met specifieke dank aan Joleen van de Vijver.

Behandeldoelen worden geformuleerd aan de hand van de hulpvraag van de patiënt en de uitkomsten van de diagnostiek. Daardoor zijn behandeldoelen patiëntspecifiek. In deze bijlage is een verzameling van behandeldoelen opgenomen die binnen de bekkenfysiotherapie worden gehanteerd, zonder de illusie te hebben dat deze lijst volledig is. Deze doelen worden in algemene termen beschreven, met waar nodig specifieke voorbeelden omdat behandeldoelen SMART geformuleerd dienen te zijn.

In de volgende opsomming is geen onderscheid gemaakt tussen hoofddoel en subdoel omdat dit casusafhankelijk is.

De tijdfactor zal ook patiëntspecifiek worden ingevuld, maar er kan wel een globale inschatting worden gegeven:
- 0-2 weken
- 1 maand
- 3 maanden
- 6 maanden
- 9 maanden
- 1 jaar

De verrichtingen worden beschreven in ▶ par. 10.3 en kunnen worden toegevoegd aan het behandeldoel.

De doelen zijn ingedeeld in algemene doelen per domein (musculoskeletaal, urologie, gynaecologie/obstetrie, seksuologie, gastro-enterologie), maar ook op ICF-niveau.

D = behandeldoel
M = uitkomstmaat (maat en getal)

Algemeen

- **Functies**

D:	Verbeteren van de conditie van de huid (vaginaal/anaal).
	Specifiek voorbeeld: opheffen van de huidirritatie rond de anus.
M:	Bij inspectie is er geen huidirritatie rond de anus zichtbaar.

D:	Verbeteren van de verzorging van de huid (vaginaal/anaal).
	Specifiek voorbeeld: de patiënt kent de hygiëneadviezen na mictie/defecatie.
M:	De patiënt kan de uitleg van hygiëneadviezen bij mictie/defecatie reproduceren en toepassen.

D:	Verminderen van de bewegingsangst.
M:	Tampa-score is minder dan …

D:	Voorkomen van recidiverende en/of chronische klachten.
	Specifiek voorbeeld: opheffen van recidiverende UWI.
M:	De patiënt heeft binnen 1 jaar geen recidiverende UWI gehad.

Musculoskeletaal

- **Activiteiten**

D:	Normaliseren van de vochtintake.
M	De vochtintake is tussen 1,5 en 2 liter per 24 uur (mictielijst, vochtintakelijst).

D:	Normaliseren van het vezelgebruik.
M:	De vezelintake is tussen 30 en 40 gram vezels per dag (vezellijst).

- **Persoonlijke factoren**

D:	De patiënt heeft inzicht in de functie van bekken/bekkenbodem in relatie tot zijn klachten.
M:	De patiënt kan in eigen woorden de uitleg reproduceren, waaruit blijkt dat hij begrijpt waar hij het over heeft.

D:	Verminderen van de psychosociale klachten (distress, depressie, angst en somatisatie).
M:	Er is een 4 DKL score van ... op onderdeel distress/depressie/ angst/somatisatie.

D:	Verbeteren van de kwaliteit van leven.
M	Rand- 36-score van ...

D:	Voorbereiding patiënt pre-operatief wat betreft kennis, vaardigheden en gedrag.
	Specifiek voorbeeld: de patiënt weet wat hij wel/niet thuis mag doen na de operatie met betrekking tot belasting-belastbaarheid.
M:	De patiënt kan in eigen woorden benoemen wat hij wel/niet thuis mag doen na de operatie.

D:	De patiënt is optimaal voorbereid pre-partum wat betreft kennis, vaardigheden en gedrag.
	Specifiek voorbeeld: de patiënt weet uit welke fasen en bijbehorende kenmerken de bevalling bestaat.
M:	De patiënt kan in eigen woorden benoemen uit welke fasen en bijbehorende kenmerken de bevalling bestaat.

- **Omgevingsfactoren**

D:	De omgeving van de patiënt (partner, kinderen, ouders, werkomgeving, vrienden) heeft inzicht in het klachtenpatroon van de patiënt en de factoren die hierbij een rol spelen.
M:	De omgeving van de patiënt heeft inzicht in het klachtenpatroon en de factoren die hierbij een rol spelen en kan dit in eigen bewoording weergeven.

Musculoskeletaal

- **Functies**

D:	Verbeteren van het bewustzijn van de bekkenbodemspieren.
M:	Bij palpatie en inspectie is voelbaar en zichtbaar dat de patiënt de bekkenbodemspieren bewust kan aanspannen.

D:	Optimaliseren van het adempatroon.
	Specifiek voorbeeld: optimaliseren van de abdominale ademhaling.
M:	Er is een abdominaal adempatroon zichtbaar.

D:	Verbeteren van de lichaamshouding.
	Specifiek voorbeeld: de patiënt kan een ontspannen houding in stand toepassen.
M:	Er is geen contractie van onder meer gluteale en abdominale musculatuur in stand zichtbaar.

D:	Verbeteren van de ontspanning (algeheel en lokaal).
	Specifiek voorbeeld: de patiënt kan zijn bekkenbodemspieren relaxeren tot of voorbij rustniveau.
M:	Bij palpatie en/of EMG is voelbaar/zichtbaar dat de patiënt de bekkenbodemspieren kan relaxeren tot of voorbij rustniveau.

D:	Optimaliseren van de circulatie in de bekkenregio of het bekkenbodemgebied.
M:	Bij inspectie is zichtbaar dat er sprake is van een ongestoorde circulatie van het bekken of bekkenbodemgebied (stuwing genitale varices).

D:	Verbeteren van de algemene lichamelijke conditie.
M:	De patiënt is normaal belastbaar; Borgscore 6-20.

D:	Optimaliseren bekkenbodemspierfunctie (vaginaal/anaal) wat betreft contractie, relaxatie en coördinatie.
	Specifiek voorbeeld: er is een bewuste contractie van de bekkenbodemspieren tijdens het hoesten.
M:	Bij palpatie is er een adequate contractie van de bekkenbodemspieren voelbaar tijdens het hoesten.

D:	Verbeteren van het bewustzijn van de m. transversus abdominus.
M:	Bij palpatie is voelbaar dat de patiënt de m. transversus abdominus kan aanspannen (eventueel zichtbaar met echo).

D:	Verbeteren van de spierfuncties in de bekkenregio (mobiliteit, spierkracht, coördinatie, spierlengte).
	Specifiek voorbeeld: de stabiliteit van het bekken is optimaal.
M:	De ASLR-test is negatief en er zijn geen compensatoire bewegingen zichtbaar.

D:	Verminderen van de pijn van het SI-gewricht.
M:	De pijnprovocatietests van Van der Wurff zijn negatief.

D:	Verbeteren van de stand van de wervelkolom/bekken.
M:	Bij het lichamelijk onderzoek zijn er geen standsafwijkingen in LWK/bekken aanwezig.

Musculoskeletaal

D:	Opheffen van triggerpoints.
M:	Geen voelbare aanwezigheid van triggerpoints.

D:	Verminderen van pijnklachten in het bekkenbodemgebied (urethraal, vaginaal, perineaal, scrotaal, in de penis, anaal). *Specifiek voorbeeld: verminderen van scrotale pijnklachten.*
M:	Reductie van de pijnklachten naar NIH-CPPS van … of VAS van … of NPRS van …

D:	Verminderen van pijnklachten in het bekkengebied. *Specifiek voorbeeld: verminderen van de pijnklachten ter hoogte van SIG (rechts).*
M:	Reductie van de pijnklachten naar VAS van …. of NPRS van….

D:	Optimaliseren van het gebruik van de bekkenbodemspieren tijdens aandrang.
M:	De patiënt kan de bekkenbodemspieren adequaat aanspannen bij urge.

D:	Optimaliseren van het gebruik van de bekkenbodemspieren tijdens buikdrukverhogende momenten.
M:	De patiënt spant de bekkenbodemspieren adequaat aan tijdens buikdrukverhogende momenten (bijvoorbeeld tijdens het hoesten).

D:	Normaliseren van de buikdrukregulatie tijdens ADL.
M:	De patiënt kan de buikdruk goed opvangen (doorademen, bekkenbodem aanspannen) b.v. tijdens tillen.

D:	Optimaliseren van stabilisatie tijdens ADL/transfers. *Specifiek voorbeeld: er is sprake van een optimale stabiliteit van LWK/bekken tijdens het gaan staan vanuit zittende positie.*
M:	De patiënt contraheert de m. transversus abdominus en ademt door tijdens het gaan staan vanuit een zittende positie.

D:	Verbeteren balans tussen belasting en belastbaarheid. *Specifiek voorbeeld: de patiënt tilt niet meer dan 5 kg boodschappen met ondersteuning vanuit de bekkenbodemspieren.*
M:	PSK.

D:	Verminderen van de pijnklachten van de bekkenbodem tijdens ADL/sport. *Specifiek doel: verminderen van de scrotale pijnklachten tijdens het fietsen.*
M:	Reductie van de scrotale pijnklachten bij 30 minuten fietsen met een NPRS-score van … of een VAS-score van …

D:	Verminderen van de pijnklachten van bekken/LWK tijdens ADL/sport.
	Specifiek doel: verminderen van de pijnklachten ter hoogte van het sacrum bij fietsen.
M:	Dertig minuten kunnen fietsen met een VAS-score van … of een NPRS-score van …

D:	Verbeteren van het ADL-functioneren in relatie tot de RDQ-score.
M	De RDQ- of QBPDS-score is …

- **Participatie**

D:	Hervatting ADL, werk, sport, hobby.
	Specifiek voorbeeld: de patiënt kan het hardlopen klachtenvrij hervatten.
M:	De patiënt kan twee keer per week dertig minuten hardlopen met een VAS-score van …

Urologie

- **Functies**

D:	Verbeteren van de blaaslediging (residu, nadruppelen).
M:	De patiënt kan uitplassen met een ontspannen buik en buikademhaling. Er is een blaasresidu tussen 50 en 100 ml gemeten met bladderscan of echografie.

D:	Vergroten van de functionele/effectieve blaascapaciteit.
M:	De functionele blaascapaciteit is gemiddeld … ml.

D:	Verbeteren van de controle op de mictieaandrang.
M:	De patiënt kan bij aandrang de plas tien minuten uitstellen zonder urine-incontinentie.

D:	Opheffen van het optreden van recidiverende urineweginfecties.
M:	De urinetest is negatief of niet meer nodig.

- **Activiteiten**

D:	Optimaliseren van toilethouding en -gedrag bij de mictie.
	Specifiek voorbeeld: de patiënt weet wat de juiste mictiehouding is.
M:	Bij inspectie is zichtbaar dat de patiënt de juiste mictiehouding kan laten zien.

D:	Normaliseren van de mictiefrequentie (dag/nacht).
M:	De mictiefrequentie is tussen 5 en 8 keer per dag bij een vochtintake van 1,5-2 liter.

D:	Normaliseren van het mictiepatroon.
	Specifiek voorbeeld: de patiënt heeft geen onderbroken flow van de mictie.
M:	Er is hoorbaar of uit flowmetrie zichtbaar dat er geen onderbroken flow tijdens mictie is.

Seksuologie

D:	Verbeteren urinecontinentie, bij aandrang/drukverhogende momenten/spontaan.
M:	De urine-incontinentie is verminderd naar PRAFAB–score ...

D:	Gebruiken van bewuste bekkenbodemfunctie in ADL.
M:	De patiënt kan de bekkenbodem bewust gebruiken tijdens ADL, zodat er het urineverlies reduceert van graad I naar 0.

Gynaecologie/obstetrie

- **Activiteiten**

D:	Verbeteren van het ondergaan van vaginaal (speculum)onderzoek.
M:	Het kunnen ondergaan van vaginaal (speculum)onderzoek met een VAS-score van ...

D:	Verbeteren flatus-continentie (vaginaal).
	Specifiek voorbeeld: opheffen van de flatus-incontinentie tijdens tillen.
M:	De patiënt heeft geen flatus-incontinentie tijdens tilwerkzaamheden.

D:	Reductie/beëindigen van de hinder van de prolapsklachten.
M:	Reductie van de hinder van prolapsklachten, bijvoorbeeld tijdens tuinieren, naar VAS ...

Seksuologie

- **Functie**

D:	Desensitiseren van het vulvo-vestibulaire gebied.
M:	Er is een negatieve touch test.

- **Activiteiten**

D:	Verbeteren van het seksueel functioneren (opwinding, erectie, lubricatie, orgasme, ejaculatie, coïtus).
M:	Het seksueel functioneren is verbeterd naar FSFI-score ... of IIEF-score ...

- **Persoonlijke factoren**

D:	Verbeteren van de tevredenheid over het seksueel functioneren.
M:	Bevredigend seksueel functioneren naar FSDS-score ...

D:	Pijnvrij vaginaal in kunnen brengen van ... vingers of pelotte nummer ...
M:	Van niets in kunnen brengen naar ... vinger/pelotte nummer ...

Gastro-enterologie

- **Functie**

D:	Normaliseren van de fecale consistentie.
M:	De fecale consistentie is score 3 of 4 op de Bristol stool scale.

D:	Verbeteren van de darmlediging.
M:	De patiënt heeft na defecatie een goed geleegd gevoel (goede evacuatie) PSK van … naar …

D:	Normaliseren van de defecatiefrequentie.
M:	De defecatiefrequentie ligt tussen 3 keer per dag en 1 keer per 3 dagen.

D:	Verbeteren flatus-continentie (anaal).
M:	De patiënt is continent voor flatus, VAS-score …

D:	Controle op de defecatieaandrang.
M:	De patiënt kan defecatie bij urge … minuten uitstellen.

D:	Verbeteren van de sensibiliteit van het rectum.
M:	Bij rectaal ballononderzoek wordt het eerste vullinggevoel gevoeld bij … etc.

D:	Verminderen van de anale kramp.
M:	De anuskramp is verminderd naar VAS …

- **Activiteiten**

D:	Optimaliseren van toilethouding en -gedrag bij defecatie.
	Specifiek doel: de patient weet wat de juiste defecatiehouding is en kan deze toepassen.
M:	De patiënt laat de juiste defecatiehouding zien en kan deze toepassen.

D:	Verbeteren fecale continentie bij aandrang/drukverhogende momenten/spontaan.
M:	Wexner–score … / Vaizey-score … / ADI … / FIGL …

Bijlage K Bekkenbodemspierfunctieonderzoek

Bewustzijn

| sterk | normaal | zwak | afwezig |

Uitwendige palpatie

houding: ...
tijdstip: ...

contractie	inwaarts / afwezig / neerwaarts
cocontracties	aanwezig / afwezig
relaxatie	afwezig / partieel / aanwezig / vertraagd
hoesten zonder bewuste contractie	inwaarts / afwezig / neerwaarts
hoesten met bewuste contractie	inwaarts / afwezig / neerwaarts
persen	neerwaarts / afwezig / inwaarts
contractieduur	aantal seconden duur / submaximale contractie
aantal herhalingen	aantal snelle contracties aantal duurcontracties

Vaginale inspectie

houding: ...
tijdstip: ...

rust	
contractie	aanwezig / afwezig inwaarts / neerwaarts
cocontracties	aanwezig / afwezig buik / billen / benen / diafragma
relaxatie	afwezig / onvolledig / gedeeltelijk / volledig / vertraagd
hoesten zonder bewuste contractie	
contractie	aanwezig / afwezig
timing contractie	voor / tijdens / na
perineale beweging	aanwezig / afwezig inwaarts / neerwaarts
prolabering	ja / nee voorwand / centraal / achterwand
incontinentie	ja / nee urine / vaginale flatus / anale flatus / ontlasting
hoesten met bewuste contractie	
contractie	aanwezig / afwezig
perineale beweging	aanwezig / afwezig inwaarts / neerwaarts
prolabering	ja / nee voorwand / centraal / achterwand

Bijlage K Bekkenbodemspierfunctieonderzoek

incontinentie	ja / nee urine / vaginale flatus / anale flatus / ontlasting
persen	
perineale beweging	aanwezig / afwezig inwaarts / neerwaarts descensus
prolabering	ja / nee voorwand / centraal / achterwand
incontinentie	ja / nee urine / vaginale flatus / anale flatus / ontlasting

- **Vaginale palpatie**

houding: ...
tijdstip: ...

rust	
weerstand	1 / 2 vingers
asymmetrie	ja / nee
avulsies	R / L
vaginale sensibiliteit	verhoogd / normaal / verlaagd / afwezig
pijn	0-10
contractie	
urethrale lift	aanwezig / partieel / afwezig
levatorlift	aanwezig / partieel / afwezig
hiatussluiting	aanwezig / partieel / afwezig
symmetrie	aanwezig / afwezig R < L of L < R
relaxatie	afwezig / onvolledig / gedeeltelijk / volledig / vertraagd
hoesten zonder bewuste contractie	
contractie	aanwezig / afwezig
timing contractie	voor / tijdens / na
perineale beweging	aanwezig / afwezig inwaarts / neerwaarts
prolabering	ja / nee voorwand / centraal / achterwand
incontinentie	ja / nee urine / vaginale flatus / anale flatus / ontlasting
hoesten met bewuste contractie	
contractie	aanwezig / afwezig
perineale beweging	aanwezig / afwezig inwaarts / neerwaarts

prolabering	ja / nee voorwand / centraal / achterwand
incontinentie	ja / nee urine / vaginale flatus / anale flatus / ontlasting
persen	
relaxatie	ja / nee / paradox / descensus
prolabering	ja / nee voorwand / centraal / achterwand
contractiekracht	sterk / normaal / zwak / afwezig 5 / 4 / 3 / 2 / 1 / 0
contractieduur	aantal seconden duur / submaximale contractie
aantal herhalingen	aantal snelle contracties aantal duurcontracties

- **Anale inspectie**

houding: … tijdstip: …	
rust	
contractie	aanwezig / afwezig inwaarts / neerwaarts
cocontracties	aanwezig / afwezig buik / billen / benen / diafragma
relaxatie	afwezig / onvolledig / gedeeltelijk / volledig / vertraagd
hoesten zonder bewuste contractie	
contractie	aanwezig / afwezig
timing contractie	voor / tijdens / na
perineale beweging	aanwezig / afwezig inwaarts / neerwaarts
prolabering	ja / nee hemorroïden / mucosa / rectum
incontinentie	ja / nee urine / vaginale flatus / anale flatus / ontlasting
hoesten met bewuste contractie	
contractie	aanwezig / afwezig
perineale beweging	aanwezig / afwezig inwaarts / neerwaarts
prolabering	ja / nee hemorroïden / mucosa / rectum
incontinentie	ja / nee urine / vaginale flatus / anale flatus / ontlasting

Bijlage K Bekkenbodemspierfunctieonderzoek

persen	
perineale beweging	aanwezig / afwezig inwaarts / neerwaarts descensus
prolabering	ja / nee hemorroïden / mucosa / rectum
incontinentie	ja / nee urine / vaginale flatus / anale flatus / ontlasting

- **Anale palpatie**

houding: ... tijdstip: ...	
rust	
weerstand	0 / 1 / 2 / 3 / 4 / 5
deficiëntiegradaties	I / II / III / IV
continuïteit	ja / nee
anale sensibiliteit	verhoogd / normaal / verlaagd / afwezig
pijn	0-10
anale sluitreflex	sterk / normaal / zwak / afwezig
contractie	
sluiting anus	aanwezig / partieel / afwezig inwaarts / neerwaarts
ventrale beweging	aanwezig / partieel / afwezig
craniale beweging	aanwezig / partieel / afwezig
urethrale lift / sfincter	aanwezig / partieel / afwezig
symmetrie	aanwezig / afwezig R < L of L < R
relaxatie	afwezig / onvolledig / gedeeltelijk / volledig / vertraagd
hoesten zonder bewuste contractie	
contractie	aanwezig / afwezig
timing contractie	voor / tijdens / na
perineale beweging	aanwezig / afwezig inwaarts / neerwaarts
prolabering	ja / nee hemorroïden / mucosa / rectum
incontinentie	ja / nee urine / vaginale flatus / anale flatus / ontlasting

hoesten met bewuste contractie	
contractie	aanwezig / afwezig
perineale beweging	aanwezig / afwezig inwaarts / neerwaarts
prolabering	ja / nee hemorroïden / mucosa / rectum
incontinentie	ja / nee urine / vaginale flatus / anale flatus / ontlasting
persen	
relaxatie	ja / nee / paradox / descensus
anorectale hoek	ja / nee verstrijken
prolabering	ja / nee hemorroïden / mucosa / rectum
contractiekracht	
sfinctercomplex	sterk / normaal / zwak / afwezig 5 / 4 / 3 / 2 / 1 / 0
levatorencomplex	sterk / normaal / zwak / afwezig 5 / 4 / 3 / 2 / 1 / 0
contractieduur	aantal seconden duur / submaximale contractie
aantal herhalingen	aantal snelle contracties aantal duurcontracties

Conclusie bekkenbodemspieronderzoek
Status/condition: overactief / normaal / onderactief / niet-functionerend / coördinatiestoornis

Dankwoord

Dit boek schrijven voelt als het oogsten van alle ervaring die ik heb op mogen bouwen dankzij de jarenlange contacten met patiënten, studenten en stagiaires bekkenfysiotherapie en fysiotherapie, verwijzers en vooral dankzij de contacten met alle collega's (zowel bekkenfysio als niet-bekkenfysio).

De eerste generatie bekkenfysiotherapeuten, de pioniers, heeft het vak bekkenfysiotherapie op de kaart gezet en tot erkenning gebracht. De tweede generatie bekkenfysiotherapeuten, waartoe ik mezelf reken, heeft de kans gekregen om binnen het vak een brede praktijkervaring op te bouwen: wij hoefden niet meer te vechten voor onze plek, maar konden ontwikkelen. Deze ervaring bestaat nu vooral uit impliciete kennis, die bij de bekkenfysiotherapeuten zelf aanwezig is. Om deze ervaring te kunnen delen met anderen, inzichtelijk te maken voor andere disciplines en te kunnen overdragen op jonge vakgenoten, zal ze geëxpliciteerd moeten worden. Met dit boek hoop ik daar een bijdrage aan te leveren. Volgende generaties zullen hopelijk de onderbouwing gaan leveren die nodig is om dit vak een stevig fundament te geven, zodat het binnen de multidisciplinaire samenwerking de plek kan krijgen die het verdient: een volwaardige partner, zowel op diagnostisch als therapeutisch terrein.

Heel veel dank wil ik uitspreken aan alle experts die bereid zijn geweest om hun ervaring te delen. Zij hebben me geholpen om in dit boek een breedgedragen visie op de bekkenfysiotherapeutische diagnostiek in Nederland te tonen. Het waren steeds weer inspirerende contacten, waarbij ik de kans kreeg echt 'in de keuken' te kijken bij deze collega's:

V.T.M. (Vera) Agterberg
M.M.P. (Mariska) van Assen-Willemsen
D. (Dorien) Bennink
A.M.W.L (Nelly) Bluijssen
C.W.L. (Tine) van den Bos
J. (Joke) Dijkstra-Eshuis
J.A.M. (Joke) Groot
M.P. (Martine) Hageman-Brouwer
E.C.M. (Ellen) Hawinkels
I.C. (Ingrid) van Heeswijk-Faase
H.D. (Helga) Hentzepeter-van Ravensberg
F. H. A. (Fetske) Hogen Esch
J.C.P. (Judith) Jesterhoudt
A.J. (Jenneke) Kalkdijk-Dijkstra
J. (Janneke) de Meijer-Rodenburg
D.A. (Danielle) van Reijn
M.G. (Maud) van Rutten
dr. M.C.Ph. (Marijke) Slieker-ten Hove
W.J.M. (Wilma) Tempelaars
J. (Joleen) van de Vijver

Ook Nol Bernards ben ik dankbaar voor het meelezen en aanvullen van de paragraaf over terminologie.

Zeer erkentelijk ben ik dat ik toestemming heb gekregen voor het gebruik van illustraties van John DeLancey (anatomie bekkenbodem), David Wise & Rodney Anderson (triggerpoints), Medical Measurement Systems b.v. (flowmetrie) en Vallei Medical (echobeelden). Mw. (Madelein) van de Wint ben ik bijzondere dank verschuldigd omdat zij in staat was om op stel en sprong en precies zoals ik dat voor ogen had de beide aanzichten van het bekken te tekenen.

Mijn praktijkgenoten Frans Scheffers (sportfysiotherapeut), Bas de Rijk (manueel therapeut) en Jeroen Nieuwenhof (fysiotherapeut met aandachtsgebied psychosomatiek) helpen me al jaren om de bekkenfysiotherapie in een breed fysiotherapeutisch perspectief te blijven bekijken en zodoende optimaal samen te kunnen werken.

Joleen van de Vijver, mijn naaste collega bekkenfysiotherapie in de praktijk, heeft een grote input geleverd aan het hoofdstuk over de diagnose. Zij heeft ook, als jonge master bekkenfysiotherapie het boek meegelezen en me laten zien dat bekkenfysiotherapeuten worden opgeleid tot kritische beroepsbeoefenaren.

Samen met Joleen zijn Dorien Bennink en Danielle van Reijn de steunpilaren geweest in de afrondingsfase van het boek. Zij hebben alle hoofdstukken meegelezen en van commentaar en aanvulling voorzien. Hoe waardevol dit is geweest, laat zich het beste beschrijven als: heel breed gedragen met een stevige, warme basis.

Heel veel andere collega's bekkenfysiotherapie hebben, zonder hier expliciet te zijn vermeld, invloed gehad op de visie die in dit boek is gepresenteerd. Door steeds ervaringen uit te wisselen binnen ons vakgebied worden kennis en visie steeds breder. Ik hoop dat we deze onderlinge openheid kunnen blijven voortzetten.

Dit boek is opgedragen aan mijn bekkenfysio-maatje in de praktijk, Janneke Rodenburg (†) waarmee ik van 2005 tot 2010 een prachtige samenwerking heb opgebouwd om de bekkenfysiotherapeutische diagnostiek binnen onze praktijk verder te ontwikkelen. Zij inspireerde met haar bedachtzame wijsheid mijn hang naar gestructureerde duidelijkheid. Daarnaast heeft ze me enorm gestimuleerd om het plan om dit boek te schrijven ook werkelijk ten uitvoering te durven brengen. Janneke heeft naast een plek in mijn hart, ook een welverdiende plek in dit boek gekregen.

Trots ben ik op mijn dochter Timia die de foto's voor het boek heeft willen maken. Blij was ik met de beide modellen, die bereid waren te poseren voor dit boek.

Lieve Rob, Arti en Timia, wat hebben jullie altijd weer begrip voor en geduld met mij gehad. Wat moet het vermoeiend zijn om een partner of moeder te hebben die nog steeds denkt dat ze niet klaar is met leren. En mam: dank voor het positivisme en doorzettingsvermogen dat ik van je heb geërfd; zonder dat had ik deze klus nooit kunnen klaren.

Dank voor de ruimte die ik voor het schrijven van dit boek van jullie heb gekregen.

En of dit de laatste grote klus is? Soms hoop ik het wel ...

Petra van Nierop, februari 2013

Over de auteur

Petra M.M. van Nierop, MSPT is geregistreerd bekkenfysiotherapeut en als praktijkeigenaar verbonden aan Fysiotherapie VOORBURG 't LOO (team met fysiotherapie, manuele therapie, sportfysiotherapie en bekkenfysiotherapie). Zij is van 2003 tot en met 2008 als jaarcoördinator 2e jaar/Module Inwendig Handelen verbonden geweest aan de opleiding Bekkenfysiotherapie (Hogeschool Brabant, Erasmus MC, SOMT). Voor haar studie tot Master of Specialized Physical Therapy heeft ze in 2007 de betrouwbaarheid van het vaginaal bekkenbodemfunctieonderzoek onderzocht, samen met Joke Dijkstra-Eshuis, onder begeleiding van Marijke Slieker-ten Hove. Tevens is zij betrokken bij de ontwikkeling van richtlijnen, het beroepsprofiel bekkenfysiotherapie en het geven van onderwijs met betrekking tot bekkenfysiotherapie aan studenten fysiotherapie en geriatrie en aan artsen (opleiding/nascholing). Sinds 2010 werkt zij als secretaris van de NVFB mee aan de landelijke ontwikkelingen van het vak bekkenfysiotherapie.

Register

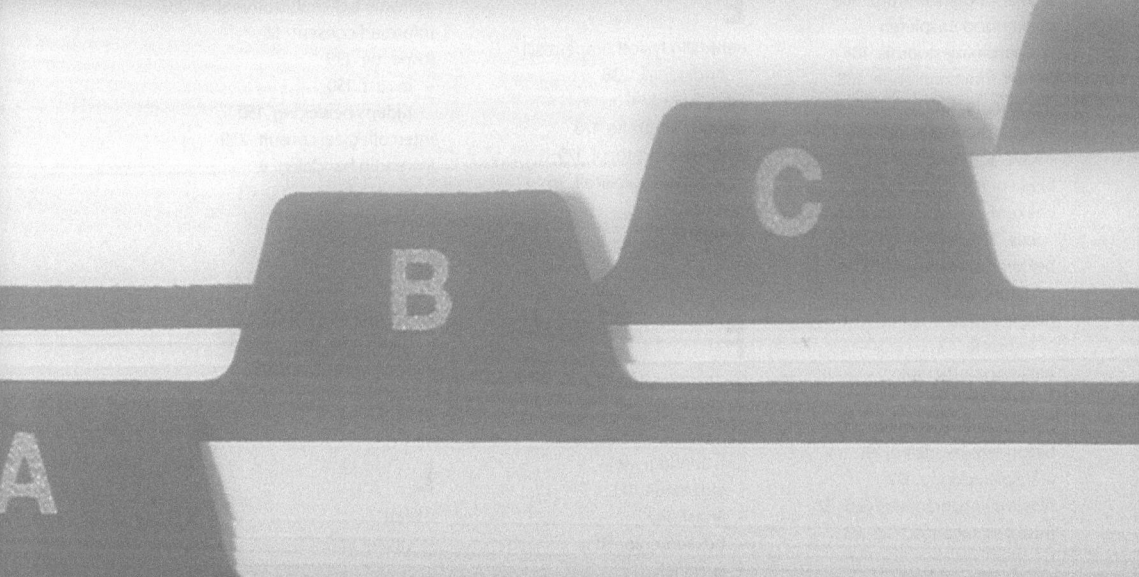

A

aantal herhalingen 137, 147, 182
Active Straight Leg Raise Test 119
adolescentie 265
algemeen fysiotherapeut met aandachtsgebied bekken en bekkenbodem 310
ambulante meting 178
anale reiniging 88
anamnese 60
attitude 16
attributieve factoren 273

B

Baden-Walker-indeling 161
Bancroft
- cirkel van 286

beenheftest 118
behandelplan 226
bekkenbodemcentrum 306
bekkenbodemspieren
- coördinatiestoornis 188
- niet-functionerende 188
- normale 188
- onderactiviteit 188
- overactiviteit 188

bekkenfysiotherapeut 4
bekkenfysiotherapeutisch proces 229
bekkenfysiotherapeutische diagnose 5
bekkenfysiotherapeutische indicatie 42
bekkenfysiotherapie
- indicatie 237

bekkenoefentherapeut 310
bijzondere handeling 9
biofeedbackloop 177
blaasvulling, gradaties van 67
Bristol stoelgangschaal 83

C

cluster van Laslett 123
cluster van Van der Wurff 121
competentie 241
condition 141, 152
consult 236
- intercollegiaal 239
- postpartum- 252

consult bekkenfysiotherapie postpartum. 240
continentieverpleegkundige 308

contractie 133, 142
contractieduur 137, 147, 182
contractiekracht 136, 146
contractiemogelijkheid 181
contra-indicatie 42
coördinatiestoornis 142, 153

D

defecatiefrequentie 82
defecatiehouding 85
defecatielijst 82
deficiëntiegradatie 148
diagnostisch proces 7
diastase rectus abdominus 116
domeinen 5
duurcontractie 181
dyspareunie 280

E

eenmalig fysiotherapeutisch onderzoek 238
ejaculatie 279
elektromyografie 176
EMG-meetprotocol 179
emotionele stabiliteit 16
erectie 279
evaluatie 231

F

fecale incontinentie
- mate van 86

flowmetrie 202
functieonderzoek
- algemeen 113
- anaal 142
- bekkenregio 111
- specifiek 118

functionele incontinentie 273
fysiotherapeut
- algemeen 309
- specialistisch 309

G

geregistreerd bekkenfysiotherapeut 314

H

HOAC (hypothesegeoriënteerde algoritme voor clinici) 218
hoesten 134, 144
hoestreactie 183
hoofddoel 226
huidverzorging 73
huisarts 307
huiselijk geweld
- meldcode 266

I

ICF (international classification of functioning, disability and health) 224
incontinentie
- functionele 273
- type 71

incontinentiemateriaal 72
indicatie bekkenfysiotherapie 237
Informed consent 12
inspectie 139
- in rust 150
- tijdens beweging 150

intercollegiaal consult 239
inwendig handelen 8

K

kindermishandeling
- meldcode 266

klinisch redeneren 218

L

Laslett
- cluster van 123

M

mannen 259
medisch specialist 307
meldcode huiselijk geweld en kindermishandeling 266
menopauze 256
mictie-anamnese 201
mictiefrequentie 65
mictiegedrag 67
mictielijst 66, 201

Register

MTrP
- actief 162
- latent 162

MTrP's (myofasciale triggerpoints) 161
multidisciplinaire samenwerking 238
multidisciplinaire setting 304
myofasciale triggerpoints (MTrP's) 161
myofeedback 176

N
niet-functionerend 153
normaal 141, 152
NVFB-ZwangerFit® 245, 251

O
onbekwaam 310
onderactief 141, 152
onset-time 182
orgasme 279
overactief 141, 152

P
65-plussers 272
palpatie 140
palpatie levatorcomplex 151
palpatie os coccygis 119
palpatie sfinctercomplex 150
palpatie urethrale sfincter 152
paramedicus 308
perioperatief 292
perioperatieve begeleiding 294
persen 136, 146
persreactie 182
pijnprovocatietest 120
POP-Q (Pelvic Organ Prolaps Quantification) 153
postmicturition dribbling 70
postoperatief 295
postpartumconsult 252
PPPP (Posterior Pelvic Pain Provocatie test) 121
preconceptieperiode 246
preoperatief 293
prepartumperiode 248
prevalentie 43

preventie 17
probe 184
proctalgia fugax 89
professional master 315
prolaps 153
prolapsklacht 76

Q
QoL 91
quality of life (QoL) 7

R
RAIR (rectoanale inhibitiereflex) 193
rectoanale inhibitiereflex (RAIR) 193
register bekkenfysiotherapie 4, 314
relaxatie 134, 144, 182
release- (offset-)time 182
risicofactoren pre- en postpartum 247
Rome–III-criteria 89
RPS-formulier (rehabilitation problem solving-formulier) 224
rustactiviteit 180

S
Sandvik Severity Scale 72
seksuele disfunctie 278
seksuele problematiek 278
seksuele responscyclus 278
sensibiliteit
- anaal 148
simplified POP-Q 161
SI-provocatietest 120
Slieker-POP-score 159
sluitreflex
- anaal 148
snelle contractie 181
spanningstoestand 137, 148
stadiumindeling POP-Q 159
stadiumindeling S-POP 161
subdoel 226

T
tienerzwangerschap 246
timed up and go test 276
toiletgang
- verbeteren 278
toiletgang na attentie 278
toiletronde
- vaste 278
touchtest (Q-tip test) 140
type incontinentie 71

U
urineverlies
- mate van 71
urineweginfectie 73

V
vaginale ballon 193
vaginale cones 194
vaginisme 280
Van der Wurff
- cluster van 121
vaste toiletronde 278
verloskundige 308
verouderingsproces 271
verrichting 227
vestibulodynie 280
vezelintake 84
Vlaeyen
- model van 286
vochtintake 66
voorwaarden inwendig onderzoek 14
vulvodynie 279

W
weerstand 147
werksetting 17
Wet BIG 9
wet check 276
Wet op de geneeskundige behandelingsovereenkomst (WGBO) 13, 267
WGBO 13
WGBO (Wet op de geneeskundige behandelingsovereenkomst) 267

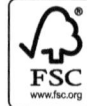

MIX
Papier aus verantwortungsvollen Quellen
Paper from responsible sources
FSC® C105338

If you have any concerns about our products,
you can contact us on
ProductSafety@springernature.com

In case Publisher is established outside the EU,
the EU authorized representative is:
**Springer Nature Customer Service Center GmbH
Europaplatz 3, 69115 Heidelberg, Germany**

Printed by Libri Plureos GmbH
in Hamburg, Germany